XIANDAI LINCHUANG KANGFU ZHILIAO SHIJIAN

# 现代临床康复治疗实践

权玉俊　谢　慧　武　磊　主编

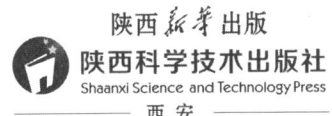

西安

## 图书在版编目（CIP）数据

现代临床康复治疗实践 / 权玉俊，谢慧，武磊主编.
西安：陕西科学技术出版社，2025.5. -- ISBN 978-7
-5369-9187-3
Ⅰ．R49
中国国家版本馆CIP数据核字第2025SD1596号

XIANDAI LINCHUANG KANGFU ZHILIAO SHIJIAN

### 现代临床康复治疗实践
权玉俊　谢慧　武磊　主编

| | |
|---|---|
| **责任编辑** | 高　曼 |
| **封面设计** | 宗　宁 |

| | |
|---|---|
| 出 版 者 | 陕西科学技术出版社 |
| | 西安市曲江新区登高路1388号陕西新华出版传媒产业大厦B座 |
| | 电话（029）81205187　传真（029）81205155　邮编710061 |
| | http://www.snstp.com |
| 发 行 者 | 陕西科学技术出版社 |
| | 电话（029）81205180　81205178 |
| 印　　刷 | 陕西隆昌印刷有限公司 |
| 规　　格 | 787mm×1092mm　16开 |
| 印　　张 | 19.25 |
| 字　　数 | 490千字 |
| 版　　次 | 2025年5月第1版 |
| | 2025年5月第1次印刷 |
| 书　　号 | ISBN 978-7-5369-9187-3 |
| 定　　价 | 98.00元 |

版权所有　翻印必究

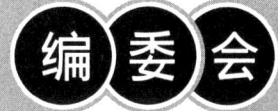

## ◎ 主 编

权玉俊 谢 慧 武 磊

## ◎ 副主编

李 健 栾贻旭 张国鑫

丁志清 毕 蕾 刘志刚

## ◎ 编 委（按姓氏笔画排序）

丁志清（中国人民解放军东部战区总医院）

权玉俊（山东省济宁市第二人民医院）

毕 蕾（济南市民族医院）

刘志刚（宁津县人民医院）

李 健（信宜市人民医院）

宋雪娇（山东省康复医院）

张国鑫（北京中西医结合医院）

武 磊（宁津县人民医院）

栾贻旭（淄博市博山区八陡镇卫生院）

谢 慧（山东省枣庄市妇幼保健院）

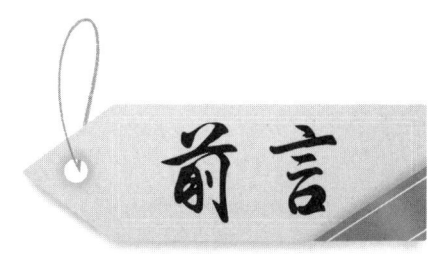

# 前言

众所周知,预防、治疗与康复三者的紧密结合,不仅是世界卫生组织所倡导的核心理念,也是我国国家卫生体系的重要支柱。康复医学作为专注于疾病与损伤所致功能障碍的医学领域,依托物理治疗、作业治疗、言语治疗、康复工程及中医康复技术等多元化手段,旨在改善或消除患者的功能障碍,恢复并提升其日常生活自理能力与社会参与度,进而提升患者的生活质量,帮助患者顺利重返社会。

康复医学秉持"以人为本"的原则,充分体现了生物-心理-社会相结合的现代医学模式。它既融合了先进的科技成果,又能够在基层医疗机构及患者家庭中,以简便的方式实施。在健康服务业蓬勃发展的背景下,康复医疗已成为行业热点,对于推动我国医疗体制改革,实现分级诊疗、分阶段康复的战略目标,以及全面提升国民健康水平,具有重要价值。因此,康复医学的核心理念、基础知识与核心技能,应成为全体医务工作者的必备知识。鉴于此,编者编写了《现代临床康复治疗实践》一书。

本书以提升读者的康复思维能力和实践操作水平为核心目标,特别强调内容的临床实用性与可操作性,旨在为患者提供全面、科学、标准化的康复服务方案。本书适用于各级医疗机构的康复医师、康复治疗师及其他康复领域专业人员,作为日常工作的参考用书与学习资料。

然而,鉴于编者编写时间紧迫,书中难免存在疏漏与不足之处,恳请广大读者提出宝贵的批评与建议,以便本书不断完善与提升。

《现代临床康复治疗实践》编委会  
2025 年 2 月

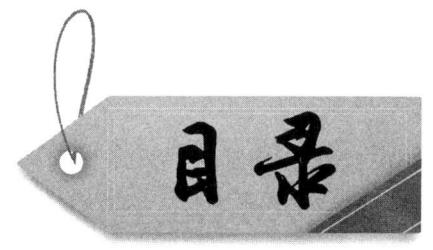

# 目录

**第一章 康复医学基础** (1)
  第一节 人体发育学基础 (1)
  第二节 人体运动学基础 (9)
  第三节 运动对机体的影响 (14)

**第二章 康复评定技术** (17)
  第一节 关节与肌肉功能评定 (17)
  第二节 平衡与协调功能评定 (23)
  第三节 失语症评定 (26)
  第四节 构音障碍评定 (29)
  第五节 吞咽障碍评定 (34)

**第三章 康复治疗技术** (40)
  第一节 神经肌肉促进技术 (40)
  第二节 关节松动技术 (46)
  第三节 牵引与牵张技术 (48)
  第四节 减重步行训练 (52)
  第五节 肌力训练 (61)
  第六节 关节活动训练 (65)
  第七节 平衡与协调训练 (67)

第八节 言语-语言治疗 ……………………………………………………… (71)

第九节 吞咽障碍治疗 ……………………………………………………… (77)

第十节 针刺技术 …………………………………………………………… (80)

第十一节 推拿按摩技术 …………………………………………………… (84)

## 第四章 神经系统疾病的康复治疗 …………………………………………… (92)

第一节 神经系统常见认知障碍 …………………………………………… (92)

第二节 癫痫 ………………………………………………………………… (110)

第三节 脑卒中 ……………………………………………………………… (116)

第四节 帕金森病 …………………………………………………………… (126)

第五节 运动神经元病 ……………………………………………………… (133)

第六节 颅脑损伤 …………………………………………………………… (137)

第七节 脊髓损伤 …………………………………………………………… (152)

## 第五章 运动系统疾病的康复治疗 …………………………………………… (160)

第一节 颈椎病 ……………………………………………………………… (160)

第二节 腰椎间盘突出症 …………………………………………………… (165)

第三节 特发性脊柱侧凸 …………………………………………………… (167)

第四节 骨关节病 …………………………………………………………… (181)

第五节 肱骨干骨折 ………………………………………………………… (189)

第六节 股骨颈骨折 ………………………………………………………… (191)

第七节 股骨干骨折 ………………………………………………………… (193)

第八节 软组织劳损与退行性病变 ………………………………………… (199)

第九节 手外伤 ……………………………………………………………… (211)

第十节 强直性脊柱炎 ……………………………………………………… (215)

第十一节 风湿性关节炎 …………………………………………………… (219)

第十二节 化脓性关节炎 …………………………………………………… (222)

第十三节 骨关节炎 ………………………………………………………… (224)

第十四节 截肢术后 ………………………………………………………… (229)

第十五节 人工髋关节置换术 ……………………………………………… (239)

第十六节　人工膝关节置换术 …………………………………………………（243）
第六章　疼痛的康复治疗 ……………………………………………………………（246）
　　第一节　急性疼痛 ……………………………………………………………（246）
　　第二节　慢性疼痛 ……………………………………………………………（248）
第七章　儿童康复治疗的护理 ………………………………………………………（261）
　　第一节　脑性瘫痪康复治疗的护理 …………………………………………（261）
　　第二节　孤独症谱系障碍康复治疗的护理 …………………………………（277）
第八章　病例分析 ……………………………………………………………………（289）
　　第一节　右肱骨骨折术后 ……………………………………………………（289）
　　第二节　右肩袖损伤术后 ……………………………………………………（290）
　　第三节　脑梗死并右侧肢体运动障碍 ………………………………………（292）
　　第四节　双下肢瘫痪 …………………………………………………………（294）
参考文献 ………………………………………………………………………………（296）

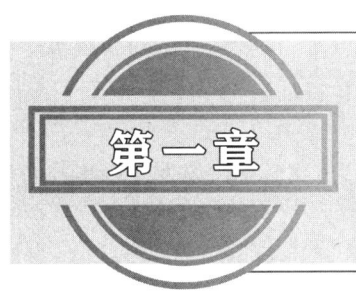

# 第一章 康复医学基础

## 第一节 人体发育学基础

### 一、概述

人体发育学主要研究人体生命全过程及其变化规律,它的研究对象包括了人的胚胎和胚后的发育、婴幼儿及青少年的发育、中年人的成熟及老年人的衰老,研究范围包括人体的正常发育(生理功能、心理功能和社会功能)、异常发育及发育评定。人体发育学是一门多学科交叉的新兴学科。

**(一)基本概念**

1. 生长

生长是指儿童身体器官、系统和身体形态上的变化,以身高(身长)、体重、头围、胸围等体格测量表示,是量的增加。

2. 发育

发育是指机体的功能成熟,主要是指生理、心理和社会功能发育,重点涉及儿童的感知发育、思维发育、语言发育、人格发育和学习能力的发育等,是质的改变。生长和发育两者紧密相关,生长是发育的物质基础,生长的量变可在一定程度上反映身体器官、系统的成熟状况,生长和发育两者共同表示机体量和质的动态变化过程。

3. 成熟

成熟是指人体的结构和功能有机结合成为稳定的、完全发育的状态;心理学的成熟是指内在自我调节机制的完成和完善状态。自我调节机制决定了个体发育方向、发育顺序等一系列过程。

4. 衰老

衰老是指人的生理功能明显衰退及出现老年性疾病的现象。它是一个严格的单向不可逆性的生命编程过程,或者说人的延续只能通过世代更替的方式来完成。衰老机制主要有端粒成因说、自由基学说、衰老的基因学。

**(二)生理功能发育**

生理功能发育研究人体发育的生物学因素,包括运动功能、语言功能、感觉功能、行为等各种生理功能的建立和发育过程。不同年龄阶段具有不同的生理功能特点。

### (三)心理功能发育

心理功能发育主要研究人的认知功能(感知、注意、记忆、智能、思维、想象)、情绪和情感等个性特征的发育过程与特点。不同年龄、不同个体具有不同的心理发育特征。

### (四)社会功能发育

社会功能发育主要研究人的适应性行为、亲社会行为和侵犯行为、社会交往等发育过程与特点。不同年龄、不同个体具有不同的社会功能特征。

### (五)生长发育障碍

个体的生长发育过程受内在因素或环境因素的影响,称为生长发育障碍。生长发育障碍包括形态结构的生长障碍和功能的发育障碍,如婴幼儿期的孤独症和智力低下,儿童期的注意缺陷、多动障碍症、学龄期的学习困难等。

### (六)生长发育的评定

生长发育的评定是研究生长发育中如生长与运动功能、语言与认知功能、情感发育与社会功能、生物因素和心理因素与社会因素等之间的关系,从中找出决定和影响生长发育的诸多因素,探索促进正常生长发育、抑制异常生长发育的理论依据和实践方法。

## 二、主要发育理论

### (一)达尔文的进化论

该理论从生物学的角度,提出发育是由"斗争"的结果决定的这一观点。达尔文发现,各种生物都有很高的繁殖率;自然界各种生物的数量,是在一定时期内保持相对稳定的;生物普遍存在着变异。达尔文由此得出了两个推论:①自然界物种的巨大繁殖潜力之所以未能实现,是由于生存斗争所致。②在生存斗争中,具有有利变异的个体得到最好的机会保存自己和生育后代,具有不利变异的个体在生存斗争中就会遭到淘汰。达尔文把生存斗争所引起的这个过程称为"自然选择"或"适者生存"。通过长期的、一代又一代的自然选择,物种的变异被定向地积累下来,逐渐形成了新的物种,推动着生物的进化。

### (二)格塞尔的成熟理论

格塞尔是美国著名儿童心理学家,主要研究婴幼儿行为发展。他认为遗传学的程序可能决定了生长发育的整体顺序,提出年龄是衡量人类发育成熟度的一个核心变量。在大量的观察和资料分析的基础上,格塞尔提出儿童行为发育的五个方面:①粗大动作;②精细动作;③言语行为;④适应性行为;⑤个体和社会行为。

格塞尔在此基础上设计和建立的《格塞尔发育量表》成为最著名的行为发育测量方法。Brazelton新生儿行为评估量表、丹佛发育筛查测验、Bayley行为发育量表等均是在此基础上设计出来的国内外常用的婴幼儿发育评价方法。

### (三)埃里克森的心理社会发育理论

埃里克森是美国的精神分析医师,其人格发展学说结合了生物学因素、文化因素和社会因素,认为自我过程在个人及其周围环境的交互作用中起着主导和整合作用。埃里克森提出人格发育八个阶段的理论,即人格的发育是一个逐渐形成的过程,每个阶段都有其固有的社会心理危机,如果解决了冲突,完成了每个阶段的任务,就能形成积极的个性品质;否则将形成消极的品质,以致产生心理障碍。八个阶段为:①信任对不信任(0~1岁);②自主性对羞怯疑虑(1~

3岁);③主导论性对内疚(3~6岁);④勤奋对自卑(6~12岁);⑤自我同一性对角色混乱(12~18岁);⑥亲密对孤立(20~40岁);⑦创造对停滞(40~60岁);⑧完善对沮丧(老年期)。

#### (四)皮亚杰的认知发育阶段理论

皮亚杰是当代著名的发展心理学家,是认知学派的创始人。他认为,主体通过动作对环境的适应是认知发育的真正原因。智力发育的内在动力是失衡,因为失衡而寻求恢复再平衡的心理状态,从而产生了适应;适应时需要发挥个体的适应能力,因此促进其智力继续发育。人的认知发育过程是一个具有质的差异的连续阶段,皮亚杰将认知发育划分为四个阶段(表1-1)。

表1-1 皮亚杰的认知发育阶段理论

| 阶段 | 年龄 | 行为特征 |
| --- | --- | --- |
| 感知运动阶段 | 0~2岁 | 主要通过感觉动作来认识外部世界,个体的认知离不开动作,这是人类智慧的萌芽阶段。按照发展顺序,这一阶段包括了反射练习、动作习惯、有目的动作、图式的协调、感觉动作和智慧综合共6个时期 |
| 前运算阶段 | 3~7岁 | 由于语言的掌握,儿童可以利用表象符号代替外界事物,进行表象思维。虽然这一阶段的儿童在形式上有明确的逻辑过程,但因为他们无法摆脱自我中心,因此思维具有刻板性和不可逆性 |
| 具体运算阶段 | 8~11岁 | 可以进行完整的逻辑思维活动,但他们的思维活动仅限于比较具体的问题,还不能对假设进行思维。思维具有可逆性和守恒性 |
| 形式运算阶段(逻辑运算阶段) | 12岁至成年 | 能做出假设,已经能对事物进行非常抽象的系统的和稳定的逻辑思维。思维的全面性和深刻性已经具备 |

#### (五)弗洛伊德的精神分析理论

弗洛伊德是奥地利精神病学医师和心理学家,他提出存在于潜意识中的性本能是心理发育的基本动力,是决定个人和社会发展的永恒力量。弗洛伊德将一个人的精神世界分为三个层次,即"本我""自我"和"超我":①"本我"是与生俱来的,包含各种欲望和冲动,是无意识的、非道德的,服从于"快乐原则"。②"自我"是从"本我"中发展而来,代表人们在满足外部现实制约的同时,满足"本我"的基本冲动的努力,是有意识的、理性的,按"现实原则"行事。当儿童逐渐能区分自己和外界,"自我"便开始出现。③"超我"代表着社会的伦理道德,按"至善原则"行动,限制"自我"对"本我"的满足。

弗洛伊德提出人格的发展经历了五个阶段,即口唇期、肛门期、性器期、潜伏期和生殖期。在这些阶段中,满足过多或过少都可能产生固着现象,即发育停滞在某个阶段、延迟甚至倒退,也可能产生病理现象。

### 三、发育的调控与失控

正常的胚胎发育决定于正常的染色体组型,染色体在正常发育中具有重要作用。基因型是人体从双亲获得的遗传信息所赋予的特性。人体在不同发育时期表现出来的形态、结构、生化等特征称为表型。人体由基因型控制发育,同时其表型又受到环境因素与基因型的共同影响。发育是基因型与表型的结合,受遗传和环境的相互作用调控。

#### (一)发育与遗传

遗传信息主要是编码在细胞核内基因组DNA的一级序列,发育受遗传信息的控制。基因通过其编码产物蛋白质的变化控制发育分化中细胞的特性,因此发育受遗传程序的控制。遗传特性通过发育表现出来,没有遗传就没有发育,没有发育也就没有遗传。

异常的发育包括先天异常、胎儿死亡及早产等,可以由体内和体外两种因素引起。由遗传因素(突变、非整倍性、易位)引起的异常称为畸形,如唐氏综合征是由21号染色体异常导致的畸形。

### (二)发育与环境

环境对决定人体表型有时起关键作用。由外源因素(化学物质、病菌、放射线或高温)引起的人体发育异常称为干扰作用,引起干扰作用的因子称为致畸因子,致畸因子常在某一关键发育时期发挥作用。对每个器官发育来说,其最关键的时期是生长和结构形成阶段。尽管受精后15～60天是人体许多器官形成的关键时期,但不同器官的关键发育时期各不相同,心脏主要在第3～4周形成,此时心脏对环境因子最敏感;外生殖器则在第8～9周对环境因子最敏感;而大脑和骨骼从第3周直至妊娠结束乃至出生后一直对环境因子敏感。

### (三)发育失控

发育失控是指超出正常发育程序的生命过程和现象,可以发生在个体生活中的任何阶段。在胚胎期,发育程序的偏离可造成发育终止或者畸胎出现;在婴幼儿期,发育程序的异常可导致发育的迟缓或迟滞(如脑性瘫痪、智力低下等);在成人期,发育程序的失控可能造成严重的病理状态(如变态反应和自身免疫疾病及癌症);在老年人期,发育程序的失控可造成衰老。

## 四、胎儿期的发育特征

胚胎发育的过程要经过受精、卵裂、原肠胚形成、神经胚形成和器官形成等几个主要的胚胎发育阶段才能发育形成早期胎儿,然后生长发育为成熟胎儿。

### (一)胎儿宫内发育分期

卵子和精子的结合称为受精。胎儿的发育起始于受精后的产物,即一个含有46条染色体的二倍体细胞——受精卵。受精激活卵细胞的代谢过程,启动受精卵的卵裂,开始胚胎的发育。正常妊娠期分为3个时期:①胚芽期(0～2周),从受精卵形成到子宫内着床;②胚胎期(3～8周),受精卵迅速分化,逐渐形成组织和器官系统;③胎儿期(9～40周),生长迅速,机体构造复杂化,器官系统部分生理功能开始分化,为出生后的生存做好准备。胎儿胎龄的计算以妊娠妇女末次月经的第1天算起,通常以37～42妊娠周(260～293天)为正常妊娠期。

### (二)胎儿发育特征

1.主要器官系统的生理功能发育

正常胎儿的神经系统在妊娠中期到出生后18个月之间发育最快。在胎儿发育早期,主要是神经元数量增多,胎儿发育后期则主要是细胞的增大和神经轴突的分支以及髓鞘的形成。神经系统最易受到宫内生长发育障碍的影响,可发生畸形或出生后出现功能障碍和智能落后等。胎儿期第10～18妊娠周,如果在此时期妊娠母体营养不足,可造成神经细胞数目减少,形成脑发育不良;胎儿期第19～28妊娠周,由于脑室周围血管解剖的特点、压力被动型脑循环、胶质细胞发育和其易损性,如果在此期出现脑低灌注则易导致脑白质发育不良;胎儿期第29周以后髓鞘开始发育,胶质细胞迁移,是脑室周围血管发育的活跃期,如果在此期发生缺血、缺氧则易导致髓鞘发育不良、脑室周围白质软化。

胚胎期后,胎儿的生理功能也获得稳步发展;从3个月开始,胎儿能够吞咽和排尿;6个月以后,胎儿能够呼吸和哭泣;7个月以后具备子宫外存活能力,胎儿在出生前最后的3个月里其发育的速度变慢;8个月时,胎儿皮下脂肪开始生长发育,这对胎儿出生后的存活有重要意义。

2.胎儿的运动与行为发育

(1)运动发育:胎儿时期的反射和胎动可为最初的运动形式。第8周时,接触、压迫、振动等机械刺激均可引起胎儿的反射活动。以后随着中枢神经系统的结构和功能的成熟,反射运动呈现多样化。第9周出现自发运动,最初的运动为呼吸、摄取、排泄等以自律神经功能为主的运动,以后逐渐发育成屈曲、反射等与防御功能相关的运动,进一步出现抓握、表情、姿势的支撑和站立反射等功能。胎动是指胎儿在母体内自发的身体活动或蠕动,妊娠5个月时母亲就能明显感觉到胎动。

(2)行为发育:经B超研究发现,当母亲发觉自己妊娠时,胎儿已经有原始的蠕动;妊娠2个月起,胎儿有游泳样运动和皮肤感觉;妊娠3个月时,胎儿会吸吮自己的手指及碰到嘴的手臂或脐带;妊娠4个月时,胎儿可以听到子宫外的声音,可以通过听到透过母体的频率为1 000 Hz以下的外界声音,因此此时实施胎儿音乐教育是可行的。胎教是指胎儿的教育,以音乐教育、运动教育、言语教育、光照教育为主。妊娠5个月时,胎儿能记住母亲的声音并对这熟悉的声音产生安全感,能熟练、认真地吸吮手指。妊娠6个月时,胎儿能在羊水中嗅到母亲的气味并记在脑中。妊娠7个月时,胎儿能用舌头舔自己的手,并开始发育视觉,对宫外的声音会有喜欢或讨厌的行为反应,开始具有发声功能,可以通过母亲的活动感觉昼夜的周期。妊娠8个月时,胎儿能辨出音调的高低强弱并对此有敏感反应,味觉感受发达,能辨别苦与甜,如遇子宫收缩或外界压迫时会踢子宫壁进行抵抗,能感知母亲的高兴、激动、不安和悲伤,并做出不同的反应。

3.胎儿的异常发育

受遗传因素或环境因素的影响,出现身体有明显畸形的胚胎或新生儿称为畸胎;胎龄足28周、不足37周的活产婴儿称为早产儿;出生体重低于1 500 g者称为极低出生体重儿;胎儿在出生前或婴儿在出生时脱离母体后不能立即独立呼吸,或婴儿的头部遭受损伤引起脑出血,影响脑神经细胞的氧气供应,称为宫内窘迫;严重时可出现胎儿死亡,称为死胎或死产。

## 五、婴幼儿期的发育特征

自胎儿娩出、脐带结扎至生后28天为新生儿期,此期实际包含在婴儿期内。自胎儿娩出、脐带结扎至1周岁之前为婴儿期。自1周岁至满3周岁之前为幼儿期,此期是小儿生长发育最迅速的时期。小儿神经与心理发育是小儿生长发育的一个重要方面,与体格发育相互影响,包括从新生儿期到学龄前期儿童的低级到高级的感知、运动、语言、心理功能及社会功能的发育。心理功能包含认知功能(感知、记忆、思维、注意、想象)和情感与情绪、性格与气质等个性特征。

(一)生理功能的发育

神经心理发育的基础是神经系统的生长发育。小儿大脑皮质功能发育较形态发育慢。脑细胞的分化从胎儿30周左右开始持续到生后1岁半。中枢神经结构的髓鞘化是从脊髓向脑干、大脑发育的过程,约在1岁半完成。

(二)感知、运动、语言的发育

新生儿期有很好的感觉功能,视感知、听感知有了迅速的发展。

1.粗大运动发育

粗大运动发育是指抬头、翻身、坐、爬、站、走、跳等运动发育,是人类最基本的姿势和移动能力的发育。与婴幼儿粗大运动发育密切相关的反射发育包括原始反射、立直反射和平衡反应。姿势运动发育的顺序遵循如下规律：①动作沿着抬头、翻身、坐、爬、站、走和跳的方向发育；②离躯干近的姿势运动先发育，然后是离躯干远的姿势运动的发育；③由泛化到集中、由不协调到协调发育；④先学会抓握东西，然后才会放下手中的东西；⑤先能从坐位拉着栏杆站起，然后才会从立位到坐下；⑥先学会向前走，然后才会向后倒退着走。

2.精细运动能力

精细运动能力是指个体主要凭借手及手指等部位的小肌或小肌群的运动，在感知觉、注意等心理活动的配合下完成特定任务的能力。精细运动活动均以抓握物体、将手伸向物体、随意放下物体、腕关节可在各个方向活动4项基本动作为基础。精细运动与姿势和移动、上肢功能和视觉功能的发育是一个互相作用、互相促进的共同发育的过程。

运动发育总规律：①自上而下或头尾规律；②由近及远；③由粗到细；④从泛化到集中，从不协调到协调；⑤先取后舍。

手的抓握动作发育规律：①由无意识抓握向随意抓握发育；②由手掌的尺侧抓握向桡侧抓握发育；③由不成熟的抓握模式（全手掌抓握模式）向成熟的对指抓握模式发育；④由抓握物体向放开物体发育。动作发育的总结：一动二仰三抬头，四抓五翻六会坐，七滚八爬九扶站，一岁独站又能走。

3.语言发育

语言是表达思想、观念、感情等心理过程的，与智力发育密切相关。言语、文字、手势、其他视觉及听觉信号都属于语言范畴。语言发育包括发音、理解、表达和交流。语言发育的总结：一哭二音三咿呀，四笑五学六反应，七妈八爸九再见，一岁能叫物品名。

新生儿期感知、运动、语言发育的常用评定方法有粗大运动功能评定量表、功能独立性评定量表、新生儿行为测试、Gesell发育评定量表、Baylcy发育评定量表等。

(三)认知功能的发育

动作发育始于新生儿的无条件反射和随之发展起来的条件反射活动，动作发育为认知功能发育创造条件，为具体形象思维及概念的发育奠定了基础。早期的动作发育水平标志着认知功能发展的水平。在婴儿认知发育检查中，大动作与精细动作的发育是检查的一个重要方面。儿童的言语能力的发展促进了抽象概括性和随意性的初步发展。通过动作，儿童与客观世界建立了直接的相互作用关系，建立了自我和客体概念，并产生了自我意识和最初的主客体分化；同时，社会性和情感也进一步发展。认知发育的总结：一看二听三协调，四认（物）五要六认人，七懂八观九要抱，一岁喜憎有分明。

(四)异常发育

异常发育包括运动功能障碍（如脑性瘫痪等）、言语或语言障碍、孤独症、重症身心发育障碍等，可由先天因素、遗传因素或后天的环境因素所致。无论发育障碍的种类和程度如何，对儿童来说都有发育的可能性和潜在发育能力。因此，只有应用康复手段，才能抑制异常发育，充分挖掘潜在的发育能力。

## 六、学龄前期和学龄期发育特征

学龄前期是指3周岁后（第4年）到入小学前（6～7岁）的时期。此时体格发育速度较婴幼儿期减慢，达到稳步增长，而智能发育更趋完善，求知欲强，能做较复杂的动作，学会照顾自己，语言和思维能力进一步发展。3岁开始形成个性基础,对今后的个性特点具有重要影响。

学龄期又称儿童期,是指从入学起(约满6周岁)到12周岁进入青春期前的时期,也是小学阶段的时期。此时期发育所面临的问题是认知学习能力的获得和提高。

(一)生理功能发育

由于运动和感觉区域神经元的髓鞘化一直到6岁才完成,因此学前儿童仍然显得眼手协调能力较低和动作较笨拙;大脑半球的偏侧化也仍在继续,左右的优势得到进一步加强。学龄前期骨骼肌的发育还处于不平衡阶段,大肌群发育早,小肌群发育还不完善,而且骨骼肌的力量差,特别容易受损伤。学龄前期是儿童学习语音的最佳时期,口头言语或外部言语占明显地位,顺序性发展最好,逻辑性较差,决定了这个时期思维的具体形象性特点的因素之一。

(二)心理功能发育及指导

学龄前期儿童的无意注意达到了高度发展,而有意注意还在逐步形成中;思维的主要特点是它的具体形象及进行初步抽象概括的可能性;机械记忆占主导地位,无意记忆的效果优于有意记忆的效果,且以无意的形象记忆为主。学龄前期是儿童个性最初开始实际形成的时期。学龄儿童的运动更加协调和准确,大脑皮质的抑制能力也相对加强了,已能对自己的欲望和情感进行自我控制;分析综合能力加强,能进行复杂的联想、推理、概括、归纳等抽象思维活动;通过系统学习知识,词汇大量增加,理解力、注意力和记忆力变得更有意识;自我评价的稳定性逐渐加强,开始逐渐用行为特征、心理特点、价值和态度等抽象词汇评价他人;更加关心他人对自己的看法,尤其是老师和同学的看法。家庭的教育方式尤为重要。

(三)心理行为问题

心理行为问题主要包括行为障碍或异常、学习障碍、智力低下等。

## 七、青春期的发育特征

青春期是由儿童发展到成人的过渡时期。它从体格生长突增开始,到骨骼完全愈合、躯体停止生长、性发育成熟而结束。

(一)生理功能发育

在神经内分泌作用下,身体迅速生长,出现生长突增。男童、女童具有不同的体型:男童较高,肩部较宽,骨骼肌发达结实;而女童较矮,臀部较宽,身材丰满。另外,第二性征与性功能开始发育,男性出现遗精,女性月经来潮。

(二)心理功能发育

青春期儿童感知觉、记忆、注意等认知能力逐步改善和提高,能更有效地完成学习任务;抽象思维、推理能力快速发展,能运用抽象、形式逻辑的归纳或演绎方式去思考、解决问题,发现事件的多样性,以系统的方法提出假设并试验各种可能的解决办法。青春期以抽象思维占主导地位,其逻辑推理能力加强,运用假设的能力增强,思维中残留自我中心特征,自我意识逐步成熟,成人感和独立意向发展。

(三)青春期心理卫生问题

青春期容易出现青春期焦虑症、青春期抑郁症、青春期强迫症、青春期癔症等,应加强青春期的心理卫生咨询和健康教育。

## 八、成人期的特征

成人期包括青年期、成年期、老年期。不同时代、不同国家、不同民族划分人的年龄标准不尽相同,受多种因素制约。

### (一)青年期

青年期年龄为 18~25 岁,标志着生理功能发育已处于完全成熟的阶段,认知功能也已获得较大提高,人格特性也逐渐形成。在此阶段,青年人将面临就业、恋爱等一系列问题,导致各种心理纠葛和矛盾,若能妥善地解决这些矛盾,就能适应这一时期的社会生活,顺利地进入成年期;否则会带来许多心理问题,引发精神心理疾病。

### (二)成年期

成年期是 25~60 岁,是人生跨度最长的时期,中年期一般指 45~60 岁的人群。

1. 生理功能特点

进入中年期,机体的各个组织、器官、系统的生理功能便开始走向衰退。一般认为,30 岁以后的个体,其生理功能的衰退以每年 1% 左右的速度递增。由于组织器官的功能开始衰退,各类疾病发生的危险性也增高。

2. 心理功能特点

处在人生旅途"中点站"的中年人,生理功能由盛转衰,而心理功能则处于继续发展和相对稳定的阶段。中年期是个体心理能力最成熟的时期,但心理能力的状况也因人而异,主要与个体的个性心理,如理想、信念、世界观、人生观和性格等因素有关。只有锐意进取、开拓创新、与时俱进、正确认识社会与自我,才能保持心理上的青春活力。中年期心理发育特征主要表现:①智力有明显的上升或下降;②情绪稳定,心理平衡;③意志坚定,自我意识明确;④个性成熟,特点鲜明;⑤压力增大,心理冲突增多。

3. 亚健康问题

此期应注意防范中年人心理疲劳和围绝经期综合征。①中年人心理疲劳是指中年人的心理活动过激或不足,使神经系统紧张程度过高或长时间从事单调、厌烦的工作而引起疲劳。轻者表现为体力不支、注意力不易集中、容易出现错觉、思维迟缓、语言功能差、情绪低落,并同时伴有工作效率低、错误率上升等现象。持续发展将导致头痛、眩晕、心血管和呼吸系统功能紊乱、食欲下降、消化不良及失眠等,严重者将导致英年早逝。②围绝经期综合征是指中年后期因内分泌功能紊乱表现为情绪的变化,如焦虑、抑郁、烦躁等,以及阵发性潮湿、出汗、心烦等为主的自主神经功能紊乱症状。女性围绝经期是指妇女绝经前后的一段时期。

### (三)老年期

老年期的定义,各国规定的年龄不同。中华医学会老年医学学会建议:45~59 岁为老年前期,60~89 岁为老年期,90 岁以上为长寿期。

1. 生理功能特点

人的机体各器官生理功能正常是其生存的基本条件。各器官衰老是人类不可抗拒的自然规律,表现为须发由黑变白或脱落、颜面部皱纹增多、皮肤松弛及色素沉着、眼睑下垂、耳聋眼花、牙齿脱落、脊柱弯曲、步态缓慢、反应迟钝等,为整体水平的衰老;器官衰老则表现为许多重要酶的活力下降、代谢缓慢、储备能力下降、组织的萎缩,实质细胞数量减少及某种微量元素的缺乏或过高等,导致其生理功能的改变,易患各器官系统的老年性疾病,如阿尔茨海默病、老年性白内障、老年性耳聋、骨关节退行性变、糖尿病、原发性高血压、冠状动脉粥样硬化性心脏病、骨质疏松症、前列腺肥大、老年斑等。

### 2.心理功能特点及问题

老年期心理变化的主要特点表现：①身心变化不同步；②心理发展仍具潜能和可塑性；③心理变化体现出获得和丧失的统一；④心理变化存在较大个体差异。老年期心理变化表现为：情绪变化大、记忆力减退、思维衰退、智力衰退、人格改变（完善感与失望感、厌恶感）、人际关系变化，要注意防范老年骨质疏松症、老年性颈椎病、阿尔茨海默病的发生。

（李　健）

## 第二节　人体运动学基础

### 一、运动学概念

运动学是研究人体活动时，神经、肌肉、骨骼、关节的生物力学和运动生理变化的一门学科，是研究活动时机体各系统生理效应变化的学科，以生物力学和神经发育学为基础，以作用力和反作用力为治疗因子，以改善身、心的功能障碍为主要目标。

### 二、骨与关节的运动学

#### （一）人体运动的面与轴

人体运动的面与轴是以人体运动的基本姿势为基准来划分的，人体运动的基本姿势定义为：身体直立，面向前，双目平视，双足并立，足尖向前，双上肢自然下垂于体侧。

1.人体运动的面

见图1-1。

（1）横截面：此面与地面平行，将人体分为上下两部分。

（2）冠状面：此面与地面垂直，将人体分为前后两部分。

（3）矢状面：此面与地面垂直，将人体分为左右两部分。

2.人体运动的轴

见图1-1。

（1）矢状轴：矢状面与横截面相交所形成的前后贯穿于人体的直线。

（2）额状轴：冠状面与横截面相交所形成的左右贯穿于人体的直线。

（3）纵轴：矢状面与冠状面相交所形成的上下贯穿于人体的直线。

#### （二）关节运动的常用术语

1.屈曲与伸展

关节的屈曲与伸展运动是指组成关节的骨骼以关节为中心所做的运动。组成关节的两骨逐渐接近，角度变小称为屈曲。组成关节的两骨逐渐远离，角度增大称为伸展（图1-2）。

2.内收与外展

关节的内收与外展运动是指肢体以矢状轴为中心在冠状面上所做的运动。远离躯干为外展，靠近躯干为内收（图1-3）。

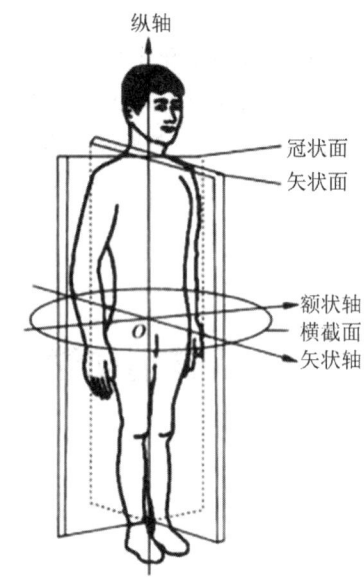

图 1-1 人体运动的面与轴

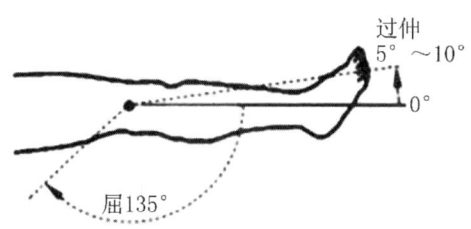

图 1-2 膝关节的屈曲与伸展

3.内旋与外旋

关节的内旋与外旋运动是指肢体以肢体长轴为中心在水平面上的运动。转向躯干的运动为内旋,转离躯干的运动为外旋(图 1-4)。

(三)人体的力学杠杆

1.杠杆原理

任何杠杆均分为三个部分,力点、支点和阻力点。以 O 表示支点,F 为作用力点,则 FO 为动力臂;W 为阻力点,则 WO 为阻力臂。F×FO=W×WO(图 1-5)。

2.人体的杠杆分类

肌肉收缩时骨骼和关节的运动都符合杠杆原理。在人体上,力点是肌肉在骨上的附着点,支点是运动的关节中心,阻力点是骨杠杆上的阻力,与力点作用方向相反。根据力点、支点和阻力点的不同位置关系可分为 3 类杠杆。

(1)平衡杠杆:第一类杠杆,支点位于力点与阻力点之间,主要作用是传递动力和保持平衡,故称为平衡杠杆。支点靠近力点时有增大运动幅度和速度的作用,支点靠近阻力点时由于动力臂相对较长,因此可以省力。如肱三头肌作用于鹰嘴产生伸肘动作,由于肌肉附着点接近肘关节,故手部有很大的运动弧度。

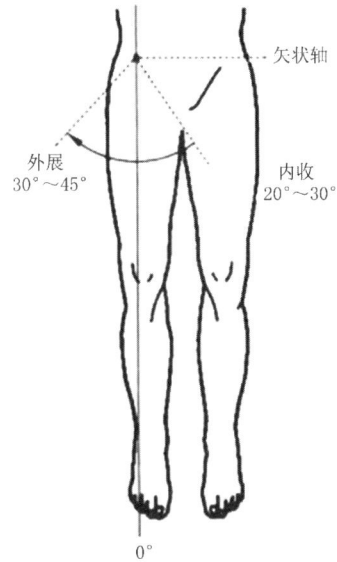

图 1-3 髋关节的内收与外展

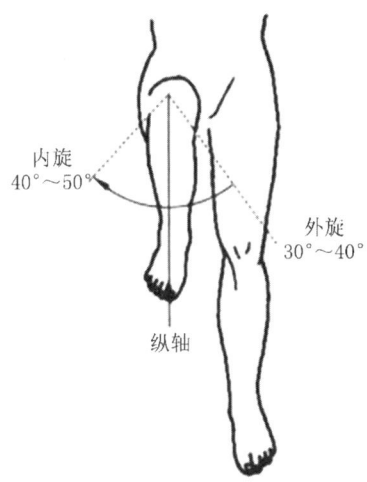

图 1-4 髋关节的内旋与外旋

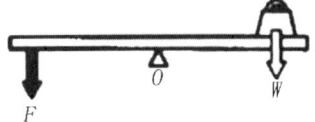

图 1-5 杠杆原理

（2）省力杠杆：此类杠杆阻力点位于力点和支点之间，力臂始终大于阻力臂，因此可用较小的力来克服较大的阻力，故称为省力杠杆。如承重时跖屈使身体升高，其特点是阻力点移动的力矩小于肌肉的运动范围（图 1-6）。

（3）速度杠杆：此类杠杆力点位于阻力点和支点之间，因动力臂始终小于阻力臂，力必须大于阻力才能引起运动，故不省力，但可以获得较大的运动速度和幅度。如肱二头肌引起屈肘动作，运动范围大，但作用力较小（图 1-7）。

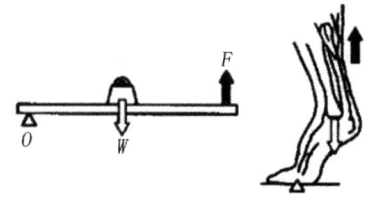

图 1-6 省力杠杆

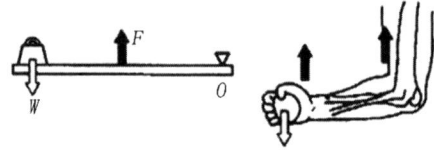

图 1-7 速度杠杆

## 三、肌肉的运动学

### (一)肌肉的类型

根据肌细胞分化情况可将肌肉分为骨骼肌、心肌和平滑肌。多块骨骼肌一起协同作用才能使关节活动准确、有效,按其在运动中的作用不同,分为原动肌、拮抗肌、固定肌和协同肌。

1. 原动肌

原动肌在运动的发动和维持中一直起主动作用,收缩时能产生特定运动。

2. 拮抗肌

拮抗肌指那些与原动肌作用方向完全相反或发动和维持相反运动的肌肉。关节活动的稳定性、动作的精确性及防止关节损伤有赖于原动肌与拮抗肌的协调运动。

3. 固定肌

将肌肉近端附着的骨骼做充分固定,以发挥原动肌的动力作用,这类肌肉即为固定肌。如在肩关节,当臂下垂时,冈上肌起固定作用。

4. 协同肌

多个原动肌跨过多轴或多个关节时,就能产生复杂的运动,需要其他肌肉收缩来消除某些不良反应,辅助完成某些动作,这种具有辅助作用的肌肉称为协同肌。

在不同的运动中,一块肌肉可担当不同的角色。有时由于重力的作用或抵抗力不同,即使在同一运动中,同一块肌肉的作用也会改变。

### (二)肌细胞结构和收缩

人体各种形式的运动主要是靠一些肌细胞的收缩活动来完成,各种收缩活动都与细胞内所含的收缩蛋白质(肌凝蛋白和肌纤蛋白)的相互作用有关。

成人肌纤维呈细长圆柱形,直径约 60 μm,长可达数毫米乃至数十厘米。在大多数肌肉中,肌束和肌纤维都呈平行排列,它们两端都和由结缔组织构成的腱相融合,后者附着在骨上。通常四肢的骨骼肌在附着点之间至少要跨过一个关节,通过肌肉的收缩和舒张,就能引起肢体的屈曲和伸直。每条肌纤维由大量的肌原纤维组成,肌原纤维的全长均呈规则的明、暗交替,分别称明带和暗带。暗带的长度较固定,在暗带中央有一段相对透明的区域称 H 带,它的长度随肌肉状态的不同而有变化,在 H 带的中央有一条横向的 M 线。明带的长度是可变的,在肌肉安静时较长,收缩时变短,明带的中央有一条横向的暗线,称 Z 线,肌原纤维上每两条 Z 线之间的结构称为肌小节。肌小节的明带和暗带包含更细的、平行排列的丝状结构,称为肌丝。暗带中含有的肌丝较粗,称为粗肌丝;明带中的较细,称为细肌丝。细肌丝由 Z 线结构向两侧明带伸出并深入暗带和粗肌丝处交错和重叠,肌肉被拉长时,肌小节长度增大,使细肌丝由暗带重叠区拉出,明带长度也相应增大。

当肌细胞收缩时,可见 Z 线互相靠拢,肌小节变短,明带和 H 区变短甚至消失,而暗带的长度则保持不变,这是细肌丝在粗肌丝之间向 M 线方向滑动的结果。

**(三)肌肉的收缩形式**

1.等长收缩

肌肉收缩时长度保持不变而只有张力的增加称为等长收缩。它的作用主要是维持关节的位置,由于肌肉作用的物体未发生位移,所以未对物体做功。

2.等张收缩

肌肉收缩时只有长度的变化而张力基本保持不变称为等张收缩。因肌肉收缩时带动关节运动,能使物体发生位移,所以它对物体做了功。人体四肢的运动主要是等张收缩。

(1)等张向心性收缩:肌肉收缩时肌纤维向肌腹中央收缩,肌肉的起始点相互接近,长度变短,如肱二头肌收缩引起的肘关节屈曲。

(2)等张离心性收缩:肌肉收缩时肌纤维的长度变长,肌肉起始端远离,此时的肌肉收缩是为了控制肢体的运动速度,如下蹲时,股四头肌收缩但其长度延长,其作用是控制下蹲的速度。

离心性运动的机械效率高而耗氧量低,因此离心性运动消耗的能量少。离心性运动的另一优点是,与向心性运动相比较,在相同的收缩速度下,肌肉做最大自主性收缩和产生最大力矩时。神经肌电活动则只表现为次最大活动。而且,反复地进行离心性收缩训练也可以增加肌肉对抗运动性延迟性肌肉疼痛的能力。

一般情况下,人体骨骼肌的收缩大多是混合式收缩,既有张力的增加又有长度的变化,而且总是张力增加在前,当肌张力增加到超过负荷时,肌肉收缩才出现长度的变化从而产生运动。

3.等速收缩

等速收缩指肌肉收缩时关节的运动速度保持不变,其产生的张力可变。等速收缩产生的运动称为等速运动。

**(四)骨骼肌收缩与负荷的关系**

影响骨骼肌收缩的主要因素有前负荷、后负荷和肌肉的收缩力。

1.前负荷

前负荷指肌肉收缩前已存在的负荷,它与肌肉的初长度关系密切。在一定限度内,肌肉的初长度与肌张力成正比关系。

2.后负荷

后负荷指肌肉开始收缩时所承受的负荷。在一定限度内,肌肉的收缩速度与后负荷成反比关系。

3.肌肉收缩力

肌肉收缩时所产生的力,临床上简称肌力,其大小受肌肉的生理横断面、肌肉的初长度、肌纤维走向与肌腱长轴的关系、骨关节的杠杆效率及肌肉的营养状态等很多因素的影响。缺氧、营养不良、酸中毒等因素可降低肌肉的收缩能力,而钙离子、肾上腺素则可增强肌肉的收缩能力。

(权玉俊)

## 第三节 运动对机体的影响

### 一、消化系统

适宜的运动对消化系统能产生良好的作用:运动时要消耗较多的能量,能反射性地促进消化系统的功能,加强营养素的吸收和利用,增进食欲;运动时能促进膈肌、腹肌较大幅度地舒张、收缩,对胃肠形成相应的挤压作用,促进胃肠蠕动,防治便秘;促进胆汁合成和排出,减少胆石症的发生。但饱食后,不宜进行剧烈运动,因为此时运动会减少胃肠的供血量,影响消化吸收功能;同时过度震荡充满食物的胃肠,牵拉肠系膜,会诱发疼痛,甚至引起呕吐。

### 二、呼吸系统

运动可增加呼吸容量,改善 $O_2$ 的吸入和 $CO_2$ 的排出,运动可使吸氧能力提高 10%～20%。在运动起始阶段,因呼吸、循环系统的调节较为迟缓,致使摄氧量水平不能立即到位,而是呈指数函数曲线样逐渐上升,称为工作的非稳态期,需经过一段时间逐渐达到摄氧量的稳定状态,因此在运动时要逐渐增加运动量,避免因突然剧烈运动而导致摄氧量严重不足。

### 三、循环系统

在运动时为了增加氧气和能量的供给,心排血量增多,血液循环明显加快。心率增加是致心排血量增多的主要因素,占 60%～70%,而其他因素占 30%～40%,因此,运动时心血管系统的反应中,心率增加最明显。

心排血量增多和血管阻力因素可以引起相应的血压增高,由于代谢增加,运动肌肉中的动脉扩张,血管阻力明显下降,不运动的组织中的血管收缩,血管阻力增加,但其总的净效应是全身血管阻力的降低,一般情况下,运动时收缩压增高,而舒张压不变。机体运动时产生一系列复杂的心血管调节反应,既保证了运动的肌肉有足够的血液供应,同时也保证了重要脏器如心、脑的血液供应。

### 四、中枢神经系统

中枢神经根据周围器官不断传入的信息对全身器官的功能起调控作用。反射是神经系统功能活动的基本方式,运动是中枢神经最有效的刺激形式,所有的运动都可向中枢神经提供感觉、运动和反射性传入;运动可提高神经活动的兴奋性、灵活性和反应性,多次重复的运动训练,可使大脑皮质建立暂时的条件反射,对大脑的功能重组和代偿起着重要作用;运动可锻炼人的意志,增强自信心。

## 五、运动系统

### (一)运动对骨骼肌的影响

运动是保持骨骼肌功能的主要因素,系统训练可使肌纤维生化、形态及功能发生改变。

1.力量训练

力量大和重复次数少的训练可增加肌肉力量和体积,这是肌肉横截面面积增加的结果。力量训练主要增加肌肉的力量,而对耐力无明显影响。

2.耐力训练

耐力训练的结果是肌肉产生适应性变化,耐力训练对肌纤维内线粒体的影响比较明显,随着训练量的增加,线粒体的数量和密度也增加,肌肉的能量供应也相应增加。对耐力训练而言,选择的阻力负荷应以20次动作以上为宜。

3.爆发力训练

爆发力训练指持续数秒至2分钟的高强度训练,能量供应主要来源于储存的磷酸肌酸分解为ATP和葡萄糖的酵解,由于其主要依赖于无氧代谢途径供能,又称无氧训练。无氧训练所引起的人体适应性变化主要表现为磷酸肌酸储存量的增加,另外,参与糖酵解的某些酶的活性也增加,但这种酶活性的变化比有氧训练的变化小得多。

### (二)运动对骨代谢的影响

运动时的加压和牵伸对维持骨的结构和代谢起着重要的促进作用,骨受力增加可刺激其生长,使骨皮质增厚、骨量增加、骨小梁结构增强;刺激软骨细胞,增加胶原和氨基己糖的合成,防止滑膜粘连,有利于关节功能的恢复;运动提供的应力使胶原纤维按功能需要有规律地排列,促进了关节骨折的愈合;关节负荷过大、过度使用或撞击都可影响关节软骨的功能,单一的冲击或反复的损伤均可增加软骨的分解代谢,成为进行性退变的始动因素。适量的跑步运动可增加关节软骨的蛋白多糖含量与压缩硬度,增加骨骼未成熟者关节软骨的厚度。

### (三)运动对肌腱的影响

运动训练能增加胶原的合成。增加肌腱中大直径胶原纤维的百分比,使肌腱承受更大的张力,运动训练对肌腱的结构和力学性质有长期的正面效应。

## 六、运动对代谢的影响

### (一)运动对糖代谢的影响

糖的分解代谢是人体运动时骨骼肌细胞获得能量的主要方式,糖的分解供能途径包括:①无氧条件下,葡萄糖或糖原经酵解生成乳酸;②有氧条件下,葡萄糖或糖原经三羧酸循环进行有氧氧化生成水和二氧化碳;③葡萄糖经磷酸戊糖途径被氧化为水和二氧化碳。其中有氧氧化是糖分解的最重要途径,是长时间大强度运动的重要能量来源。短时间剧烈运动时,糖酵解供应的能量越多,人体的运动能力就越强。

### (二)运动对乳酸代谢的影响

肌肉收缩时,不仅在无氧代谢时产生乳酸,而且在各种运动(即便在安静)时也有乳酸产生;乳酸的清除随着乳酸浓度的升高而相应加快,使乳酸的产生和清除形成动态平衡,运动可以加速乳酸清除。

### (三)运动对血糖的影响

肌肉对血糖的摄取是通过肌肉毛细血管扩张,血流量增大,胰岛素释放相对增加,促进血糖进入肌细胞,加速糖原合成来完成的。一般在低强度运动时增加2~3倍,剧烈运动时增加4~5倍。随着运动时间的延长,运动肌摄取、利用血糖的量保持上升趋势。

### (四)运动对脂质代谢的影响

血浆甘油三酯、磷脂、胆固醇、胆固醇酯和载脂蛋白以不同比例结合在一起构成各种脂蛋白,运动中脂肪能量供应随运动强度的增大而降低,随运动持续时间的延长而增高。因此,耐力运动可以使人体的血脂减少,血浆高密度脂蛋白浓度增高,低密度脂蛋白和极低密度脂蛋白浓度降低,对于预防和治疗肥胖、冠状动脉粥样硬化性心脏病、动脉粥样硬化等非常有益。

### (五)运动对蛋白质代谢的影响

正常情况下成人体内蛋白质分解的速率等于合成速率,绝大多数蛋白质的数量保持不变。长时间运动时,蛋白质分解代谢进一步增强,蛋白质分子分解成氨基酸后除经过糖异生作用维持血糖稳定外,氨基酸的直接氧化和促进脂肪酸的氧化利用,对维持运动能力起重要作用。

(丁志清)

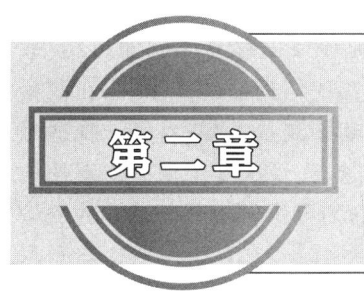

# 第二章 康复评定技术

## 第一节 关节与肌肉功能评定

人体运动功能的基础是骨关节和肌肉,关节是运动的枢纽,肌肉则是动力器官。全面的关节和肌肉功能评定是康复诊疗的最基本内容之一,可帮助明确躯体功能障碍的部位和程度,为制订治疗目标和方案提供重要参考依据。

### 一、关节功能评定

正常的关节运动包含生理运动和附属运动,因此,关节功能评定需包含上述2个方面。主、被动关节活动度测量可检查关节生理运动功能障碍程度,关节附属运动(关节囊内运动包括关节内的滑动、滚动及分离运动)是维持关节活动度不可缺少的运动,临床上通过手法触诊来判断附属运动是否正常。本文主要介绍生理性关节活动度测量。

**(一)关节活动度测量**

关节活动度(ROM)是关节活动时所通过的最大运动弧度,常以度数来表示,是肢体运动功能检查的基本内容之一。根据动力来源可分为主动关节活动度(AROM)和被动关节活动度(PROM)。AROM可体现受试者肌肉收缩对关节活动范围的影响,PROM不受肌肉收缩力的干扰,主要反映关节本身的运动功能状况。因此,PROM通常大于或等于AROM。

1.测量工具

ROM测量工具包括量角器、方盘量角器、皮尺、电子角度计、计算机三维测量等,必要时还可用X线摄像来分析与测量关节运动功能。量角器测量操作简便,便于携带,适用于大多数关节的ROM检查,在临床上应用非常广泛。

2.量角器测量原则

(1)量角器的选择:通用量角器的长度为7.5～40 cm,在测量髋关节、膝关节等大关节的活动度时应选择较长的量角器,而测量手指或者足趾的关节活动度时,应选择短臂的量角器以方便操作。

(2)量角器测量方法:①将待测关节置于适宜的体位和姿势下;②量角器的轴心对准待测关节轴心,固定臂与移动臂分别与关节的近端和远端平行;③一般将解剖学中立位下的关节角度定义为0°；④按待测关节的各个运动方向完成其主动或被动关节活动范围的最大幅度；⑤记录测量结果，可对比健侧判断活动度异常。

(3)注意事项：①量角器放置的位置及其测试过程中发生的旋转或偏移易影响测量结果；②受检者应处于稳定、舒适及放松的体位，以减少其他关节的参与或代偿运动的产生；③在测量旋转角度时，常选择旋转范围的中点作为测量起始位(0°位)；④在某些测量过程中，可选择适当的参照物作为测量的移动臂、固定臂的参考，如测量前臂旋前旋后时，让受试者手握一支笔作参照物帮助测量；⑤脊柱关节ROM可选用皮尺或方盘量角器进行测量；⑥进行关节活动度的测量时，应进行健侧和患侧的对比，并对差异的结果进行记录。

3.关节活动度的描记与分析

ROM测量结果建议采用由美国骨科学会运动委员会推荐的中立位法(解剖0°位)，记录起始位置至终末位置之间的范围，如肩前屈活动范围0～180°。当关节出现非正常过伸展情况时，可采用"－"(即负号)表示，如肘关节伸展超过180°过伸10°，可记录为－10°。测量结果记录包括测量时间、AROM、PROM、测量时对应的疼痛、肢体肿胀及萎缩情况等。在描述一个活动受限关节时，应当同时给出起止度数，如记录膝关节屈曲ROM为20°～150°时，提示膝关节伸展受限。

对比分析同一关节同一方向的AROM和PROM结果，可明确关节功能障碍程度和病损原因。总结情况：①PROM正常，AROM下降提示主动肌或其相应神经出现损伤；②PROM、AROM相同且均低于正常，提示病变部位多在关节；③AROM、PROM均显著下降，提示关节强直；④PROM超过正常范围，提示关节囊松弛或周围神经损伤。

综上所述，影响ROM的因素较多，且存在个体化差异，应充分考虑生理和病理因素的影响，并结合个体化差异和健患侧对比综合分析关节活动受限的原因。

**(二)关节活动度评估的新进展**

有关关节活动度测量信度的研究表明，不同评估者对上肢关节活动度测量的可靠性相对高于下肢及其他关节。为在实践中围绕关节活动障碍制订可靠的临床决策，有研究推荐使用量角器和倾角测量仪来测量上肢关节的被动生理活动范围。自Cyriax首次引入关节运动末端感觉的徒手评估作为临床诊断的重要依据后，该评估一直被作为手法治疗的通用教程内容。

## 二、肌肉功能评定

全面的肌肉功能评定应包含肌肉形态学(肌肉长度、体积)和肌肉生理功能(肌力、肌张力、肌肉电生理)两方面。本文主要介绍最为常用的肌力和肌张力评定方面的内容。

**(一)肌力评定**

肌力是指肌肉(或肌群)收缩产生的力量。肌力大小取决于肌肉的横截面积、初长度、收缩类型、收缩速度，神经调节方式和心理及个体状况等诸多因素。各类不同病理原因可引起肌肉(或肌群)的收缩过程发生障碍，导致肌力下降或消失。

肌力评定常用于肌肉、骨骼或神经系统疾病的诊断，主要目的是明确肌力减弱的部位与程度，协助某些神经肌肉损伤疾病的定位诊断，评价肌力训练的效果。肌力评定方法主要包括徒手肌力测试(MMT)、等长肌力测试(IMMT)、等张肌力测试(ITMT)和等速肌力测试(IKMT)。

1.MMT

MMT是评定者借助重力或徒手施加外在阻力来测试肌肉(或肌群)产生最大自主收缩能力

的一种肌力评定方法。此方法简便易行,无须借助任何器材,不受场地的限制等,可应用到全身主要肌肉(或肌群),对完全瘫痪直至正常状态的肌肉均适用。

(1)MMT评定原则:①检查者应具备扎实的解剖、神经生理等基础知识,能熟练掌握肌肉的起止点、作用、纤维走向和关节运动的方向、角度及可能的代偿动作等。②受检者应按照检查者的指令,在特定的体位下完成标准动作,检查者通过观察受检者完成动作的质量、抗阻力能力和触诊肌肉收缩状态等方式判断所测肌肉(或肌群)最大自主收缩能力。③排除检查者主观评定误差,如实记录评定结果。

(2)MMT分级标准:常用Lovett分级法(表2-1)、MRC分级法(表2-2)。

表2-1 Lovett分级评定标准

| 级别 | 名称 | 标准 |
| --- | --- | --- |
| 0 | 零(Zero,0) | 无可测知的肌肉收缩 |
| 1 | 微缩(Trace,T) | 有轻微肌肉收缩,但无关节运动 |
| 2 | 差(Poor,P) | 在减重状态下能做关节全范围运动 |
| 3 | 尚可(Fair,F) | 能抗重力做关节全范围运动,但不能抗阻力 |
| 4 | 良好(Good,G) | 能抗重力、抗一定阻力运动 |
| 5 | 正常(Normal,N) | 抗重力、抗充分阻力运动 |

表2-2 MRC分级评定标准

| 级别 | 英文缩写 | 评定标准 |
| --- | --- | --- |
| 5 | N(正常) | 能抗重力及最大阻力完成关节全范围内活动 |
| 5- | N-(正常-) | 能抗重力及最大阻力完成关节50%~100%全范围内活动 |
| 4+ | G+(好+) | 能抗重力及接近最大阻力完成关节全范围内活动 |
| 4 | G(好) | 能抗重力及中等阻力完成关节全范围内活动 |
| 4- | G-(好-) | 能抗重力及中等阻力完成关节50%~100%全范围内活动 |
| 3+ | F+(可+) | 能抗重力及最小阻力完成关节全范围内活动 |
| 3 | F(可) | 能抗重力完成关节全范围内活动 |
| 3- | F-(可-) | 能抗重力完成关节50%~100%全范围内活动 |
| 2+ | P+(差+) | 能抗重力完成关节小于50%全范围内活动,非抗重力可完成关节全范围活动 |
| 2 | P(差) | 非抗重力可完成关节全范围内活动 |
| 2- | P-(差-) | 非抗重力可完成关节50%~100%全范围内活动 |
| 1 | T(轻微) | 可扪及肌肉收缩,但不能引起任何关节活动 |
| 0 | 0(零) | 无任何肌肉收缩 |

(3)适应证:健康人群及各种原因引起的肌力减弱,包括失用性、肌源性、神经源性和关节源性等。

(4)禁忌证:骨折未愈合、关节脱位、关节不稳、急性渗出性滑膜炎、严重疼痛、急性扭伤及各种原因引起的骨关节破坏等。

（5）注意事项：①检查前向受检者说明检查目的和方法，消除其紧张情绪；避免在运动后、疲劳或饱餐后进行检查。②检查中选择合适的检查体位及肢体摆放位置，避免代偿动作，适当给予鼓励性指令，健患侧对比，2级肌力检查时，尽量减少肢体与支撑面之间的摩擦。③受检的同一块肌肉最大收缩后应休息2分钟后再重复下一组收缩。④检查后如实记录结果，注明检查中的疼痛、肿胀或痉挛情况。

2.IMMT

IMMT适用于3级以上肌力水平。通常需专门的器械进行，包括握力测试、捏力测试、背肌肌力测试、四肢肌群肌力测试等器械，可取得相对精确的定量结果（表2-3）。IMMT仅测试单一关节角度下的肌力大小，无法反映关节在其他角度的肌肉力量。

表2-3 评定方法与结果记录

| 类型 | 器械 | 评定方法 | 结果记录 |
| --- | --- | --- | --- |
| 握力 | 握力计 | 测试时上肢在体侧自然下垂，调整好握力计，测试2~3次 | 取最大值。握力指数=握力(kg)/体重(kg)×100% |
| 捏力 | 捏力计 | 测试时调整好捏力计，用拇指和另外一手指的指腹捏压捏力计的两臂 | 从捏力计上得出读数（正常值约为握力的30%） |
| 背肌力量 | 拉力计 | 测试时，调整好拉力计，将把手调节到膝盖高度，受试者双足固定拉力计，两膝伸直弯腰，双手握住拉力计把手，然后用力伸直躯干上提把手 | 在拉力计上得出读数。以拉力指数评定：拉力指数=拉力(kg)/体重(kg)×100% |
| 四肢肌群 | 测力计 | 标准姿势下测定四肢各组肌群肌力 | 根据所使用的不同传感器可获得极微弱到数百N*m数值 |

3.ITMT

ITMT要求目标肌肉以等张收缩完成全关节活动范围的运动，并保持所克服的阻力值恒定。单次全关节活动过程中所能抵抗的最大阻力值称为最大负荷量（1 RM）；完成连续10次标准的全关节活动范围运动所能抵抗的最大阻力值则为10 RM。测试可使用哑铃、沙袋等可定量负重的训练器具。避免多次反复测试引起肌肉疲劳，导致结果不准确。ITMT能反映肌肉运动过程中的收缩效力，但由于运动角速度难以恒定、不同角度时肌肉的力矩值不同和杠杆作用的影响，ITMT所获的结果必然略低于实际肌肉力量。

4.IKMT

IKMT是指应用仪器在固定的角速度运动下测定肢体肌肉力量。常见的等速肌力测试设备有Biodex、Kin-Com和Lido等多种型号。IKMT可提供肩、肘、腕、髋、膝、踝和躯干等多个部位，多个功能动作的肌力测试；也可提供等速向心收缩、等速离心收缩、等速持续被动运动、等速闭链运动等多种形式下的肌力测试；还可提供不同关节活动范围内某个关节周围拮抗肌的肌肉峰力矩、屈/伸比值、双侧对应肌肉的力量差值、肌力/体重百分比等参数。IKMT具有客观、准确、可重复性的量化评定，并具有较高的敏感性。IKMT是目前公认肌肉力学特性评估和研究的最佳方法，但同时存在价格昂贵、场地需求较大、操作复杂、肌肉不同型号之间数据可比性不高、不适用于无法抗阻的肌肉、不能测试手和足等小关节的肌力等缺点。

5.肌力评定的新进展

MacroToigo等设计出一款机器人装置可用来评定上肢肌力，其评估的参数为峰力矩、最佳用力角度、达到峰力矩的时间、峰力矩与体重比、肌肉做功量、耐力比、关节活动范围及肌肉疲劳度。测量结果信度和效度较高。

定量超声主要是利用二维的超声图像分析肌肉活动时的变化。在二维超声图像中,定量超声主要采用肌肉横断面积、横断面厚宽比、肌纤维长度、肌肉厚度和羽状角等结构性参数来表述肌肉的状态变化。定量超声评估提取羽状角、肌纤维长度、肌肉厚度、肌肉横断面、横断面厚度比参数,可直接或间接反映肌肉力的产生和输出。定量超声是可视化的肌肉组织成像技术,其优势如下:①能简便、无创、实时、无辐射地测量肌肉的结构参数;②可动态成像,为运动过程中肌肉结构变化提供可靠的定量数据;③有效观察肌肉收缩和舒张过程中的动态特性,指导康复计划的制订,评估康复治疗效果,提高人体的运动效率。随着超声成像技术的不断发展,超声弹性成像、全景超声、三维超声等新技术的出现,将借助功能测试和机械学评估更客观地反映目标肌肉的力量状态。

(二)肌张力评定

肌张力是指肌肉在静息状态下的紧张度,或被动拉长、牵伸过程中所出现的阻力。肌张力是维持身体各种姿势和正常活动的基础,根据身体所处的不同状态,肌张力可分为静止性肌张力、姿势性肌张力和运动性肌张力。肌张力可因神经系统等损伤而增高或降低。根据正常肌张力水平,可将肌张力异常分为肌张力增高、肌张力降低和肌张力障碍三种形式。

肌张力增高的原因包括痉挛状态和适应性改变,既有神经因素,也有生物力学因素。痉挛状态特指上运动神经元损伤后,由于牵张反射兴奋性增加,引发速度依赖性的紧张性牵张反射亢进,伴随腱反射亢进为特征的运动障碍,是上运动神经元损伤的阳性指征之一。临床工作中常用于描述肌张力增高的术语还包括抽搐、强直、肌强直、肌阵挛、挛缩、僵硬、痉挛性肌张力增高等。

本文将主要针对痉挛状态的评估进行介绍。痉挛的评定可明确患者肌张力增高的原因、痉挛的严重程度、对功能的影响,从而明确治疗目标,制订合理的治疗计划,同时也可用于评价痉挛干预的疗效,为调整治疗方案提供依据。

1. 徒手肌张力评定

徒手肌张力评定是指检查者根据被动活动受检者肢体所感受的阻力来分级评定肌张力变化的方法。临床常采用被动关节活动范围检查法、改良 Ashworth(MAS)分级法、Penn 分级法和 Clonus 分级法。

(1)被动关节活动范围检查法:一种快速评定痉挛状态的检查方法。操作方法与被动关节运动相似,通过检查患者的被动关节活动度和肌肉拉伸时的阻力抵抗感来判断肌张力状况。被动关节活动范围检查法易于掌握,但评定级别相对粗略,无法区别痉挛和挛缩。

(2)改良 Ashworth 分级法:临床上最常用的痉挛评价量表,操作简单,原理与被动关节活动范围检查法相类似。改良 Ashworth 分级法将肌张力分为 6 个等级(表 2-4),具有较好的评定信度。有研究者将改良 Ashworth 分级法结果与表面肌电图、H 反射和 H/M 比值等进行比较,发现其间有较好的相关性。同时,改良 Ashworth 分级法在评估屈肘肌群、屈腕肌群和股四头肌的痉挛程度时信度较高,而其他肌群信度较差,可能与肌张力的影响因素有关,如患者体位、配合程度、情绪紧张与否、疼痛、评价者的操作和评价者的主观理解等。同被动关节活动范围检查法一样,改良 Ashworth 分级法也不能区分痉挛和其他肌张力增高的原因。

(3)Penn 分级法和 Clonus 分级法:均为踝阵挛检查法(表 2-5)。Penn 分级法以自发性肌痉挛发作频率来评定痉挛的严重程度;Clonus 分级法以踝阵挛持续时间作为分级标准。

表 2-4 改良 Ashworth 分级标准

| 等级 | 评定标准 |
| --- | --- |
| 0 级 | 无张力增加,被动活动时肢体在整个运动范围内容均无明显阻力 |
| 1 级 | 肌张力稍增加,被动活动到终末端时有轻微的阻力 |
| 1+级 | 肌张力稍增加,被动活动,在 1/2 关节活动范围时有轻微的"卡住"感觉,后 1/2 关节活动范围有轻微阻力 |
| 2 级 | 肌张力轻度增加,被动活动时,在大部分关节活动范围内容均有阻力,但仍可活动 |
| 3 级 | 肌张力中度增加,被动活动时在肢体整个活动范围内均有阻力,活动比较困难 |
| 4 级 | 肌张力高度增加,肢体僵硬,阻力很大,被动活动十分困难 |

表 2-5 Penn 分级与 Clonus 分级标准

| 级别 | Penn 分级标准 | Clonus 分级标准 |
| --- | --- | --- |
| 0 级 | 无痉挛 | 无踝阵挛 |
| 1 级 | 刺激肢体,可诱发轻、中度痉挛 | 踝阵挛持续 1～4 秒 |
| 2 级 | 痉挛偶有发作,<1 次/小时 | 踝阵挛持续 5～9 秒 |
| 3 级 | 痉挛偶有发作,>1 次/小时 | 踝阵挛持续 10～14 秒 |
| 4 级 | 痉挛偶有发作,>10 次/小时 | 踝阵挛持续≥15 秒 |

(4)适应证:神经病变(如上运动神经元或下运动神经元损伤)所导致的肌张力异常(如增高、降低或波动);肌肉病变引起的肌肉萎缩或肌力减弱;制动、运动减少或其他原因引起的肌肉失用性改变所导致的肌张力改变。

(5)禁忌证:四肢骨折未做内固定,关节的急性炎症、四肢肌肉急性扭伤等。

(6)注意事项:①对于清醒受检者,评定前应说明检查目的和方法;②评定时摆放好受检者的体位,充分暴露被评定肢体;③先检查健侧同名肌,再检查患侧,两侧比较;④应避免在运动后、疲劳及情绪激动时进行检查;⑤被动牵拉的速度不同,痉挛肌肉发生反应的角度也会有所不同,故在比较痉挛评定结果时应确保被动运动速度的相同;⑥再次评定时,应尽量注意选择相同时间段和评定条件。

2.仪器评定

仪器测试肌张力的方法比较复杂,需要专业仪器,如电生理测试仪、等速测力仪等。临床上常规使用肌电图来检查 F 波、H 反射、腱反射等电生理信号指标来评估脊髓内 α、γ 运动神经元及闰绍细胞等的活性。这些指标为评价痉挛的病理生理机制提供可能,主要反映引起痉挛的神经性因素,可以作为痉挛和挛缩的鉴别手段。为有效量化评定肢体痉挛状态,科研中常应用等速装置开展痉挛评定。

3.肌张力评估的新进展

实时剪切波弹性成像技术是新近发展起来的一项超声新技术,是目前影像学领域研究的热点,能够定量评估脑卒中后下肢痉挛肌的硬度变化,定量评估肢体肌肉的黏弹性,从而客观地评定肌张力的变化。实时剪切波弹性成像技术应用每秒>20 000 帧图像的超高速成像技术探测到剪切波后,以彩色编码技术实时地显示出组织弹性图,自动计算该区的最大、最小及平均杨氏模量值进行定量分析。杨氏模量是弹性模量的一种,杨氏模量值越大,弹性系数越高,即所测的物体的硬度越高,从而定量反映肌张力状态。另外,采用 Myoton 设备,通过其阻尼振荡模型,施加短时脉冲在肌肉表面,可以直观、简便和快速地计算出反映肌肉黏弹性的各个生物力学指标。

目前肢体肌张力的评估方法较多,但面部等特殊部位肌张力的评估研究较少。有学者等报道,应用新型数字化弹性触诊仪检测口面部肌肉的肌张力和黏弹性,其中频率和硬度指标信度较高,但均受年龄因素影响,可能成为诊断神经源性疾病患者口面部肌肉异常的指标之一。

(李 健)

## 第二节 平衡与协调功能评定

平衡与协调功能是人体保持姿势与体位,完成各项日常生活活动,尤其是各种转移动作、行走,以及跑、跳等复杂运动的基本保证。当各种原因导致维持姿势稳定的感觉运动器官或中枢神经系统受到损伤时,平衡与协调功能便受到损害。通过对平衡与协调功能的评定,可全面而精确地了解患者的躯体平衡和协调性功能状况,以及平衡或协调性功能障碍对日常生活活动能力的影响,为确定康复目标、制订康复治疗计划、评定康复治疗效果提供依据。

### 一、平衡功能评定

**(一)基本知识**

平衡功能的评定方法包括采用专业设备评定和量表评定。因篇幅有限,下面主要介绍评定操作简单、便于使用、信度、效度好的量表,如 Berg 平衡量表、限时起点-步行测试。每个量表检查的侧重点不同,使用者可根据患者的不同情况进行选择。

**(二)基本方法**

1.Berg 平衡量表

Berg 平衡量表由加拿大的 Berg 等人设计,是一个标准化的评定方法,已广泛应用于临床,也是国际上评定脑卒中患者平衡功能最常用和最通用的评定量表,具有较好的信度、效度和敏感性。

Berg 评定量表将平衡功能从易到难分为 14 项内容进行检查,通过观察多种功能活动来评价患者身体重心主动转移的能力,对患者的动、静态平衡进行全面检查。每个动作分为 0、1、2、3、4 五个功能等级予以记分。4 分表示能够正常完成所检查的动作,0 分则表示不能完成或需要中等或大量帮助才能完成。最低分为 0 分,最高分为 56 分。检查工具包括秒表、尺子、椅子、小板凳和台阶。测试用椅子的高度要适当。

平衡与步行能力关系密切。Berg 量表评分结果为 0~20 分,提示平衡功能差,患者需乘坐轮椅;21~40 分,提示有一定的平衡能力,患者可在辅助下步行;41~56 分者则说明平衡功能较好,患者可独立步行;<40 分提示有跌倒的危险。通常将 45 分作为判断老年人是否存在跌倒风险的临界值。

2.限时起立-步行测试

限时起立-步行测试是一种动态平衡功能检查方法,具有较好的信度、效度和灵敏度。测量工具包括一张有靠背和扶手的椅子(座高约 45 cm,扶手高 20 cm)、秒表,在距离座椅 3 m 远的地面上贴一彩条或画一条可见的粗线。这是一个单项测试,要求测试患者从座椅上站起来,向前走3 m,然后转身走回到椅子再坐下。记录从开始站起到再次坐下所用时间,计时单位为秒。在行走过程中,可使用助行具(如手杖、助行架),并记录助行器类型。测量3次,取平均值。

正常人7~10秒即可以完成测验,>20秒完成者提示存在移动障碍。14秒为预测生活在社区的老年人跌倒风险的临界值,>14秒,提示跌倒风险的存在。限时起立-步行测试结果显示与静态平衡功能具有很好的相关性。

### (三)适应证

Berg平衡量表和限时起立-步行测试适用于多种疾病导致的平衡功能障碍者,包括中枢神经系统疾病、老年病、骨关节系统疾病等恢复期患者。

### (四)注意事项

(1)评定前应向患者交代评定的目的,以取得患者的理解与配合。

(2)评定前应了解患者的基本功能情况,如病程、功能与结构障碍点、日常生活活动能力等。

(3)采用标准化指导语、测试环境与工具,以保证测试的可重复性。

## 二、协调功能评定

### (一)基本知识

协调运动是指在中枢神经系统的控制下,与特定运动或动作相关的肌群以一定的时空关系共同作用,从而平稳、准确、高效地进行运动。其特点是以适当的速度、距离、方向、节奏和力量进行运动。协调运动主要分为两大类:大肌群参与的身体姿势保持、平衡等粗大运动(如翻身、坐、站、行走)和小肌群实施的精细活动(如手指的灵巧性、控制细小物品的能力等)。小脑、前庭神经、深感觉、锥体外系等结构发生病变时,运动即可出现不协调障碍,表现为共济失调。

### (二)基本方法

以下主要介绍协调运动的神经学检查、粗大协调运动评定及观察日常生活活动能力。

1.神经学检查

具体检查方法见表2-6。

表2-6 协调功能检查方法

| 检查名称 | 检查方法 | 临床意义 |
| --- | --- | --- |
| 1.指鼻试验 | 嘱患者先将手臂伸直、外旋、外展,以示指尖触自己的鼻尖,以不同方向、速度、睁眼、闭眼重复进行,并双侧比较 | 小脑半球病变时可看到同侧指鼻不准,接近鼻尖时动作变慢,且常见超过目标(辨距不良)。感觉性共济失调时睁眼无困难,闭眼则发生障碍 |
| 2.指指试验 | 嘱患者伸直示指,屈肘,然后伸直前臂以示指触碰对面医师的示指,先睁眼做,后闭眼做,正常人可准确完成 | 若总是偏向一侧,则提示该侧小脑或迷路有病损 |
| 3.跟-膝-胫试验 | 患者仰卧,一侧下肢抬起,用该侧下肢足跟抵另一侧膝盖下方,然后沿胫骨前缘向下移动 | 小脑损害时抬腿触膝易出现辨距不良和意向性震颤,下移时常摇晃不稳。感觉性共济失调时,患者足跟于闭目时难寻到膝盖 |

续表

| 检查名称 | 检查方法 | 临床意义 |
| --- | --- | --- |
| 4.轮替动作 | 交互动作障碍的评定方法。嘱患者以前臂向前伸平并快速反复地做旋前旋后动作;或以一侧手快速连续拍打对侧手背;或足跟着地以前脚掌敲击地面等 | 小脑性共济失调患者这些动作笨拙,节律慢而不匀 |
| 5.站立后仰试验 | 协同运动障碍的检查方法。患者取立位,嘱其身体向后仰 | 正常人膝关节弯曲,身体可以维持后仰位,小脑疾病时膝不能弯曲而向后方倾倒 |

2.粗大协调运动评定

粗大协调运动评定包括从仰卧位至俯卧位、从仰卧位至坐位、坐位保持、从俯卧位至站立位、静态立位平衡等检查。

3.观察日常生活活动能力

除上述检查,还可对患者的日常生活活动能力进行观察,观察吃饭、穿衣、系纽扣、取物、书写、站立、姿势及步态等活动是否协调准确;有无动作性震颤;观察有无不自主运动,如舞蹈样运动、手足徐动、震颤(静止性、动作性)、抽搐。

(三)适应证

任何引起协调运动障碍的疾病均需要进行评定。

1.感觉性运动失调

如多发性末梢神经炎、进行性神经性肌萎缩、脊髓痨、顶叶或丘脑血管病、肿瘤、外伤等。

2.小脑性运动失调

如小脑肿瘤、炎症、血管病变、酒精中毒性小脑变性、多发性硬化等。

3.前庭性运动失调

如前庭神经元炎、氨基糖苷类药物中毒、脑干疾病(炎症、肿瘤、血管病变)、迷路炎、耳性眩晕等。

4.额叶性运动失调

如额叶前部肿瘤、炎症、血管病变。

5.锥体外系运动失调

如缺血缺氧性脑病致小儿脑瘫、帕金森病、肝豆状核变性、成人基底节肿瘤、血管病变等。

(四)注意事项

(1)因患者身体情况、疲劳、领悟程度、情绪均会影响测试的结果。因此,检查应在患者休息后进行;检查者应向被试者解释清楚检查动作要领,并示范,以获得患者理解与配合。准确记录患者受检时的情况。

(2)检查过程中应注意保护,跟-膝-胫试验、直立后仰试验、步行试验等检查项目要保证安全,严防摔伤情况发生。指鼻试验时,要防止戳伤眼睛或脸部。

(张国鑫)

# 第三节　失语症评定

失语症是指由于各种原因引起的大脑优势半球损伤后，导致已经获得的语言能力受到损害，主要表现在语言的听、说、读、写等能力受到不同程度的损伤。失语症评定是指通过语言评定量表来判定语言损伤能力的严重程度，从而分析出失语症的类型，为指导康复目标和康复治疗计划的制订及康复治疗效果的评定提供依据。

## 一、资料搜集

在进行失语症评定之前，治疗师需要搜集患者的临床基本资料，通过临床基本资料治疗师可以初步了解患者病变原因、病变位置、病变大小，从而有助于治疗师预测疾病的恢复情况。了解患者的现病史和既往史还有助于治疗师对于疾病现状的把握及指导治疗师在治疗中需要注意的事项。

在失语症患者资料搜集中，治疗师需要特别了解患者病前和病后的语言相关情况，以及患者生活中个人兴趣爱好和性格特点等情况。一般来说，失语症患者很难完成这部分资料的搜集，所以这部分资料的采集由患者亲属协助完成，了解这些情况有助于治疗师在制订治疗计划时，结合患者语言特点及兴趣爱好等，给患者制订个性化和有针对性的治疗方案。

临床基本资料包括患者的诊断、现病史、既往史等临床资料。现病史包括本次发病的时间，诱发原因及发病的过程；既往史包括是否有高血压史、高血糖史、高血脂史、心脏病史及心脑血管疾病史等；临床治疗情况包括是否有手术，使用的药物等；CT 和 MRI 的检查结果，便于观察脑损伤的位置和病变大小，如果是脑出血，需要了解出血量的多少。

## 二、失语症主要类型诊断

### (一)基本知识

一般来说，从自发言语的流畅程度、听理解、复述 3 个方面来判断失语症的主要类型，从言语流畅度可分为非流畅型失语症和流畅型失语症。其中，非流畅型失语症包括 Broca 失语（也叫运动性失语）、经皮质运动性失语、完全性失语、经皮质混合性失语；流畅型失语症包括 Wernicke 失语（也叫感觉性失语）、经皮质感觉性失语、传导性失语、命名性失语。

1.Broca 失语

Broca 失语也叫运动性失语或表达性失语，病变主要累及的部位是优势半球额下回后部，也叫 Broca 区。该类型失语患者主要以表达不能或不流畅为主要特征，但由于病变部位的大小导致表达障碍的程度有很大的不同。刚起病时可能不能说话，随着病情的发展，出现典型的非流畅型语言，表现为语量少，短语甚至是单词，但多为实词，明显缺乏语法，这种现象被称为"电报式语言"，比如患者会对治疗时说："你……优秀……，我……高兴……"，把自己的病情描述为："说话……不行……"。Broca 失语患者听理解比表达要好。复述不正常，但是要比自发谈话好些。命名、朗读、书写都有不同程度的损伤。

Broca 失语患者的预后与病灶大小相关，一般来说预后较好，可恢复到比较轻的语言障碍或正常。

2.Wernicke失语

Wernicke失语也叫感觉性失语、接受性失语,病变主要累及的部位是优势半球颞上回后部,也叫作Wernicke区。该类型患者起初会对疾病缺乏认识,叫病感失认,这样的患者意识不到自己的疾病情况,在询问患者问题时,患者常"滔滔不绝"地回答问题,但往往词不达意,语句内容混乱且无实质性,有时需要他人打断才可停止。

Wernicke失语患者以口语理解障碍为主要特征,自发语比较流利,语量多,但因为缺乏实质性内容而不能表达意义。根据病变大小,其障碍程度有所不同,损伤较轻的患者可听懂一些单词,短语甚至是短句,损伤较大较严重的患者可能完全不能听懂他人的语言。患者有严重的复述障碍,在语音和语义方面都有不同程度的损伤。患者命名困难,不能接受词头提示。在朗读、文字理解、听写等方面有不同程度的障碍。

Wernicke失语患者的预后一般较差,多不能恢复到正常水平。

3.经皮质运动性失语

经皮质运动性失语病变主要位于Broca区的前部和上部。该失语类型与Broca失语有一定的相似性,主要以口语表达障碍为主,语量较少,但多为实质词,可简单表述事件。日常口语理解比较好,对于复杂口语指令的理解有一定的困难。该类患者在命名、朗读和书写上有不同程度的损伤。不同于Broca失语的患者,经皮质运动性失语的患者复述功能保留相对完好。

4.经皮质感觉性失语

经皮质感觉性失语病变主要位于优势半球颞、顶叶分水岭区。该失语类型失语患者与Wernicke失语有一定的相似性,主要以口语理解为突出障碍,患者自发语流畅,语量较多,但往往不能正确表达意思,也表现出不同程度的不能听懂他人所说的意思。该类患者在命名、书写上有不同程度损伤,可朗读但不知道意思。不同于Wernicke失语患者,经皮质感觉性失语的患者,复述功能保留相对完好。

5.经皮质混合性失语

经皮质混合性失语病变主要位于大脑优势半球分水岭区大片区。该失语类型为自发语严重障碍,有些为刻板语言或只能模仿他人的话。口语理解严重障碍,命名、阅读和书写都有严重障碍。复述能力相对有所保留。经皮质混合性失语临床不多见。

6.完全性失语

完全性失语又称混合性失语,完全性失语病变广泛,多累及优势半球的额、颞、顶叶区,患者的所有语言功能都有严重的损伤。该类型患者口语理解有严重障碍,但比口语表达要好些,可结合语境和手势语、表情等理解一些提问。复述、命名、阅读和书写大部分不能或完全不能。

7.传导性失语

传导性失语病变主要位于优势半球缘上回或者深部白质内弓状纤维。通常认为传导性失语患者以复述障碍为主要特点,根据病变大小,其复述呈现出不成比例的差,所谓不成比例是指口语理解障碍和复述障碍不成比例,而复述障碍要重于口语理解障碍,即患者即使能理解需要复述的句子,但不能完整复述。其次复述障碍与口语流畅性不成比例,复述障碍要重于口语表达,即自发语能说出来的话在复述时不能完成。口语特点为流畅性自发语,有完整的句法结构,但由于患者经常出现有错语时自行修正的情况而表现为非流畅性失语的特点。患者命名多以错语命名为主,在朗读中也出现明显的错语。

**8.命名性失语**

命名性失语病变主要位于优势半球颞中回后部或颞枕结合区。该类型失语患者以命名障碍为主要特征,表现为在言语表达时出现找词困难,或者迂回语言,所谓迂回语言是指患者没能说出计划的目标语而用描述功能或者其他的方式表达出来。口语理解、阅读、复述多接近于正常。命名性失语在临床中很少独立存在,多被认为是其他型失语类型的最后恢复阶段。

**(二)基本方法**

根据失语症诊断流程图,结合患者病变部位可诊断出患者大致失语症类型,再根据失语症诊断有针对性地制订患者的治疗计划。诊断流程图见图2-1。

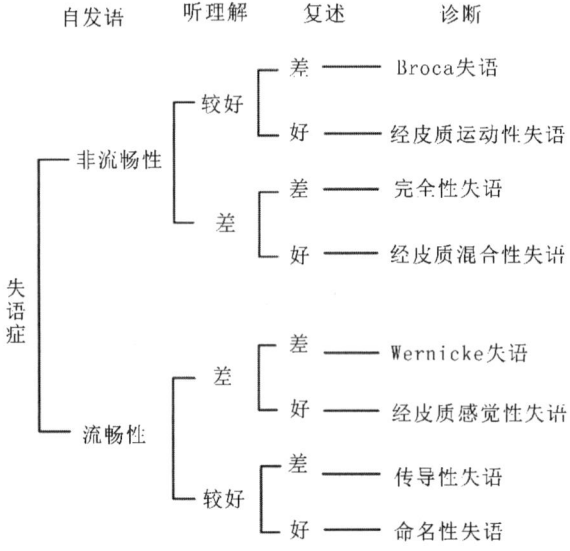

**图 2-1 常见失语症类型诊断流程**

临床中除了诊断出失语症的具体类型外,还需要从听、说、读、写等方面进行具体评定,检查出患者在这些方面障碍的程度。

### 三、失语症成套评定量表

失语症评定的目的是通过系统的语言评定发现患者是否有失语症及其严重程度。通过系统全面的评定,可以鉴别患者的失语症类型,评定患者残存的交流能力并制订相应的治疗计划。此外,失语症成套评定量表在失语症病因学、认知和交往能力方面有一定的使用价值。下面介绍国际上常用的失语症评定方法。

**(一)汉语标准失语症检查**

它也叫作中国康复研究中心失语症检查法,包括两部分内容,第一部分是通过患者回答12个问题了解其言语的一般情况,第二部分由30个分测验组成,分为9个大项目,包括听理解、复述、说、出声读、阅读理解、抄写、描写、听写和计算。此外,身体部位辨别、空间结构等高级皮质功能检查不包括在内,必要时可另外进行。

**(二)汉语失语症成套测验**

汉语失语症成套测验是由北京大学医学部神经心理研究室参考西方失语症成套测验,结合汉语言特点及中国文化习惯编制而成。汉语失语症成套测验是由会话、理解、复述、命名、阅读、书写、结构与视空间、运用和计算、失语症总结 10 大项组成。

**(三)西方失语症成套测验**

西方失语症成套测验(Western aphasia battery,WAB)是 Kertesz 等人设计用来满足成人失语症临床诊疗及科研需求的一个成套量表,目前已有 WAB 及 WAB-R 两个版本,第一版本的整套量表包括 4 个语言测试项和 3 个操作测试项。4 个语言测试项分别为自发语、听理解、复述和命名,3 个操作测试包括阅读、书写、运用和结构。

WAB 能够区分的失语症类型主要有 8 种经典的失语症类型及皮质下失语,量表通过自发语的流畅性、听理解、复述及命名四个维度来区分八种经典失语类型。目前国内多个地方在使用汉化版西方失语症成套测验。

**(四)波士顿诊断性失语症检查**

波士顿诊断性失语症检查是目前英语国家普遍应用的标准失语症检查。此检查由 27 个分测验组成,分为 5 个大项目:会话和自发性言语、听理解、口语表达、书面语言理解、书写。此检查能详细、全面测出语言各种模式的能力,但检查需要的时间较长。目前,我国已有通过常模测定的中文版在临床应用。

(张国鑫)

## 第四节　构音障碍评定

### 一、基本知识

构音障碍是由神经病变引起的与言语相关肌肉的麻痹或运动不协调而导致的言语障碍,主要强调呼吸运动、共鸣、发声和韵律方面的变化。从大脑通路到肌肉本身的病变都可能引起这种异常的表现。根据不同的机制可以分为不同的构音障碍类型,包括器质性构音障碍、功能性构音障碍和运动性构音障碍。根据构音障碍的特点,评定内容以构音器官的评定为主要内容,目前国内常使用的构音障碍评定方法主要有中国康复研究中心构音障碍检查法和弗朗蔡构音障碍评定法。这些检查方法能帮助医师或治疗师观察患者的病情变化,同时也能提供诊断分型和疗效判定的依据。

### 二、基本方法

弗朗蔡构音障碍评定法主要检查 8 个方面的内容,包括反射、呼吸、唇的运动、颌的位置、软腭、喉的运动、舌的运动和言语。

检查中需要准备的用具包括压舌板、手电筒、长棉棒、指套、秒表、鼻息镜、字卡等。

**(一)反射**

询问患者、家属或其他有关人员来观察、评价咳嗽反射、吞咽、流涎是否有困难或困难的程度。

1. 咳嗽

提出问题:①当你吃饭或喝水时你咳嗽或呛住吗? ②你清嗓子有困难吗?

分级:a.没有困难。b.偶有困难,呛住或有时食物进入气管,患者主诉进食必须小心。c.患者必须特别小心,每天呛 1~2 次;清痰可能有困难。d.吃饭或喝水时频繁呛住,或有吸入食物的危险;偶尔不适,在吃饭时呛住。e.没有咳嗽反射,用鼻饲管进食,或在吃饭、喝水、咽口水时连续咳嗽。

2.吞咽

如有可能,观察患者喝 140 mL 的温开水或吃两块饼干,要求尽可能很快完成。另外,询问患者是否吞咽时有困难,并询问有关进食的速度及饮食情况。

评分:喝这一定量的水的正常时间为 4~15 秒,平均 8 秒。超过 15 秒为异常缓慢。

分级:a.没有异常。b.吞咽有一些困难,吃饭或喝水缓慢。喝水时停顿比通常次数多。c.进食明显缓慢,避免一些食物或流质饮食。d.患者仅能吞咽一种特殊的饮食,如单一的或绞碎的食物。e.患者不能吞咽,须用鼻饲管。

3.流涎

询问患者是否有流涎,在会话期间观察。

分级:a.没有流涎。b.嘴角偶有潮湿。患者可能叙述在夜间枕头是湿的(一些正常人在夜间也可能有轻微的流涎)。当喝水时轻微流涎。c.当倾身向前或精力不集中时流涎,略微能控制。d.在静止状态下流涎非常明显,但是不连续。e.连续不断地过多流涎,不能控制。

(二)呼吸

1.静止状态

根据患者在坐下和没有说话的情况下,用你的观察来评价,当评价有困难时,可能需要让患者做下列要求:让患者用嘴深吸气,且听到指令时尽可能地缓慢呼出。示范,然后记下所用的秒数,正常的呼吸能平稳地呼出且平均用 5 秒时间。

分级:a.没有困难。b.吸气或呼气不平稳或缓慢。c.有明显的吸气或呼气中断,或深吸气时有困难。d.吸气或呼气的速度不能控制,可能显出呼吸短促,比 c 更加严重。e.患者不能完成这一要求,不能控制。

2.言语

同患者谈话并观察呼吸,问患者在说话时或其他场合下是否有气短。下面的要求可常用来辅助评价:让患者尽可能快地一口气数到 20(10 秒内),检查者不应注意受检者的发声,应只注意完成这一要求所需呼吸的次数。正常情况下,这一要求是一口气完成。但是,对于腭咽闭合不全很可能被误认为是呼吸控制较差的患者,你可以让患者捏住鼻子来区别这两点。

分级:a.没有异常。b.由于呼吸控制较差,极偶然地终止平稳呼吸,患者可能声明他感到必须停下来做一个深呼吸,即需要一个外加的呼吸来完成这一要求。c.患者必须说得快,因为呼吸控制较差,声音可能消失,可能需 4 次呼吸才能完成这一要求。d.用吸气或呼气说话,或呼吸非常表浅,只能运用几个词,不协调且有明显的可变性。患者可能需 7 次呼吸来完成这一要求。e.由于整个呼吸缺乏控制,言语受到严重阻碍,可能一次呼吸只能说一个词。

(三)唇

1.静止状态

当患者没有说话时,观察唇的位置。

分级:a.没有异常。b.唇轻微下垂或不对称。只有熟练的检查者才能观察到。c.唇下垂,但是患者偶尔试图复位,位置可变。d.唇不对称或变形,显而易见。e.严重不对称或两侧严重病变。位置几乎不变化。

2.唇角外展

要求患者做一个夸张的笑。示范并鼓励患者唇角尽量抬高。观察双唇抬高和收缩运动。

分级:a.没有异常。b.轻微不对称。熟练的检查者能观察到。c.严重变形的笑,显示只有一侧唇角抬高。d.患者试图做这一个动作,但是外展和抬高两项均在最小范围。e.患者不能在任何一侧抬高唇角,观察没有唇的外展。

3.闭唇鼓腮

让患者进行下面的一项或两项要求以帮助观察闭唇鼓腮能达到的程度:①让患者鼓起面颊并坚持15秒,示范并记下所用的秒数。注意是否有气体从唇边漏出。若有鼻漏气,治疗师应用拇指、示指捏住患者的鼻子。②让患者清脆地发出"p"音10次。示范并鼓励患者夸张这一爆破音,记下所用的秒数并观察"p"爆破音的闭唇的连贯性。

分级:a.极好的唇闭合。保持唇闭合15秒或用连贯的唇闭合来重复"p""p"。b.偶尔漏气,冲出唇的密闭。在爆破音的每次发声中唇闭合不一致。c.患者能保持唇闭合7~10秒。在发声时观察有唇闭合,但听起来声音微弱。d.很差的唇闭合,唇的一部分闭合丧失。患者试图闭合但不能坚持,听不到发声。e.患者不能保持任何唇闭合,看不见也听不到患者发声。

4.交替

让患者重复发"u""i"10次。示范,在10秒内做10次。让患者夸张运动并使速度与运动相一致(每秒钟做一次)。记下所用秒数,可不必要求患者发出声音。

分级:a.患者能在10秒内有节奏地连接着两个运动,显示出很好的唇收拢、外展。b.患者能在15秒内连续做两个动作,在唇收拢、外展时,可能出现有节奏地颤抖或改变。c.患者试图做连续动作,但是很费力。一个动作可能在正常范围内,但是另一个动作严重变形。d.可辨别出唇形有所不同,或一个唇形的形成需做3次努力。e.患者不能做任何运动。

5.言语

观察会话时唇的运动。重点注意唇在所有发声时的形状。

分级:a.唇运动在正常范围内。b.唇运动有些微弱,偶有漏音。c.唇运动较差,听起来呈现微弱的声音或爆破音,嘴唇形状有许多遗漏。d.患者有一些运动,但听不到发声。e.没有观察到两唇的运动或在试图说话中唇的运动。

(四)颌

1.静止状态

当患者没有说话时观察颌的位置。

分级:a.颌自然地在正常位置。b.颌偶尔下垂或偶尔过度闭合。c.颌下垂,松弛地松开。但是偶然试图闭合或频繁试图颌复位。d.大部分时间颌松弛地张开,且注意到缓慢不随意的运动。e.颌下垂张开很大,或非常紧地闭住。倾斜非常严重,不能复位。

2.言语

当患者说话时观察颌的位置。

分级:a.无异常。b.疲劳时有最小限度的偏离。c.颌没有固定位置或颌明显的痉挛,但是在有意识地控制。d.明显存在一些有意识的控制,但是非常异常。e.在试图说话时,颌没有明显的运动。

### (五)软腭

**1.流质**

观察并询问患者吃饭或喝水是否进入鼻腔。

分级:a.无进入鼻腔。b.偶尔进入鼻腔,有1～2次。咳嗽时偶然出现。c.患者注意到1周发生几次。d.在每次进餐时至少有一次。e.患者进食流质或食物时,接连发生困难。

**2.软腭抬高**

让患者发"啊-啊-啊"5次,在每个"啊"之间有一个很好的停顿,让腭有时间下降,给患者做示范并观察患者在所做的时间内软腭的运动。

分级:a.软腭充分保持对称性运动。b.轻微的不对称,但是保持运动。c.在所有的发声中软腭运动减退或严重不对称。d.观察到软腭有一些最小限度的运动。e.软腭无抬高或无运动。

**3.言语**

在会话中注意鼻音和鼻漏音。可以用下面的要求帮助评价:让患者说"妹(mei)、配(pei)"和"内(nei)、贝(bei)",治疗师注意听音质的变化。

分级:a.共鸣正常,没有鼻漏音。b.轻微鼻音过重和不平衡的鼻共鸣,或偶然轻微的鼻漏音。c.中度的鼻音过重或缺乏鼻共鸣,有一些鼻漏音。d.中到重度的鼻音过重或缺乏鼻共鸣,或明显的鼻漏音。e.言语完全表现为严重的鼻音或鼻漏音。

### (六)喉

**1.时间**

让患者尽可能长时间地说"啊",示范并记下所用的秒数。每次发声清晰。

分级:a.患者能持续发"啊"15秒。b.患者能持续发"啊"10秒。c.患者能持续发"啊"5～10秒,断续沙哑或中断发声。d.患者能清楚持续发"啊"3～5秒或能发"啊"5～10秒,但是明显的沙哑。e.患者不能持续清楚地发"啊"3秒。

**2.音高**

让患者唱音阶(至少6个音符)。示范并在患者唱时作评价。

分级:a.无异常。b.好,但是患者表现出一些困难,嗓音嘶哑或无力。c.患者能表现4个清楚的音高变化,不均匀地上升。d.音高变化极小,显出高、低音间有差异。e.音高无变化。

**3.音量**

让患者从1数到5,每次数数增大音量。开始用一个低音,结束用一个高音,示范。

分级:a.患者能用控制的方式来改变音量。b.中度困难,偶尔数数声音相似。c.音量变化,但是明显的不均匀变化。d.音量只有轻微的变化,很难控制。e.音量无变化,或者全部过小或过大。

**4.言语**

注意患者在会话时是否发声清晰,音量和音高是否适宜。

分级:a.无异常。b.轻微的沙哑,或偶尔不恰当地运用音量或音高,只有治疗师能注意到这一轻微的改变。c.由于话语长,音质发生变化。频繁地调整发声,或者音高困难。d.发声连续出现变化,持续清晰地发声、适宜的音量、音调都有困难。如果其中任何一项始终有困难,患者应该定在这一级上。e.声音严重异常,可以显出两个或全部下面特征:连续的沙哑,连续不恰当地运用音高和音量。

(七)舌

1.静止状态

让患者张开嘴,在静止状态观察舌1分钟。舌可能在张嘴之后马上不能完全静止,因此,在做"静止"位置的观察之前的这段时间应不计在内。如果患者保持张嘴有困难,就用一压舌板放在其牙齿量变的边缘。

分级:a.无异常。b.舌显出偶尔的不随意运动,或最低限度的偏离。c.舌明显偏向一边,或不随意运动明显。d.舌的一侧明显皱缩,或成束状。e.舌显出严重的不正常,即舌体小,皱缩或过度肥大。

2.伸出

让患者完全伸出舌并收回5次。以4秒内5次完整的运动速度示范。记下所用的秒数。

分级:a.舌在正常范围内活动平稳。b.活动慢(4~6秒内),其余正常。c.患者在功能上有改变,不规则或伴随面部怪相,伴有明显的震颤,或在6~8秒内完成。d.患者只能把舌伸出唇或运动不超过2次,完成时间超过8秒。e.患者不能完成这一要求,舌不能伸出唇。

3.抬高

让患者把舌伸出指向鼻,然后再向下指向下颌,连续做5次。在做这一动作时,鼓励保持张嘴,以6秒内运转5次的速度示范,记下测试的时间。

分级:a.无异常。b.活动好但慢(8秒内)。c.两个方向都能运动,但吃力或不完全。d.只向一个方向运动,或运动迟钝。e.患者不能完成这一要求,舌不能太高或下降。

4.两侧运动

让患者伸舌,从一边到另一边运动5次,在4秒内示范这一要求。记下所用的秒数。

分级:a.无异常。b.运动好但慢,5~6秒完成。c.能向两侧运动,但吃力或不完全。可在6~8秒内完成。d.只能向一侧运动,或不能保持。8~10秒完成。e.患者不能做任何运动,或超过10秒完成。

5.交替

让患者以尽可能快的速度说"喀(ka)啦(la)"10次,记下秒数。

分级:a.无困难。b.有一些困难,轻微的不协调,稍慢;完成要求需要5~7秒。c.一个发声较好,另一个发声较差,需10秒完成要求。d.舌在位置上有变化,能识别出不同声音。e.舌没有位置的改变。

6.言语

记下舌在会话中的运动。

分级:a.无异常。b.舌运动轻微的不准确,偶尔发错音。c.在会话过程中纠正发声,由于缓慢地交替运动使言语吃力,个别辅音省略。d.严重的变形运动,发声固定在一个位置上,舌位严重改变,元音歪曲且辅音频繁遗漏。e.舌没有明显的运动。

(八)言语

1.读字

将字写在一张卡片上。

要求:打乱卡片,有字的一面朝下放置,随意挑选12张卡片。注意,治疗师不要看卡片,给患者揭开卡片,让患者读字,治疗师记下所能听明白的字。12个卡片中的前两个为练习卡,其余10个为测试卡。当患者尝试读出所有卡片时,用这些卡片对照所记下的字。把正确的字加起来,记下数量,用下列分级法评分。

分级:a.10个字均正确,言语容易理解。b.10个字均正确,但是治疗师必须特别仔细听并猜测所听到的字。c.7~9个字说得正确。d.5个字说得正确。e.2个或更少的字说得正确。

2.读句

清楚地将句子写在卡片上。

要求与分级:运用这些卡片,按照前一部分所做同样方法,用同样的分级法评分。

3.会话

鼓励患者会话,大约持续5分钟,询问有关工作、业余爱好、亲属等。

分级:a.无异常。b.言语异常,但可理解,患者偶尔重复。c.言语严重障碍,其中能明白一半,经常重复。d.偶尔能听懂。e.完全听不懂患者的言语。

4.速度

从会话分测验的录音带中,判断患者的言语速度,计算每分钟字的数量,填在图表中适当的范围。正常言语速度为每秒2个字左右,每分钟100~120个字。每一级为每分钟12个字。

分级:a.每分钟108个字以上。b.每分钟84~95个字。c.每分钟60~71个字。d.每分钟36~47个字。e.每分钟23个字以下。

### 三、适应证

有构音障碍的成年患者。

### 四、注意事项

(1)评定前与患者充分交流,说明检查的目的和可能出现的情况,从而获得患者的理解和配合。

(2)评定的环境应安静,没有可能分散患者注意力的物品。保持室内光线充足,通风良好,保持相对轻松的评定环境。

(3)在评定量表之前充分了解患者的病史和基本资料,同时需要考虑患者是否有构音器官的器质性损伤。

(4)该量表不能对汉语语音的特点作出详细的分析,如需分析错误构音的特点,则需要做其他相关检查。

(5)在分析评定结果时,充分考虑患者病前的语言状况、说话习惯、构音器官的感觉有无损伤等,比如是否使用方言,是否有感觉减退的现象等。

(张国鑫)

## 第五节 吞咽障碍评定

吞咽是食物或饮品经咀嚼而形成的食团由口腔经咽和食管入胃的整个过程。由此可见,经口到胃的通道中的任何疾病均可引起吞咽障碍。吞咽障碍评定首先是由护士对疑似患者进行初步筛查,筛选患者是否有吞咽障碍;无吞咽障碍者可做进一步临床观察,有吞咽障碍者可转介给言语治疗师,进行吞咽障碍临床评估,如这些评价无异常则可基本排除。如上述评价有异常者则根据患者病情需要做进一步评估。

吞咽障碍评定目的是确定吞咽困难是否存在；提供吞咽困难解剖和生理学依据；确定患者有关误吸的危险因素；确定是否需要改变提供营养方式，以改善营养状态，为吞咽困难进一步检查和治疗提供依据。

### 一、吞咽障碍初步筛查

**(一)基本知识**

吞咽障碍初步筛查是通过问诊法或量表法初步了解患者是否存在吞咽障碍及障碍的程度，决定是否需做进一步检查。

**(二)基本方法**

1.问诊法

其包括询问患者的进食异常症状，如有无饮水呛咳、吞咽时/后咳嗽、口/鼻反流、食物残留/异物感、进食后声音嘶哑/低沉、进食后突发呼吸困难、气喘，严重时发绀等；同时应关注有无以下问题：体重下降、食欲减退、营养不良、抵抗力下降、发热/吸入性肺炎。推荐护士完成。

2.量表法

它主要筛查患者是否有吞咽障碍的常见表现，了解出现症状的频率。通用的筛查量表是进食评估问卷调查工具-10。

### 二、吞咽障碍临床评估

**(一)基本知识**

吞咽障碍临床评估是临床进一步决策的基础，包括患者主观上吞咽异常的详细描述、相关的既往史、与吞咽有关的口颜面功能评价。

**(二)基本方法**

患者主观上吞咽异常的详细描述及相关的既往史主要通过问诊获取信息。问诊主要包括以下内容。

1.病史

任何大脑损伤导致神经性吞咽障碍及影响口腔活动障碍的疾病或损伤均可导致吞咽障碍，主要包括神经系统疾病史，如脑卒中、脑外伤、神经系统感染、脱髓鞘性神经疾病、阿尔茨海默症、帕金森病、肌萎缩侧索硬化症、重症肌无力等。其他如鼻咽癌、头颈部口腔肿瘤术后或放射治疗后、颈椎骨质增生、癔症等。

患者的高级脑功能和意识状态对吞咽过程也有影响，对定向力、理解力、记忆力、计算力及其他相关测试有助于确定患者的认知功能。

吞咽障碍的患者常有食物误吸的现象，因此常有吸入性肺炎的病史。如果患者在进食过程中呼吸急速，咀嚼时用口呼吸或吞咽瞬间呼吸，均容易引起误吸。下列症状之中有3项即为肺炎的征兆：①白细胞计数增高；②X线有肺炎的表现；③长期不明原因低热不退；④带有脓性分泌物的咳嗽；⑤血氧分压降低[$PO_2 < 9.3\ kPa(70\ mmHg)$]；⑥呼吸道检查异常（如支气管音、大小水泡音）。

2.服药史

镇静剂可影响精神状态，利尿剂会使患者感觉口干，肌肉松弛药使肌力减退，有些药物使腺体分泌减少等,这些药物或多或少影响吞咽功能。

**3. 营养状态**

由于患者营养摄入不足,常有贫血、营养不良及体重下降。患者抵抗力下降,伤口愈合减慢,容易疲劳,食欲也由于吞咽困难的存在而减退。可通过检查体重(6个月内可下跌10%)、三头肌皮褶厚度、上臂围、血清蛋白浓度等判断是否有营养不良。

**4. 与吞咽有关的口颜面功能评价**

主要通过直视观察和运动功能评估获取,其方法如下。

(1)直视观察:观察唇结构及黏膜有无破损,两颊黏膜有无破损,唇沟和颊沟是否正常,硬腭(高度和宽度)的结构,软腭和悬雍垂的体积,腭、舌咽弓的完整性,舌的外形及表面是否干燥、结痂,牙齿及口腔分泌物状况等。

(2)吞咽器官的运动及功能:①观察唇的静止位置。有无流涎,露齿时口角收缩的运动、闭唇鼓腮、交替重复发"u""i"音,观察回话时唇的动作,咬肌是否有萎缩,是否有力。②观察下颌的静止位置。言语和咀嚼时下颌的位置,张口时颞颌关节活动度是否正常,是否能抗阻力运动。③观察舌的静止位置。舌向前、左、右、上、下运动的幅度、舌的交替运动、言语时舌的运动及抗阻运动,舌的敏感程度,舌肌是否有萎缩、震颤。④观察发"a"音时软腭的抬升幅度、言语时是否有鼻腔漏气,刺激腭弓是否有呕吐反射出现。⑤观察发声的音高、音量、语言的协调性、空吞咽时喉上抬的运动。做空吞咽检查喉上抬运动的检查方法是治疗师将示指轻放在患者下颌骨下方的前部,中指放在舌骨,无名指放于甲状软骨的上缘,小指放于甲状软骨下缘,嘱患者吞咽时,无名指的甲状软骨上缘能否接触到中指来判断喉上抬的能力。正常吞咽时,甲状软骨能碰及中指(2 cm)。此外,还可通过检查患者的屏气功能和闭气后发声功能来检查患者的喉功能。

### 三、反复唾液吞咽试验

**(一)基本知识**

反复唾液吞咽测试是一种评定吞咽反射能否诱导吞咽功能的方法。

**(二)基本方法**

其内容是:①被检查者原则上应采用坐姿,卧床时采取放松体位。②检查者将手指放在患者的喉结及舌骨处,让其尽量快速反复吞咽,喉结和舌骨随着吞咽运动,越过手指,向前上方移动再复位,确认这种上下运动,下降时刻即为吞咽完成时刻。③观察在30秒内患者吞咽的次数和活动度。

当被检查者口腔干燥无法吞咽时,可在舌面上注入约1 mL水后再让其吞咽。高龄患者30秒内完成3次即可。对于患者因意识障碍或认知障碍不能听从指令的,反复唾液吞咽测试执行起来有一定难度,这时可在口腔和咽部做冷按摩,观察吞咽的情况和吞咽启动所需要的时间。

### 四、饮水试验

本评估方法通过饮用30 mL水来筛查患者有无吞咽障碍,并可反映其严重程度,安全快捷。

观察过程:先让患者像平常一样喝下30 mL水,然后观察和记录饮水时间、有无呛咳、饮水状况等,并记录患者是否会出现下列情况,如啜饮、含饮、水从嘴唇流出、边吃边要勉强接着喝、小心翼翼地喝等,并对其进行分级及判断。

如饮用一茶匙水就呛住时,可休息后再进行,两次均呛住属异常。饮水试验不但可以观察到患者饮水的情况,而且可作为能否进行吞咽造影检查的筛选标准。

### 五、直接摄食评估

直接摄食评估是指通过观察患者进食不同性状食物评估患者吞咽功能的方法,可在床边进行,可操作性强。

评估时使用的食物有以下几种。①流质:如水、清汤、茶等;②半流质:如稀粥,酸奶,加入增稠剂的水;③糊状食物:如米糊、浓粥等,平滑而柔软;④半固体:如烂饭,需要中等的咀嚼能力;⑤固体:如正常的米饭、面包、饼干等,需要较好的咀嚼能力。评估时可先使用流质或半流质,然后逐步过渡至糊状食物、半固体、固体食物。进食一口量由少到多。

整个评估从下列几个方面进行观察:①是否对食物认知障碍;②是否入口障碍;③进食所需时间及吞咽时间;④送入咽部障碍;⑤经咽部至食管障碍;⑥与吞咽有关的其他功能,如进食的姿势如何、呼吸状态等。

### 六、吞咽造影检查

#### (一)基本知识

吞咽造影检查是目前公认的最全面、可靠、有价值的吞咽功能检查方法,被认为是吞咽障碍检查的"理想方法"和诊断的"金标准"。此方法可直观地实时观察吞咽情况,真实反映是否有残留、误吸,以及清除吸入物的能力和吸入与吞咽的关系。在检查过程中,治疗师可观察何种食物性状及何种姿势代偿更适合患者。这种检查不仅可以显示吞咽过程的动态细节,对研究吞咽障碍的机制和原因具有重要价值。它是临床诊断所必需,可以发现吞咽障碍的结构性或功能性异常的病因及部位、严重程度和有效代偿方式,为制订康复计划及评定康复效果提供依据。

#### (二)基本方法

**1. 检查设备**

一般用带有录像功能的X线机,它可记录从口腔准备期到食物进入胃的吞咽动态变化情况。

**2. 所需材料**

吞咽造影检查必备的材料包括:造影剂,一般为20%或76%的泛影葡胺溶液或40%或60%的钡剂;增稠剂;饼干或蛋糕。做造影检查时,将造影剂与增稠剂混合,调制成不同性状的造影食物备用:①稀流质(纯造影剂,不加增稠剂);②浓流质;③糊状食物;④固体食物(饼干与糊状食物配制成的"夹心饼干")。此外,还要准备好以下物品:水、杯子、勺子、吸管、量杯、压舌板、吸痰器等。

**3. 检查程序**

(1)准备工作:①清洁口腔、排痰、适当的口腔内按摩、颈部旋转运动、发声、空吞咽等吞咽准备运动。特殊情况外,最好把鼻饲管拔去进行检查。因为鼻饲管会影响食物运送速度,沾黏食物,影响观察。②调制造影食物备用。③将患者置于X线机床上,摆放适当体位。

(2)进食显影食物:进食的每口量由少到多,原则上先液体,后糊状和固体。

(3)观察并录像:一般选择正位和侧位观察。观察不同性状食物是否产生异常症状,发现障碍后,用哪种补偿方法有效。补偿方法包括调节体位、改变食物性状、清除残留等。

4.主要观察的信息

(1)正位像:主要观察会厌谷和单侧或双侧梨状窝是否有残留,以及辨别咽壁和声带功能是否不对称。

(2)侧位像:主要确定吞咽各期的器官结构与生理异常的变化,包括咀嚼食物、舌头搅拌和运送食物的情况、食物通过口腔的时间、舌骨和甲状软骨上抬的幅度、腭咽和喉部关闭情况、时序性、协调性、肌肉收缩力、会厌位置、环咽肌开放情况、食物通过咽腔的时间和食管蠕动运送食团的情况等。还要观察有无下列异常表现,包括滞留、残留、反流、溢出、渗漏、误吸等。

## 七、其他检查

### (一)电视内镜吞咽功能检查

电视内镜吞咽功能检查是使用喉镜经过咽腔或鼻腔直观观察会厌、勺状软骨、声带、咽及喉的解剖结构和功能状态,如梨状隐窝的唾液潴留、唾液流入喉部的情况、声门闭锁功能、食管入口处状态及有无器质性异常等。还可让患者吞咽液体、浓汤或固体等不同黏稠度的食物,更好地观察吞咽启动的速度、吞咽后咽腔残留,以及食物进入气道的情况,由此评估吞咽功能及判断误吸风险。

### (二)超声检查

超声检查是通过放置在颏下的超声波探头(换能器)对口腔期、咽部期吞咽时口咽软组织的结构和动力、舌的运动功能及舌骨与喉的提升、食团的转运情况及咽腔的食物残留情况进行定性分析。

### (三)肌电图检查

用于咽喉部的肌电图检查一般使用表面肌电图,即用电极贴于吞咽活动肌群(上收缩肌、腭咽肌、腭舌肌、舌后方肌群、舌骨肌、颏舌肌等)表面,检测吞咽时肌群活动的生物电信号。

### (四)放射性核素扫描检查

通过在食团中加入半衰期短的放射性核素如 $^{99m}Tc$ 胶态硫,用伽马照相机获得放射性核素浓集图像,从而对食团的平均转运时间及清除率即吞咽的有效性和吸入量进行定量分析,并且可以观察到不同病因所致吞咽障碍的吞咽模式。

### (五)脉冲血氧定量法

吞咽障碍患者大约有1/3会将水和食物误吸入呼吸道,其中40%的患者吸入是无症状的。近年来,除了使用内镜及X线检查患者有无发生误吸外,越来越多研究人员提倡应用脉冲血氧定量法。脉冲血氧定量法无创伤、可重复操作,是一种较可靠的评估吞咽障碍患者吞咽时是否发生误吸的方法。

## 八、适应证

临床中,对于疑似吞咽功能障碍患者,包括神经系统疾病、头颈部疾病、心肺系统疾病、儿童及老年疾病等患者,均需要进行评估。

## 九、注意事项

在评估过程中,应注意以下事项。

(1)评定前应与患者交谈,让患者明确评定的目的,以取得患者的理解与配合。

（2）检查者应熟悉问诊内容，患者或其家属应熟悉病史，能准确回答问题，以便快速准确发现吞咽障碍高危人群。

（3）吞咽障碍筛查中发现吞咽障碍高危人群后，应及时将患者转介给治疗师。

（4）治疗师应熟悉检查内容，以便快速准确决定下一步评估或治疗计划。

（5）如患者肺部感染尚未控制，应慎用吞咽造影检查。

（6）牢记吞咽造影检查的原因，重点观察能够指导治疗的功能情况，以便在最短的时间内获取足够的信息，尽量减少 X 射线照射；对无吞咽动作、不能经口进食及无法被搬运到放射科的患者，不必考虑此项检查。

（张国鑫）

# 第三章 康复治疗技术

## 第一节 神经肌肉促进技术

神经肌肉促进技术又称为神经发育疗法,是通过对肢体的各种刺激来提高神经肌肉功能、治疗神经系统疾病,特别是中枢神经系统疾病的一类康复治疗方法,其典型代表有 Bobath 技术、Brunnstrom 技术、Rood 技术、本体感觉神经肌肉促进疗法(PNF)技术等。这一类技术都是运用了神经发育学、神经生理学的基本原理和方法则作为理论基础,以神经系统疾病特别是中枢神经系统疾病作为治疗对象,按照神经发育的正常顺序,通过对外周(躯干和肢体)的良性刺激,引出并促进正常的反射和建立正常的运动模式,主张把治疗与功能活动特别是日常生活活动结合起来,在治疗环境中学习动作,在实际环境中使用已经掌握的动作并进一步发展技巧性动作。

### 一、Bobath 技术

Bobath 技术是神经肌肉促进技术中最具有代表性的一种。Bobath 认为教会患者正常的运动并不是治疗的重点,某些正常运动对脑损伤患者并不适宜,脑损伤患者按部就班地训练,很容易强化异常的运动模式;并强调要重视技巧性动作,技巧性动作以姿势控制、翻正反应、平衡反应及其他保护性反应为基础;基本技巧包括中线对称、直立反应、躯干旋转等。脑损伤患者在获得这些基本技巧后,比较容易达到更接近正常的运动模式。在学习新的动作早期,姿势控制常影响肢体运动,要重视整体治疗。

#### (一)治疗特点

(1)提倡早期介入,主张按照正常个体发育的顺序,利用正常感觉反馈输入,诱发正常的运动反应输出。先学习并掌握基本的姿势与运动模式,然后逐渐转变为日常生活中复杂的功能性、技巧性动作。

(2)调整肌张力,促进正常运动,可以分为躯干控制、头部控制、中线趋向、姿势变换、肢体控制五部分。

(3)利用原始反射及平衡反应诱发运动,助力运动促进本体感觉恢复,逐渐过渡到主动运动,强调功能性运动训练。

## (二)基本技术与手法

### 1.控制关键点

治疗师通过在关键点上的手法控制患者的身体,改变其运动模式,阻止患者的异常肌张力和异常运动模式,激活或引入正常的运动模式。对关键点的控制是 Bobath 技术中手法操作的核心。人体关键点包括中部关键点如头部、躯干、胸骨中下段;近端关键点如上肢的肩峰、下肢的髂前上棘;远端关键点如上肢的拇指、下肢的踇趾。

### 2.抑制技术

抑制技术是指治疗师通过手法和各种运动模式相结合用以降低肌张力和阻断异常运动模式的治疗技术。抑制技术包括:①静止性抑制手法(反射抑制性姿势),比如屈肌张力增高可取肢体外旋位,外展肌张力增高可取肢体内旋位;②动态手法(反射抑制运动模式),比如颈、臂及手屈曲痉挛可取上臂水平外展或对角线伸展来抑制等。

### 3.易化技术

易化技术是指通过运用各种手法、运动帮助患者诱发出正常或接近正常的肌张力、姿势反应及运动模式的治疗技术。具体方法:利用翻正反应、平衡反应、感觉刺激等,直接刺激弛缓肌使其完成等长、等张性收缩;易化正常的姿势反应;按正确的运动模式移动肢体,使患者体会和把握正常的运动感觉;进行正常运动模式的再教育。

## (三)适应证

中枢神经系统损伤引起的运动障碍,如儿童脑瘫、成人偏瘫等。非中枢神经系统损伤引起的运动障碍,效果较差。

## (四)禁忌证

意识和认知障碍、严重情感障碍、生命体征不稳定等禁用。如患者伴有高血压、心脏病或严重身体衰弱,如采用此法,要予以监控,循序渐进。

# 二、Brunnstrom 技术

中枢神经系统的病损使其失去了对正常运动的控制能力,而出现肢体共同运动、原始姿势反射和联合反应等病理现象。该技术充分利用这些病理性运动模式引出肢体的运动反应,然后经过训练脱离病理性运动模式,从异常模式中引导、分离出正常的运动成分,向正常功能性运动模式过渡,实现中枢神经系统的重新组合。Brunnstrom 技术主张偏瘫早期诱发患者的共同运动和联合反应的产生,然后再经训练使其弱化,而增强对运动的随意性控制。

## (一)Brunnstrom 将偏瘫运动功能恢复过程分为 6 个阶段

### 1.Ⅰ阶段

弛缓期,患侧上下肢呈弛缓性瘫痪。

### 2.Ⅱ阶段

约在发病 2 周后出现痉挛和联合反应。

### 3.Ⅲ阶段

共同运动出现,痉挛达到高峰状态。

### 4.Ⅳ阶段

共同运动改善,开始出现分离运动,痉挛开始减弱。

**5. Ⅴ阶段**

以分离运动为主,痉挛明显减弱。

**6. Ⅵ阶段**

共同运动及痉挛消失,协调动作大致正常。

### (二)病理运动模式

**1. 原始反射**

出生后就有并随着婴儿神经的发育及其不断完善而消失的反射。

**2. 共同运动**

当让患者活动患侧上肢或下肢的某一个关节时,相邻的关节甚至整个肢体都可出现一种不可控制的运动,并形成特有的活动模式。用力时共同运动表现更加明显。

**3. 联合反应与联合运动**

联合反应是因随意运动或反射刺激使身体某些部位活动时,引起身体另一部分或几部分姿势的无意识活动。联合运动是伴随着随意运动的正常的无意识的姿势调整,通常在要加强身体其他部位的运动精确性或非常用力时才出现。联合反应是病理性的,联合运动可以是病理性的,也可以是生理性的。

### (三)基本技术与方法

体位摆放及床上训练,坐位训练,引导联合反应和共同运动,引导分离运动,行走训练,日常生活练习。

### (四)Brunnstrom不同分期的治疗

**1. Ⅰ～Ⅱ期**

该阶段为肌迟缓向痉挛增强状态的过渡阶段。主张促进共同运动的产生和利用为主要治疗目的。主要内容是利用躯干肌的活动,通过对健侧肢体的活动施加阻力引起患侧肢体的联合反应或共同运动,以及姿势反射等。主要治疗内容有:床上的抗痉挛体位,床上翻身训练,应用联合反应引起患侧上肢屈肌伸肌、下肢屈肌伸肌的运动,应用近端牵拉引起屈曲反应或共同运动。

**2. Ⅲ期**

学会随意控制屈、伸共同运动,促进伸肘和屈膝、伸腕和踝背伸,诱发手指的抓握,并将屈伸共同运动与功能活动和日常生活活动结合起来。主要治疗方式包括:上肢可从随意控制屈、伸共同运动开始,先训练肩胛骨的上举,颈部向患侧侧屈可诱发肩胛骨的活动。如患肩仍不能主动上举,可将患臂上举,通过叩击或按摩斜方肌来促进肌肉收缩。伸肌共同运动常在屈肌共同运动之后出现,并在开始时需要帮助,将患者健侧上臂外展45°后,让其将臂向中线内收,在健臂内侧近端施加阻力,以诱发患侧胸大肌收缩。由于伸肌张力相对较弱,可利用紧张性迷路反射,在仰卧位促进伸肌群的收缩;利用不对称性紧张性颈反射,使头转向患侧,降低屈肌群的张力,增加伸肘肌群的张力;轻扣肱三头肌肌腹,在皮肤上刷擦,刺激肌肉收缩。

**3. Ⅳ期**

该期痉挛及共同运动逐渐减弱,随意性努力活动的效果增加,可用较简单的组合运动指导患者训练,克服残存的共同运动的影响。治疗目的是促进上下肢共同运动的随意运动,以及手的功能性活动。治疗内容包括:训练患手放到后腰部,训练肩前屈90°,训练屈肘90°时前臂的旋前和旋后,训练手的伸屈、抓握与放松,训练踝背伸。

4. Ⅴ期

治疗目的是脱离共同运动,增强手部功能。通过上肢外展抗阻来抑制胸大肌和肱三头肌的联合反应;当手能随意张开、拇指和各指能对指时,开始练习手的抓握。主要治疗内容包括:训练患手放到后腰部,通过转动躯干、摆动手臂,抚摸手背及背后;训练肩前屈90°,在患者前中三角肌上轻轻拍打后让其前屈肩,在接近前屈90°的位置上小幅度继续前屈和大幅度下降,然后再前屈;前臂举起后按摩或刷擦肱三头肌表面以帮助充分伸肘;训练屈肘90°时前臂的旋前和旋后。伸肘时先对前臂旋前施加阻力,再逐步屈肘;屈肘90°时翻转扑克牌,取牌时旋前、翻牌时旋后;训练手的伸屈、抓握与放松时,患者前臂旋后,治疗者将其拇指外展并保持这一位置;被动屈掌指关节和指间关节,以牵拉伸指肌,并在伸指肌的皮肤上给予刺激。

5. Ⅵ期

该期痉挛消失,肩、肘、前臂、手指关节活动正常,只有手指恢复迟于其他部位,可通过作业训练,提高手指的准确性、稳定性、耐久性及速度。按照正常的活动方式来完成各种日常生活活动,加强上肢协调性、灵活性及耐力练习和手的精细动作练习。

**(五)适应证**

脑梗死、脑出血、蛛网膜下腔出血、高血压脑病、脑外伤等各种脑损伤后所致的偏瘫。

**(六)禁忌证**

同Bobath技术。

## 三、Rood技术

Rood技术又称多种感觉刺激技术,可用于任何有运动控制障碍的患者。Rood技术强调应用有控制性的感觉性的刺激,使肌张力正常化,并诱发所需要的运动反应。患者的治疗应按照神经发育顺序的水平进行。感觉运动控制是发育的基础,各种刺激应有明确的目的性,并要反复进行。Rood认为适当的感觉刺激可以保持正常的肌张力,并能诱发所需要的肌肉反应。正确的感觉输入是产生正确运动反应的必要条件,有控制的感觉输入可以反射性地诱发肌肉活动,这是获得运动控制的最早发展阶段。

**(一)运动控制的发育阶段**

运动控制能力的发育一般是先屈曲后伸展,先内收后外展,先尺侧偏斜后桡侧偏斜,最后是旋转。Rood将运动控制的发育分为4个阶段。

1. 促进活动阶段

即关节的重复运动阶段,由主动肌收缩与拮抗肌抑制完成,如新生儿四肢的活动。

2. 促进固定肌活动阶段

关节周围肌群共同收缩,这是固定近端关节,发展远端关节技能的基础。

3. 在固定的基础上进行活动阶段

远端固定,近端活动。如婴儿在学会爬行之前,先手脚触地,躯干做前后摆动。

4. 发展技能阶段

技巧动作,近端固定,远端活动。如行走、爬行、手的使用等。

**(二)运动控制的运动模式**

治疗前要分析患者目前正处于的阶段,在向下个阶段发展的过程中,给予什么样的刺激,可促进患者的运动发育。具体的技术方法是选择合适的部位,给予合适的刺激来诱发肌肉神经的运动反应,改变不正常的运动模式,达到治疗的目的。8个运动模式:仰卧屈曲模式、转体或滚动模式、俯卧伸展模式、颈肌协同收缩模式、俯卧屈肘模式、手膝位支撑模式、站立模式、行走模式。

(三)基本技术与手法

技术核心为利用感觉刺激来诱发肌肉反应和抑制肌肉反应,包括触觉刺激、温度刺激、牵拉肌肉、轻叩肌腱或肌腹、挤压等。

1.诱发肌肉反应

一般常用毛刷、手指快速擦刷相应肌肉表面的皮肤或毛发,易化运动神经元,增强肌肉的反应性;轻敲皮肤可引起体表运动肌的交替收缩;用冰块刺激局部也可使皮肤出现同样的收缩反应。

2.抑制肌肉反应

对关节轻度挤压可抑制肌痉挛;缓慢轻柔地叩打背侧脊神经区,可使脊背肌肉放松;俯卧位下轻度左右摇晃臀部,可降低腰背肌肉的紧张度;持续牵拉肌肉、肌腱均可改善肌肉的痉挛状态;温水浴可放松全身肌肉。

(四)适应证和禁忌证

同Bobath技术。

## 四、PNF技术

PNF技术是以人体发育学和神经生理学原理为基础的一种运动治疗方法,它主张通过对本体感受器刺激,达到促进相关神经肌肉反应,增强相应肌肉的收缩能力,同时通过调整感觉神经的异常兴奋性,来改变肌肉的张力,使之恢复正常的运动方式。

(一)基本操作

1.手法接触

提倡治疗师直接接触患者的皮肤。直接接触能够更好地刺激本体感受器。在PNF技术中,几乎所有的动作都要求治疗师保持蚓状握法。所谓蚓状握法,就是当蚓状肌收缩的时候,掌指关节屈曲,近端、远端指间关节伸展,保持这种手形能让治疗师控制运动进行,并且不会因为挤压而造成患者的疼痛。

2.阻力训练

强调患者能接受的可平稳移动或维持等长收缩的最大阻力。由抗阻产生的主动的肌肉紧张是最有效的本体感觉刺激,而且还可以通过本体反射影响同一关节和相邻关节的协同肌的反应。

3.牵引和挤压

牵引主要用于关节的屈曲及抗重力的运动。挤压主要应用于下肢的伸展模式,提高肌肉的抗重力运动。

4.强调时序

时序是指运动发生的先后次序。治疗师在实际操作中,依据患者的具体情况,诱发或者抑制身体各部进行活动的次序。一般先由肢体较强部位的活动开始,之后把其产生的效应逐渐扩散到弱的部位。

5.视觉刺激

治疗时,治疗师要告诉患者注视运动侧肢体的远端,通过视觉刺激来帮助患者控制肢体的位置和运动,提高注意力。

6.口令与交流

在给患者做治疗的过程中,在适当的时候发出口令,可刺激患者的主动运动,提高动作的完成质量。

**(二)基本运动模式**

PNF技术的运动模式是在3个层面同时发生的组合运动模式,即在矢状面肢体的屈曲和伸展,在冠状面肢体的外展和内收,在横断面肢体的旋转。因此,可称为"螺旋对角交叉"模式,这种运动模式与日常生活动作中最主要的动作模式最为符合,在大脑皮质中也最为熟悉,是最易巩固的运动模式。

(1)头颈和躯干的对角线模式为屈曲伴右旋或左旋,伸展伴右旋或左旋。

(2)肢体对角线模式在肩和髋关节有3种:屈伸、内收外展、内旋外旋。屈伸的参考点上肢为肩关节,下肢为髋关节。

(3)在功能性活动中并不需要每一种动作模式的所有成分都参加或关节的全范围运动。此外,对角线运动互相影响,可以从一种模式向另一种模式转变或两者结合起来。

**(三)模式的时序及变化**

模式的正常时序是首先肢体远端关节按要求完成动作,并保持该位置,随后其他部分一起活动来完成运动。旋转是模式中的重要组成部分,由开始直至最后。

**(四)特殊技术与方法**

PNF技术的目的是通过肌群的兴奋或抑制、肌肉收缩的增强或放松来促进功能性运动改善。除了运用基本的运动模式之外,尚有以下几种常用的特殊技术。

1.节律性启动

治疗师先活动患者肢体,通过口令来调整节律;然后患者按照一定的方向开始主动运动,反方向的运动由治疗师完成;练习数次等患者掌握节律之后,治疗师再施加阻力,让患者抗阻力完成运动。其目的是帮助启动运动,改善运动的协调和感觉,使运动的节律趋于正常。

2.等张收缩组合

患者在关节活动中做向心性抗阻力收缩,在运动的终末端患者保持该位置,稳定后,治疗师加大阻力,使患者缓慢地回到开始收缩的位置。目的是控制和协调主动运动,增加主动的关节活动范围,增加肌力。

3.拮抗肌逆转

患者在某一方向上做抗阻力运动,当接近运动的终末端时,治疗师改变阻力的方向在肢体的背侧施加阻力,患者达到主动的关节活动范围的终末端时,治疗师同时用言语引导,中间不允许放松,患者随即反方向抗阻力运动。目的是增加主动的关节活动范围,增加肌力,发展协调性,预防或减轻疲劳。

4.稳定性逆转

治疗师在一个方向上施加阻力,患者抗阻收缩,但关节不发生运动;当患者完全抗阻时,治疗师改变手的位置,在相反方向上施加新的阻力,患者抗新的阻力收缩。其目的是增加肌力,增加关节的稳定和平衡。

5.重复牵拉

治疗师先牵拉肌肉至最大范围,然后快速拍打拉长的肌肉,以诱发牵拉发射,患者同时主动收缩肌肉,治疗师再对肌肉施加阻力,既反射性和自主性抗阻力运动。目的是促进运动的开始,增加主动的关节活动范围,增加肌肉力量,引导关节按照既定的方向完成运动。

6. 收缩-放松

患者先活动关节至终端,治疗师施加阻力让患者主动抗阻力收缩,10秒之后,完全放松;患者再活动关节到新的范围,再主动抗阻力收缩,然后再放松,反复多次,直至关节活动范围不再增加。其目的主要是增加被动的关节活动范围。

7. 保持收缩-放松

治疗师先活动患者的关节至终端或受限处,施加阻力并缓慢增加,患者抗阻力做等长运动5~10秒,然后逐渐放松;治疗师再活动患者的关节至新的终末端,重复上述步骤。目的是增加被动的关节活动范围,降低疼痛。

**(五)适应证**

PNF技术用于治疗肌力、运动控制、平衡和耐力有问题的患者,如脊髓损伤、骨关节和周围神经损伤、脑外伤和脑血管意外导致的偏瘫等。同时它的一些特殊技术对于一些因疼痛和软组织粘连导致的关节活动度下降有很好的治疗效果。

**(六)禁忌证**

同 Bobath 技术。

(武 磊)

## 第二节 关节松动技术

### 一、基本知识

关节松动技术是现代康复技术中的基本技能之一,是治疗师在患者关节活动允许范围内完成的一种手法操作技术,临床上用来治疗关节因为力学因素导致的功能障碍如疼痛、活动受限或僵硬等,具有针对性强、见效快、患者痛苦小、容易接受等特点。

关节松动操作的基本运动:关节松动术常用关节的生理运动和附属运动作为手法操作的基本运动类型。①生理运动是指关节在生理范围内完成的活动。如关节的屈/伸、内收/外展、旋转等。生理运动可由患者主动完成,也可由治疗师被动完成,在关节松动技术操作中,生理运动就是一种被动运动。附属运动是指关节在允许范围内完成的活动。②附属运动是维持关节正常活动不可缺少的一种运动,一般不能通过关节的主动活动来完成,而需要他人或健侧肢体帮助才能完成。例如,滑动、滚动、分离(包括垂直分离和水平分离)或牵引等,均属于关节的附属运动。

治疗平面:手法治疗中的一个假想平面,该平面平行于关节面,并垂直于关节的轴心。治疗时,凡属于分离或牵拉的手法实施力的方向或是平行于治疗平面,或是垂直于治疗平面。凡属于滑动的手法,实施力的方向一定平行于治疗平面,而滚动手法,实施力的方向沿着治疗平面变化。

## 二、基本技术

### (一)手法等级

与传统医学中的手法治疗相比,关节松动技术的最大特点是对操作者施加的手法进行分级。这种分级具有一定的客观性,不仅可以用于记录治疗结果,也可以用于临床研究。

分级标准:根据关节的可动范围和治疗者应用手法的幅度,将其分为4级。

Ⅰ级:治疗者在患者关节活动的起始端,小范围、节律性地来回松动关节。

Ⅱ级:治疗者在患者关节活动允许范围内,大幅度、节律性地来回松动关节,但不接触关节活动的起始和终末端。

Ⅲ级:治疗者在患者关节活动允许的范围内大幅度、节律性地来回松动关节,每次均接触到关节活动的终末端,并能感觉到关节周围软组织的紧张。

Ⅳ级:治疗者在患者关节活动的终末端,小范围,节律性地来回松动关节,每次均接触到关节活动的终末端,并能感觉到关节周围软组织的紧张。

手法应用选择:4级手法中,Ⅰ、Ⅱ级用于治疗因疼痛引起的关节活动受限;Ⅲ级手法用于治疗关节疼痛并伴有僵硬;Ⅳ级手法用于治疗关节因周围软组织粘连、挛缩引起的关节活动受限。

手法分级可用于关节的附属运动和生理运动。当用于附属运动时,Ⅰ~Ⅳ级手法皆可选用。而生理运动治疗时,关节活动范围要达到正常的60%才可以应用,因此,多用Ⅲ~Ⅳ级,极少用Ⅰ级手法。

### (二)操作程序

**1.患者体位**

患者应处于一种舒适、放松、无疼痛的体位,通常为卧位或坐位,尽量暴露治疗的关节并使其放松,以达到最大范围的松动。

治疗者的位置:治疗者应靠近治疗的关节,一手固定关节的一端,一手松动另一端。

**2.治疗前评估**

手法操作前,对拟治疗的关节进行评估,分清具体的关节,找出存在的问题。根据问题的主次,选择有针对性的手法。

**3.手法应用**

(1)手法操作的运动方向:操作时手法运用的方向可以平行于治疗平面,也可以垂直于治疗平面。治疗平面是指垂直于治疗平面,关节滑动和长轴牵引平行于治疗平面。

(2)手法操作的程度:无论是附属运动还是生理运动,手法操作均应达到关节活动受限处。不同的松动速度产生的效果不同,小范围、快速度可抑制疼痛,大范围、慢速度可缓解疼痛。

(3)治疗反应,手法治疗可引起疼痛,轻微的疼痛为正常的治疗反应,若治疗后24小时疼痛仍不减轻,甚至加重,说明治疗强度过大或持续时间过长,应降低治疗强度或缩短治疗时间。

## 三、治疗原理与作用

### (一)生理效应

关节松动技术的生理效应主要是通过力学和神经作用而达到。关节松动可以促进关节液的流动,增加关节软骨和软骨盘的无血管区的营养。当关节肿胀或疼痛不能进行全范围活动时,关节松动可以缓解疼痛,防止因活动减少引起的关节退变,这些是关节松动的力学作用。关节松动的神经作用表现在松动可以抑制脊髓和脑干致痛物质的释放,提高痛阈。

### (二)保持组织的伸展性

关节松动技术,特别是Ⅲ、Ⅳ级手法,由于直接牵拉了关节周围的软组织,因此,可以保持或增加其伸展性,改善关节的活动范围。

### (三)增加本体反馈

目前认为,关节可以提供下列感觉信息:关节的静止位置和运动速度及其变化,关节运动的方向、肌肉张力及其变化。

## 四、适应证

关节松动技术主要适用于任何因力学因素(非神经性)引起的关节功能障碍,包括关节疼痛、肌肉紧张及痉挛;可逆性关节活动降低;进行性关节活动受限;功能性关节制动。

## 五、注意事项与禁忌证

### (一)注意事项

在进行关节松动技术治疗前,必须先进行全面细致的检查和评估,根据评估结果选择正确的手法,注意患者的体位,治疗过程中评估患者对治疗的反应,根据关节的反应程度决定下一步治疗手法,遵循循序渐进原则,逐步增加患者的关节活动度。

### (二)禁忌证

关节活动已经过度、外伤或疾病引起的关节肿胀(渗出增加)、关节的炎症、恶性疾病,以及未愈合的骨折。

(李 健)

# 第三节 牵引与牵张技术

## 一、牵引技术

### (一)基本概念

牵引是应用力学中作用力与反作用力的原理,通过徒手、器械或电动牵引装置,对身体某一部位或关节施加牵拉力,调整颈腰椎的曲度,使关节面发生一定分离,周围软组织得到适当的牵伸,从而达到复位、固定、减轻神经根压迫、纠正椎小关节紊乱的物理治疗方法。目前牵引技术有直线牵引和曲度牵引之分。

### (二)基本方法

1.直线牵引

(1)颈椎牵引。

体位:一般采用坐位牵引,牵引带分别托住下颌和后枕部。

角度:根据颈椎病变部位及颈椎曲度选择,可以采取中立位、前屈位或后伸位,其中中立位和前屈位比较常用。使用时应根据颈椎病的类型(神经根型、椎动脉型)及其病变的节段决定牵引的前屈角度。上位颈椎疾病采用中立位,下位颈椎疾病多采用前屈位牵引,角度为10°~30°,椎动脉型和较轻的脊髓型颈椎病采用中立位牵引。

时间:颈椎牵引的时间以15~20分钟为宜,时间太短达不到牵引的力学效果,时间过长容易产生头痛、头麻、下颌关节疼痛、心悸、胸闷、恶心等不良反应。一般牵引重量越大,牵引时间应越短。带有间歇牵引的牵引设备,牵引时间可稍长些,一般不超过40分钟。治疗每天1~2次,10~14次为1个疗程。

重量:一般以体重的8%~10%开始牵引。根据患者体质及颈部肌肉发达情况逐步增加牵引重量,通常每3~5天增加1 kg。如症状有改善,可维持此重量,如果没有改善,可适当增加,最大可达体重10%~15%。

(2)腰椎牵引。

慢速牵引:根据牵引力作用时间可分为持续牵引和间歇牵引。①患者仰卧位,上身通过肩部固定带固定,腰椎牵引带捆绑于腰部,下肢伸直位或双膝屈曲位。②牵引的初始重量一般不低于自身体重的60%,可以用体重的60%~80%,如30~40 kg的重量,起效后再逐渐增加,通常每3~5天增加2~4 kg,增至患者耐受重量。③每次牵引20~30分钟,每天1次,10~14次为1个疗程。

快速牵引:又称多方位牵引、三维多功能牵引。该牵引力在0~3 000 N是1个变量,变量的大小依据被牵引者腰部肌肉韧带等组织的拮抗力。无论性别、身体虚弱均可达到要求的牵引距离,避免了牵引过度和牵引不足的现象。①患者俯卧于牵引床上,上身和腰臀部分别固定于胸腹板和腰臀板上,然后将身体上部和下部的固定绑带收紧,按输入的牵引、屈曲和左右旋转角度参数调整牵引床。②当调整完毕后,操作者站立于患侧,双拇指叠压于患部棘突或椎旁压痛点上,右脚脚踏牵引床控制开关,待患者呼气时瞬间踩踏脚下的控制开关,操作者拇指同时用力下压,完成1次组合牵引。③依据患者的反应,再行1~3次的重复,即完成1次牵引过程。④牵引后,腰围固定带固定腰臀部。快速牵引一般1周重复1次,总次数不超过3次。

2.曲度牵引

曲度牵引仪牵引是指利用颈腰椎三维曲度牵引仪,模拟人体的脊椎带有类似的"S"形的弧度,通过感应气囊对人体施加一定压力,选择性地作用于人体颈椎、腰椎部分,从而达到治疗目的的一种方法。

(三)治疗原理

(1)通过牵引可使突出物形态改变,使突出物与受挤压神经根相互之间的关系得到分离、改善。

(2)可使椎体与椎体之间的间隙扩大,减少和消除突出物对神经根的刺激,使患者的症状减少或消失。

(3)使紊乱的椎体后关节恢复到正常解剖结构,维护椎体与椎体间的平衡。

(4)通过全躯干直线牵引可使堆积变粗的脊髓、神经根恢复到原有形态,皱褶的黄韧带得以平复,从而使挤压与被挤压间有一定活动空间,从而达到症状缓解或消除。

(四)适应证

脊柱牵引适用于颈椎病(神经根型、颈型、症状较轻的椎动脉型和交感神经型)、寰枢椎半脱位无手术指征者、斜方肌筋膜炎急性发作期、椎间盘突出、脊柱小关节紊乱、颈背痛、腰背痛、腰腿痛等;脊柱直线牵引更适合颈腰椎曲度过屈的患者,曲度牵引适合于颈腰椎曲度变直或反屈的患者。四肢牵引适用于四肢关节挛缩、四肢关节骨折且不能或不适宜手术复位的患者。

### (五)注意事项与禁忌证

**1.注意事项**

(1)牵引中应根据患者的反应及时调整体位、重量及时间,开始时可以是小重量、短时间,逐渐增加重量和延长时间。

(2)慢速牵引中,如果经过2~3次牵引,症状没有改善或反而加重,应停止牵引治疗,重新评定患者或改换其他的治疗方法。

(3)慢速牵引结束后,松开骨盆带时不宜太快,以免腹部压力突然降低引起患者不适;松开骨盆带后应让患者仰卧休息数分钟后,再站起来。

(4)快速牵引后患者卧床休息3~5天,可仰卧也可侧卧。

(5)快速牵引一次后1周若病情无改善,原则上不再行第二次牵引。可选择其他治疗方法。

(6)坐位牵引结束时,缓慢解除牵引力后取下牵引带,患者静坐片刻后再站起。

(7)若牵引中患者出现头晕、心慌、出冷汗或症状加重,应即刻终止牵引,并进行相应处理。

(8)腰围固定可增加腰椎的稳定性,牵引后使用腰围固定,在一定程度上限制腰椎的活动度,有利于病情的好转,但不宜超过20天,以免造成腰部失用性肌萎缩,引起腰椎不稳。

(9)恢复期的患者每天可进行正确的腰部肌肉训练,增加腰部肌力,加强腰椎的稳定性。

**2.禁忌证**

年迈体弱或全身状态不佳、有脊髓受压症状的颈椎病、椎体骨质有破坏(怀疑有结核、肿瘤等骨质破坏)、严重骨质疏松、脊椎骨折脱位、重度腰椎间盘突出(破裂型)、严重椎管狭窄、急性化脓性脊柱炎、孕妇、腰脊柱畸形、严重高血压、心脏病及有出血倾向的患者。另外,对于后纵韧带骨化和突出椎间盘的骨化及髓核摘除术后的患者都应慎用。

## 二、牵张技术

### (一)基本知识

牵张技术是使关节周围挛缩的软组织松弛的一种牵拉矫正方法,常常利用治疗师的手法、训练器具或患者自身的重量、体位等方法进行牵张。临床上可分为被动牵张、主动抑制、自我牵张等。目的:持续牵张关节周围组织,缓解关节肌肉痉挛,扩大、维持关节活动范围。

### (二)基本方法

**1.外力牵张**

选择不同的作用力,根据关节挛缩的原因和程度、伸展的难易程度、患者体力、挛缩部位及器具类型等决定外力。在外力作用下牵张单个或多个关节的周围组织,使挛缩的组织得到伸展。

(1)利用患者自身重力的方法:髋关节屈曲受限的患者,在双膝跪位下,可利用自身体重进行矫正,被动加大髋关节的屈曲活动范围。若此训练在浴池中或热敷后进行效果更佳。对于膝关节屈曲受限的患者,也可利用此体位,再加上身体的重量来训练。

对于偏瘫患者的足下垂,可以让患者站在踝关节矫正板上,利用自身的体重进行被动牵张,矫正度数及楔板高度的选择可根据患者的具体情况而定,若关节受限程度较大,初期可用较小高度的楔板,再逐渐增加高度进行矫正。

(2)利用重物重量的方法:可以将沙袋、哑铃直接或间接放在患者的肢体上进行牵张。治疗师可根据患者的治疗状况,逐渐加大或减少重物的重量或延长牵拉的时间来牵张关节。

(3)利用体位的方法:可利用仰卧位时对髋部产生的自然下垂的压力、健侧下肢保持屈曲位时产生的牵拉力等改善关节周围肌肉的挛缩,或将健侧下肢悬吊并使之处于屈曲位,然后在患侧下肢膝关节上方挂一重物以加强对髋部向下伸展的牵拉力,矫正髋关节的屈曲挛缩。

2.自我牵张

患者学习掌握自我牵张训练方法,应坚持每天1次,合并有痉挛及容易引起关节挛缩时应坚持每天数次。

(1)髋膝关节屈曲动作的自我牵张方法:患者长坐位,将左手放在小腿上,将右手放在膝关节下方,用力将下肢拉起,尽量屈曲靠近自己的胸部。

(2)髋膝关节外展外旋动作的自我牵张方法:患者将右脚掌顶在左腿膝部,右手放在右侧膝关节部位,轻轻向下振动。

(3)踝关节背曲动作的自我牵张方法:患者将左手掌根部放在前脚掌的下方并用力朝着膝关节方向拉动。

(4)腘绳肌的自我牵张方法:患者仰卧位,右手抓住右侧大腿的裤子,用力向上把腿拉起,用左手抓住踝关节部位,将右手掌放在膝关节前方,左手用力将小腿朝自己头部方向拉动,同时用右手保持膝关节的伸展位。

(三)治疗原理

(1)缓慢持续牵张时,位于肌肉-肌腱结合处的肌肉张力感受器高尔基腱器兴奋,激发抑制反应,使肌肉张力降低,放松肌肉,长度变长;从而恢复肌肉的柔韧性。

(2)快速牵拉肌肉时,肌肉的长度感受器肌梭兴奋,刺激传入神经纤维,增加肌肉张力,这一过程为单突触牵张反射。

(四)适应证

1.用于能引起关节挛缩僵硬的伤病

例如骨折固定术后、关节脱位复位后、关节炎患者(特别是类风湿关节炎)。

2.肢体瘫痪

如脊髓损伤后的四肢瘫、截瘫等。

(五)注意事项与禁忌证

1.注意事项

(1)牵张练习前,应先进行低强度的训练或热疗,以使组织适应。

(2)先活动关节,再牵张肌肉。

(3)对双关节,先牵张一个关节,再同时牵张两个关节。

(4)不超过关节的正常活动范围。

(5)避免强力牵张长期制动的肌肉与结缔组织,避免牵张水肿组织,避免过度牵张无力肌肉,如牵张后关节与肌肉痛超过24小时,则牵张力量过大。

(6)牵张动作应缓慢、轻柔、循序渐进,避免暴力或冲击力。

2.禁忌证

(1)肌肉、肌腱、韧带有撕裂。

(2)骨折未愈合。

(3)肌肉、肌腱、韧带、关节囊或皮肤手术后初期。

(4)心血管病患者不稳定期,如心肌缺血、心肌梗死。

(5)深静脉血栓。
(6)关节旁的异位骨化。

(李 健)

## 第四节 减重步行训练

### 一、概述

步行障碍是神经康复领域的难题,造成步行障碍的原因很多,如患侧下肢负重能力下降、重心转移能力差、关节稳定性破坏、平衡功能障碍及对跌倒的恐惧等,其中,负重、迈步、平衡是建立正常步态的三大要素,如何将这三大要素有机结合,是建立正常步态模式的关键。

针对步行障碍的常规康复治疗方法很多,如 Bobath 技术、Brunnstrom 技术、Rood 技术和PNF 技术等,这些训练方法按照循序渐进的原理,帮助患者逐步完成床上运动、重心转移、负重和平衡等方面的训练,待具备一定基本功后再进行综合训练,在改善步行能力方面有一定的效果,是目前针对步行障碍最主要的训练方法。但由于未强调早期整体步行练习,使患者步行能力的训练滞后,健侧失用问题不容忽视,而且费时、费力。

减重步行训练是专为恢复步行能力而设计的一种训练装置。它以传统实践为依据,利用悬吊装置不同程度地减少上身体重对下肢的负荷,配合电动跑步机带动患者下肢进行重复和有节律的步行活动,使下肢负重能力不足的患者,在治疗师的辅助下进行患肢完整的步行周期的练习,这样就使在常规运动疗法中被认为尚不适宜开始步行训练的患者,早期进行负重、迈步和平衡相结合的步行训练,也使病程较长、以往认为不太可能再有进步的患者得以继续改善步行动作,提高步行能力。早期步行还能给患者带来信心,改善健侧失用问题和心肺功能,对整个康复治疗有积极的作用。

近年来,国内外多家研究机构相继开展了康复训练机器人进行减重步行康复训练,该训练方法使得步行参数重复性好,时相指标可以准确设定,能够有效加快康复进程,提高疗效,而且也减轻了治疗师的工作强度。目前,康复机器人技术在现代康复医学中有广泛的应用前景。

### 二、减重步行训练的发展

传统康复治疗在步行康复训练中可以见到模糊的减重概念。传统的拐杖步行、助行器步行和平行杠步行训练的目的就是减轻患侧下肢的负重,但由于训练时需要患者上肢用力增加,步行时容易造成身体姿态异常,形成新的不正确步态。还有水疗,利用水的浮力减重可以进行水中步行训练,但是水疗需要特殊环境,对患者也有一定的选择性,不易广泛开展。

减重训练的临床应用最早是在 Margaret 等出版的《康复治疗中的悬吊疗法》一书中,但由于方法的局限性和认识不足,而未得到发展。Smith 和 Rossignol 等先后将减重平板训练应用于动物实验,获得一定的疗效。Finch 和 Barbeau 等将这一训练方法应用于人类。Visintin 等在痉挛性截瘫患者身上采用减重平板步行训练,取得了较好疗效,从而掀开了减重平板应用于步行训练的新热潮。近年来康复训练机器人的应用,为减重步行训练提供了新的前景。目前减重步行训练已广泛应用于偏瘫、截瘫、脑瘫、下肢骨关节病患者及假肢安装者等的步行康复训练,取得了一定的成功。

## 三、减重步行训练的理论依据

### (一)步行中枢

迄今为止,人类仍无法准确定位步行中枢和其对步态的具体调控方式。步行的调控中枢存在于大脑皮质、脑干、小脑和脊髓,当中枢受损或传导通路发生障碍时,可出现不同类型的步态异常。研究发现,脊髓中存在中枢模式发生器,它是调控步态的低级中枢,接受特定的本体感觉传入及上位中枢的调控。

### (二)脊髓中枢模式发生器

脊髓中枢模式发生器是调控步态的低级中枢,它是指脊髓中枢在接受某种刺激后产生反复神经兴奋的机制,是减重步行训练的理论基础。研究人员最早在哺乳动物的脊髓中发现中枢模式发生器存在,中枢模式发生器存在于脊髓的腹侧和中部的两侧,以脊髓颈膨大和腰膨大处最多,通过神经信号联系,神经环路相互关联,最后在$L_{2\sim3}$整合。在脊髓中枢模式发生器存在的情况下,步行时屈肌和伸肌自发性交替活动,屈肌兴奋性冲动通过中间神经元抑制伸肌活动,屈肌兴奋完成后伸肌的神经兴奋释放,引起伸肌活动,从而在步行动作启动之后,产生自发性屈肌-伸肌交替兴奋。

### (三)大脑可塑性理论

大脑可塑性理论是偏瘫康复的生理学基础。可塑性是生命机体适应发生了的变化和应对生活中危险的能力,是生命机体共同具备的现象,中枢神经系统损伤后的功能恢复是残留部分的功能重组的结果。中枢神经系统一旦损伤,神经组织再生非常困难,然而它的功能可以通过代偿而部分恢复。神经的可塑性发生于损害早期或后期,表现为新的突触连接的侧支发芽、神经发生、休眠突触活化、支配区转移和形成新的神经通路等几个方面。神经康复领域中最重要的研究成果之一,就是人们逐渐认识到中枢神经系统具有高度的可塑性,这是中枢神经损伤后功能恢复的重要理论依据。

### (四)运动控制的动力系统理论

运动控制的动力系统理论指出运动的控制是通过与行为有关的目标来组织实现的,这意味着对某些功能性任务——如对步态的干预应重点纠正运动的错误方面,恢复运动控制的某些特点。除了运动控制理论外,信息反馈、语言刺激、触觉暗示等对改善运动功能均可能有效。

在偏瘫或者截瘫患者中,上位神经中枢对脊髓的传入受损伤,但脊髓具有运动再学习能力的中枢模式发生器。减重平板步行训练中来自髋、膝、踝的本体感觉传入到脊髓运动区,作用于腰骶运动神经元和中间神经元,当这种影响累积到一定程度时可被小脑和更高级运动中枢的传出整合系统接受,这些传入有可能扩大皮层和皮层下运动代表区的活动,对皮层代表区产生可塑性作用,反过来又影响脊髓的中枢模式发生器。而在脊髓腹侧下行的网状脊髓运动通路对迈步和步行必不可少,这一通路在偏瘫患者常保存,所以减重平板步行训练可以刺激潜在的中枢模式发生器,促进步态恢复。

## 四、减重平板车步行训练

### (一)减重平板车步行器的组成

减重平板车步行器由两大部分组成:电动活动平板和减重支持系统。

**1.电动活动平板**

电动活动平板多为康复专用电动跑步机,要有适宜的长度和宽度,最好在150 cm×60 cm左右,要有扶手,最好配备坡面装置,利于乘坐轮椅的患者上下。传送带两侧需有宽度在25 cm左右的台面供治疗师辅助患者步行。活动平板的运行速度应有较大的调节范围,尤其是低速,能以极低的速度(0.1~0.3 km/h或0.01 m/s)运行且无停顿或者抖动,能细微调节,精确至0.15 km/h,出现紧急情况时能快速、安全地停止传动。可以根据需要调节平板运行时间、速度和坡度,速度和坡度加在一起可以设定出不同的运动强度,以满足患者的训练要求。并且能清晰、可靠地显示速度、时间等参数。

**2.减重支持系统**

减重支持系统包括固定支撑架、减重控制台、电动升降杆和减重背心。

减重控制台控制电动升降杆的升降,随着升降杆的升高,患者被逐渐向上吊起,下肢负重减少,减少的重量可以在减重控制台上显示出来,治疗师可以根据需要从下肢减重0(完全负重)到100%(完全不负重)来调整下肢的减重量。

减重背心应穿脱方便、可靠、舒适,能允许患者上下肢自由活动。减重训练过程中随减重系统牵引力而出现的向上滑动应尽量少,避免出现臂丛神经及局部的软组织受压。减重背心主要有两种形式:一种是泳装式,受力部位主要在腹股沟区、腰部、双腋下;另一种是背心式,通过吊带连于双侧大腿,受力部位主要在胸部、腰部、双腋下及大腿。

安全可靠的减重装置,须满足以下条件:①能承受患者体重的150%~300%,防止患者跌倒;②能允许患者重心上下移动,而不影响患者的直立姿势;③正常步态行走时重心移动的上下距离约为5 cm,因此通过减重系统行走时应允许的重心上下位移应为5.5 cm左右;④在患者跌倒过程中,即重心上下位移大于5.5 cm时,系统应能够在0.2秒左右的时间内将其拉回;⑤减重系统所产生的拉力应便于调节,悬吊装置最好与固定架有两个相连点,以避免患者身体扭转,两点间隔距离最少50 cm。

### (二)减重平板车步行训练的方法及参数设定

**1.训练方法**

患者进行减重平板车步行训练时,需要配备2~3位治疗师,一位站在患者身后,帮助患者旋转躯干和骨盆,完成患侧重心转移,并保持髋关节伸展、躯干挺直;另一位坐在活动平板旁帮助患者摆动患肢,保证足跟先着地,防止支撑中期膝过伸,手法延长支撑期,促进对称步幅;如患者长期卧床未经锻炼,存在健侧失用,还需要有第三名治疗师帮助摆动健侧下肢;如果是脊髓损伤患者,也需要有两名治疗师帮助患者摆动下肢。

**2.活动平板速度和坡度**

活动平板速度和坡度的设定应根据每个患者的具体情况来决定,训练中需要逐步调整活动平板的速度和坡度。大多数学者选择活动平板速度基于这样一个原则,即低于地面行走速度以便可以对步态进行纠正和延长训练期,并根据患者舒适程度、步频、步长等进行调节。通常活动平板速度较慢,训练开始时速度为0.07~0.11 m/s,结束时为0.12~0.23 m/s,最大速度可达

0.43 m/s。但也有学者认为,进行减重平板步行训练时,速度不宜过慢,应该采取更加功能化的速度,即接近正常闲逛的速度,如 0.675～1.125 m/s,因为中风后室内运动一般平均速度为 0.58 m/s,社区活动为 0.68 m/s,穿过交通灯为 0.77 m/s,而同年龄控制小组平均步行速度约为 1.2 m/s。活动平板的坡度在 0°～15°,通常刚开始接受减重训练时坡度为 0°,根据训练情况,逐步改变速度和坡度来增加训练强度。

3.减重量及持续时间

适当减重可以降低步行训练的难度,减重过多则不利于患者学习正常的步态,而且负重本身可以促进下肢伸肌群的活动,促进感觉反馈对步行动作的调节作用,因此减重量应维持在使患者能启动步行的最低程度,并能保证正常步态模式及安全性的最小水平,患者能够伸展髋部,患腿能足够负重。研究发现,进行减重步行训练时,减重系统所承担的重量一般建议在患者体重的 10%～45%。一旦患者在训练中取得进步,应尽快减少减重量,直至达到全负重,但仍需要给予减重背心保护。Hesse 教授提出减重量不应超过体重的 30%,因为减重 30% 所产生的步态参数最接近完全负重下的步态参数;而减重超过 30% 时,患者就失去足够的地面反作用力来推进他们的步行,患肢抗重力肌亦得不到有效刺激和锻炼。另外,每次调整悬吊系统减重时须使患者伸膝,即膝部屈曲不大于 15°。

减重训练的持续时间应该因人而异,原则上尽可能缩短减重的持续时间,因为减重训练减少了相应负重肌的活动。Hesse 发现 9 例偏瘫患者中 7 人在经过 6 个单元的训练后不需要减重了。Visintin 的随机临床试验中 60% 的患者在 4 周时只需要减重 10% 或不需要减重,90% 的患者在训练的第 6 周不需要减重。

4.减重平板步行训练的频率和时程

对一项特定技巧性运动来说,实践越多,技能学习的进步越明显。但具体训练强度须根据患者的原发病、心肺功能情况等制订个体化的训练时间表。一般每次训练 15～30 分钟,每周 3～5 次,连续进行 8～12 周。每次训练时间过长会使患者疲劳而诱发异常步态模式,并加重肢体和躯干的痉挛;而治疗师也会因为疲劳而降低辅助治疗的效率。对不能耐受的患者建议在每次训练中每隔 5～6 分钟休息 1 次,将患者从悬吊装置上放下,坐在活动平板的椅子上。

5.关于训练时机的问题

进行减重平板步行训练时,首先要保证患者的安全,同时尽可能地达到令患者满意的治疗效果。因此,接受训练的患者其原发病必须病情稳定,心肺功能平稳,排除直立性低血压、认知功能障碍、下肢深静脉血栓、骶尾部等处的压疮、下肢关节挛缩畸形影响站立等不利因素。

具体的训练时机,有学者建议脑卒中患者在发病后 3 周内即应开始;脊髓损伤患者因为存在直立性低血压、骨折、皮肤破损等并发症,可在伤后 8 周左右开始训练。而 Wilson 认为,为取得较好的疗效,脑卒中患者应能够站立并且至少能独立行走一步,但速度低于 36 m/min;脊髓损伤患者应达到美国脊髓损伤协会分级的 C 或 D 级,能直立,下肢能负重,肱三头肌肌力达到 3 级。并且参加减重步行训练的患者其平衡功能需达到 Fugl-Meyer 平衡功能评分 ≥5 分。

6.减重平板步行训练与功能性电刺激

减重平板步行训练过程中,可以配合使用功能性电刺激,在站立相末期刺激腓总神经,诱发踝关节背屈,帮助肌力弱的下肢迈步,同时也可以减轻治疗师工作强度。刺激强度以患者能忍受并能引出较强的屈曲回缩反应为宜。

### (三)减重平板车步行训练在平衡和体位转换方面的应用

减重平板车步行训练除用于步行的康复训练外,还可以用于平衡训练和体位转换训练。

**1.减重平衡训练**

(1)减重坐位平衡训练:治疗师辅助患者坐在凳子上,将减重带固定在患者腰臀部,逐渐升高悬吊架达到部分减重,减重量以患者能保持坐位静态1级平衡为宜,维持5~10分钟,让患者体会坐位的感觉,同时治疗师指导患者挺直胸腰部、躯干左右对称,重复训练2天后,逐渐降低减重量直至患者能在完全负重下坐稳。然后让患者坐在巴氏球上,按上述方法重复练习直至完全负重下坐稳,待患者达到坐位静态1级平衡后可在最小减重状态下坐位训练重心转移取物、推气球等坐位自动态2级平衡训练,直至在完全负重下独立完成。

(2)减重站立平衡训练:患者坐位平衡达到自动态2级平衡,具备一定的躯干控制能力和下肢负重能力时,可以进行减重站立平衡训练,操作过程基本同上。开始的减重量以患者双下肢髋膝关节伸直能支撑重量为宜,患者的手可以握住扶手,体会双下肢站立的感觉,同时治疗师需要指导患者保持正确的站立姿势。经过3~4次、15分钟/次的训练,逐渐增加下肢负重,直至双下肢能完全负重站稳达到站立静态1级平衡。然后让患者站立位,在减重背心的保护下进行投球或者取物练习,完成站立自动态2级的平衡训练。

通过减重平衡训练,使患者平衡能力、下肢负重能力、躯干控制能力和重心转移能力等方面得到逐步改善,为坐-站转移做好准备。

**2.坐-站体位转换减重训练**

当患者下肢负重能力和躯干控制能力不足,不能独立完成坐位-站位之间体位转换或者完成困难时,可以借助于部分减重训练。训练方法如下:患者坐位,固定好减重带,在患者进行坐位到站立的活动时启动减重控制器,随着悬吊架逐渐上升,使患者在部分减重状态下完成坐位到站立的转换。训练过程中强调患者主动控制完成动作,并将减重量减少到最小状态。反之可以进行站立到坐位的体位转换的训练。

### (四)减重平板车步行训练的获益

对于步行障碍的患者来说,减重平板车步行训练在改善步行能力时所带来的获益有很多,列举如下:①在患者有足够的肌力负重前,通过减重,使其在步行时身体重心分布趋于对称,提高步行的稳定性。②减重状态下可以调节下肢的肌张力,避免和缓解由于早期负重行走带来的不必要的下肢伸肌协同运动和由这种异常模式导致的足下垂、内翻等病理性步态,及早输入符合正常人生理的步行模式,促进正常步态恢复,提高步行能力。③下肢关节负荷的减轻可以改善并加大下肢关节的活动范围,步幅相应加大,从而提高了步行速度。④可使患者重复练习完整的步态周期。⑤在支撑末期传送带产生的强迫迈步可通过牵拉帮助髋关节屈曲和踝关节跖屈,延长患侧支撑期。⑥下肢肌肉有机会主动或被动地进行大量重复训练,使患者能提早进行步态训练,防止发生失用,有利于患者的早期下床活动。⑦可增强患者的心肺功能。⑧减少患者对跌倒的恐惧,消除步行中的紧张心理,增加训练的安全性,从而更好地配合治疗师的治疗,提高训练的效率,治疗师也可以把精力主要放在对下肢异常步态矫治上。

### (五)减重平板车步行训练的注意事项

进行减重平板车步行训练时,需注意:①减重量要控制适当,减重步行训练时减重量以患者减去重量后双下肢正好能支撑身体为度;减重平衡训练时减重量以患者能保持坐位静态1级平衡为宜,避免患者坐在减重吊带中或完全依赖减重吊带。②固定减重吊带时要注意保证身体前后、左右平衡,减重时两端向上均匀用力,否则将影响减重的效果。每次减重训练前均要将减重机"校零"。③由于多数患者存在感觉障碍,固定减重吊带时需要注意松紧合适,易摩擦的部位要加衬垫保护皮肤,防止擦伤。④久病卧床患者在开始接受减重训练前,要先进行床上坐位训练,防止出现直立性低血压。⑤减重训练过程中需要注意患者血压、心率的变化,有眩晕、心力衰竭、血压波动过大的患者训练需慎重。⑥减重平板训练中,平板的速度控制适当,避免突然加速或停止。

**(六)临床疗效的评价**

1. 临床评价

(1)步行能力:不管是偏瘫还是截瘫患者,减重平板车步行训练对于提高患者的步行速度、步态的协调性、平衡能力和减轻肌肉痉挛等方面均有明显的作用,且基础水平越低的患者,提高越明显,年龄和中风后时间的长短不影响步态能力的提高。

(2)耐力:在减重平板车步行训练中,由于主动肌-拮抗肌的协同收缩减少,使得肢体和躯干的痉挛也减少,从而减少了步行中不必要的运动,肌肉做功减少,步行中氧消耗量显著降低,故运动能力峰值增高,心血管适应性提高。

(3)日常生活能力:患者步行能力的康复直接影响着日常生活能力的恢复,接受减重步行训练的患者,治疗后Barthel指数评分明显高于常规康复治疗组。因此,临床康复治疗中,在患者病情允许的前提下,及时应用减重步行训练配合常规康复治疗,使患者尽可能地恢复步行能力,提高日常生活能力,从而改善生存质量,有利于患者回归家庭、重返社会。

2. 实验室评价

(1)步态分析仪和测力平台步态分析:目前,可以通过步态分析仪和测力平台分析患者减重平板车步行训练前后的步长、步频、步速和步宽,来评价患者步行能力的提高。经减重平板车步行训练后,患者地面步行的平均速度、步长均有显著性提高,患侧单肢支撑期延长,双肢支撑期减少,步态对称性提高。偏瘫步态在减重情况下,健肢可更早开始摆动而减少双肢支撑期,治疗师可通过使患侧髋过伸人为地增加患侧单肢支撑期,从而纠正步态的不对称性,而髋过伸又可提高患侧抗重力肌的活动。

(2)表面肌电图:在减重平板车步行训练时,通过表面肌电图记录下肢的肌电活动发现,患侧腓肠肌内侧头的早期活动和胫骨前肌的协同收缩显著减少;竖脊肌的电活动中第一峰显著减少,第二峰保持不变,更加生理性;股外侧肌的平均活动有减少的趋势,但未达到显著性水平。患侧腓肠肌内侧头的早期活动是偏瘫足跖屈和内翻的主要原因,胫骨前肌的协同收缩会造成步态紊乱,而减重平板车步行训练使这两块肌肉的异常活动减少,从而纠正偏瘫步态。竖脊肌的两个电活动峰值分别和双下肢支撑期起始与终末的向前方(第一峰)、侧方(第二峰)位移有关。减重平板车步行训练使向前方的第一峰活动减少,反映出悬吊系统能控制矢状位的位移,这是有益的,因为偏瘫患者不能有效地阻止身体前进,破坏了步态中的动势能转换;第二峰电活动未变,说明悬吊系统未妨碍身体侧方移动,而这有利于重心转移。股外侧肌的电活动减少,说明减重减少了抗重力肌的刺激和锻炼,因此应尽快减少减重量和减重时间。

**(七)临床应用**

减重平板车步行训练已广泛应用于步行康复训练,为步行能力的恢复提供了一种有效的训练方法。目前,减重步行训练主要应用于以下步行障碍的患者,包括以下几种。①神经系统疾病:脑血管意外、脑外伤、脑肿瘤、脑部炎症等引起的肢体瘫痪、脑瘫、帕金森综合征,由于各种原因引起的脊髓损伤后截瘫,外周神经损伤引起的下肢肌无力等。②骨关节疾病和运动创伤恢复期:下肢关节置换术后的早期下肢负重训练,骨关节病变术后功能恢复训练,骨关节病变缓解疼痛促进功能恢复的训练;肌腱、韧带断裂等运动创伤的早期恢复训练。③假肢、矫形器穿戴前后的下肢步态训练。④年老、体弱、久病卧床患者早期小运动量安全性有氧步行训练。⑤体重过重、有严重关节退行性病变患者的有氧步行训练。

1. 脑血管病

随着我国人口老龄化的到来,脑血管病的高发病率及其引起的偏瘫步态障碍日益受到人们的关注。常规康复治疗针对偏瘫步态障碍的训练方法有很多,而减重平板车步行训练是近年来开展的针对步态康复的又一有效的训练方法。研究发现减重平板车步行训练对急性和慢性脑卒中患者在改善步行能力方面均有疗效。对急性脑卒中患者发病6周之内、平地行走之前,进行减重平板车步行训练,可见摆动期膝关节屈曲增加,没有膝关节过度伸展;在最初和最终接触平板位置时观察到更正常的踝关节运动,并且步态的对称性改善,行走距离更长,行走速度更快。通过步态分析和动态肌电图检查发现,减重状态下可以调节下肢的肌张力,避免和缓解由于早期负重行走带来的不必要的下肢伸肌协同运动和由这种异常模式导致的足下垂、内翻等病理性步态,及早输入符合正常人生理的步行模式。对慢性脑卒中患者的研究发现,减重步行训练亦可使患者步行对称性改善,髋关节摆动相的伸展能力提高、抗重力肌肉的兴奋性增高,股二头肌活动增加,同时非受累侧胫前肌活动降低。如果将减重训练与功能性电刺激相结合,则可以进一步提高脑卒中患者的步态训练效果。减重步行训练还可以满足脑卒中患者渴望早日站立及行走的迫切愿望,能有效改善患者的抑郁及悲观心理,使其积极主动地参与日常康复训练,保证了整个康复过程的顺利进行。

另外,有研究发现减重平板车步行训练能改善偏瘫上肢的运动,主要是与注意力、视觉运动及力量无关的偏瘫上肢的技能运动,但疗效的持续时间有待进一步的研究。

2. 脊髓损伤

减重步行训练是目前公认的脊髓损伤患者常用的、有效的步态康复训练方法。研究发现,完全脊髓损伤的患者,脊髓神经元回路在损伤后的1年会出现功能退化。因此对于脊髓损伤的患者,亦强调尽可能早地进行肢体运动功能训练。曾有专家提出,对不完全性脊髓损伤患者,无论是截瘫还是四肢瘫,其步行康复应强化在直立位的步态训练,即在部分减重支持下,刺激下肢迈步与负重。运用支持性步行训练把独立步行的三大要素下肢负重、迈步、平衡有机地结合起来。因此,对于脊髓损伤患者,在具备独立行走能力之前,当其平衡功能达到Fugl-Meyer平衡功能评分≥5分时,可以通过减重30%~50%,练习双下肢负重,让患者充分体会双下肢站立的感觉;待双下肢具备一定负重能力时,转入减重平板车步行训练。研究发现,减重平板车步行训练能改善脊髓损伤患者步行距离、步行速度和耐力,而能量消耗降低。更重要的是,尽管患者安静时仍然缺乏下肢的抗重力运动能力,但仍然可以步行。减重平板车步行训练改善脊髓损伤患者运动功能的原因,可能与脊髓中枢模式发生器存在的前提下,神经元可塑性的增强以及脊髓内神经元回路的功能重组有关。但在完全性与不完全性脊髓损伤者中下肢运动功能的改善存在差异,部分不完全性脊髓损伤患者达到了社区功能性步行能力。

另外,研究还发现,减重平板步行训练在改善脊髓损伤患者下肢运动功能和步行能力的同时,还能改善其心血管功能,血脂、血糖调节功能,减轻痛觉过敏症状。但减重步行训练不能有效阻止骨密度的降低,原因可能与下肢承重的减少有关。减重步行训练的疗效与脊髓损伤水平、损伤时间,以及减重量、减重训练频率和时间有关。

3.帕金森病

帕金森病患者由于四肢、躯干和颈部肌肉强直,常呈现出一种特殊的异常姿势步态,表现为走路拖步、迈步时身体前倾,行走时自动摆臂动作减少或者消失,呈"慌张步态"。研究发现,对早期帕金森病患者进行减重平板车步行训练,用统一帕金森病评定量表进行评定,发现总的和运动的帕金森病评定量表评分均有改善,并且疗效呈强度依赖性。在高强度组可见生物力学分析和快速行走时的步速、步长、髋关节和踝关节的偏移增加,坐到站动作期间重心转移改善,用皮质静息期评价皮层运动兴奋性,显示皮层兴奋性恢复正常。

4.骨关节病

对于髋关节成形术后的患者,减重平板车步行训练与拐杖步行一样能降低步频、加大步幅、提高双下肢步行的对称性,但减重步行训练比拐杖更容易提高患侧臀中肌的收缩能力,促进髋关节的外展。对于截肢术后的患者,疼痛、残肢末端皮肤的耐受性差和患者的心肺功能状况不佳是影响患者步行训练的主要障碍。而使用减重平板车步行训练,能明显降低截肢术后患者步行时的心率、耗氧量和能量消耗。

5.老年人

年龄增大会增加步态的可变性,因此老年人发生跌倒的概率大大增加。研究显示,老年人的步态变慢是由于生物系统老化和(或)害怕跌倒的结果。在老年人中,周围神经传导冲动变慢,导致感觉减退,反射变慢,甚至变得笨拙,这是由于血流下降引起髓鞘变性和轴突不能自身恢复的结果。老年人还由于脊柱变性出现显著的腰背痛,而且老年人步频减慢,步行周期时间增加,髋、膝、踝关节的移动范围减少,双侧支撑的持续时间增加。与年轻受试者相比,老年人步长、步宽和支撑时间的可变性均增加。这些研究均提示步态可变性的增加与跌倒风险的增加密切相关。

减重步行训练可以用于改善老年人的步态,使跌倒减少到最低程度。减重训练在步行时可减轻或者完全缓解腰背痛和腿痛。还发现在受损的周围神经中可增加轴突发芽和延长。因此,减重还可以用于健康年老者,通过水下平板行走和减重步行,改善步行速度和肌肉活动模式。

6.其他

研究显示减重平板车步行训练还可用于脑瘫、脑外伤及多发性硬化等其他神经系统疾病患者,在改善步行速度、痉挛、耐力和平衡等方面有一定效果,从而改善患者的日常生活能力。

(八)减重平板车步行训练的不足

作为一项运动康复技术,减重平板车步行训练中的一些重要参数组合,如减重量的确定及调整、减重训练时间和疗程、活动平板速度及调整,以及开始介入减重训练的时机问题等,目前仍缺乏大规模临床试验及循证医学的证据。而减重平板车步行训练最主要的限制则是在训练时需要2~3位治疗师辅助严重功能障碍的患者进行步态训练,因此非常依赖治疗师的体力配合。还有研究显示,减重平板车步行训练在健康人中会限制各方向的加速活动,而且悬吊固定系统也会限制垂直加速,但在偏瘫和截瘫患者中尚无相关研究。

## 五、减重步行康复训练机器人

(一)概述

为了改变单纯依靠治疗师手把手进行康复训练的状况,提高康复训练的效率,改善康复训练的效果,近年来,国内外的许多研究机构利用机器人技术相继开展了针对步行障碍而进行的下肢康复训练机器人的研究,利用减重步行康复训练机器人进行步行康复训练,能减轻治疗师的工作强度,而且步行训练参数重复性好,可以准确设定时相指标,有效加快康复进程,提高康复疗效。

研究发现,中枢神经系统损伤后反复的特定任务的功能训练在整个功能恢复过程中必不可少,这为机器人辅助康复技术提供了重要的医学依据。康复训练机器人根据康复医学理论和人机合作机器人原理,通过计算机控制下的走步状态控制系统,使患者模拟正常人的步态规律做康复训练,锻炼双下肢运动功能,恢复神经系统对步行的控制能力,从而使步行能力得到恢复。

**(二)减重步行康复训练机器人的构成**

减重步行康复训练机器人由机座、走步状态控制系统、姿态控制系统、框架、导轨、重心平衡系统、活动扶手等组成。患者双脚站在走步状态控制系统的脚踏板上,穿好减重背心,背心通过吊缆和机座内的重力平衡系统相连,达到部分减重的目的。当康复训练机器人开始工作后,走步状态控制系统在计算机的控制下带动患者的双腿做走步运动,重心控制系统根据受训者的走步状态,自动计算重心的高低变化,通过吊缆实时调节重心的高低并具有防止摔倒的功能。

**(三)减重步行康复训练机器人的分类**

减重步行康复训练机器人按动力输入方式可分为腿部驱动和足底驱动两种类型。腿部驱动减重步行康复训练机器人通过牵引患者的大腿和小腿协调摆动完成腿部步行动作;足底驱动(如活动踏板型)减重步行康复训练机器人通过驱动患者足部模拟步行过程中踝关节的运动轨迹来进行步行训练。按动力源的不同,减重步行康复训练机器人又可以分为电机驱动、液压驱动和气压驱动,电机驱动因体积紧凑,操作与维护简单方便,而被广泛采用。此外,还有一种由运动平板直接驱动一个机构带动患者小腿屈曲的辅助步行训练装置。

1. 腿部驱动减重步行康复训练机器人分类

(1)仿生外骨骼机械腿:主要特点是具有类似人腿的仿生外骨骼结构,有大腿、小腿、髋、膝、踝关节等。使用时,外骨骼机械腿穿戴在人体下肢,机械腿的大、小腿分别带动患者的大、小腿摆动,完成步行动作。这一类设计的典型代表是LOKOMAT,它是第一套辅助下肢运动障碍患者在医用跑台上自动进行减重步行训练的产品。这类设计中还有可调式康复训练机器人的运动训练以及清华大学研究的步行康复训练机器人。

(2)牵引式机械手:特点是采用多个机械手分别与患者的大腿和小腿相连,使它们协调摆动,完成步行动作。牵引式机械手与外骨骼机械腿的工作原理相同,但牵引式机械手接近于理疗师的手来牵引患者下肢进行训练,并且训练设备无须全部穿戴在患者身上。这类设计有Auto Ambulator牵引式机械臂步行康复训练机器人。

2. 活动踏板型减重步行康复训练机器人

活动踏板型减重步行康复训练机器人是由活动踏板牵引患者脚部,通过保证踝关节的运动轨迹与正常步态的踝关节运动轨迹相吻合来进行步行训练的康复训练系统的总称,通常与减重步行训练相结合。它的主要结构是一对可按照一定轨迹运动的活动踏板。训练时,患者站立在踏板上,在它的带动下完成行走动作。这类设计有机械步态训练器型步行康复训练机器人和在此基础上开发的Haptic Walker步行康复训练机器人,另外,由我国哈尔滨工程大学研制的步行康复训练机器人也属于这一类设计。

3. 运动平板驱动的辅助步行训练装置

这种辅助步行训练装置由医用电动跑台直接驱动一个机构带动患者小腿屈曲,属于这一类设计的有近几年推出的LOKOHELP辅助步行训练装置。

**(四)减重步行康复训练机器人的前景**

在我国,康复医学事业仍然处于起步阶段,康复资源相对比较匮乏,而患者数量众多,治疗不平衡现象突出,因此,发展机器人辅助肢体运动功能康复技术更具实际意义。随着辅助康复机器人的研究和使用,有望通过机器人和计算机控制技术,减轻治疗师的工作强度,建立新的康复治疗工作方式和评估方法,重新评估运动功能的康复机制,在此基础上研究人脑控制肢体运动的机制。而运动功能康复训练的方法如何通过机器人的控制策略得以实现,即在某种意义上如何辅助治疗医师为患者进行治疗,已经成为这类机器人控制研究的难点和热点。可以看出,神经康复机器人技术在现代康复医学有广泛的应用前景。

**(五)减重步行康复训练机器人的不足**

目前,康复机器人辅助步态训练的研究仍然处于起步阶段,采用这种技术手段的可行性已得到初步证实,而这种治疗方式的有效性还有待进一步确定。研究发现,机器人辅助患者行走时,其骨盆和下肢的活动自由度会受到限制,使肌肉的运动模式与正常人不一样,而且缺乏适应外界环境变化的反馈控制策略;同时,重力平衡问题、机器人与患者肢体干涉的问题等,亦影响康复训练的效果。

另外,参考的步行参数的设定也存在一定的难度。正常参考步行参数的设定是选择一组正常人平地行走的相关数据作为参考,根据一定规律对数据进行调整,而即使是健康人,由于年龄、性别、胖瘦、高矮、行走习惯等原因,其步行参数也存在差异,而由此得出的参考数据应用于减重步行训练的有效性有待临床进一步的检验。

使用康复机器人辅助步态训练时,治疗师适当的辅助和指导仍是不可或缺的,尤其在矫正下肢的关节力线、力矩方面等,使其与正常步行周期接近,以达到最优化效果。

减重步行训练作为一种新兴的步态康复训练方法,已在部分神经系统疾病和运动系统疾病患者中取得了一定的疗效。而随着神经康复机器人技术在临床的应用,为步态康复提供了更广泛的前景。对于步行障碍的患者来说,在常规康复治疗的同时,配合减重步行康复训练,在改善步行能力方面是有效的、可行的。

(李 健)

## 第五节 肌 力 训 练

肌力是肌肉在收缩或紧张时所表现出来的能力,肌肉主要通过肌力对外界做功。肌力训练是增强肌肉肌力的主要方法,临床上常根据患者肌力评定结果选择合适的肌力训练方法,如传递神经冲动训练、助力训练、主动训练、抗阻训练。另外也常根据肌肉收缩的形式,将肌力训练的方法分为等长训练、等张训练及等速训练。

### 一、基本概念

**(一)等长训练**

等长训练是指肌肉收缩时,肌纤维的长度没有改变,也不产生关节活动,但肌肉能产生相当大的张力,因此能增加力量。等长训练可用于肌肉和骨关节损伤后的训练初期、肌力2～5级的患者。

**(二)等张训练**

等张训练是指肌肉训练过程中肌纤维张力基本保持不变,而肌纤维的长度发生改变,从而产生关节活动,人类大部分日常肢体活动都属于等张收缩。等张训练又根据肌肉训练过程中肌肉纤维长度改变的不同分为两类:等张向心性收缩和等张离心性收缩。

**(三)等速训练**

等速训练指利用专门设备,根据运动过程中肌力大小的变化调节外加阻力,使整个关节运动依预先设定的速度进行运动。显著特点是运动速度相对稳定,不会产生加速运动,在关节活动范围内的每一点都能向肌肉提供合适的阻力。

## 二、基本方法

按照肌肉募集的程度大小,肌力训练的方法可分为传递神经冲动训练、助力训练、主动训练、抗阻训练。按照肌肉收缩的方式,将肌肉训练方法又可分为等长训练、等张训练及等速训练。

**(一)传递神经冲动训练**

适用于肌力0～1级的患者。具体训练方法:训练时让患者首先集中注意力做主观努力,试图引起瘫痪肌肉的主动收缩,同时可以进行语言诱导和做瘫痪肌肉正常情况下收缩时所诱发出运动的被动运动。

**(二)助力训练**

适用于肌力1～3级的患者,即肌力较弱尚不能独自主动完成运动时,应开始进行此类运动,以逐步增强肌力。在训练时要随着肌力的恢复不断地改变辅助的方法和辅助量,具体训练方法如下。

1.徒手辅助运动

利用治疗师的手法帮助患者进行主动运动。

2.滑面上辅助运动

在光滑的板面上利用撒滑石粉或小滑车等方法减少肢体与滑板之间的摩擦力。

3.利用滑车重锤的主动运动

利用滑车、重锤减轻肢体的自身重量帮助患者进行运动,此方法适用于拮抗肌可拉起重锤的患者,且只适用于髋、肩、膝等大关节,不能用于手指、手、肘和踝。

4.浮力辅助主动运动

利用水对肢体的浮力或加上漂浮物减轻肢体重力的影响,进行辅助主动运动。

**(三)主动训练**

适用于肌力达3级以上的患者。训练中应取正确的体位和姿势,将肢体置于抗重力位,防止代偿运动。

**(四)抗阻训练**

适用于肌力4级或5级,能克服重力和阻力的患者,具体训练方法如下。

1.徒手抗阻运动

加阻力时不可过急,宜缓慢,使运动中的肌肉收缩时间延长,一次动作2～3秒完成,开始时在轻微阻力下主动运动10次,然后加大阻力,使肌肉全力收缩活动10次,可做向心性等张运动,也可做离心性等张运动及等长运动。

2.加重物抗阻运动

直接用手拿重物或把重的东西系在身体某部位进行练习。如膝伸展动作时,把哑铃固定在足部进行练习。

3.重锤与滑车抗阻运动

此方法用重锤做阻力,用滑车改变牵引的方向,牵引方向与肢体呈90°直角。肌肉收缩到极限后应停2~3秒,无论是向心性或离心性收缩,每个动作都要慢慢进行。

4.弹力带抗阻力运动

用弹力带的弹性做阻力。

5.水中抗阻运动

可在肢体末端拴上浮子,再向下方运动克服浮子的阻力。

(五)等长训练

适用于肌力2~5级的患者,具体训练方法如下。

1.徒手等长训练

受训肢体不承担负荷而保持肌肉长度不变的等长收缩活动。

2.肢体固定时等长训练

如股四头肌在伸展位石膏固定的情况下进行等长收缩练习。

(六)等张训练

适用于肌力3~5级的患者。该法常是直接或通过滑轮举起重物的练习,如举哑铃或沙袋、拉力器等练习。训练时可采用渐进性抗阻练习法,即先测出待训练肌肉连续10次等张收缩所能承受的最大负荷,称为10 RM,然后让患者进行3组10次运动,各组间休息1分钟,第1、2、3组训练所用阻力负荷依次为1/2、3/4及1个10 RM。每周复测10 RM值,并相应调整负荷量。

(七)等速运动

适用于肌力3级以下的患者,可先在持续被动运动(CPM)模式下进行助力运动或离心运动,有利于肌肉的早期训练。

## 三、治疗原理

(一)按照不同训练目的

按照不同训练目的分为增强肌力训练和增强肌肉耐力训练两种。人体肌肉纤维分为两大类型:Ⅰ型肌纤维(又称为慢肌纤维)和Ⅱ型肌纤维(又称为快肌纤维)①Ⅰ型肌纤维主要依靠有氧代谢供能,其收缩较慢,产生的张力较低,但持续时间长,不易疲劳,是做低强度运动及休息时维持姿势的主要动力。②Ⅱ型纤维,主要是Ⅱb型纤维(又称快收缩酵解型纤维),依靠ATP分解及糖无氧酵解供能,其收缩快,产生张力高,易疲劳,是做高强度运动时的主要动力。当训练目的为增强肌力时,应加大负荷量以募集更多的肌纤维收缩,加快运动速度及缩短训练时间;而以增强耐力为目的时,则负荷量应相对减小,重复次数应增加,训练的时间应延长。

(二)遵循超量恢复规律

遵循超量恢复规律是指肌肉或肌群经过适当的练习后产生适度的疲劳,在休息过程中,肌肉先经过疲劳恢复阶段,然后达到超量恢复阶段,在疲劳恢复阶段,练习过程中消耗的肌肉能源物质、收缩蛋白与酶蛋白恢复到运动前水平,在超量恢复阶段这些物质继续上升并超过运动前水平,以后又降到运动前水平。如下一次练习在前一次超量恢复阶段进行,那么就可以以前一次超量恢复阶段的生理生化水平为起点恢复,使超量恢复巩固和叠加起来,实现肌肉形态及功能的逐步发展。按照肌肉练习的超量恢复规律,在练习时应该遵循下面两条原则。

1. 疲劳度原则

肌肉训练时要引起一定肌群的适度疲劳但不应过度疲劳。

2. 频度原则

肌肉训练要掌握适宜的训练频度,尽量使后一次练习在前一次练习后的超量恢复阶段内进行。

### 四、适应证

主要适用于中枢、周围神经损伤及肌源性疾病后肌肉力量降低,同时适合失用性、疼痛源性肌肉萎缩,另外对于躯干肌肉力量不协调、关节周围主动肌和拮抗肌不平衡、腹肌和盆底肌肌力降低的患者也适合进行选择性肌肉力量训练。

### 五、注意事项与禁忌证

#### (一)肌力训练时的注意事项

(1) 掌握正确规范的训练方法,这主要包括选择正确的运动量、训练节奏、在合适的时候施加恰当的阻力及给予合适的固定。

(2) 训练过程中遵循无痛训练的原则,疼痛发生应被视作出现或加重损伤的信号。

(3) 对患者进行讲解和鼓励,在练习前应使患者充分了解肌肉练习的意义和作用,消除其可能存在的疑虑,经常给予语言的鼓励,并显示练习的效果,以提高其信心和长期坚持练习的积极性。

(4) 注意心血管反应,有高血压、冠状动脉粥样硬化性心脏病或其他心血管疾病患者应禁忌在等长抗阻运动时过分用力或憋气。

(5) 在肌力的强化训练中应避免代偿运动的出现。

(6) 认真做好正确详细的训练记录,包括患者训练时对运动负荷的适应能力、训练的运动量是否适合、训练中患者的状况、在训练前后随时测试肌力的进展情况,并根据患者的状况随时调整训练的强度、时间等。

#### (二)禁忌证

(1) 全身有严重感染和发热不宜进行。

(2) 患有严重的心脏疾病,如快速性心律失常、心力衰竭等情况。

(3) 皮肌炎、肌炎及发作期患者及严重肌病患者不宜进行高强度或抗阻训练。

(4) 肌力训练会加剧局部疼痛的患者不宜进行肌力训练。

(5) 局部有活动性出血,不宜进行局部肌肉训练,以免加重出血形成血肿。

(6) 骨折后只行石膏外固定、骨折断端尚未形成牢固骨痂时不宜进行肌肉长度有改变的训练。

(武 磊)

## 第六节 关节活动训练

### 一、基本知识

关节活动训练是维持和改善关节活动度而进行的训练。训练可以根据患者的情况进行被动的或主动的运动方式,同时可以利用各种训练器材和矫形器进行辅助。

### 二、基本方法

**(一)被动训练**

患者完全不用力,全靠外力来完成运动或动作。外力主要来自康复治疗师、患者健肢或各种康复训练器械。

(1)患者取舒适、放松体位,肢体充分放松。

(2)按病情确定运动顺序。由近端到远端(如肩到肘,髋到膝)的顺序有利于瘫痪肌的恢复,由远端到近端(如手到肘,足到膝)的顺序有利于促进肢体血液和淋巴回流。

(3)固定肢体近端,托住肢体远端,避免替代运动。

(4)动作缓慢、柔和、平稳、有节律,避免冲击性运动和暴力。

(5)操作在无痛范围内进行,活动范围逐渐增加,以免损伤。

(6)用于增大关节活动范围的被动运动可出现酸痛或轻微的疼痛,但可耐受;不应引起肌肉明显的反射性痉挛或训练后持续疼痛。

(7)从单关节开始,逐渐过渡到多关节;不仅应有单方向的,而且应有多方向的被动活动。

(8)患者感觉功能不正常时,应在有经验的康复治疗师指导下完成被动运动。

(9)每一动作重复 10~30 次,2~3 次/天。

**(二)主动-辅助训练**

在外力的辅助下,患者主动收缩肌肉来完成运动或动作。助力可由治疗师、患者健肢、器械、引力或水的浮力提供。这种运动常是由被动运动向主动运动过渡的形式。其目的是逐步增强肌力,建立协调动作模式。

(1)由治疗师或患者健侧肢体通过徒手或通过棍棒、绳索和滑轮等装置帮助患肢主动运动,兼有主动运动和被动运动的特点。

(2)训练时,助力可提供平滑的运动;助力常加于运动的开始和终末,并随病情好转逐渐减少。

(3)训练中应以患者主动用力为主,并做最大努力;任何时间均只给予完成动作的最小助力,以免助力替代主动用力。

(4)关节的各方向依次进行运动。

(5)每一动作重复 10~30 次,2~3 次/天。

**(三)主动关节活动度训练**

适用于肌力 3 级的患者,主要通过患者主动用力收缩完成训练。既不需要助力,也不需要克服外来阻力。其目的是改善与恢复肌肉功能、关节功能和神经协调功能等。

(1)根据患者情况选择进行单关节或多关节、单方向或多方向的运动;根据病情选择体位,如卧位、坐位、跪位、站位和悬挂位等。

(2)在康复医师或治疗师指导下由患者自行完成所需的关节活动;必要时,治疗师的手可置于患者需要辅助或指导的部位。

(3)主动运动时动作宜平稳缓慢,尽可能达到最大幅度,用力到引起轻度疼痛为最大限度。

(4)关节的各方向依次进行运动。

(5)每一动作重复10～30次,2～3次/天。

(四)CPM

CPM是利用专用器械使关节进行持续较长时间的缓慢被动运动的一种训练方法,训练前可根据患者情况预先设定关节活动范围、运动速度及CPM时间等指标,使关节在一定活动范围内进行缓慢被动运动,以防止关节粘连和挛缩。

1.仪器设备

对不同关节进行CPM训练,可选用各关节专用的CPM训练器械。训练器械是由活动关节的托架和控制运动的机械组成,包括针对下肢、上肢甚至手指等外周关节的专门训练设备。

2.程序

(1)开始训练的时间:可在术后即刻进行,即便手术部位敷料较厚时,也应在术后3天内开始。

(2)将要训练的肢体放置在训练器械的托架上,固定。

(3)开机,选择活动范围、运动速度和训练时间。

(4)关节活动范围:通常在术后即刻常用20°～30°的短弧范围内训练;关节活动范围可根据患者的耐受程度每天渐增,直至最大关节活动范围。

(5)确定运动速度:开始时运动速度为每1～2分钟一个运动周期。

(6)训练时间:根据不同的程序,使用的训练时间不同,每次训练1～2小时,也可连续训练更长时间,根据患者的耐受程度选定,1～3次/天。

(7)训练中密切观察患者的反应及CPM训练器械的运转情况。

(8)训练结束后,关机,去除固定,将肢体从训练器械的托架上放下。

3.注意事项

(1)术后伤口内如有引流管时,要注意运动时不要影响引流管。

(2)手术切口如与肢体长轴垂直时,早期不宜采用CPM训练,以免影响伤口愈合。

(3)训练中如同时使用抗凝治疗,应适当缩短训练时间,以免出现局部血肿。

(4)训练程序的设定应根据外科手术方式、患者反应及身体情况加以调整。

## 三、治疗原理

被动关节活动训练的原理是通过瘫痪肢体本体感觉输入,刺激屈伸反射,放松痉挛肌肉,促发主动运动;同时牵拉挛缩或粘连的肌腱和韧带,有利于维持或恢复关节活动范围。主动关节活动训练及主动-辅助关节活动训练是通过肌肉主动收缩或辅助肌肉收缩来改善或恢复患者肌肉功能、关节功能及神经协调功能。

## 四、适应证

被动关节活动训练适用于由于骨折、神经或软组织损伤后的关节活动度下降,是缺乏主动运动能力阶段的一种训练方式,CPM 就是利用器械完成被动运动的关节活动训练方法。CPM 的主要适应证为:四肢骨折,特别是关节内或干骺端骨折切开复位内固定术后;人工关节置换术后;韧带重建术后;创伤性关节炎、类风湿关节炎滑膜切除术后、化脓性关节炎引流术后;关节挛缩、粘连松解术后,关节镜术后等。主动-辅助训练适应对象:由被动运动向主动运动过渡的患者。主动训练适应对象:肌肉主动收缩良好,但因各种原因导致的关节粘连或肌张力增高而使关节活动度受限的患者。

## 五、注意事项与禁忌证

需注意在关节活动训练的过程中,监测患者的整体情况,注意生命体征、活动部分的皮温和颜色改变,以及关节活动度、疼痛或运动质量的改变。

关节活动训练的禁忌证:各种原因所致关节不稳、骨折未愈又未行内固定术者、骨关节肿瘤、全身情况差、病情不稳定者。

(武 磊)

# 第七节 平衡与协调训练

## 一、平衡训练

### (一)基本知识

平衡是指人体所处的一种稳定状态,以及无论处在何种位置,当运动或受到外力作用时,能自动调整并维持姿势的能力。平衡能力指当人体重心垂线偏离稳定的支持面时,能立即通过主动的或反射性的活动使重心垂线返回到稳定的支持面内能力。平衡训练是应用徒手或器械进行维持和恢复平衡能力的锻炼方法。

1.平衡训练的原则

(1)患者主动参与,注意力集中,环境要安静。

(2)注意保护患者安全,避免发生意外损伤。

(3)先从静态平衡训练开始(Ⅰ级平衡),逐步过渡到自动动态平衡(Ⅱ级平衡),再过渡到他动动态平衡(Ⅲ级平衡)。

(4)先从坐位平衡训练开始,逐步过渡到立位平衡训练。

(5)先从睁眼训练开始,逐步过渡到闭眼下训练。

(6)逐步缩小支撑面积,增加头颈、躯干、四肢不同方向及对角线方向的运动,提高训练难度。

(7)辅助呼吸训练,增强核心肌群稳定。

2.平衡训练分类

平衡训练分静态平衡训练(Ⅰ级平衡)、动态平衡训练(Ⅱ级平衡、Ⅲ级平衡);体位上有坐位平衡训练、手膝位平衡训练、立位平衡训练；方式上有徒手平衡训练、器械平衡训练。

(二)基本方法

1.坐位平衡训练

患者取坐位，保持放松状态，双手放身体两侧。

(1)徒手坐位平衡训练：①Ⅰ级平衡训练是患者坐在稳定的支撑平面上，不受外力和身体移动的前提下保持住独立坐姿的训练。开始时治疗师需给予辅助保持坐位平衡，逐步独立坐位保持，配合呼吸训练增加核心肌群稳定。②Ⅱ级平衡训练是患者独立坐姿的状态下，可以进行身体重心前、后、左、右移动及躯干旋转的运动，并保持坐位平衡的训练。双上肢可以分别不同方向够物，双下肢分别不同程度的抬起等训练。③Ⅲ级平衡训练是患者保持独立坐姿，双手抱于胸前，由治疗师施加不同方向的外力破坏患者坐位平衡，激发姿势反射的训练。

(2)器械坐位平衡训练：包括Thera-band训练垫、训练球、动静态平衡仪。可以在不同软硬程度的垫上，先硬垫后软垫的原则逐步进行Ⅰ～Ⅲ级坐位平衡训练。

2.立位平衡训练

(1)徒手立位平衡训练：①Ⅰ级平衡训练是患者站在稳定的支撑平面上，不受外力和身体移动的前提下保持住独立站姿的训练。开始时治疗师需给予辅助保持立位平衡，双足分开增加支撑面积，可以使用下肢辅具给予固定，逐步缩小足间距，减少支撑面积，增加难度，达到独立站位，配合呼吸训练增加核心肌群稳定。②Ⅱ级平衡训练是患者独立站姿的状态下，可以进行身体重心前、后、左、右移动及躯干旋转的运动，并保持站立位平衡的训练。开始时治疗师可以给予辅助固定骨盆，逐步过渡到独立完成。双上肢可以分别于不同方向够物，增加难度。③Ⅲ级平衡训练是患者在独立站姿下抵抗外力保持身体平衡的训练。往往借助平衡板、平衡垫、动态平衡仪进行训练。

(2)器械立位平衡训练：包括平衡板、Thera-band训练垫、动静态平衡仪。借助器械可以循序渐进、量化地进阶训练，增加趣味性。

3.手膝位平衡训练

主要是训练躯干平衡稳定性，患者手膝四点跪位保持，在治疗师帮助下逐步抬起一侧上肢或下肢，交替进行，平衡稳定性提高后再借助平衡垫训练。

(三)治疗原理

姿势平衡是身体的重心位移可以控制在支撑底面积的范围中，这是一套极为复杂且精细的机制。个体平衡维持需要感觉系统、姿势控制系统、中枢神经系统协调与整合。这3个系统必须要协调整合身体各方面的信息，通过大脑作出正确的动作指令，再实际指挥动作控制，已完成平衡动作。随着身体动作和位置的改变，感觉系统必须觉察出变化，通过姿势控制系统适应新的姿势挑战，再通过中枢系统整合作出预期动作与适应动作，以最合适的力量输出，使身体达到力学上的平衡。在感觉系统中主要依赖前庭、视觉、本体感觉的协调，这3种感觉在大脑皮质做一个整合，再加上小脑、基底神经核的中间协调，产生正确的肌肉动作来维持平衡。以上所提的任何一个系统出现问题，必须靠其他系统提供代偿，当无法代偿时出现平衡障碍。

(四)适应证

用于中枢神经系统疾病、外周神经系统疾病、肌肉骨骼疾病、前庭系统疾病，以及老年人等引起的平衡功能障碍的患者。

### (五)注意事项与禁忌证

**1.注意事项**

(1)先进行平衡功能的评定,根据平衡障碍的程度进行对应训练。

(2)遵循循序渐进的原则,由易到难。

(3)训练开始时先进行动作讲解与示范,让患者充分理解。

(4)消除患者恐惧心理,开始时给予一定保护。

(5)施加外力时不能超过患者所能调节的能力。

**2.禁忌证**

(1)认知功能障碍,无法理解与配合。

(2)无法消除恐惧心理,不能配合。

(3)有严重感染、高热。

(4)有严重心脏病。

(5)中枢性疾病伴有严重痉挛。

## 二、协调训练

### (一)基本知识

协调是身体整合肌肉、神经系统来产生平滑、准确、有控制的运动能力。协调功能障碍又称为共济失调,是小脑、本体感觉及前庭功能障碍导致运动笨拙和不协调,累及四肢、躯干及咽喉肌可引起姿势、步态和语言障碍。协调训练是恢复平稳、准确、高效运动能力的方法。即利用残存部分的感觉系统,以及利用视觉、听觉和触觉来促进随意运动控制能力的训练方法。

**1.协调训练的基本原则**

(1)在安静环境中进行,患者注意力集中,保持放松的安全体位。

(2)动作的训练由简单到复杂:先单侧后双侧,可以双上肢交替、双下肢交替、上下肢同时等。

(3)训练的体位顺序:卧位、坐位、站位、步行中。

(4)重复性训练:每个动作都需要重复5～10次练习,再用同等时间休息。

(5)针对性训练:对具体的协调障碍进行针对性的训练,先从轻的一侧开始。

(6)先睁眼后闭眼训练。

(7)综合性训练:除了协调训练,还要进行相关训练,如改善肌力和平衡的训练等。

**2.协调训练分类**

协调训练分单块肌肉训练、多块肌肉协调动作训练;部位上有上肢协调训练、下肢协调训练、整体协调性训练。

### (二)基本方法

**1.单块肌肉训练**

患者先仰卧位,注意力集中到所训练的肌肉上,治疗师给患者做被动运动,同时让患者想象这一运动过程,体会肌肉运动的感觉,同时喊"用力、再用力一点"让患者逐步学会使用这块肌肉收缩与运动控制,直到肌肉能够抗重力收缩。在训练过程中强调视觉配合,本体感觉输入,并可利用肌电生物反馈仪配合训练,逐步过渡到坐位训练,每天2次。

**2.多块肌肉协调动作训练**

利用神经发育促进疗法、作业疗法、平衡训练法等在卧位、坐位、站立位逐步进阶进行协调训练。

(1)上肢协调训练:①轮替动作包括如下几项。双上肢交替上举。双上肢交替摸肩上举:左、右侧上肢交替屈肘、摸同侧肩,然后上举。双上肢交替前伸:上肢要前伸至水平位,并逐渐加快速度。交替屈肘:双上肢起始位为解剖位,然后左、右侧交替屈肘,手拍同侧肩部,逐渐加快速度。前臂旋前、旋后:肩关节前屈90°,肘伸直,左右侧同时进行前臂旋前、旋后的练习;或一侧练习一定时间,再换另一侧练习。腕屈伸:双侧同时进行腕屈伸练习,或一侧练习一定时间,再换另一侧练习。双手交替掌心拍掌背:双手放于胸前,左手掌心拍右手掌背,然后右手掌心拍左手掌背,如此交替进行,逐渐加快速度。②定位性动作包括如下几项。指鼻练习:左、右侧交替以示指指鼻,或一侧以示指指鼻,反复练习一定时间,再换另一侧练习。对指练习:双手相应的手指互相触碰,由拇指到小指交替进行;或左手的拇指分别与其余四个手指进行对指,练习一定时间,再换右手,或双手同时练习,以上练习同样要逐渐加快速度。指敲桌面:双手同时以五个手指交替敲击桌面,或一侧练习一定时间,再换另一侧练习。其他:画画、下跳棋等。

(2)下肢协调训练。①交替屈髋:仰卧于床上,膝关节伸直,左右侧交替屈髋至90°,逐渐加快速度。②交替伸膝:坐于床边,小腿自然下垂,左右侧交替伸膝。③坐位交替踏步:坐位时左右侧交替踏步,并逐渐加快速度。④拍地练习:足跟触地,脚尖抬起做拍地动作,可以双脚同时或分别做。

(3)整体协调性训练。①原地踏步转圈:踏步的同时双上肢交替摆臂,逐渐加快速度。②交叉步行:走直线交叉步行。③躯体侧弯:站位侧弯。④原地高抬腿跑:高抬腿跑的同时双上肢交替摆臂,逐渐加快速度。⑤其他:跳绳、踢毽子等。

(三)治疗原理

协调运动的产生是肌肉骨骼系统、神经系统(小脑、基底神经节、脊髓后索)共同完成的。神经协调是神经的兴奋与抑制的相互配合、协同,肌肉协调是收缩肌与拮抗肌之间用力的程度、比例和时间顺序。

协调训练是让患者在意识控制下,训练其在神经系统中形成预编程序,自动的、多块肌肉协调运动的记忆印迹,从而使患者能够随意再现多块肌肉协调、主动运动形式的能力。通过控制和协调能力训练,形成感觉印象和运动程序,存储于大脑中,进而产生动作。通过重复的动作学习,学会并存贮这种过程。

(四)适应证

小脑、基底神经核、脊髓后索病变导致的疾病,如该部位梗死、出血、肿瘤等,脑外伤,多发性硬化、帕金森病、舞蹈症、徐动症、张力不全、宽基底步态等。

(五)注意事项与禁忌证

1.注意事项

(1)先进行协调功能的评定,根据协调障碍的水平进行对应训练。

(2)训练开始时先进行动作讲解与示范,让患者充分理解给予配合。

(3)消除患者恐惧心理,特别注意给予保护以防跌倒。

(4)施加外力时不能引起肌肉兴奋扩散。

(5)不能引起患者疲劳,治疗时间15分钟为宜。

(6)协调功能训练不是孤立进行的,要同时进行相应的肌力训练、平衡功能训练等。

2.禁忌证

同平衡训练。

（武　磊）

## 第八节　言语-语言治疗

言语和语言都是人类所特有的思想、文化的交流工具，两者存在密切关系，在日常生活中混用。但是在康复领域，它们之间是有严格区别的。

### 一、语言障碍和言语障碍的区别

#### (一)语言和言语的区别

(1)语言是整个社会群体所共同使用的一种符号系统，如汉语、英语、法语或俄语，更强调全民性和共同性。语言包括对符号的运用(表达)和接受(理解)的能力，对文字语言符号的运用(书写)和接受(阅读)能力，以及姿势语言和哑语。

(2)言语是人们运用语法规则，将语言材料通过口头形式表达出来的过程。言语活动是人类普遍的交际形式，也是最重要的交流方式，它具有更明显的个体特征和个性风格。

(3)言语是有声语言，也就是口语，而语言就是人类社会中约定俗成的符号系统，人们通过应用这些符号达到交流的目的。因此，语言不依赖于个体，可以一直持续下去，言语需要个体的参与，它会随着个体的消亡而消亡。语言的运用符号不仅包括口头符号(口语)和书面符号(文字)，即听、说、读、写这4种基本交流方式，还包括姿势语言、手势表情等多种交流形式，而言语则仅指口语表达。

#### (二)言语障碍和语言障碍

1.言语障碍

口语表达声音响亮、发音清晰，需要有正常的构音器官结构和言语产生有关的神经肌肉的正常活动。言语障碍包括：说话时采用显著的胸式呼吸方式，说话的音调过高、过低或缺乏变化，说话声音太小或太大，说话声音鼻音太重或含糊不清等问题。言语障碍临床表现为呼吸、发声、共鸣、构音和语音功能的异常。代表性的言语障碍为构音障碍，临床上最多见的构音障碍是脑卒中、脑外伤、帕金森病等疾病所致的运动性构音障碍。另外构音器官异常所致的构音障碍为器质性构音障碍，以腭裂为代表。

2.语言障碍

语言障碍是指口语和非口语的过程中词语应用出现障碍。现在对语言障碍的理解逐渐集中于因生理或心理、智力等问题所造成的语言交际障碍。语言障碍主要有失语症和语言发育迟缓。代表性的语言障碍是脑卒中和脑外伤所致的失语症和大脑功能发育不全所致的语言发育迟缓。

### 二、构音障碍常用治疗方法

构音障碍是由于神经病变导致与言语功能相关的肌肉麻痹或运动不协调所致的言语障碍，从大脑到肌肉本身的整个神经反射通路病变都可能引起这种异常的表现。

构音器官评定所发现的异常部位便是构音训练的重点部位。构音评定所发现的哪些音可以发,哪些音不能发,哪些音不清晰等就决定了构音训练的内容。根据构音器官和构音评定的结果,按照呼吸→喉→腭和腭咽区→舌体→舌尖→唇→下颌运动的顺序,一个问题一个问题地解决。

言语的发生受神经和肌肉影响,所以,姿势、肌张力、肌力和运动协调的异常都会影响到言语的质量。言语治疗应从改变这些状态开始,这些异常状态的纠正会促进言语的改善。对于重度构音障碍的患者,要选择能充分发挥患者的残余功能和最简单易行的交流手段,最终使患者能使用现代的交流辅助系统来补偿重度运动障碍所造成的言语交流障碍。

### (一)呼吸障碍的矫治

呼吸障碍包括呼吸方式异常、呼吸支持不足、呼吸与发声不协调,主要通过呼吸放松训练、缓慢平稳呼气法训练、唱音法训练等来分别治疗。

**1. 呼吸放松训练**

呼吸放松训练指将节律的呼吸与放松运动相结合,通过手臂和肩部的运动带动肋间肌群和肩部肌群运动,使这些肌群甚至全身得到放松,从而促进呼吸系统整体功能的提高。此训练主要用于呼吸方式异常,主要是通过呼吸配合双臂交替上举、单臂划圈、双臂划圈、双肩耸立、晃动等运动方式进行训练。

**2. 数数法**

数数法用于治疗呼吸方式异常的患者,也适用于呼吸与发声不协调的患者。动作要领是有节奏地移动步伐,同时控制呼吸并数数。

**3. 缓慢平稳呼气法**

缓慢平稳呼气法主要用于治疗呼吸支持不足的患者,也适用于呼吸与发声不协调的患者。动作要领是深吸气,呼气时气流必须平缓均匀,并注意发声时长的控制。也可将呼气与发音训练相结合,先进行无意义音的缓慢平稳呼气训练,然后进行单音节词的缓慢平稳呼气训练。

**4. 唱音法**

唱音法主要适用于呼吸与发声不协调的患者,也适用于呼吸支持不足的患者。动作要领是深吸气后持续地发音,注意发声时长控制和起音控制,发长音时保持声音平稳,发短音时干脆利落。主要包括长音训练、短音训练和长短音结合训练。

**5. 生理腹式呼吸训练**

生理腹式呼吸训练适用于呼吸方式异常的患者。通过不同的体位,让患者体验呼吸中"呼"和"吸"的过程,帮助患者建立正确、自然、舒适的生理腹式呼吸方式,为言语呼吸奠定基础。

**6. 快速用力呼气法**

快速用力呼气法主要适用于呼吸支持不足的患者。操作时,首先可通过吹羽毛、吹蜡烛等活动,让患者感受深吸气后快速呼出的感觉,然后采用耳语式的发音方法诱导出送气音,再用正常嗓音发送气音,进行快速用力呼气训练;接着增加难度教导患者深吸一口气,然后快速呼气的同时用力发以送气音 p、t、k 等开头的单双音节词语。

**7. 甩臂后推法**

甩臂后推法适用于呼吸与发声不协调和软起音的患者。患者在甩臂后推的同时突然发音来提高声门闭合能力,减少软起音,帮助其建立正确的起音方式。其训练步骤依次为:用力甩臂后推的同时发音,边做动作边发单元音(逐渐过渡到单音节、双音节和短语)。

8.气息式发音法

气息式发音法适用于呼吸与发声不协调的患者。通过采用气息式的发音,帮助放松声带和咽缩肌,从而建立正常的起音方式,其主要适用于硬起音,尤其是由硬起音导致的高音调。治疗师示范用不同的起音方式发音,教导患者区分,体会不同起音方式的喉部感觉。硬起音时,喉部紧张僵硬;软起音时喉部放松舒适。

### (二)言语发声障碍常用治疗方法

发声障碍主要包括音调异常、响度异常、嗓音音质异常。不管是哪种发声异常者都要进行的一项训练是放松训练,包括发声放松训练(颈部和声带放松训练)、哈欠-叹息法和不同的张嘴法。

1.颈部放松训练

颈部放松训练通过颈部肌群紧张和松弛的交替运动,使患者的颈部肌群(即喉外肌群)得到放松。具体步骤为头部随重力快速向前落下,缓慢抬起,重复5次。依次如法做向后、左、右、旋转等动作。

2.声带放松训练

声带放松训练通过打"嘟"的形式,让患者体会发声过程中声带的放松,并放松整个发声器官甚至颈部肌群。操作时要求首先保持上身稳定,自然闭合双唇,具体步骤:深吸气,呼气时声带振动并带动双唇振动向正前方发"嘟——"的音,并且要连贯持续。依次如法进行持续发"嘟——"音。与此同时分别做头部向左或向右快速旋转、头部向左上方或右上方做弧状快速上升动作,头部向左下方或右下方做弧状快速下降动作。

3.哈欠-叹息法训练

哈欠-叹息法训练通过夸张的哈欠和叹息动作,使声道充分打开,咽部肌肉放松,在打哈欠快结束时叹气,然后在叹息时发音并体会放松的感觉,逐渐过渡到做单音节训练、词的训练、短语或句子的训练。

4.乐调匹配法

乐调匹配法主要用于治疗音调异常障碍。根据患者现有的音调水平,选择乐器的不同音阶,对其进行音调的模仿匹配训练,以逐步建立正常的音调,提高其音调控制能力。动作要领是根据患者的音调水平选择合适的阶段性目标音阶,逐步接近正常音调。主要步骤包括哼唱乐调、哼唱后发单元音、哼唱后数数、哼唱后说词语、歌唱式发单元音、歌唱式说词语等。

5.用力搬椅法

用力搬椅法是让患者坐在椅子上,在用力上拉椅子的同时发音,来增加其言语的响度。

### (三)言语节奏训练

言语节奏训练包括重音、节奏、呼吸、朗诵练习。轻至中度的患者可能表现为绝大多数音可以发,但由于痉挛或运动不协调而使发音不正确或失韵律。这时可以利用节拍器控制速度,由慢开始逐渐变快,患者随着节拍器的节拍发音可明显增加理解度。

1.重音与节奏训练

呼吸控制训练使重音与轻音显示出差异,从而产生言语的节奏特征;诗歌朗读训练,诗歌有很强的节奏,可帮助患者控制节奏。

2.语调训练

多数患者表现为音调低或单一音调,训练时要指出患者的音调问题,训练者发音由低到高、乐器的音节变化也可用来帮助患者克服单一的音调。

### (四)音调障碍训练

手指按压法是治疗师以手指按压于患者喉部某处,改变喉软骨的位置,以提高或降低患者音调的一种治疗方法,主要适用于音调障碍的患者。不同的音调障碍有不同的治疗方法。

1. 音调过高

首先,治疗师以右手示指放于患者甲状软骨切迹上,拇指和中指分别固定于两侧的甲状软骨板,示指用力将甲状软骨向后向下推,同时让患者发 ā 或 bā;然后治疗师移开手指,让患者自己把拇指和示指轻轻地按压在甲状软骨上进行发声,体会并记住低音调发声时喉的位置;逐步过渡到发其他音,并在平常说话中以此音调说话。

2. 音调过低

治疗师将甲状软骨向上推而不是往下推,其他同前法训练。

3. 音调变化过大

首先让患者将示指和中指的指腹放在甲状软骨上,发一个中等音调的音,依次降低一个音级,直到最低,通过指腹感觉并体会喉的下降运动;然后再依次上升一个音级,直到最高,通过指腹感觉并体会喉的上升运动;再要求患者用示指和中指将甲状软骨固定在适当的位置,这时的发声音调是患者的自然音调,并限制喉的移动幅度,通过大量朗读或交流来强化这种发声方式,直至不需要手指的辅助力量也可以做到发声时喉的纵向移动幅度很小。

### (五)共鸣障碍训练

共鸣障碍训练主要适用于口腔、鼻腔共鸣异常和共鸣音质异常的问题。口腔共鸣异常包括前位聚焦、后位聚焦、喉位聚焦,可以通过口腔共鸣放松训练(后位音法、前位音法、伸舌法)进行治疗。鼻腔共鸣异常包括鼻音功能亢进和鼻音功能低下,可以通过口腔共鸣法、鼻腔共鸣法训练进行治疗。共鸣音质异常可以通过鼻音/边音刺激、U 声道法、头腔共鸣法和胸腔共鸣法进行治疗。

### (六)口部运动治疗

口部运动治疗主要是指针对下颌运动障碍、唇运动障碍和舌运动障碍的治疗,主要是针对下颌、唇和舌的运动范围、运动速度、运动控制、精细运动分化等运动障碍进行治疗,促进控制它们运动的肌张力正常化,增强感知觉,改善肌张力和肌力,抑制异常的口部运动模式,促进正常的口部运动模式产生。

1. 下颌运动治疗

下颌运动治疗首先要增强下颌感知觉,然后采用促进治疗技术提高下颌肌肌力,再阻断下颌的异常运动模式,建立正常的运动模式。

2. 唇的运动治疗

唇运动治疗首先要增强唇部感知觉,然后提高唇肌肌力,再促进唇各种运动模式产生。

3. 舌运动治疗

舌运动治疗首先要增强舌感知觉,然后提高舌肌肌力,再阻断舌的异常运动模式,建立正常的运动模式。

### (七)构音运动治疗

构音运动治疗是通过重读治疗法将口部运动与语音结合,将口部运动模式转化为声母和韵母所需要的构音运动模式,进一步提高下颌、唇和舌的精细分化运动能力的综合运动训练,是连接口部运动与构音语音训练的桥梁。训练内容包含下颌韵母运动训练、唇韵母运动训练、舌韵母运动训练、唇声母运动训练、舌声母运动训练。

## 三、失语症常用治疗方法

失语症治疗的目的是通过各种方法帮助改善患者的语言和交流能力,使其听、说、读、写能力最大限度地接近或达到正常水平。

### (一)听理解的治疗

1.听觉察知能力的训练

听觉察知能力的训练包括无意察知训练和有意察知训练。

(1)无意察知训练主要通过新颖、节奏感强的声音激发患者对声音产生兴趣。

(2)有意察知训练的核心目标是让患者能够对不同频率、不同强度的声音做出有意识的反应。

2.听觉分辨能力训练

听觉分辨能力训练目的是区分声音异同,分为综合分辨能力训练和精细分辨能力训练。

(1)综合分辨能力训练是指对多维度差异语音分辨的训练。该阶段选择的内容无论在时长、强度还是频率方面差异都较大,患者只要能抓住其中一个维度的差异即可区分两者的不同。

(2)精细分辨能力训练是指能够分辨环境声、动物声、人体声、活动声、物体声、言语声、叠字、短句、童谣、儿童歌曲等。

3.听觉辨识能力训练

听觉辨识能力训练的目的是让患者把握声音的多种特性,从而将声音识别出来。包括词语识别和音位识别。词语识别能力训练将帮助患者尽可能清晰地聆听日常生活中的词语,包括三音节词、双音节词和单音节词。音位识别能力训练将帮助患者清晰地识别含音位对比的词语,包括韵母音位对比识别、声母音位对比识别。

4.听觉理解能力训练

听觉理解能力训练的目的是考察和提高患者音和义结合的能力,使患者能真正懂得声音的意义,包括词语理解能力训练、句子和短文理解能力训练。

### (二)口语表达治疗

1.命名训练

命名是交流的基础。在进行命名治疗时,注意选择和患者密切相关的内容,如家人的名字、身边的家具等。有许多特殊的提示可用于命名治疗,它们可以帮助激发出目标反应。比如音节提示、口型提示、提示词语的第一个字、提示物体功能的描述、示范动作、以相关的声音作为刺激、采用近义词、反义词诱导等,帮助患者掌握命名。

2.长句训练

患者可在已掌握的命名基础上,逐步扩展成在沟通交流中有功能和作用的短语与句子。

3.动作图卡和故事训练

治疗师可以采用动作图卡和故事来引导患者讲故事及进行对话。读报纸标题或文章小段落,注意纠正错误语音,改善流畅度。

4.对话训练

对话训练是进行日常生活简短对话,训练"听""说"能力,给予语言刺激,引起患者反应。在会话过程中注意纠正语音、词汇及语法上的错误。

### (三)书写技能的治疗

书写技能治疗时,根据患者现有书写技能水平的不同,治疗师可以采用以下治疗方法进行书写技能的治疗:①指出治疗师所说的文字;②指出治疗师所说的词语和短语;③说出书面文字的发音;④说出书面词语的发音;⑤描摹书面文字;⑥抄写词语和短语;⑦正确说出文字的笔画、偏旁、部首等;⑧书写自己及家人的名字;⑨自发性书写短语和句子;⑩自发性、拓展性书写,如写留言、便条、地址,填写表格,写书信等。

## 四、言语语言治疗模式

### (一)治疗形式

**1. 一对一训练**

一对一训练是语言治疗的基本方式,由一名医师或治疗师训练一名患者,进行有针对性的语言治疗。

**2. 患者自习**

患者经过一对一训练,能够充分理解言语训练的方法和要求后,治疗师可将部分需要反复练习的内容布置给患者,让患者自主练习。

**3. 集体治疗**

集体治疗是一对一训练的有益补充,通常是将病情基本相同的患者组成一个小组(5~10人),可以激发患者言语交际的欲望。由言语治疗师主持,根据患者具体情况,选择命名、长句、讲故事和对话交流等方式,由每个患者轮流回答,一个患者答不出时,可由其他患者代答或补充。这种形式有较大的心理和社交上的康复价值。

**4. 家庭训练**

治疗师将言语训练的要求和方法教给家属,并设计制订各阶段家庭训练方案。在家属能够正确掌握后,由家属对患者进行言语训练。言语治疗师定期评估,调整方案。这种治疗方式适用于出院后的患者。

### (二)治疗时间和训练器材

最好安排在上午进行言语治疗,每次30分钟左右,每天1次,持续数月、1年或更久。训练器材包括录音机、录音带、镜子、秒表、压舌板、喉镜、文字训练卡、图卡、各种评估表、常用物品等。

## 五、适应证和禁忌证

理论上,凡是有言语障碍的患者都可以接受言语矫治,但是言语矫治需要患者的配合。因此,对伴有严重意识障碍、情感障碍、行为障碍、智力障碍或有精神疾病的患者,以及拒绝接受治疗的患者不适合进行言语矫治。另外,经过一段时间系统的言语矫治后,如果患者的言语水平停滞不前,也应该终止治疗。

(张国鑫)

# 第九节　吞咽障碍治疗

吞咽障碍的治疗主要是恢复或提高患者的吞咽功能,改善身体的营养状况;改善因不能经口进食所产生的心理恐惧与抑郁;增加进食的安全,减少食物误咽、误吸入肺的机会,减少吸入性肺炎等并发症的发生。

## 一、吞咽器官运动训练

### (一)基本概念

吞咽器官运动训练是通过加强下颌、唇、舌运动及软腭、声带闭合运动控制,强化肌群的力量及协调能力,从而改善吞咽的生理功能的训练方法。

### (二)基本方法

1.口、舌训练

(1)下颌,面颊部练习:侧重最大范围张口,下颌左、右移动,鼓腮,下颌肌牵张,抗阻张口和闭口,咬合训练等。

(2)唇部练习:包括露齿、嘟嘴、主动闭唇、抗阻闭唇、练习唇音,如"爸""妈"等音、吹气、唇肌按摩等。

(3)舌训练:包括训练做舌肌的前伸和侧方运动、练习舌尖和舌体向口腔背部升起,面颊吸入,舌体卷起、抗阻等动作,也可借助舌肌康复器进行舌的主动和被动训练。

(4)腭咽闭合训练:①冰刺激腭咽弓;②发"ka"或"a"音(可结合推撑法);③口含住一根吸管(封闭另一端)做吸吮动作。

2.咽和喉部功能的训练

步骤如下:①经鼻咽深吸气;②深吸气后闭气5秒,双上肢屈曲,取手交叉置于胸前,呼气时双手用力挤压胸部;③重复训练数次,令患者发"啊"音;④重复第③项5次后令患者突然关闭声门喊"啊"5次;⑤闭气5秒钟,反复5次后咳嗽。

3.呼吸训练方法

呼吸训练方法包括:①通过提高呼吸控制能力来控制吞咽时的呼吸,如吹蜡烛、吹哨子及使用呼吸训练器等循序渐进的分级训练,同时运用腹式呼吸,并延长吹气的时间。②强化腹肌,学会迅速随意地咳嗽。③腹式呼吸。④缩口呼吸。

4.口部运动训练器的应用

口部运动训练器是针对口颜面吞咽器官的不同运动特点而设计的,常见的有咀嚼器、舌肌康复器、舌尖运动训练器、舌前运动训练器、舌后位运动训练器、下颌运动训练器、唇肌刺激器、套指型乳牙刷、压舌板、发声器、口部振动棒等。

5.其他

如 Shaker 训练法、Masako 吞咽训练法等。

### (三)治疗作用

(1)加强下颌、唇、舌运动及软腭、声带闭合运动控制,强化肌群的力量及协调。

(2)强化咽及喉肌收缩力,改善声门闭合能力。
(3)强化咳嗽能力,降低误吸风险。

**(四)适应证**

口腔控制障碍、口腔运送障碍、口腔残留、咽期残留、误吸及渗漏等吞咽障碍患者。

## 二、感觉促进综合训练

**(一)基本概念**

患者开始吞咽之前给予各种感觉刺激,使其能够触发吞咽,称感觉促进法。

**(二)基本方法**

(1)把食物送入口中时,增加汤匙下压舌部的力量。
(2)给予感觉较强的食物,例如冰冷的食团,有触感的食团,或有强烈酸甜苦辣味道的食团。
(3)给予需要咀嚼的食团,借助咀嚼运动提供初步的口腔刺激。
(4)在吞咽前,在腭舌弓给予温度触觉刺激,如冰刺激。
(5)鼓励患者自己动手进食,可使患者得到更多的感觉刺激。对于吞咽失用、食物感觉失认的患者应首选。

**(三)治疗作用**

增强口腔感觉。

**(四)适应证**

吞咽失用、食物感觉失认,口腔期吞咽延迟、口腔感觉降低或咽部期吞咽延迟启动的患者。

**(五)禁忌证**

无特殊禁忌证。

## 三、呼吸道保护手法

**(一)基本概念**

呼吸道保护手法是一系列通过增加患者口、舌、咽等结构自身运动范围,增强运动力度,增强患者对感觉和运动协调性的自主控制的手法。

**(二)基本方法**

1.声门上吞咽法操作方法

深吸一口气后屏气(保持闭气状态),同时进食一口食物—吞咽—呼出一口气后,立即咳嗽,再空吞一次(正常呼吸)。

此法适用于吞咽反射触发迟缓及声门关闭功能下降的患者。

2.超声门上吞咽法

操作方法:吸气并紧紧地闭气,用力向下压。当吞咽时持续保持闭气,并且向下压,当吞咽结束时立即咳嗽。

此法可促进呼吸道入口主动关闭。

3.用力吞咽法操作方法

当吞咽时,用所有的肌肉用力挤压。这样可以让舌头在口中沿着硬腭向后的每一点以及舌根部都产生压力。

此法可帮助患者最大限度地吞咽。

**4.门德尔松吞咽技术操作方法**

(1)对于喉部可以上抬的患者,当吞咽唾液时,让患者感觉有喉向上提时,设法保持喉上抬位置数秒,同时让患者示指置于甲状软骨上方,中指置于环状软骨上,感受喉结上抬。

(2)对于上抬力弱的患者,治疗师用手上推其喉部来促进吞咽。即只要喉部开始抬高,治疗师用拇指和示指置于环状软骨下方,轻捏并上推喉部,然后固定。注意要先让患者感到喉部上抬,上抬逐渐诱发出来后,再让患者有意识地保持上抬位置。

此手法可以改善整体吞咽的协调性。

**(三)治疗作用**

(1)声门上吞咽法是在吞咽前及吞咽时关闭声带处的呼吸道,保护气管避免误吸发生。

(2)超声门上吞咽法是让患者在吞咽前或吞咽时,将杓状软骨向前倾至会厌软骨底部,并让假声带紧密地闭合,以使呼吸道入口主动关闭。

(3)用力吞咽法是通过增加舌根向后运动的幅度与力量,从而使食团内压增加,改善会厌清除食团的能力。

(4)门德尔松吞咽法可增加喉部上抬的幅度与时长,借此提升舌肌和喉肌,增加环咽肌开放的时长和宽度。

**(四)适应证**

有误吸风险的吞咽障碍患者。

**(五)禁忌证**

心脑血管疾病患者病情未稳定者。

## 四、摄食直接训练

**(一)基本概念**

摄食直接训练措施即进食时采取的措施,包括进食体位和姿势、食物的形态、食团入口位置、食物性状、一口量、进食速度、气道保护手法及进食时提醒、进食环境等,并注意进食前后清洁口腔、排痰。

**(二)基本方法**

**1.体位及姿势**

直接摄食训练时若患者能坐起来就不要躺着,能在餐桌上进食就不要在床边进食。对于不能坐位的患者,一般至少取躯干30°仰卧位,头部前屈,偏瘫侧肩部以枕头垫起,喂食者位于患者健侧。

对于许多不同类型吞咽障碍患者,使用改变进食的姿势可改善或消除吞咽误吸症状。具体方法如下。

(1)头颈部旋转:头颈部向患侧旋转,此法适用于单侧咽部麻痹(单侧咽部有残留)患者。

(2)侧方吞咽:头部向健侧侧倾,此法适用于一侧舌肌和咽肌麻痹(同侧口腔与咽腔有残留)患者。

(3)低头吞咽:采取颈部尽量前屈的姿势吞咽,此法适用于咽期吞咽启动迟缓(食团已过下颌,咽部吞咽尚未启动)患者。

(4)从仰头到点头吞咽:颈部后屈将会厌部残留食物挤出,接着,颈部尽量前屈,同时做空吞咽动作。此法适用于舌根部后推运动不足(会厌谷残留)患者。

(5)头部后仰:头部后仰时,由于重力的作用,食物易通过口腔至舌根部。适用于食团口内运送慢(舌的后推力差)患者。

### 2.空吞咽与交替吞咽

当咽部已有食物残留,如继续进食,则残留积累增多,容易引起误吸。因此,每次进食吞咽后,应反复做几次空吞咽,使食团全部咽下,然后再进食,适用于咽收缩无力(残留物分布全咽)患者。每次进食吞咽后可以饮极少量的水(1~2 mL),这样既有利于刺激诱发吞咽反射,又能达到除去咽部残留食物的目的,也称为"交互吞咽"。

### 3.食物的性状和黏稠度

食物的性状一般分为稀流质、浓流质、糊状、半固体和固体。食物的性状应根据吞咽障碍的程度及阶段,本着先易后难的原则来选择。容易吞咽的食物特点是密度均匀、黏稠度适当、不易松散、通过咽和食管时易变形且很少在黏膜上残留。

### 4.食团在口中的位置

进食时应把食物放在口腔最能感觉到食物的位置,且能最适宜促进食物在口腔中保持及输送。

### 5.一口量及进食速度

一口量,即最适于吞咽的每次摄食入口量。一般先以少量试之,然后酌情增加。

### 6.进食时提醒

进食时提醒患者吞咽,可以帮助患者减少误吸风险。主要有以下五种方法:①语言提醒;②手势提醒;③身体姿势提醒;④文字提醒;⑤食物的味道和温度提醒。

### 7.进食环境

吞咽障碍患者需要在安静环境下进食,在进食时勿与其聊天,以防影响吞咽。

### 8.进食前后清洁口腔、排痰

进食前后口腔与咽部的清洁是预防吞咽障碍患者发生肺部感染的一项重要措施。对于分泌物异常增多者,在进食前需清理分泌物,进食过程中如分泌物影响吞咽,也需清理,以保持进食过程顺畅。有痰液者,进食前应进行排痰。进食后,应清洁口腔及咽部的残留物。

## (三)治疗作用

恢复患者经口进食功能,重拾进食的乐趣。

## (四)适应证

经吞咽造影检查确定可以进行直接摄食训练的患者。

## (五)禁忌证

误吸风险高的患者;肺部感染未得到控制的患者。

(宋雪娇)

# 第十节 针 刺 技 术

## 一、毫针刺法技术操作规程

### (一)目的

采用不同型号的金属毫针刺激人体的腧穴,以调和气血、疏通经络,从而达到扶正祛邪、防治疾病的目的。适用于各种急慢性疾病。

**(二)用物准备**

治疗盘、毫针盒(内备各种毫针)或一次性毫针、0.5％碘伏、棉签、棉球、镊子、弯盘、必要时备毛毯和屏风等。

**(三)操作方法**

1. 进针法

(1)指切进针法:又称爪切进针法。一般用左手拇指或示指指甲切按在穴位旁边,右手持针,用拇指、示指、中指夹持针柄近针根处紧靠左手指甲面将针刺入。此法适宜短针的进针。

(2)夹持进针法:又称骈指进针法。用左手拇指、示指捏消毒干棉球,夹住针身下端,将针尖固定在所刺入腧穴皮肤表面位置,右手捻动针柄,将针刺入腧穴。此法适用于肌肉丰满部位及长针的进针。

(3)舒张进针法:用左手拇指、示指将所刺腧穴部位的皮肤绷紧,右手持针,使针从左手拇指、示指的中间刺入。此法主要用于皮肤松弛或有皱褶部位的腧穴,如腹部的穴位。

(4)提捏进针法:用左手拇指、示指将所刺腧穴部位的皮肤捏起,右手持针,从捏起的皮肤顶端将针刺入。此法主要用于皮肉浅薄部位的腧穴进针,如印堂穴。

2. 进针角度是指进针时针身与皮肤表面构成的夹角

(1)直刺:是针身与皮肤表面呈90°,垂直刺入。此法适用于人体大部分腧穴。

(2)斜刺:是针身与皮肤表面呈45°左右刺入。此法适用于肌肉较浅薄处或内有重要脏器或不宜于直刺、深刺的腧穴。

(3)平刺:也称横刺,是针身与皮肤表面呈15°左右沿皮刺入。此法适用于皮薄肉少部位的腧穴,如头部。

3. 进针深度

进针深度是指针身刺入皮肉的深度,一般根据患者体质、年龄、病情及针刺部位而定。

(1)体质:身体瘦弱,宜浅刺;肌肉丰满者,宜深刺。

(2)年龄:小儿及年老体弱者,宜浅刺;中青年身强体壮者,宜深刺。

(3)病情:阳证、新病宜浅刺;阴证、久病宜深刺。

(4)部位:头面和胸背及皮薄肉少处的腧穴,宜浅刺;四肢、臀、腹及肌肉丰满处的腧穴,宜深刺。

4. 行针基本手法

(1)提插法:当针刺入腧穴一定深度后,将针身提到浅层,再由浅层插到深层,以加大刺激量,使局部产生酸、麻、胀、重等感觉。

(2)捻转法:当针刺入腧穴一定深度后,将针身大幅度捻转,幅度越大,频率越快,刺激量也就越大。当针刺部位出现酸、麻、胀、重等感觉时,医师手下也会有沉、紧、涩的感觉,即为"得气",说明针刺起到了作用。

5. 补泻手法

(1)补法:进针慢而浅,出针后揉按针孔。多用于虚证。

(2)泻法:进针快而深,后不按针孔。多用于实证。提插轻,捻转幅度小,留针后不捻转,出针后多揉按提插重,捻转幅度大,留针时间长并反复捻转。

(3)平补平泻法:进针深浅适中,刺激强度适宜,提插和捻转的幅度中等,进针和出针用力均匀。适用于普通患者。

**(四)操作程序**

(1)备齐用物,携至床旁,做好解释,取得患者配合。

(2)协助患者松开衣着,按针刺部位,取合理体位。

(3)选好腧穴后,先用拇指按压穴位,并询问患者有无感觉。

(4)消毒进针部位后,按腧穴深浅和患者胖瘦,选取合适的毫针,同时检查针柄是否松动,针身和针尖是否弯曲或带钩,医师消毒手指。

(5)根据针刺部位,选择相应进针方法,正确进针。

(6)当刺入一定深度时,患者局部产生酸、麻、胀、重等感觉或向远处传导,即为"得气"。得气后调节针感,一般留针10~20分钟。

(7)在针刺及留针过程中,密切观察患者有无晕针、滞针等情况。如出现意外,紧急处理。

(8)起针:一般用左手拇(示)指指端按压在针孔周围皮肤处,右手持针柄慢慢捻动将针尖退至皮下,迅速拔出,随即用无菌干棉球轻压针孔片刻,防止出血。最后检查针数,以防遗漏。

(9)操作完毕,协助患者穿好衣服,安置舒适卧位,整理床位。

(10)清理用物,归还原处。

**(五)注意事项**

(1)患者过于饥饿、疲劳、精神过度紧张时,不宜立即进行针刺。对身体瘦弱、气虚血亏的患者,进行针刺时手法不宜过强,并应尽量选用卧位。

(2)妇女怀孕3个月者,不宜针刺小腹部的腧穴。若怀孕3个月以上者,腹部、腰骶部腧穴也不宜针刺。至于三阴交、合谷、昆仑、至阴等一些通经活血的腧穴,在怀孕期亦禁刺。如妇女行经时,若非为了调经,亦不应针刺。

(3)小儿囟门未合时,头顶部的腧穴不宜针刺。

(4)常有自发性出血或损伤后出血不止的患者,不宜针刺。

(5)皮肤有感染、溃疡、瘢痕或肿瘤的部位,不宜针刺。

(6)对胸、胁、腰、背脏腑所居之处的腧穴,不宜直刺、深刺。肝大、脾大、肺气肿患者更应注意。如刺胸、背、腋、胁等部位的腧穴,若直刺过深,都有伤及肺脏的可能,使空气进入胸腔,导致创伤性气胸,轻者出现胸痛、胸闷、心慌、呼吸不畅,甚则呼吸困难,出现唇甲发绀、出汗、血压下降等症。因此,医师在进行针刺过程中精神必须高度集中,令患者选择适当的体位,严格掌握进针的深度、角度,以防事故的发生。

(7)针刺眼区和项部的风府、哑门等穴,以及脊椎部的腧穴,要注意掌握一定的角度,不宜大幅提插、捻转和长时间留针,以免伤及重要组织器官,产生严重后果。

(8)对尿潴留的患者在针刺小腹部腧穴时,也应掌握适当的针刺方向和角度、深度等,以免误伤膀胱等器官,出现意外事故。

## 二、三棱针技术操作规程

**(一)目的**

三棱针刺法具有开窍泄热,活血祛瘀,疏经通络,治疗顽固性痹证的作用,既适用于实证和热证,也可用于寒实证。常用于某些急症和慢性病,如昏厥、高热、中暑、中风闭证、急性咽喉肿痛、目赤红肿、顽癣、疔痈初起、扭挫伤、痦疾、痔疮、久痹、头痛、丹毒、指(趾)麻木等。

## (二)用物准备

治疗盘、三棱针、0.5%碘伏、棉签、弯盘等。

## (三)操作方法

**1.腧穴点刺**

先在腧穴部位上下推按,使血聚集穴部,常规消毒皮肤、针尖后,右手持针对准穴位迅速刺入0.3 cm,立即出针,轻轻按压针孔周围,使出血数滴,然后用消毒干棉球按压针孔止血。

**2.刺络**

用三棱针缓慢地刺入已消毒的较细的浅静脉,使少量出血,然后消毒干棉球按压止血。

**3.散刺**

散刺又叫豹纹刺,按不同疾病有两种不同刺法。

(1)顽癣、疖肿初起(未化脓),严密消毒后可在四周刺出血。

(2)扭伤、挫伤后局部瘀肿,在瘀肿局部消毒后如豹纹般散刺出血。左手按压施术部位的两侧或夹起皮肤,使皮肤固定,右手持针,将经过严密消毒的腧穴或反应点的表皮挑破,使出血或流出黏液,可再刺入0.5 cm左右深,将针身倾斜并使针尖轻轻提高,挑断皮下部分纤维组织,然后局部消毒,覆盖敷料。

## (四)操作程序

(1)备齐用物,携至床旁,做好解释,取得患者配合。

(2)患者取合理体位,协助松开衣着,暴露施针部位,进行皮肤消毒。

(3)右手拇指、示指持住针柄,中指扶住针尖部,露出针尖1~2分,以控制针刺深浅度,针刺时左手捏住指(趾)部或夹持、舒张皮肤,右手持三棱针针刺,根据病情,选择相应刺法。

(4)在施针过程中,应观察患者面色、神情,询问有无不适反应,预防晕针。

(5)操作完毕后,协助患者穿好衣服,安置舒适体位,整理床位。

(6)清理用物,归还原处。

## (五)注意事项

(1)三棱针刺激颇强,治疗时须让患者体位舒适,并嘱患者与医师配合,还须注意预防晕针。

(2)由于三棱针针刺后针孔较大,必须严密消毒,防止感染。

(3)点刺、散刺必须做到浅而快,切勿刺伤动脉,出血不宜过多,一般以数滴为宜。

(4)身体虚弱,气血两亏,常有自发性出血或损伤后出血不易止住的患者,不宜使用。

(5)每天或隔天针治1次,3~5次为1个疗程。急症也可每天治2次。如治疗需出血较多,每周治疗1~2次为宜。

# 三、电针技术操作规程

## (一)目的

电针是在针刺腧穴"得气"后,在针上通以接近人体生物电的微量电流,以防治疾病的一种疗法。适用于治疗各种痛证、痹证、痿证、中风后遗症、外伤性瘫痪、脏器功能失调,以及针刺麻醉等。

## (二)用物准备

治疗盘、电针仪、无菌毫针、无菌干棉球、棉签、0.5%碘伏、弯盘、浴巾、屏风等。

**(三)操作程序**

(1)备齐用物,携至床旁,做好解释,取得患者配合。

(2)根据所选穴位取合适体位,嘱患者排尽小便。

(3)选好腧穴后,先用拇指按压穴位,问患者是否有酸、痛感觉,以校准穴位。

(4)局部皮肤用0.5%碘伏消毒。

(5)按毫针刺法进针。

(6)患者有酸、麻、胀、重等感觉后,调节电针仪的输出电位器至"零",再将电针仪的两根输出导线分别连接在同侧肢体的两根毫针针柄上。

(7)开启电针仪的电源开关,选择适当波型(密波:脉冲频率一般在50~100次/秒,能降低神经应激功能。疏波:脉冲频率常为2~5次/秒,刺激作用较强,能引起肌肉收缩,提高肌肉、韧带张力。其他还有疏密波、断续波、锯齿波等)。慢慢旋转电位器,由小至大逐渐调节输出电流到所需量值(患者有麻刺感,局部肌肉有抽动,即是所需的强度)。

(8)通电过程中应观察患者的忍受程度,以及导线是否脱落,有无晕针、弯针、折针等情况。

(9)通电时间视病情及患者体质而定,一般为5~20分钟。

(10)电针完毕,将电位器拨回至"零"位,关闭电源,拆除输出导线,将针慢慢提至皮下,迅速拔出,用无菌干棉球按压针孔片刻。

(11)操作完毕,协助患者穿好衣服,安置适当体位,整理床位。

(12)清理用物,归还原处。

**(四)注意事项**

(1)电针仪在使用前须检查性能是否良好。如电流输出时断时续,须注意导线接触是否良好,应检修后再用。干电池使用过一段时间,如电流输出微弱,就要换新电池。

(2)电针仪最大输出电压在40 V以上者,最大输出电流应控制在1 mA以内,避免发生触电事故。直流电或脉冲直流电有电解作用,容易引起断针和灼伤组织,不能作为电针仪的输出电流。

(3)调节电流量时,应从小到大,切勿突然增强,防止引起肌肉强烈收缩,避免出现患者不能忍受,或造成弯针、断针、晕针等意外。

(4)有心脏病者,避免电流回路通过心脏。近延髓和脊髓部位使用电针时,电流输出量宜小,切勿通电过大,以免发生意外。孕妇慎用。

(5)经温灸过的毫针,针柄因烧黑氧化而不导电;有的毫针柄是用铝丝绕制而成,并经氧化处理镀成金黄色,氧化铝绝缘不导电。以上两种毫针应将电针仪输出线夹持在针体上。

(毕 蕾)

## 第十一节 推拿按摩技术

推拿按摩是中医外治的一种疗法,是在传统中医脏腑经络学说理论基础上,结合现代西医解剖和病理诊断进行治疗疾病的一种方法。

推拿按摩具体是指施术者运用自己的双手或肘部等部位作用于患者的病变部位体表及不适

所在或穴位处,根据人体经络、特定穴位的分布规律,运用推、拿、按、摩、揉、捏、点、拍等形式多样的手法,刺激人体的皮肤、肌肉、关节、神经、血管及淋巴管等处,进行治疗,达到疏通经络、理气活血、散瘀止痛、理筋整变、滑利关节、调节脏腑功能、祛邪扶正、调和阴阳功效的一种治疗技术。

## 一、推拿按摩的治病原理

### (一)促进新陈代谢

通过按摩刺激末梢神经,促进血液、淋巴液在血管、淋巴管及组织间的代谢过程,调节血管舒缩功能和血管的通透性,增加组织器官的营养,协调各组织器官间的功能,提高机体的新陈代谢水平。

### (二)机械热能原理

推拿按摩手法的机械刺激,将机械能转化为热能。提高机体局部组织的温度,促进毛细血管扩张,降低血液黏稠度,减小血液黏滞性,减少周围血管阻力,减轻心脏负担。血管扩张也使血液循环加快,可起到退热降温作用。

### (三)免疫抗炎作用

通过刺激机体组织的神经,使免疫应答功能增强。有资料表明,按摩背部两侧10分钟,可使白细胞总数轻度升高,白细胞吞噬指数和血清抗体明显增加。这充分说明按摩具有抗炎和提高机体免疫力的作用。

### (四)理筋整复、疏通淤塞

运用按摩的捏、摇、扳、拨等手法,可以使关节脱位得以整复,错开的骨缝得以合拢,撕裂的软组织得以对位,血肿机化导致的粘连得以疏通。这些都有利于损伤组织的修复和功能重建。

### (五)恢复功能平衡

按摩可以缓解肌肉紧张,促进关节灵活性,消除身心疲劳。按摩也可以调节神经,既可以使神经兴奋,又可以抑制神经功能,调整神经系统使兴奋、抑制达到平衡,从而缓解症状、治愈疾病。

## 二、推拿按摩常用的手法

### (一)推法

施术者利用自己的指、掌或肘部着力于患者身体体表一定部位或穴位上,进行单方向的直线或弧形推动的方法。

1.根据操作方法的不同分类

(1)直推法:以拇指外侧缘或指面或示指、中指指腹或掌根在一定部位或穴位上做直线向前推动。

(2)分推法:用双手拇指指腹自穴位向两旁分向推动的方法。

(3)平推法:是用拇指、掌、拳或肘按经络循行路线或顺肌纤维方向平直向前推动的一种方法。

(4)合推法:用双手拇指指腹或掌面自按摩部位两侧向中间合拢推动的一种方法。合推法要求动作连续、灵活。

(5)旋推法:用拇指指腹或屈曲的指间关节在一定部位或穴位上做频频的回旋推动,用力要轻,以不带动皮肉筋脉为宜。

2.根据施按部位的不同分类

(1)掌推法:利用施术者的手掌推动。要求轻而不浮,重而不滞。多用于胸、背、下肢等部位的按摩。

(2)指推法:利用施术者手指推动的推法。多用于肌腱和腱鞘部位。

(3)肘推法:利用施术者的肘部推动。多用于脊柱两侧。

(4)拇指分推法:多用于头部。具体操作是施术者用双手拇指自前额正中线向两旁分推,要求双手动作一致,用力均匀。

(5)十指分推法:用于胸部。施术者双手手指并拢自患者正中线沿肋间隙向两侧分推,亦称开胸顺气法。

(6)鱼际分推法:多用于腹部按摩。施术者用双手鱼际自正中线沿肋弓向两侧分推。

推法具有行气活血、疏通经络、舒筋理肌、消积导滞、解痉镇痛、调和营卫等作用,可在人体各部位使用。推法常用于一条经络上的穴位。推法运用时用力要稳,着力部要紧贴皮肤,速度要缓慢均匀。

推法的补泻手法:旋推为补,直推为清、为泻;顺经络循行方向施术为补,逆经络循行方向施术为泻。

(二)拿法

捏而提起谓之拿。拿法分捏拿法和抓拿法两种。

1.捏拿法

捏拿法是用拇指和示指、中指或用拇指和其余四指对称用力,捏拿一定部位和穴位进行一紧一松有节奏的提捏或捏揉肌肤的一种治疗方法。

2.抓拿法

抓拿法是用拇指和示指或拇指和其余四指抓起局部组织然后迅速放开的一种拿法。

拿法刺激性较强,多作用于有较厚的肌肉、筋腱等部位,常用于颈、肩、腹、腰及四肢经络、穴位的按摩;具有祛风散寒、通经活络、行气开窍、解痉止痛、去瘀生新等作用。

做拿法时动作要连贯,用力要循序渐进、由轻到重,不可突然用力。

(三)按法

按法又称压法、抑法,是用指、掌、拳或肘等部位以敏捷轻快的手法,用轻重不同的力量,在选定部位或穴位上进行有一定节奏或频率按压的一种方法。

1.根据施术手法的不同

(1)按拨法:按压时施术者有向上、下、左、右拨动的手法。

(2)按扭法:在按压操作基础上同时又在原位置上转动的手法。

2.根据施按部位的不同

(1)指按法:适用于全身各部腧穴。

(2)掌按法:常用于面积较大且平坦的部位,如腰背、腹部、下肢等。

(3)肘按法:适用于体形较胖,感觉神经迟钝者及肌肉丰厚的部位,如腰背、臀部、大腿等部位。

按法具有安心宁神、镇静止痛、开闭通塞、放松肌肉、矫正畸形的作用,常用于治疗实证。

按压时,因为用力一般较大、较集中,所以不可在被按部位的皮肤上滑动或移动,以免损伤皮肤,给患者造成不应有的痛苦。

(四)摩法

摩法是用指、掌等部位在患者的患病部位或特定部位进行有规律、有节奏的顺时针或逆时针的环形摩动或直线往返摩动的一种按摩方法。

1.按施术者所用手掌部位

(1)指摩法：用除拇指外的其余四指指面附着在治疗部位上做环形而有节律的抚摩，多用于面部、胸部或某些穴位。

(2)掌摩法：用掌摩动，多用于胸、腹、腰、背、脚等部位。

2.按施术手法的不同

(1)直摩法：是指做直线往返形式的摩法。

(2)旋摩法：即环形摩法。摩法轻柔缓和，常用于头面部、胸腹部、腰背部、胁肋部和四肢部的治疗操作，具有和中理气、行气活血、消积导滞、祛瘀消肿、健脾和胃的作用。

摩法的补泻：掌摩为补，指摩为泻；缓摩为补，急摩为泻；腹部环形摩，顺时针为泻，逆时针为补；其他部位环形摩，顺时针为补，逆时针为泻。

（五）揉法

以指腹、掌根等部位着力，固定于受限病变部位或某一穴位，做温柔和缓的环旋活动。保持每分钟50~90次的频率。多用于需缓解疼痛、放松肌肉、促进循环的疾病。

（六）点法

用指腹、指尖或屈曲的指间关节突起部分为力点，按压于某一治疗点上的一种治疗方法，是由按法演化而成。

点法具有着力点集中、刺激性强的特点。点法包括拇指端点法、屈拇指点法和屈示指点法。

（七）搓法

用双手掌面夹住一定部位，相对用力来回快速搓揉。常用于四肢经穴按摩。可以放松肌肉、刺激循环。

（八）运法

用拇指或示指、中指、无名指指腹在穴位或一定部位上由此往彼做弧形或环形运转。

运法有"顺运为泻，逆运为补""左运汗，右运凉""左运止吐，右运止泻"的说法。

（九）捏法

捏法分捏脊法和挤捏法两种。

1.捏脊法

用双手拇指和示指做捏物状手形，自腰骶开始沿脊柱交替向前捏捻皮肤，每向前捏捻三下，用力向上提一下，至大椎为止。然后以示指、中指、无名指指端沿脊柱两侧向下梳抹，每捏捻一遍，向下梳抹一遍。

操作时，所捏皮肤多少和用力大小要适当，而且要直线向前，不可歪斜。

2.挤捏法

用双手拇指与示指、中指、无名指捏挤施术部位皮肤。自穴位或病变部位周围向中央用力捏挤，至局部皮肤红润和充血为止。

（十）捻法

用拇指和示指螺纹面捏住患者手指等小关节受伤部位，做对称性、反复交替地揉动。动作应匀速、灵活。

（十一）擦法

施术者用手背近小指侧部位按压在一定的体表部位上，以腕部做前后、左右的连续不断滚动的手法。常用于缓解肌肉丰厚之处的疼痛。

#### (十二)抹法
单手或双手拇指指纹面紧贴皮肤,做上下或左右的往返移动的方法。抹法在颜面部穴位按摩方面应用最多。

#### (十三)拨法
拨法分拇指拨法和肘拨法。

1. 拇指拨法

以拇指指纹面垂直按于施治部位,用上肢带动拇指,做垂直于肌腱、肌腹等条索部位走向的往返用力推动。也可以两手拇指重叠进行操作。拇指拨法适用于周围肌腱、肌腹、腱鞘、神经干和穴位分布较多的部位的治疗。

2. 肘拨法

肘拨法是以尺骨鹰嘴着力于施治部位做垂直肌腹走向的往返用力推动,适用于腰背部、大腿等肌肉丰厚部位的治疗。

### 三、按摩的注意事项

在操作过程中,为了更加安全、有效地提高按摩效果,防止出现不良反应,按摩时应注意以下几个方面。

(1)按摩操作者要先修整指甲,双手应保持清洁、温暖,同时应摘除戒指等有碍操作的物品,以免损伤被按摩部位的皮肤。

(2)按摩前要充分了解患者的病情、症状,以确定按摩方法。按摩操作时,应保持室内干净、明亮,空气流通,温度适宜,周围环境应尽量保持安静。

(3)按摩前患者不可吸烟。过饥、过饱、醉酒时均不宜按摩。沐浴后需休息1小时再按摩。当风之处,不要按摩。大怒、大喜、大恐、大悲等情绪激动的情况下,不可立即按摩。

(4)尽量让患者保持精神和身体放松,呼吸自然,最好在患者呼气时再刺激穴位。操作过程中,要注意先轻后重,由浅入深,轻重适宜,严禁使用蛮力,避免擦伤皮肤或损伤筋骨。力度要做到以患者感觉轻微酸痛,但完全可以承受为宜。

(5)病变部位不同,按压的方法也不同。对于头面部、脑后部的穴位,用力要轻,力量要集中;颈部按摩用力也要轻柔,并要间断性按摩,不可持续太长时间,否则易损伤颈动脉,造成颈动脉内膜剥离的严重后果;指压胸部穴位时,适合用中指折叠法,适当通过指力加压,使按摩产生的感觉逐渐传导至背部,对心肺功能障碍者极有帮助;对腹部和腰部进行按摩时,要先排空大小便;臀部和大腿肌肉丰厚处,按摩力度可适当加强,也可借助道具进行刺激按摩;腋窝、腹股沟、颈前部都是动静脉浅层处,这里的血管最接近人体体表,进行按摩时千万不可伤害动脉血管。

(6)按摩过程中,如果因为动作不当或用力过猛等刺激引起头晕、心慌、恶心、面色苍白甚至出冷汗、虚脱等不良症状时,应立即停止按摩,可让患者饮用热茶、糖水等来缓解不适,同时可给予掐人中或十宣穴,也可点内关或用毫针刺激涌泉穴等进行急救。

### 四、按摩的适应证

#### (一)周围神经疾病
如三叉神经痛、面神经麻痹、肋间神经痛、坐骨神经痛、腓总神经痛等。

### (二) 肌肉韧带的慢性损伤或劳损

如颈肌劳损、背肌劳损、腰肌劳损、跟腱炎、网球肘等。

### (三) 闭合性的关节及软组织损伤

如腰椎间盘突出症(中央型禁止按摩)、腰肌扭伤、梨状肌综合征、半月板损伤、膝关节副韧带损伤、腕关节扭伤、指间关节挫伤等。

### (四) 骨质增生性疾病

如颈椎骨质增生(脊髓型者禁止按摩)、腰椎骨质增生、膝关节骨关节炎、跟骨骨刺等。

### (五) 内科疾病

如神经症、气管炎、肺气肿、胃炎、胃下垂、十二指肠溃疡、半身不遂、高血压、冠状动脉粥样硬化性心脏病、糖尿病、胆囊炎、腹胀、头痛、失眠等。

### (六) 妇科疾病

如功能性子宫出血、月经不调、盆腔炎、痛经、闭经、乳腺炎、产后耻骨联合分离症、子宫脱垂、围绝经期综合征等。

### (七) 儿科疾病

如小儿肌性斜颈、夜尿症、小儿脑性瘫痪、小儿麻痹后遗症、小儿消化不良、小儿腹泻等。

### (八) 五官科疾病

如近视、耳鸣、咽喉炎、鼻窦炎、眼睑下垂等。

## 五、按摩的禁忌证

(1) 有皮肤病及皮肤破损者,如湿疹、癣、疱疹、脓肿、蜂窝织炎、溃疡性皮肤病、烫伤、烧伤及一些开放性伤口处,不宜按摩。

(2) 各种急性传染病患者不能按摩,以免疾病扩散、传染和延误病情治疗。

(3) 有感染性疾病者如骨髓炎、骨结核、化脓性关节炎、丹毒等,都不能进行按摩,以免炎症扩散。

(4) 内外科危重患者,如严重心脏病、肝病、肺病患者,急性十二指肠溃疡、急腹症及有各种恶性肿瘤者,不宜按摩。

(5) 有血液病及出血倾向者,如恶性贫血、紫癜、体内有金属固定物等,按摩后易引起出血,均不宜按摩。

(6) 体质虚弱经不起轻微手法作用和久病、年老体弱的人等耐受不住按摩的人,应慎用按摩,以免造成昏迷或加重病情。

(7) 极度疲劳、醉酒后神志不清、饥饿及饭后半小时以内的患者也不宜做按摩。

(8) 诊断不明的急性脊柱损伤或其他疾病的,禁用按摩疗法。

(9) 女性经期及妊娠期不宜按摩。尤其不能按摩腰骶部、腹部和髋部,更不能按摩肩井、合谷、三阴交和昆仑等刺激性较强的穴位。

(10) 急性软组织损伤而导致局部组织肿胀的患者不可立即进行按摩。应先冷敷 20 分钟以上,至少等 36 小时以后再进行按摩。

## 六、临床按摩法选取

### (一)强心安神的按摩方法

**1.按压心区法**

将右手拇指和示指、中指岔开,以第 5 掌骨头为重点着力点按压中庭穴。全掌由轻渐重施压至中等强度,持续按压 3 分钟。

**2.点按乳房法**

沿肋骨外侧按压库房穴和乳根穴。左侧为顺时针,右侧为逆时针按压,每次按压 5 分钟,中等强度。

**3.回阳救急法**

一手按压大陵穴,用拿法和点法;另一手按压中指端中冲穴,用掐法和点法,按压强度要大,视病情确定按压时间,等待以候气行。

**4.补心宁神法**

按压大椎穴 1 分钟,再以双手拇指和中指扣按在双侧心俞和膈俞穴位上,两手示指分别插向两侧肋间扣住不动,两拇指、中指揉法按摩 1 分钟。最后两拇指扣住两膏肓穴,以指端拨筋往里合按,至患者胸部感觉舒适为宜。

### (二)清肺宽胸的按摩方法

**1.开胸调气法**

患者仰卧,术者双手拇指点按期门穴,继而转向上,向腋窝方向分推第 2、第 3 肋弓,同时拨动两腋前面的筋。重复施术 20 次后再以掌根重手法按压中府、云门穴数次。最后用掌心按于库房穴,手指紧按紫宫穴、华盖穴部位,伴随呼吸用中等力按压,3 分钟后徐徐抬起。

**2.舒胸清窍法**

先以两手示、中指扣住两肩井穴,拇指缓推风府穴、哑门穴 10 余次;然后双拇指合按百劳穴 1 分钟,再分别同时缓慢点按两侧风门穴 10 余次;最后以两拇指按压双侧肺俞穴,并扣拨 20~30 次。

### (三)疏肝理气的按摩方法

**1.梳理肋弓法**

患者仰卧,医者立其左,面向其足。先以掌指着肤,双手向外沿肋弓分推梳理 5 次,然后继以双手拇指分推肋弓 5~7 次,再以两拇指点按两侧期门、章门穴;最后将两手五指分开插向两侧胁下,以提拢之势沿肋间隙向上梳理 3 次。

**2.疏通气机法**

患者仰卧,术者立其右,面向患者头部。先以右手示、中指缓慢按压鸠尾穴、幽门穴;再以左手自然推开伸向右胁外下方第 8~10 肋部位,五指并拢,逐渐拢压,相对用力,气通则止。

**3.清肝健脾的按摩方法**

患者仰卧,术者立其右,面向患者头部。术者右手全掌着肤于剑突下,沿肋弓向患者右侧用摩法缓慢滑动 10 余次;再拇指和示、中指岔开以第 2 掌骨头肌肉为着力点,按压上脘穴 1~2 分钟。

### (四)清胃利脾的按摩方法

**1.宽中和胃法**

患者平卧位,术者在其右侧以右手按于下脘穴部位上,从右向左徐徐揉动。

2.降胃祛浊法

用双手齐按患者气冲穴,按压约半分钟,继而用双手拇指点按双侧足三里穴,使酸胀感传至足。

3.清畅食道法

施术者用掌根按压大包穴,让患者头偏向另一侧,同侧单臂上举;然后依次点按周荣穴、食窦穴,待患者自觉食道通畅后,再自中府穴向大横穴轻而缓慢地推摩5~7次。按摩完一侧,再按摩另一侧。

4.脾胃双调法

左手拇指按压大椎穴,右手拇指和中指分别拨按脾俞穴、胃俞穴、意舍穴和胃仓穴数十次。

(五)调补肾阳的按摩方法

1.开胸健肺法

双手重叠置于患者膻中穴处,随患者呼吸运动按压数次,然后再用拇指点按膻中穴、中府穴、云门穴各5分钟。

2.点按膀胱经法

两拇指指腹沿夹脊穴由胸椎开始,两指同时逐节点按脊柱棘突间隙旁的膀胱经各穴。每穴点按3~5秒。

3.摩运肾俞法

双手拇指点按申脉穴、肾俞穴;然后将双手搓热置于命门穴、肾俞穴进行摩运,直至二穴发热为止。

(六)解郁化积的按摩方法

1.推腹清脏法

患者仰卧,术者立于左侧,面向足部。将右手岔开从剑突下推至中脘穴,以第2掌骨头为着力点按压;然后拇指和示指掐压于左右腹哀穴约2分钟,最后再下推至气海穴。

2.按揉膀胱法

术者五指并拢,按压在关元穴、中极穴部位,用摩法对膀胱徐徐揉动半分钟,然后逐渐改变为掌压,由轻到重,中等压力按压2分钟。

3.调气活血法

两拇指合点神阙穴后,再合点左侧肓俞穴,然后再合点气海穴,最后两拇指再分点左右天枢穴。

4.点穴利湿法

先按揉石门穴、关元穴5分钟,再左右按揉石门穴与关元穴之间的"止泻穴"5分钟,最后双手搓热捂神阙穴数次。

(毕　蕾)

# 第四章 神经系统疾病的康复治疗

## 第一节 神经系统常见认知障碍

### 一、注意力障碍

在确定意识清醒的状态下,首先进行的认知功能检查项目就是注意力的检查。在评定记忆、语言、抽象思维、定向、空间结构等复杂的功能前,必须要清楚地知道患者注意的可持续时间。注意力涣散的患者在检查中很难正确理解测试中的指令,无法得到正确的评价结果。

注意力是指不被其他的内部刺激和外部环境刺激所干扰,对特异刺激产生注意的能力。注意力必须是在清醒的状态下才能建立。注意力集中是指对某种刺激能保持较长时间的注意,这是非常重要的。

#### (一)解剖定位

注意力主要是由脑干的上行激活系统和边缘系统及皮质间相互作用而产生的。它使人能排除干扰而集中到特定的课题上。排除干扰的能力是由大脑皮质完成的,注意过程的统合部分是由边缘系统完成的,网状激活系统的功能目前还不是很清楚。脑的很多部位的损伤都会引起注意力障碍。一般认为丘脑、内囊后肢及其他皮质下结构的损害往往会引起注意障碍。对注意力的影响,右半球病变比左半球病变要大得多。否认、半侧空间忽视及双侧刺激消失,均以右半球损伤为明显。

#### (二)注意力四大特征

1.警觉水平

对刺激的一般接受性和对应答的准备性,是注意力强度水平的特性。

2.集中功能

在多个刺激中将注意力集中在特定刺激上的能力。

3.分散功能

自然而然地将注意力转移到其他方面的能力,在同时进行几个作业时,能将注意力合理分配的能力。

4.持续性

评价注意力的持续能力。

### (三)注意力障碍的分类

为了对注意能力进行分类,有必要首先描述那些经常被报道的由于脑功能障碍引起的注意障碍。基本注意能力障碍的简单分类:①警觉水平;②集中注意;③分散注意;④持续注意。这种简单分类应该从属于特定的补偿策略。需要承认的是上述区分是人为的,并且有重叠。其优点十分简单,有利于被专家和其他相关人员理解。

1.警觉水平

障碍可以表现为经常打哈欠、嗜睡、觉醒或者警醒困难,患者显得对任务没有兴趣、缺乏动机。患者不能对内部或外部的提示线索提高他们唤醒的水平,表明他们对此类需要不能适当地增加应答行为。患者不能对警告做出应答(例如一个扔过来的球);不能为应付较高的注意要求付出相应的注意努力。

2.集中注意

集中注意指个体对某一刺激集中注意而忽视其他非相关的内部或外部刺激的能力。集中注意障碍可以最简单地被描述为分心能力问题。许多脑功能障碍的患者常常不报告他们存在集中注意障碍的问题,而他们常常会报告他们有高度分心的问题。具体一点说,他们在有其他声音、形象或动作干扰时,不能将注意力集中于某一特定的任务或谈话中。脑功能障碍的成人可能会报告分心的问题,他们在自己的孩子过于吵闹或过于活泼时不能读报纸或看电视。高度的分心表明保持注意力并将之集中于感兴趣的刺激(如教师的讲课或电视节目)的能力下降,也可能是抑制、延迟和停止应答及抵抗无关事件干扰的能力下降的表现。患者在所处环境中每次有新的刺激,甚至很细小的无关刺激,也会使患者的注意力被干扰,出现中断。

3.分散注意

分散注意简单地说是指一个人在某一时间同时注意多个事情的能力,也就是说在多个任务、刺激、注意等之间切换注意力的能力。例如,患者常常会诉说不能同时注意在准备一顿饭过程中涉及的所有事情(如什么时候烧土豆、什么时候把肉放在烤架上等),不能同时完成多项工作职责(如在看一份报告的同时往电脑中录入数据),或者不能在听报告的同时记笔记。脑功能障碍的患者经常声称他们不能在同一时间做不同的事情,他们往往要求把他们所要做的事情列出来(如工作任务、家务杂事、学术活动等),然后一个一个地去做。需要注意的是,分散注意障碍和集中注意障碍可能独立存在。就是说,有些患者当他们的孩子在厨房吵闹时他们仍然可以做饭,但他们不能同时做多个任务(如同时煮粥、炒菜和布置餐桌)。相反,其他一些患者有可能同时做多个任务(如准备一顿饭),但不能有孩子在厨房中吵闹。

4.持续注意

持续注意指的是个体对给定刺激的注意力保持的时间长度。脑功能障碍的患者经常报告他们不能在整个一堂课、一个电视节目或特定的工作任务过程中保持注意力。为了维持注意力,这些患者需要更频繁地休息或经常更换简短的任务。持续注意的问题在日常生活的各个方面可能体现得更明显(如工作、学校、家庭和休闲方面),并且相对于其他人来说,这种障碍对某些职业可能有影响(例如空中交通管制人员、质控人员和工厂精细组装人员等)。

## (四)注意力的康复评定

**1.警觉水平的检查**

(1)行为观察:警觉水平多数通过观察获得,例如:受试者是否走神甚至睡着?他们是否对受试环境感兴趣,表现为四处张望和询问?在患者与临床医师初次会面时是否唤醒注意增加?警告提示能否提高他们的警觉?

(2)等速拍击试验:要求被试者在5分钟内以每秒1次的速度进行连续拍击的试验。让患者用健侧手拿铅笔敲击桌子练习10秒钟,测验时检查者记录每个10秒钟内的敲击数量,5分钟共30个记录量,通过30个时段的平均敲击数和其标准偏差就是该测验的反应倾向度、反应不稳定程度。

**2.集中功能的检查**

(1)行为观察:患者是否常常被环境的刺激所干扰(如噪声、事物的移动)?或者他们是否走神?

(2)听运动检查法:是将5种类似音以不规则形式排列,如"啪、它、呀、哈、啦"等五个类似音,并以每秒一个音的速度读出。受试者听到目的音做出一个反应,敲桌子或者按键。要求每分钟有10个目的音,共测5分钟,算出正答率和命中率。正答率=正答数/50;命中率=正答数/总反应数,与正常人对照。

**3.分散功能检查**

(1)行为观察:康复训练时,从一个动作转换到另一个动作是否有困难?能否同时做多件事情,例如一边听一边做笔记。

(2)字母划消试验:检查用纸上无规律地排列着36个文字,其中有10个大写字。其他均是小写,字和字间大多是空一个间隔,只有4个地方是空两个间隔。测试A是将大写字划掉。测试B是将大写字和空两个间隔的前面的一个字划掉。针对其速度、误反应及正反应的漏掉次数进行评价。

**4.持续性检查**

(1)行为观察:患者是否难以在较长的一段时间内保持静坐?他们的思维是否看起来经常走神?

(2)划消测验:给受试者一支笔,要求其以最快的速度,准确地划掉指定的数字或字母。例如划去下列数字中的"3"和"5"。

81650912981276653982158776457689876353251985
13274323218732764559872658458742198343184319
78432198732765329875329853298763769532809769

记录正确的划消数字与错误的划消数字,并记录划消时间。根据下列公式计算持久性或稳定性指数。

指数=(总查阅字符数/划消时间)×(正确划消数−错误划消数)/应划消数

(3)连减或连加7的测验:可以用100减7,也可以用7连加。在测试中测试语很重要,应该说7加7等于几,再加7呢,再加7等,而不是14加7呢,21加7呢等。连减7也是一样。本测验受智力、教育程度、计算能力、记忆力等多方面因素的约束,特异性不强。但对情报处理能力的判定却是非常敏感的,它可以为患者的社会回归提供参考。

(五)注意力的康复训练

1.改进注意障碍的一般方法

制订康复计划应根据下面几个因素进行调整。

(1)应该考虑患者工作环境的任务要求,分清轻重主次,以及所处社会关系。例如让患者做"较简单"的文件分选工作,这对分散注意的要求低,但是有时间要求,尽管从表面上看可以,实际上可能不合适。因为这种患者信息加工速度慢,应该安排没有时间限制的工作。

(2)应该对患者的障碍进行分析,对不同的注意障碍,应给予不同策略。当然,患者其他障碍(如记忆力、洞察力)也可能会影响到患者的康复效果。如果康复措施没有明显效果,需要考虑更换策略。

(3)对患者的个性、动机及洞察力加以考虑,这对患者能够多大程度地利用康复策略也非常重要。干预措施:①外部因素,如改变周围环境,改变父母的期望,对重要相关人员的专门培训。②内部因素,如试图提高或恢复注意能力,传授补救措施。就改进日常注意功能来说,康复措施的潜力是有限的。但注意康复措施具有重要的作用,它有利于患者认清自己在注意方面的障碍。可以帮助他们做出适当的日常决定,避免做出错误的选择。

2.改进注意障碍的专门策略

(1)改进警觉水平的方法:警觉障碍一般先用药物治疗。心理治疗可提高注意的药物治疗效果,也有可能改善集中注意。可以降低警觉水平的药物需避免。①根据警觉水平安排活动(如经常休息、小睡),以保证患者得到充足的休息。②每天记录治疗所能维持的时间长度,可以对患者的任何进步予以赞扬。在有信息,特别是新的信息进入时提醒患者。鼓励患者以直立姿势工作。③房间中(治疗者衣着)避免使用单调的颜色。用大量照片装饰患者房间也可能有帮助。④鼓励患者在警觉水平最高时安排高警觉要求的任务,如在警觉水平最高时安排"最不感兴趣的"工作。⑤任务可以经常更换,对于新的刺激给予患者暗示。

(2)提高注意力的方法:积极进行视觉注意训练。在训练过程中,要求患者与治疗人员保持目光接触,训练患者注视固定和追视移动的目标。另外,也可以采用形状或数字划消作业。按照要求划消指定的形状或数字。随着症状的改善,选择要求注意保持时间较长的作业进行训练。类似地,可以进行听觉注意训练。

改善注意力障碍的最有效的策略可能是重新安排环境,以减少干扰因素(如噪声、人员拥挤等)。这样的策略可以包括将精力不集中的患者安排在安静的环境中进行康复训练。使用耳塞,住小卧室,使用消除噪声机器。当干扰即将来临时提醒患者,要求他们尝试忽视这种干扰,这对他们可能会有帮助。在与他们交谈时客气地要求他们集中注意,这也可能有帮助。赞扬和奖励集中注意的行为,并减少注意力不集中的行为。

(3)改善注意力分散的方法:对于注意力分散障碍的患者,基本的训练方法,就是准备两种不同的作业,当治疗人员发出"变"的指令时,患者就要停止当前的作业而去做另一项作业。例如,可以转换划消奇数或偶数作业。

改善患者在注意力分散方面的障碍,最简单的补偿策略是一次只完成一个任务,从而最大限度地减少改变注意的要求。

总的来说,多个活动不应该同时进行。应该给这方面有障碍的患者提供书面的指导,将康复任务或工作分成多个部分来完成。

(4)改善持续注意的方法:为提高注意技巧,在康复的过程中应给患者提供足够的休息时间。

在工作环境中,也应该给有持续注意障碍的人安排足够的中途休息以提高效率。①可以由其他人(如家庭成员、教师、导师)来监视患者的工作效率。如果发现患者的注意力发生漂移,可以提示其回到相关的任务中来。②将活动的持续时间安排得短一些。将有趣的和无趣的活动交错安排,这样有助于延长患者保持注意力的时间。③应对持续活动方面的进步加以赞扬。

## 二、记忆障碍

记忆障碍往往是脑卒中患者最常见的主诉症状之一。脑卒中患者中记忆障碍多与注意力障碍有关。记忆障碍除了器质性病变的原因外也与抑郁、焦虑、情绪紧张等情绪异常有关。记忆检查需要患者最大限度地配合和努力,如有情绪障碍的患者其测试成绩往往较差,在很多情况下抑郁症被误诊为记忆障碍,所以鉴别诊断非常重要。

记忆过程的不同侧面与脑的神经解剖学的结构和神经通路有密切关系。一般认为,前额损害会引起短期记忆障碍;颞叶、海马、乳头体等与近期记忆有关,其中海马起着由短期记忆过渡到长期记忆的作用。

记忆过程主要是由编码、储存、提取3个部分组成。根据提取内容的时间长短,又分为瞬时记忆、短期记忆、近期记忆、长期记忆。长期记忆和近期记忆的提取与脑边缘系统有关,但确切的部位不是很清楚。所有的记忆无论是视觉记忆、语言性记忆、触觉性记忆等,几乎都与新皮质有关。以下是记忆的几个相关概念。①瞬时记忆:数秒内提取能力。②短期记忆:复述后有一段干扰刺激时间后提取。③近期记忆:提取当天内发生的事情的能力。严格的近期记忆是学习新的课题内容后,隔一段时间后(几分钟至几天),对课题内容的提取能力。④长期记忆:提取数年前发生事情的能力。⑤健忘:多表示一般的记忆功能障碍。⑥顺行性健忘:不能学习脑损伤后的新知识。⑦逆行性健忘:不能提取脑损伤前发生的事情。

### (一)记忆障碍的评定

脑卒中患者的多个记忆环节和系统都会受到累及,最后出现全面记忆力衰退。脑卒中的认知康复要求对患者的记忆状况进行客观的评定。下面介绍两种标准化的记忆测试。

1.韦氏记忆测验

韦氏记忆测验是应用较广的成套记忆测验,也是神经心理测验之一。中国标准化量表由国内学者等再次修订后,可用于7岁以上儿童及成人。有甲乙两式,便于进行前后比较。测试工具是韦氏记忆量表。测试内容包括10项分测验,分测验A~C测长时记忆,D~I测短时记忆,J测瞬时记忆,MQ表示记忆的总水平。本测验也有助于鉴别器质性和功能性记忆障碍。评分将10个分测验的粗分分别查粗分等值量表分表转换为量表分,相加即为全量表分。将全量表分按年龄组查全量表分的等值记忆商数(MQ)表,可得到受试者的MQ。

2.临床记忆测验

临床记忆测验是由许淑莲等根据国外单项测验编制的成套记忆量表,用于成人(20~90岁),也有甲乙两套。由于临床所见记忆障碍以近事记忆障碍或学习新事物困难为多见,故该量表各分测验都是检查持续数分钟的一次性记忆或学习能力。测试工具是临床记忆量表,测试内容包括5个分测验:①指向记忆;②联想学习;③图像自由回忆;④无意义图形再认;⑤人像特点回忆。评分方法是将五个分测验的粗分,分别查等值量表分表换算成量表分,相加即为总量表分。根据年龄查总量表分的等值记忆商(MQ)表可得到受试者的MQ。记忆障碍的评定主要从言语记忆和视觉记忆两大方面进行。

## (二)记忆障碍的康复训练

**1.改善记忆损害的一般方法**

记忆缺陷明显地影响患者康复的整个过程,因而限制患者获得独立的能力。多种康复策略在记忆康复中已广泛使用,也获得了不同程度的成功,应用这些康复策略的人员涉及多个学科,包括心理学家、语言治疗师、物理治疗师、作业治疗师、护士、内科医师、社会工作者等,他们共同组成康复小组,一起实施康复治疗。康复记忆中应用的方法分为以下三种:恢复记忆法、重新组织记忆法和行为补偿策略法。

(1)恢复记忆法:假设记忆像肌肉一样,必须进行锻炼才能加强。这种方法包括练习一些实践性的任务,如学习数字串、背诵单词列表、通过分组(例如前3个单词为一组)或者分类(不同的类型)来记忆项目,而不是记忆独立的单词。许多评价恢复记忆法的研究报道,在医院和实验室里使用,的确能提高对特定任务的记忆。但是,对其他的类似任务并不一定能提高记忆。可能有两个原因,有记忆障碍的人对其他的类似任务不能够记住应用这种方法,或者是这些要记忆的任务和日常的活动明显不相干。

(2)重新组织记忆法:另外一组用于弥补记忆丢失的策略。这一方法基本上以更完整的技能代替了丢失的技能,从而成为增强记忆和弥补丢失的技能可选择的途径。常用的方法包括固定系统、视觉意象和逐渐减少提示法。①固定系统:一种把言语刺激的图像与数字或者可想象的位置相关联的方法,例如,一个人能够想象儿童时家的位置,如厨房、起居室和庭院。当他学习一系列项目时,就指导他把要记忆的项目与家里特定的位置相关联。记住家里的每个位置就促进了与之相关联的项目的记忆。用这些关联增强了记忆,这种方法可以维持30分钟,而不能维持一个星期。②视觉意象:另一种重新组织法,在记忆康复过程中,为了进一步编码和解释信息,视觉意象包括想象一个和言语刺激相对应的视觉刺激,例如,一个人想要记住一对单词如"手套"和"猫",通过想象一个戴着手套的猫,就能够促进这一对单词的记忆。尽管它的实际应用还有问题,许多研究已经证明,视觉意象能够提高记忆的提取。③逐渐减少提示法:就是在学习中逐渐减少提示。例如,如果想要患者通过把名字和图画结合在一起来记住治疗师袁红的名字,应首先把结合在一起的姓名和图画给他看。接下来看袁(圆形)和图画。下一次再看红(红色)和图画,依此类推。

(3)行为补偿策略法:用于提高记忆力的第三类康复策略,通常也是最有效提高记忆的方法。这种方法可分为三类:个人环境提示、邻近的环境提示和大的环境提示。①个人环境提示:涉及运用患者的穿着或者携带的东西作为提示物,来提示重要的事件或任务。个人环境提示的一个例子是,在手上写一条信息或者是在手指上拴1根线。但是如果一个患者不能够记住提示物是提示什么的,这些提示也就没有价值了。②邻近的环境提示:指应用外部记忆手段,或者房间或器具的摆放变化促进记忆信息。a.外部记忆辅助:采用与患者需要相关的笔记本进行记忆。笔记本的内容可能包括位置、约会、要做的事和已经发生的事情的记录。有记忆困难的人需要不同的帮助取决于他本身的缺陷。研究表明,这种行为补偿策略在记忆损伤发生后,能够长期应用和成功地进行教学。外部记忆辅助也被证实对记忆障碍的各种人群都有效。b.一些简单的提高记忆的行为策略包括使用可携带的记忆辅助工具,包括记事本、要做事情的列表、闹钟和时间表。c.给房间里的抽屉和橱柜贴标签对增加患者的定位能力也是有帮助的。d.家庭用具,如烤箱,应该和声音联系在一起,以便提醒可能会忘记关掉用具的记忆损伤的人。③大的环境提示:指社区、城镇设计,帮助记忆有问题的人,使其困难降到最低。这些环境的提示,能够提示患者周围环境中各种场所的位置。医院里指向各部门的彩色的导引线就是一个例子。

2.改善记忆障碍的特定策略

记忆是一个连续的统一体,许多建议包括了记忆的编码、巩固和提取。

(1)改善编码和巩固损伤的策略:编码是对周围环境的信息进行最初的加工,而巩固是对信息的更持久的储存。事实上,改善编码和巩固的建议有许多重叠。改善编码和巩固的策略:①因为和记忆有关的问题也和注意相关,因此,提供一个外部刺激最少的环境对患者是有帮助的。在某种意义上来说,使得这个环境尽可能地安静是最理想的(如关掉电视和收音机)。然而,有些患者发现,柔和的背景声音有助于使得精力分散最小化,因而,对特定的患者,用理想的声音可能是有用的。②不能够编码反映了不能够注意自己的行为。例如,当读邮件时,放下自己的钥匙,就找不到了,原因可能是同时做了两件事,帮助有编码缺陷的患者集中注意力,要求一次只做一件事是很重要的,在完成一件事以后再开始做下一件事。③最初的编码困难通常表示不能够注意信息,为了提高注意力,当给有缺陷的患者提供信息的时候,用眼睛注视他们是很重要的。④为了保证有记忆缺陷的人充分地注意信息,应该重复给他提供信息。⑤当患者记录重要的交谈内容和对需要做的事情进行列表时,编码也能够得到进一步加强。这样做也能够帮助患者一次集中做一件事,也提供了一个外部标准来证明他的理解力,还能为以后的参考提供线索。⑥应该鼓励患者提问,保证他们理解了对他们所说的话。这也是进一步检查理解力所必需的,也提供了进一步重复信息的机会。⑦当信息是患者感兴趣的尤其是和患者相关的时候,编码也能得到增强。患者用自己的话说出信息也能增强编码。这样也能使患者把以前所学的知识联系起来。⑧如果评定显示患者能够从重复的信息中获益,就应该鼓励使用重复的信息。例如在交谈过程中,多次显示信息,使得在巩固方面有缺陷的患者在信息呈现时,能够对信息进行重复和解释。⑨以某种方式提供信息,把信息和其他的任务和环境联系起来,从而很容易地推广于其他情形。

(2)改善提取损伤的方法:难以提取信息的人,已经储存了信息,仅仅是自己不能提取。因此,所有的增强提取信息的建议,都和患者运用提示去启动记忆信息有关。这些提示可能是内部提示,如记忆策略,也有外部提示如闹钟、笔记本、每天的计划等,用来帮助和促进提取信息的策略:①提供简单的言语提示,例如,问患者"下一步治疗是什么"或者"做蛋糕的下一步是什么",提供这些提示帮助患者控制他们的行动。②外部提示可能采用笔记和列表的方式,这些笔记和列表是由患者自己或者其家人为有提取困难的患者提供的。使用这一列表时,把这些列表放到有记忆缺陷的患者能够找到的地方,或者把这一列表融入日常生活中是很重要的。闹钟、呼机或者自动的电话提示也可用作外部提示。闹钟的响声或者呼机的叫声能够提醒患者吃药或者约会。保证给有记忆缺陷的患者提供足够的信息来完成任务是很重要的,例如,单独的手表的响声不足以提醒患者吃药,但是,如果把手表靠近每天吃药的盒子,手表的响声就能够做提示了。③对于特定的日常任务,购买一个数字语音录音机是有用的(没必要倒带和搜索),可以帮助使用者对短信息进行即时的录音和回顾。这种设备在办公用品商店和电器商场都可以买到。④对于严重记忆损伤的患者,在家里的抽屉和橱柜上贴上标签,可以帮助患者找到物品,也能帮助患者将物品收拾到合适的位置。⑤日常计划表和笔记本是进一步的辅助手段。用活页纸记录方便插入,同时也能够随时插入新的材料。如果患者不依赖社区,活页纸尺寸可以小一些,能够装进衣服口袋里或者钱包里,但是不能太小,要避免书写和阅读。应该提示患者在设计好的记忆本中记录相关的信息。家人在患者开始使用记忆本时起着作用,决定记录的重要的名称、日期、事件、电话号码和医疗信息。还需要家人提醒记忆力减退的患者按计划表行事,也鼓励补充新信息,如工作表的改变、家庭作业等。家庭中有一个成员定期地浏览这个计划表进行更新并重新组织,这对于患者是有帮助的。执行这样的帮助常常是有挑战性的。但是,这些习惯的形成有可能大大地增强患者的独立性。⑥尽管在使用掌上电脑之前要考虑一些问题,但是掌上电脑已经成功地应用于创伤性脑损伤患者。它已经被尝试应用在脑卒中患者之中。

3.改善特定类型的记忆损伤的策略

提高记忆的特定的策略是根据患者记忆不同类型的感觉信息而制订的。例如,一些人能够更好地记住听到的信息,而不是看到的信息,或者相反。但是,要特别注意,如果以多种感觉形式来提供信息,就能够提高记忆,例如:如果告诉他们如何去做,同时还演示如何去做,患者就能够更好地学习。如当一个人学习一项任务,除了让他做这项任务之外,在他做事时,还要通过言语解释来增强记忆的编码和巩固。同时还配以图画可能会更有效。类似地,当让患者大声朗读信息时,给患者提供机会使他进行视觉浏览也是有帮助的。当患者在社区内(或者新地方)行走时,如果给患者提供关于如何到达目的地的言语指导,同时提供地图和(或)书面的指导,患者就能走得很好。

(1)对有言语记忆能力的人提供的策略:给有能力记住听到信息的人提供以下几点建议。①重要的其他人(如家人、同事等)给患者提供言语信息,也就是,告诉他们需要记住什么。经常给予言语暗示和提示对于提高总的记忆力将会很有效。②患者大声朗读要记住的重要信息。③患者应想到用录音机录下需要记住的言语信息(如课堂讲稿、商务会议、重要的谈话)。在以后的时间里通过听磁带就能复习信息。④给视觉损伤的人提供笔记记录器来记笔记,就能使得视觉受影响的人能够集中注意力去听,也给他们提供手写的笔记以便以后复习。⑤为了专门记住每天都要做的事,个人应考虑到用数字的有声提醒物,以便使用者及时地录下和复习短信息。

(2)对有视觉记忆能力的人提供的策略:给有视觉记忆能力的人(或言语记忆能力相对弱的人)提供以下几点建议。①重要的其他人(如家人、同事等)给患者提供视觉信息,如手写的清单、图片、模型的表演等。②当学习新信息的时候,应该鼓励患者设想单词和想象画面。也就是用想象这些图画或者在纸上画图和想象的方式使看得见的材料具体化。患者越是积极参与,信息就会越显著,准确的记忆就越有可能。③患者通过设计对照表格、作业图和增加记忆的图画,把书面的或口头的想法转换成可视的形式。④患者应把他们听到的信息做成书面的清单,通过参照这样的视觉清单来增强记忆。⑤患者在课堂上或者参加会议,如果可能的话,应该提供给他们书面的提纲和摘要。⑥患者应该依靠图画来增强记忆,包括使用动画卡片或者图片。

## 三、执行功能障碍

### (一)执行功能的分类

执行功能分为三部分:开始、终止和自动调节。这样的分类提供了简明的主要思考途径,以把脑功能障碍患者和正常人区别开。

1.开始障碍

开始障碍包括很多方面,例如失去开车能力、没有兴趣和动力,还表现出冷淡、漠不关心、不坚持和体力下降。

2.终止障碍

终止障碍包括运动和构思过程的持续言语、强迫行为、情感易变、焦虑和抑郁、沉思默想、错觉。这些特征可能和腹侧的眶额叶有关。

3.自动调节障碍

自动调节障碍表现为以自我为中心、易冲动、闲谈、失礼行为、不爱社交、没有自知力。自身调节意味着患者能根据内外环境的变化作出反应,改变行为;也意味着患者能根据偶然事故改变特定的行为表现。

### (二)执行功能障碍的一般康复方法

执行功能是复杂的,用于补偿记忆障碍(如记事本、录音机等)、视觉-空间障碍(如写下提纲等)的相对简单的方法,不可能对执行功能缺陷单独发挥作用,为执行功能障碍的患者制订综合性的治疗计划应包括:在一段长时间内持续进行治疗(如药物)、心理/认知和家庭/环境干预。此外,还应根据提供的严重性和对功能的影响程度制订适合个人的计划。尽管治疗执行功能缺陷要求专业人员帮助,对于照顾者(护理人员)也有一些一般的方法适用于执行功能障碍,具体方法如下。

(1)给患者提供从基本到复杂的有等级的任务,让患者逐渐进步。

(2)充分利用仍保存的技能或功能补偿已损伤的功能。

(3)改变患者的生活环境、社会或工作角色,或个人的资源(如以减少额叶系统执行功能缺陷发生的可能性,尤其是在紧张的时间或测试压力和疲劳情况下)。

(4)使每天的活动尽可能变为常规的(如每天中午12点吃午饭,星期二购物等)。

(5)指导患者调整自己的节奏,以保证有充足的时间以避免感觉匆忙。

(6)康复训练不要超过患者能够承受的限度。

这些一般的方法已证明对使执行功能障碍的负面影响最小化是有效的。必须指出的是,有时最直接、快速和成功的康复方法,是强调降低环境要求,提高患者对资源的处理要求。

### (三)执行功能障碍的特殊康复方法

以下根据最新提出的执行功能障碍分类,提供了特定综合征的康复方法。

1.改善开始障碍的方法

治疗慢性的开始缺陷包括环境改变、行为改变和药物治疗。

(1)行动前提供环境提示,如听觉提示的闹钟,视觉标记或写在日历上。选择性地强化想得到的反应,能增加反应发生的可能性。因而,在合适的开始行为之后给予口头表扬、提供想要的东西或活动,是改善症状的一种途径。

(2)有些活动能配对在一起,重复出现,可以增加目标行为,因此,通过指导患者在吃饭的时候服药能促进治疗。

(3)当以上方法证明无效,临床经验表明抗帕金森病的药物如卡比多巴-左旋多巴、金刚烷胺或者溴隐亭有潜在的作用。

(4)抑郁有时能显示可逆的开始障碍。最新的5-羟色胺激动剂类药物,如舍曲林、帕罗西汀和氟西汀已证明对脑损伤患者有价值。

(5)附加的心理治疗将帮助患者建立适应性的处理方法,这些方法能在长时间内使用。

2.改善持续障碍的方法

(1)使用操作行为修正方法和应变管理程序,用于排除不想要的行为和提高适应性的行为。一般来说,忽略不合适的行为不会使它消失。相反,在冒犯行为之后,直接对患者说"那样说话是不合适的"或"你不该碰我"将有助于减少以后发生的频率。

(2)个人心理治疗和有经验的陪护者常常是整个治疗中关键的要素。这会帮助陪护者理解患者个性或行为改变的神经病学基础,并形成适应性的处理和交流策略。这样的方法还考虑到特别训练陪护者来执行以社区为基础的行为纠正方法,也是成功的重要因素。

(3)对于严重的、经常有攻击性行为的患者,药物干预治疗是必要的。急性攻击性患者会直接伤及自己或他人,可以静脉内注射氟哌啶醇,药物不会增加患高血压、抽搐或呼吸窘迫的危险性,并且可以使患者迅速地安静。

(4)治疗有攻击不严重行为的患者,另一种有效的药物是5-羟色胺激动剂三唑酮。

(5)对长期的器质性攻击性综合征,研究表明可以使用抗惊厥类药物,如卡马西平和丙戊酸钠。另外,使用β-肾上腺受体阻滞剂,如普萘洛尔,证明是有效的。然而,普萘洛尔的临床作用非常慢(也许要开始治疗后几周才能见效),使用大剂量可能会产生明显的直立性低血压。

3.改善自我调节障碍的方法

似乎没有什么药物能改善自我调节障碍或意识缺陷。治疗类似情况最好是能在有团队的治疗环境中完成,并结合认知康复和心理治疗。治疗自我调节障碍的其他建议如下。

(1)基于神经病学的观点帮助患者理解损伤后的自我,尽管这样做很困难,也要努力去做。

(2)如果患者在系统、有逻辑地解决问题方面存在缺陷,可以通过训练患者使用帮助记忆的方法。通过使用帮助记忆的方法,能够降低患者的冲动性、焦虑、灾难反应及不能从反馈中获益的情形。

(3)让患者逐渐重复地进行能显示个人长处和缺陷的任务,对脑损伤后自我意识的提高很重要。全面的治疗应该强调在社区康复环境中进行自我调节功能的改善。

## 四、失认症

失认症是后天获得性的综合性知觉障碍的具体表现,是感觉到的物象与以往记忆的材料失去联络而变得不认识。这种对象认知障碍不是因感觉的异常、智能的低下、意识障碍等原因引起的,也不是由于患者不熟悉该物体所致,常由大脑半球特定的功能部位受损所引起。

### (一)失认症的分型

在以下失认症的分型中,视觉失认目前研究最为深入,康复评定也有很多方法。重评定、轻治疗的现象比较严重。各种失认症的康复治疗一方面是针对失认症本身的治疗,另一方面是其所导致的日常生活能力的康复治疗。视觉失认和视空间障碍的康复有很多共同之处,本文会对它们的康复方法做重点介绍。

1.视觉失认

(1)视觉对象失认。

(2)相貌失认。

(3)色彩失认。

(4)单纯失认。

(5)同时失认。

(6)半侧空间失认。

(7)其他:地理性记忆障碍、大脑性视觉障碍、皮质盲、视觉失语、消去现象等。

2.听觉失认

(1)环境音失认(听觉失认)。

(2)感觉性失认。

(3)语聋。

(4)听觉空间失认。

(5)其他:中枢性听觉障碍(皮质聋、皮质下聋)、消去现象等。

3.触觉失认

其他的消去现象。

4.身体图形障碍

(1)半侧身体失认。

(2)身体部分失认(手指失认)。

(3)左右辨别障碍。

5.相关症状

病态失认(Anton's综合征)。

(二)视觉失认

视觉失认是在没有语言障碍、智力障碍、视觉障碍等的情况下,却不能认知、确定眼前的视觉对象为何物。换言之可看到眼前的客观实体,却不知是什么及其特质内容(如形状、性质、功能、用途等)的一种状态,如桌子上放着一块香皂,看过后却不知道是什么,但当他用手摸一下,再拿起嗅一嗅时才会知道这是香皂。即通过视觉系统无法认知、确定的客观实体,通过视觉以外的感觉系统(嗅觉、触觉、听觉等)能够理解其特征的一种状态。

1.视觉对象失认

一般分为统觉性(将感觉性印象进行意识性知觉的行为)和联合性(综合知觉内容和输入的表象结合的行为)两种。

(1)统觉性视觉失认:保留一次性视觉(视力、视野、大小、方向、色彩、明暗等),但在视觉对象(物品)的形态的认知辨别水平上有障碍。这类患者往往自己无感知:当你让其画出眼前的(图形、画像)物品的形状轮廓或描述时,很困难;同样形状的物品和图形,让其找出其(对应)配对,有识别异同困难;双向性障碍,即不能命名物品和图形的同时,也不能把被指名的物品选出来。如被提名的物品或图形,通过想象能够画出的话,要比照着画画得好。①责任病灶:包括双侧视觉联合区在内的枕叶等的损害,特别是非优势半球的枕叶功能障碍。②评定方法:图形摹写、图形辨别、图形分类、事物的命名及其使用说明、触觉性命名等。常与纯失读、相貌失认、同时失认等合并出现,视野障碍较轻或几乎没有。

(2)联合性视觉失认:通常所说的视觉失认或视觉对象失认多是指这种类型。其特点:有命名障碍;物品的形状、功能、使用方法等,不能用口头、文字及手势说明、有确认障碍;物品的性状(如动物、食品、水果、蔬菜等)和功能(如服装、家具及用品等)分类有困难(意义上的范畴性分类困难等)。患者不能明白眼前客观实体的意义,也就是不能将现实和过去的记忆及经验结合起来。一般成绩是实物＞色彩照片＞黑白照片、线条画等,另外还与物品摆放的场所(背景)等有关。与单独的物品相比,认识放在实际场所中的物品,所获得的成绩要好。言语的提示可以帮助视觉理解,会影响测试成绩。①责任病灶:几乎所有的病灶都在双侧枕叶、颞叶。②评价方法:可行配对测试;画物品图形;描述物品的性状;借助视觉以外的感觉通路,可以准确地认知和命名(如听觉方面,对其说出不能命名物品的用途或让物品发出声响;乐器、钥匙等。如触觉方面,让其闭上眼睛用手摸物品。如嗅觉方面,让其用鼻子嗅物品的味道)。

大部分病例至少合并(纯失读、相貌失认、色彩失认等)两种以上的问题,其中相貌失认和色彩失认最多见。偶尔单独出现。

2.相貌失认

患者视力虽然保留,但却不能通过其面貌认知自己熟悉的家属、亲戚、朋友及名人的面孔。而通过听其声音可以知道是谁。其病变部位多是在非优势半球的枕叶内侧梭回和舌回。半侧病损多是轻度、一过性的。双侧病变症状往往较重并持续不可逆。一般神经学检查时有视野障碍(象限盲),多伴有皮层性视觉障碍。双侧枕叶障碍引起的视觉对象失认,多有相貌失认,而且是不可逆的。

(1)评定方法:可以用患者自己、家属、亲戚、名人等的照片,让其辨认等。

(2)康复训练:可以用家人、亲属、名人等的照片,借助语言提示进行训练,或通过人物动作、人物的声音等外部因素进行人物辨别训练。

3.色彩失认

无法将色彩与其对应的名称相互关联的状态。它与先天色盲不同的是,本症的色觉障碍不是系统性的,而是不规则的,是后天性皮层病变引起的色彩认知不能。多有视野缺损但视野缺损不是其原因。因色觉保留,故同种颜色可配对,颜色(同色系和集中)分类可以进行。故色盲检查表是正常的,但对色彩命名、让其指出某种色卡的颜色或物品的颜色困难,描述物品的概念(西红柿是什么颜色、天空是什么颜色等)困难,另外往辨别色彩特征物体的线形图上涂色也有困难。

4.同时失认

对于复杂的情景画面的各个部分能够理解,但对整体是什么却不能理解的症状。即每部分的视知觉是正常的,但其部分和部分之间的关系却不能把握,其结果是,不知道整体的意义,另一种情况是在两种物体同时刺激时,患者只能认知一侧的刺激物体,这种情况也被称作同时失认。

发病机制:考虑是整体把握的能力障碍。有人认为是对一系列的视觉刺激,产生的持续维持视空间性的注意障碍引起的。前者病变在左枕叶前部或颞顶叶部的损害,双侧枕叶外侧的损害;后者多是双侧顶枕叶的损害。

(三)听觉失认

1.定义

听觉失认为听力保留,但对所能听到的原本知道的声音(言语音、有意义和非言语音)的意义不能辨别和肯定的一种状态。

2.分类

根据对失认的对象可将听觉失认分为语聋(言语音的认知障碍和非言语音的认知障碍)、环境音失认、感觉性失音等。但在临床上比较少见。在此只做简单的介绍。

(1)语聋:虽能听到言语音(说话声),但却不能明白说话的内容意思的一种状态。即言语音的选择性辨别的认知障碍。主要表现为言语的听觉性理解为首的复述、听写等的困难,但说话的词汇、自发书写、书写名称、呼名及读(默读和音读)均没有障碍,所以纯音听力检查要确定患者有充分的听力,方能诊断此障碍。大多数患者听力检查正常,但在高音区往往稍落后。

责任区域:左颞上回的后部皮质下和右颞上中回的后部及顶叶的后部。

(2)环境音失认:听力检查正常,但对听到的非言语音的意义不能明白的一种状态。如对熟悉的狗吠、鸡鸣虽能听到,但不知是什么声音的一种状态。

### (四)视空间认知障碍

1.视空间认知障碍分类

(1)空间定位障碍。

(2)方向距离的判断障碍。

(3)地理性定向障碍。

(4)半侧空间失认。

(5)Balint综合征等。

在此只对半侧空间失认做简单介绍。

2.半侧空间失认

半侧空间失认是对损伤的大脑半球的对侧来的刺激无反应,或对其刺激不能定位的一种状态。大多是右半球损伤引起的对左半侧的忽视。这种忽视不是引起体轴半侧的忽视,而是注视空间的半侧忽视。在日常生活中的表现有身体、面部朝向右侧,双眼向右注视(眼球活动无障碍),进食结束后,总是把碗碟中左半侧的食物或多或少地剩下,读书或看报时,总是把最初的几个字漏掉。男性刮胡子时,左半侧的胡子刮不干净或漏刮。女性化妆时,左半侧漏化或较右侧简单等。

(1)半侧空间失认和偏盲的鉴别:偏盲是视野缺损造成的,在视线固定的情况下,视野有一部分的缺损,通过客观的视觉感觉检查就能确诊。当其眼球能自主活动时,通过转头转身等动作是可以代偿的。而半侧空间失认,则是在视线可以自由活动的条件下,仍然对一侧的刺激对象无反应,是知觉水平上的异常。它总是对视觉对象的一半无知觉,在接受康复训练之前,不能通过转头转身得到代偿。

(2)病变部位:多为右半球的后方损害,特别是颞叶、顶叶、枕叶的结合部,含顶下小叶部分;也有报道额叶背外侧(第8、9、4、6区)的病变也会引起半侧空间失认。最近有些临床研究表明,丘脑、中脑网状体、基底节等的病变,也能引起半侧空间失认。其原因可能是皮质和基底节的白质联系纤维的损伤造成的。

(3)半侧空间失认的评定:①急性期患者多表现为只看健侧(右侧),在其左侧招呼他时往往在右侧寻找,给他1根约与肩等宽的线绳让其指出中点时,所指的中点往往偏向右侧。②待患者病情平稳后可做桌面的精细检查。

临摹试验:给其一张标准画样(图4-1),让其尽量和画样完全一样地画出来,常用的是有茎、叶、花瓣的图画进行检查。根据其画图的结果分为轻、中、重、重重等级。重重度:只画右面草的一半。重度:漏掉画中左半侧的全部。中度:左侧花瓣较右侧的少,并且漏掉了左侧的小草。轻度:左侧的花瓣较右侧的少,或中央花大致能画出,只是左侧漏掉了小草。除此之外,还可以画房子、栅栏、树等的组合图来测验。随着画的复杂程度的增加,半侧空间失认的检出率也随之增加。如通过以上的绘画检查,查出可疑,但不能确诊时,还可以用临摹Rey的复杂图形,往往就比较清楚了。

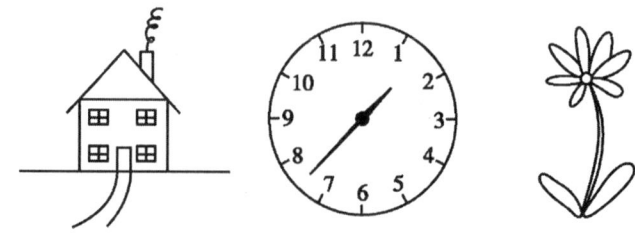

图4-1 模仿绘画测验

画图试验:用口头命令让患者画人脸及身体四肢等图形,左侧空间失认的患者其画的左侧,即画面人物的右侧上肢、下肢、手、足、眼等器官被省掉了或被简化。或让患者画大的表盘(直径大于5 cm的表盘绘画,容易检出)等,如果患者将表盘中左侧的7~11的时间数字都漏掉,或将所有数字全部写在右侧表盘内,可以诊断为半侧空间失认。

划消试验:采用40根短线。检查要用红色的铅笔,在纸上将所有的线寻扫一遍后,命令被试者将纸上所有的线,用划线的方式标记,以了解其漏掉的空间部分(图4-2)。将30根短线,按左1/3、右1/3、中1/3各10根分配在B5纸上。让患者将所有的短线做上标记,标记完后,请把笔放在桌子上。重度患者只划掉右1/3的短线或更少;中度患者会划掉中1/3的一部分和右1/3的全部;轻度患者只剩下左1/3短线中的一部分。图4-3是行为忽略试验,让患者划掉图中的星号。以上这些试验选出的目标难度较大,故半侧空间失认的检出率也较高。

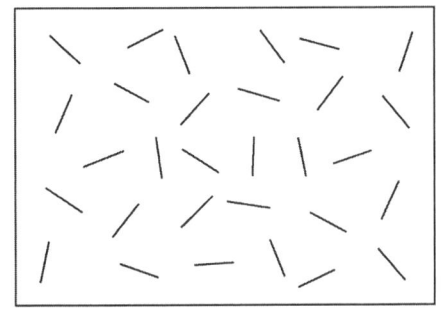

图4-2 短线划消试验

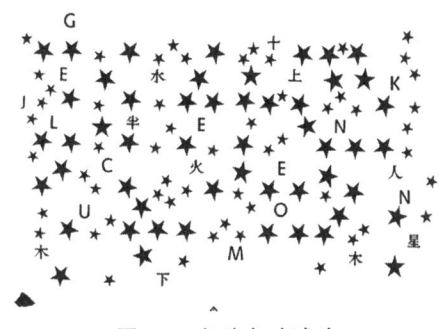

图4-3 行为忽略试验

二等分试验:20 cm长的直线进行二等分时,中点向右偏1 cm以上者,可以考虑为半侧空间失认。

在评定有无半侧空间失认时,单凭一个试验往往不能很好地做出判断,因此最好是根据临摹试验、划消试验、二等分试验等三种以上的试验结果进行综合判定。

(4)半侧空间失认的康复训练:半侧空间失认的康复训练以作业疗法为中心,特别是对向一侧倾斜较重的患者,早期做起立训练、移乘动作、步行训练等粗大的功能训练,以提高ADL的自立能力。

认知康复训练可从两个方面入手,一是改善忽略的行动本身;二是因忽略引起的不能执行的应用动作训练。前者主要是通过视觉扫描训练和感觉觉醒训练来进行,后者是通过ADL训练来进行。具体认知康复训练方法有以下几种。①视觉扫描训练:通过促进对忽略的视觉搜索,来改善忽略。如利用左右两个不固定的光源刺激,移动光源让其注视和追视光源的位置。将数字按顺序粘贴在木钉盘的每一个小孔的边上,让其按数字的顺序将木钉插入进行训练。利用图卡进行注视的强化训练等。②感觉觉醒训练:在某种感觉系统有障碍的情况下,给予其他种类的知觉刺激,以提高统合能力,对障碍的功能利用进行再教育。如治疗师或患者自己刺激患侧手,治疗师触摸患者的背侧,让患者指出相应的位置,这就是利用触觉刺激,恢复自身体象,改善忽略行为方式。也可以利用声音的听觉反馈刺激进行步行训练等方法。③提高ADL功能:在认知康复训练方面,作为ADL功能的提高是最主要的。在半侧空间失认的恢复中,病侧缺失是最大的阻碍因素,故在提高其主动性的基础上,促进对自己的障碍认知是非常重要的。可以让其头和眼睛向患侧偏看,在ADL指导中反复进行,并要在床及餐具的摆放、轮椅等方面下功夫。通过外部环境的调整下功夫。

**(五)视觉失认及空间障碍的特殊康复训练方法**

脑卒中患者的视觉失认和视空间障碍中的一些共同因素常同时出现,如视敏度减退、视野障碍、视觉深度障碍等,设计以下一些具体的康复方法供临床参考。

1.改善视野减少的方法

真正的视野减少一般不受治疗影响,因为在受影响的视野中没有刺激能改善以后的功能。视野减少的干预实际上只是补偿性的。通过刺激偏盲的半侧视野可能减少视野缺陷的大小。尽管视野缺陷没有因为训练真正的减少,但能增加视觉搜索的范围、准确度和效率。由枕叶以外的中风引起的损伤的患者,其视野能够得到改善,而和枕叶有关的损伤引起的视野缺陷不能得到改善。

(1)对患者进行有关视野缺陷性质的教育和环境调整是最有用和最有效的补偿策略。

(2)用听觉的、触觉的或视觉的刺激来提示受损伤的视野,能够扩大患者认识空间缺陷的范围。

(3)对于同侧视野缺失(如失去视野的一半),一般来说,患者需要通过转头或者转身体同时补偿,才能更有效地扫描受损伤的视野,如果左侧视野缺失,患者应该把头向左侧转大约45°。

(4)有效的扫描技术训练,包括学会快速地移动眼睛扫描和学会有效注意视野的范围,已表明有希望作为一种补偿方法。

(5)验光师和眼科医师经常采用棱镜或特殊的眼镜,使周围的刺激折射到未受损伤的视野内。

2.改善空间失认的特殊方法

由于患者经常不知道自己空间失认的程度(甚至固执地认为空间失认根本就不存在),因此,治疗的第一步是进行教育。

(1)对于空间失认的患者,经常需要提供使其信服的证据证明他注意周围的空间有困难。因此,告诉患者他忽视了周围的物体,对他是有帮助的,例如,当他走向墙的时候,没有注意到物体,不知道周围房间等,都应给他指出来。用电视录像带演示忽视的性质及行为表现对患者也有帮助。

(2)提示干预对于治疗和补偿空间失认都是重要的。例如,听觉提示如在患侧言语提示或手指噼里啪啦作响提示,对患有空间失认的患者能有帮助。

(3)应该给患者提供视觉提示,如在要读或浏览的纸上预先画红色的线作为提示。教给患者从红线(由护理者或专业训练人员在开始前画好)处开始阅读(或结束,对于右侧忽视)。

(4)有帮助的治疗方法一般包括重复的训练,患者重复练习眼睛扫描移动,注视从注意的空间移动到忽视的空间的刺激。

(5)对于忽视身体结构的患者,触觉刺激(如振动装置、温和的冷热刺激)能提高他们的意识,如一个彩色的臂带可用作吸引患侧的注意。

(6)和患者一起工作的人要经常提问患者有关身体的部位,尤其是患侧的身体部位。

(7)对于刺激放置的位置,治疗方法和补偿方法有所不同。靶刺激放在患侧一般是用于治疗,相反则用于补偿。在治疗时,靶刺激最先放在靠近中线位置,当患者逐渐地熟练注意视野空间时,再逐渐地把靶刺激移到忽视一侧的周围。

(8)对于补偿方法,相反的干预也是合适的(如把目标物体始终放在注意最强的区域)。补偿干预(如环境调整)包括把物体(如书、食物、器具、工具)放在完好的一侧。

(9)指导患者的标记应放在走廊上,标明危险的位置、灯的开关和目的地。在完好的一侧标记上写一些信息对患者也是有帮助的,或使用上述提到的确定方向的垂直线。

(10)地图能够有效地帮助患者确定方向,尤其对于提示在指导注意方面有效的患者。

(11)尽可能地保持周围环境的稳定也是非常重要的。家具和日常活动用的物体应该让患者及其家人放回指定的储藏地点。

(12)混乱的环境对患者的康复是有害的,因为注意资源会负担过重,对忽视的功能影响也会加大。因此,不需要的物体或刺激源应该减少到最少。把不需要的物品从病房中或家里移走对患者是有帮助的。在房间内能看见的卡片、花、熟悉的物品、图片这些东西的数量需要妥善协调安排。同样的,听觉或其他感觉的干扰都能放大对视觉空间失认功能的影响,因此需要减少到最少。

### 五、失用症

所谓失用是指执行器官在没有异常的情况下,不能执行有目的的动作行为,即在临床所能诊断的限度内,没有麻痹、不随意运动共济失调、肌张力异常及言语听力障碍等的情况下,不能完成有目的的运动。失用症大多是双侧同时出现障碍,只有肢体运动性失用表现为一侧肢体的异常。

#### (一)失用症诊断

(1)被试者能够很好地配合。

(2)被试者能理解试者的意图,即不是因为言语理解(失语、脑卒中、意识障碍等)障碍引起的。

(3)其行为障碍不是因动作器官(口、舌、手、足等)的运动障碍(运动麻痹、共济失调等)和感觉障碍(深感觉障碍)、视知觉障碍(视觉障碍、半侧空间失认等)、精神障碍(智力低下、意识障碍等)等引起的。

#### (二)不同类型的失用症

一般将失用症分为以下几种类型。

1.传统失用症

(1)意念运动性失用。

(2)意念性失用。

(3)肢体运动性失用。

2.其他类型

(1)结构性失用。

(2)穿衣失用。

(3)口颜面失用。

(4)步行失用。

(5)发音失用。

(6)失用性失写。

#### (三)意念运动性失用的康复评定

1.概念

意念运动性失用是指患者虽然能理解被命令的旨意,却不能传达到动作执行器官的一种状态,即不知怎样才能完成的一种状态。这种失用症患者不能准确执行曾经学到的运动动作,其特征是在其无意识的状态下可充分进行的运动,在指令条件下却无法完成或无法模仿。

2.检查方法

(1)口颜面部的检查:请患者将检查者所说的内容用动作表示出来。①"吹灭火柴"误反应:控制短呼吸有困难,口形的动作和保持及吸气保持等有困难。②"伸出舌头"误反应:不能伸出舌头,舌头在口腔中活动,舌尖抵住前齿出不来。③"用吸管喝水"误反应:不能收拢口唇,变成吹气的动作,有探索样的口唇动作。

(2)四肢动作的检查:请患者将检查者所说的内容用动作表示出来。①"敬礼"误反应:手举过头顶,晃动手臂,手的位置不固定。②"使用牙刷"误反应:不能正确抓握。不能张口,明显偏离口,用手指碰牙刷。③"弹硬币"误反应:抛硬币,手旋内旋外,不用拇指和示指弹而是弯手腕。④"用锤子钉钉子"误反应:手水平方向前后运动,用拳头用力叩击。⑤"使用梳子"误反应:用手当梳子,用手捻搓头发,手的动作不确切。⑥"踢球"误反应:原地踏步,脚尖蹭地等。

(3)全身动作的检查:请患者将检查者所说的内容用动作表示出来。①"拳击的架势"误反应:身体各个部位不正确。双手并在一起。②"用棒球棒击球"误反应:双手同时握棒较困难。做敲击动作。③"鞠躬"误反应:躯干动作不协调。

**(四)意念性失用的康复评定**

1.概念

意念性失用是比意念运动性失用所见的运动企图障碍更高层次的障碍,是充分保留对操作的所有对象的认知,动作执行器官能力无异常,却不能进行系列动作的准确操作的一种状态,表现为日常惯用物品的使用程序障碍,表现为以下两种情况。

(1)单一物品的使用障碍(比较重),虽知道手里的物品是什么,却不能针对其功能和用途进行使用,如钢笔的使用。

(2)两种以上物品同时操作障碍,不能将复数的用具按准确的顺序去使用。

2.病灶区域

通常是优势半球的顶叶下部(特别是缘上回的皮质和皮质下)附近的病变。但是随着MRI、CT等影像学诊断的进步,最近认为皮质下白质病变(联合纤维的障碍、颞叶前方的白质病变)、皮质下灰质(基底节、纹状体、苍白球、尾状核、丘脑等)的障碍与辅助运动区的障碍有关。另外个别病例虽病变广泛,但失用症却很轻,有的甚至完全看不到失用症的表现,所以应注意失用症中枢的个体差异。

3.评定方法

可以使用以下几种简单的办法进行评定,观察其误反应,出现操作或程序错误。

(1)让其折叠信纸放入信封,贴好邮票写上地址。

(2)将蜡烛立起,从火柴盒中拿出火柴棒,将火柴点燃,再吹灭。

(3)打开牙膏盒,从牙杯中取出牙刷,将牙膏涂在牙刷上。

**(五)肢体运动性失用的康复评定**

1.概念

肢体运动性失用是在排除通常的麻痹、共济失调、感觉障碍、不随意运动、异常反射等运动障碍的基础上,出现的病灶对侧肢体(多为上肢手)的精细动作笨拙、缓慢、低下等症状。即既往学习获得的运动动作不能准确执行,障碍表现在颜面部、上肢和下肢及躯干等的肌肉,以一侧上肢最多见。中央旁回的皮质和皮质下的病变多引起此症状。

2.诊断

通过精细运动试验进行诊断,试验方法如下。

(1)手指敲击试验:让患者一侧手指快速连续敲击桌面或足趾叩击地面等。

(2)手指模仿试验:让患者用手指模仿治疗师的手指动作。

(3)手的轮替试验:嘱患者以前臂快速地做旋前旋后动作。

(4)手指屈曲试验:嘱患者用示指做快速屈伸的动作。

(5)集团屈伸速度试验:嘱患者做手的快速集团的屈曲和伸展动作。

(六)结构失用的康复评定

1.概念

从性质上一般被认为有异于通常的失用症,是独立分出的一组症状。结构失用是在日常生活中不容易被发现的一种症状。只有在特定的作业情况下(绘图、建筑、手语、组装玩具或模型工作等)才可能成为问题。左右半球障碍所引起的构成失用是有质的区别的。结构障碍在脑卒中患者的高级脑功能障碍中的发病率仅次于失语症,为第二大症状。

2.检查方法

结构失用的检查方法很多,通过绘画、图形模仿、拼图、立方体组合、面对面的动作(手指动作)模仿等各种方法均可。也可以利用其他的检查方法进行评定。通常让患者复制某种图形等。一般可采用以下检查。

(1)拼图,完成图形:韦氏智力检查的动作性检查、立方体图形组合。

(2)立体模型组合:选择适宜的立体模型。

(3)用火柴棒组合图形:让患者用火柴棒完成所要求的图形组合。

(4)模仿几何图形:平面图形、透视图形。

(5)自发绘画:如画房子、人物、钟表等。

(6)写字:如自发写物体的名字、听写、照着写。

3.病灶区域

结构障碍单发的较少,多和其他的症状合并出现。如左半球障碍常并有失语症(特别是完全性失语、感觉性失语、健忘性失语较多)和格斯特曼综合征(手指失认、左右失认、失算、失写)等,右半球病变多伴有视空间失认等。病变部位多在顶叶,特别是与顶叶下部关系密切。

4.康复训练

可以让患者进行图表对拼、完成图形的组合等。

(七)穿衣失用的康复评定

1.概念

穿衣失用是指日常的自主性穿衣动作能力丧失。由于对衣服的上、下、表、里、左、右等和自己身体的关系发生混乱,不能将衣服穿在身上。

穿衣失用是一系列穿衣动作行为的异常和障碍。从定义来看应归到意念性失用的范围。但从衣服这一客观实体和自己身体的复杂的空间关系的掌握障碍是穿衣失用的重要发病机制这一点看,还与传统的意念性失用有所不同。

要强调的是,半侧空间失认和半身忽视引起的只有一侧穿衣障碍的现象也叫穿衣失用,但这并不是真正的失用,穿衣失用必须是双侧性的穿衣障碍。

2.病灶区域

为患者左右半球顶叶的损害。此症少见,故临床上很难看到典型的病例。

3.评定方法

评定方法非常简单,可以从ADL训练中发现,也可以让其穿衣操作或让其给布娃娃穿衣服,在其穿衣的过程中就可以观察到患者的穿衣情况。如果只有一侧不能穿衣而另一侧正常,提示可能与半侧忽视有关,要做这方面的进一步检查,找出失用的真正原因。

4.康复训练

穿衣失用训练主要由作业治疗师和护士及家属相互配合、共同指导来进行。训练可以按以下的顺序逐步进行。

(1)建立一个容易让患者本人识别衬衫袖子左右关系的场景,将衬衫平铺于床面,尽量展平,让患者能够更容易地判断、确认衣服的左右、前后、表里等各个部位。

(2)让患者先穿麻痹侧的袖子,并拉到肩部。这是因为患者往往伴有感觉障碍,不容易觉察到患侧袖子的状态,在穿健侧袖子时,患侧手容易从袖中脱出,所以应将患侧袖子拉到肩部。

(3)在保持衣服不掉的情况下,将健侧手穿入袖中。

(4)系纽扣时,要对着镜子,边看边系,注意不要上下错位。

(5)如果出现错误,要让患者重新再来。否则在错误的状态下,继续进行反复的更衣动作,只会使患者变得更糊涂,故应脱掉后重新开始。

我们在利用以上方法进行穿衣训练时,可以写一个步骤说明图,即首先将套头衫展开放在床上,确认袖子、领子、上下、左右、前后等,然后按先患侧再健侧的顺序穿袖子,最后套头。使其养成看图的习惯,逐渐形成自己的穿衣习惯。可以根据衣服种类(T恤衫、开身衬衫)的难易程度进行训练,也可以在衣服上做记号等,以促进其对患侧手的认知能力,对改善此症状有促进作用。

(八)口颜面失用的康复评定

1.概念

口颜面失用是指不能按言语命令和指令进行模仿口面部的习惯性动作的状态。如伸舌、弹舌、咳嗽、鼓腮、眨眼、吹口哨等动作,但在无意识的情况下,却能出现这些动作,如吃饭时舌头确能伸出口外等。

2.病灶区域

病灶多限于左大脑半球的岛叶前部,额叶的后下部,多与Broca失语同时存在。

3.康复训练

可以通过指令让其做口颜面动作、复述等进行训练。训练也可以利用镜子进行有目的的面部动作的模仿练习。

(李　健)

## 第二节　癫　痫

癫痫是一组由大脑神经元异常放电引起的短暂性以大脑功能障碍为特征的慢性脑部疾病,具有突然发作、反复发生的特点,可以表现为运动、感觉、意识、精神等多方面的功能障碍。国际抗癫痫联盟和国际癫痫病友联合会联合提出的癫痫的定义是：至少一次痫性发作；临床发作是由于脑内存在慢性持久性异常所致；伴随有相应的神经生物学、认知、精神心理及行为等多方面的功能障碍。这一定义突出了癫痫慢性脑功能障碍的本质，强调了癫痫所伴随的多种障碍。

## 一、癫痫的检查和评定方法

### (一)神经电(磁)生理检查

1.脑电图(EEG)在癫痫中的应用

EEG对癫痫诊断的阳性率为40%～60%，是癫痫最有效的辅助诊断工具，结合多种激发方法，如过度换气、闪光刺激、药物、睡眠等，以及特殊电极(如蝶骨电极、鼻咽电极)，至少可以在80%患者中发现异常放电，EEG表现为棘波、尖波、棘(尖)波综合和其他发作性节律波。发作期和间歇期均可记录到发作波，发作波的检出是诊断癫痫的重要客观指标，对癫痫灶的定位、分型、抗癫痫药物的选择、药物剂量的调整、停药指征、预后判断均有较大的价值。

EEG可分为头皮脑电图和深部脑电图，头皮脑电图定位效果差，深部电极脑电图定位效果好，因其创伤性患者难以接受，而且安装部位有限，不能反映全脑状况，临床使用受到限制。在我国EEG已成为癫痫的常规检查方法。目前，偶极子64导脑电、动态脑电图和视频脑电等可以长时间记录患者在日常活动中的脑电图，并可记录发作时的录像，与脑电图进行同步分析，使癫痫的诊断更准确、定位更精确。

2.脑磁图(MEG)在癫痫中的应用

MEG是一种无创性测定脑电活动的方法，其测量的磁场主要来源于大脑皮质锥体细胞树突产生的突触后电位。在单位脑皮质中，数千个锥体细胞几乎同时产生神经冲动，形成集合电流，产生与电流方向垂直的脑磁场。人脑产生的磁场强度极其微弱，在评价神经磁信号时需要极为敏感的测量装置，把极微弱的信号从过多的背景噪声中提取出来。因此，脑磁场测量设备必须具有可靠的磁场屏蔽系统、灵敏的磁场测量装置及信息综合处理系统。其特点有：磁场不受头皮软组织、颅骨等结构的影响；有良好的空间和时间分辨率；对人体无伤害，检测方便。目前MEG的传感器允许同时记录多达300个通道，对癫痫灶的定位非常准确，但设备和检查费用都很昂贵。

### (二)影像学检查

1.CT、MRI在癫痫中的应用

CT、MRI的临床应用，对癫痫的病因、性质和定位有很大的帮助，明显提高了癫痫病灶的检出率。MRI作为20世纪90年代发展起来的无创性脑功能成像技术，具有良好的时间和空间分辨率，其中功能性磁共振(fMRI)、磁共振频谱仪(MRS)、磁共振弛豫(MRR)等相继应用于癫痫的临床和研究。fMRI可用于癫痫手术治疗前运动、语言记忆功能区的定位。MRS可以在分子水平上无损伤地研究神经系统的活动，可以观察不同类型癫痫的神经代谢特点，测评药物及手术的疗效。

2.正电子发射断层扫描(PET)和单光子发射断层扫描(SPECT)在癫痫中的应用

近年来发展起来的脑功能影像学检查，如PET、SPECT不仅能准确发现病变部位，而且可直接测定局部功能状态，是致痫灶定位的有效方法。

PET是目前癫痫灶定位最精确和直观化的手段之一，可从生化、代谢、血流灌注、功能、化学递质及神经受体等方面对癫痫灶进行显像和定量分析，从而可能为EEG、CT、MRI检查阴性的癫痫患者提供致痫灶的定位诊断。目前,临床使用最多的是 $^{18}$F-FDGPET。Engel 最早发现发作间期致痫灶的局部葡萄糖代谢降低,而发作期原来葡萄糖代谢降低区反而增高,这种发作间期低代谢而发作期高代谢的区域,可确定为致痫灶。$^{18}$F-FDGPET 能较敏感地探测到功能性癫痫灶,并予以定位,目前已被公认为癫痫外科术前最佳的无创伤性定位方法。但 $^{18}$F-FDGPET 的代谢改变区并非均是癫痫灶,与 EEG、MRI 相结合,相互弥补不足,可大大提高癫痫的诊断和定位特异性。

SPECT 可直接反映脑血流灌注的变化,间接反映全脑代谢功能,不受同位素摄取时间的限制,在癫痫发作间期,病灶呈低血流区,在发作期呈高血流区,使得通过脑血流及脑代谢功能进行痫灶定位成为可能,有研究显示,利用发作期与发作间期减影技术,癫痫定位的效果良好,对癫痫的手术治疗有指导作用。

### (三)神经心理学检查

癫痫患者常常合并智能减退、认知障碍和情感、心理异常,临床上常使用各种神经心理量表对患者智力、情感、心理、行为等方面进行评价,根据存在的问题制订出针对性的康复治疗方案。常用的神经心理检查量表有癫痫患者生存质量专用量表、韦氏记忆量表、汉密尔顿抑郁量表、焦虑量表等。

## 二、治疗

癫痫治疗在近年来有了较大的进展,主要体现在:抗癫痫新药在临床越来越多的使用,癫痫外科定位及术前评估的完善和手术治疗,生酮饮食等。

### (一)病因治疗

对于病因明确的痫性发作,应针对病因进行治疗,如低血糖症、低钙血症等代谢紊乱者,维生素 $B_6$ 缺乏者,颅内占位性病变,药物导致的痫性发作等。

### (二)药物治疗

明确诊断后,正确的抗癫痫药物(AEDs)治疗是控制癫痫发作的首选方案。合理、规范、有规律的 AEDs 治疗,可使近 60%~70% 的患者得到完全控制且停药后无发作,但有 20%~30% 的患者经系统、合理的药物治疗无效,称为难治性癫痫。AEDs 需要长期服用,因此,应综合考虑治疗的时机、药物潜在的毒副作用、患者的职业、心理、经济和家庭和社会环境等诸多情况。AEDs 用药的原则有:①根据癫痫发作类型及特殊的病因,结合患者的具体情况合理选药(表 4-1);②合理选择用药时机;③坚持单药治疗原则,必要时多药配伍治疗;④适当调整用药剂量,足疗程用药;⑤密切监测药物的毒副作用;⑥缓慢换药,谨慎减量、撤药等。

表 4-1 不同类型癫痫或癫痫综合征(AEDs)的选择

| 发作类型或综合征 | 首选 AEDs | 次选 AEDs |
| --- | --- | --- |
| 部分性发作(单纯及复杂部分性发作、继发全身强直 阵挛发作) | 卡马西平、托吡酯、奥卡西平、丙戊酸、苯巴比妥、扑米酮 | 苯妥英钠、乙酰唑胺、氯巴占、氯硝西泮、拉莫三嗪、加巴喷丁 |
| 全身强直 阵挛发作 | 丙戊酸、卡马西平、苯妥英钠、苯巴比妥、托吡酯 | 氯巴占、氯硝西泮、乙酰唑胺、拉莫三嗪 |
| 失神发作 | 乙琥胺、丙戊酸 | 乙酰唑胺、托吡酯 |
| 强直发作 | 卡马西平、苯巴比妥、丙戊酸 | 苯妥英钠、氯巴占、氯硝西泮 |

续表

| 发作类型或综合征 | 首选 AEDs | 次选 AEDs |
|---|---|---|
| 失张力及非典型失神发作 | 丙戊酸、氯巴占、氯硝西泮 | 乙酰唑胺、氯巴占、苯巴比妥、拉莫三嗪 |
| 肌阵挛发作 | 丙戊酸、氯硝西泮、乙琥胺 | 乙酰唑胺、氯巴占、苯巴比妥、苯妥英钠 |
| 婴儿痉挛症 | 促肾上腺皮质激素、托吡酯、氯硝西泮 | 氨己烯酸、硝基西泮 |

从最近的癫痫治疗指南可以看到如下趋势。

(1)下列情况应开始新药治疗：不能从传统抗癫痫治疗中获益；不适合传统抗癫痫药治疗的情况，如属于禁忌证范围、与正在服用的药物有相互作用（特别是避孕药等）、明显不能耐受传统抗癫痫治疗、处于准备生育期等。

(2)尽量单药治疗；第一次单药治疗失败，换一种药物仍然采取单药治疗（换药过程应谨慎进行）。下列情况下才考虑联合治疗：①先后应用两种药物单药治疗仍没有达到发作消失；②权衡疗效与安全性后，认为患者所获得的利益大于带给他的不利（例如不良反应）。

(3)药物治疗应取得疗效与安全性的最佳平衡。

(4)个性化治疗：对于儿童，要考虑对认知功能、语言能力的影响；处于生育年龄的妇女，尽量选择新药治疗，考虑与口服避孕药的相互作用、致畸性等；老年人，考虑药物的相互作用和对认知功能的损害。

(5)对患者生活质量和认知功能的影响：自1990年以来，美国食品药品监督管理局已陆续批准8种新型抗癫痫药，托吡酯(TPM)、加巴喷丁(GBP)、奥卡西平(OXC)、拉莫三嗪(LTG)、左乙拉西坦(LEV)、噻加宾(TGB)、唑尼沙胺(ZNS)。从指南和专家共识中可以发现：新型抗癫痫药疗效肯定，安全性好，临床使用经验正在逐步积累；第一、二甚至第三个药都最好选择单药治疗；应根据患者具体的特点做出个性化的治疗选择；取得药物疗效及安全性的最佳平衡，提高患者的生活质量应是癫痫治疗的最终目标；新一代广谱抗癫痫药的疗效和安全性得到临床专家的广泛认可，可作为某些特殊患者（生育妇女和老年患者等）的首选用药。

(三)癫痫持续状态的治疗

癫痫持续状态(status epilepticus, SE)是癫痫连续发作之间意识尚未完全恢复又频繁再发；或癫痫发作持续30分钟以上不自行停止。癫痫持续状态是内科常见的急症，若不及时治疗可因高热、循环衰竭或神经元兴奋性毒性损伤导致永久性脑损害，致残率和死亡率很高。任何类型的癫痫均可出现癫痫状态，其中全面性强直-阵挛发作状态最常见，危害性也最大。其治疗的目的是：迅速控制抽搐；预防脑水肿、低血糖、酸中毒、过高热、呼吸循环衰竭等并发症；积极寻找病因。

(1)迅速控制抽搐：可使用地西泮、异戊巴比妥钠、10%水合氯醛、副醛等药物。

(2)对症处理：保持呼吸道通畅，吸氧；进行心电、血压、呼吸监护；查找诱发癫痫状态的原因并治疗。

(3)保持水、电解质平衡，静脉滴注甘露醇防治脑水肿。

(4)对于难治性癫痫持续状态：硫喷妥钠及静脉滴注咪达唑仑有效；也有研究显示异丙酚开始用于控制难治性癫痫持续状态，其疗效逐渐得到重视，目前还需要进一步利用大样本随机对照试验结果评价其疗效和安全性。

(四)外科治疗

以往对癫痫的手术治疗存在一定的误区，认为任何癫痫患者均可实施手术治疗，癫痫患者手术后可万事大吉,不用再服用任何药物,但事实并非如此。手术治疗主要适用于难治性癫痫。

原则上,癫痫手术的适应证是年龄在12～50岁,AEDs难以控制的癫痫发作,排除精神发育迟缓或精神病,智商在70分以上的癫痫患者。手术方式多种多样,按手术原理可以分为切除癫痫放电病灶;破坏癫痫放电的扩散通路;强化抑制结构3种手术方式,具体手术方式为脑皮质病灶切除术、前颞叶切除术、选择性杏仁核-海马切除术;多处软膜下横纤维切断术(MST);大脑半球切除术;胼胝体切开术;脑立体定向毁损术;电刺激术;伽马刀(γ刀)治疗术;迷走神经刺激等。手术方式根据癫痫发作的类型和癫痫灶的部位进行选择。外科手术治疗的效果主要取决于病例及手术方式选择是否适当、致痫灶的定位是否准确和致痫灶是否彻底切除。

(五)预防

预防各种已知的致病因素,如产伤、颅脑外伤、颅内感染性疾病等,及时控制婴幼儿期可能导致脑缺氧的情况如抽搐和高热惊厥等,推行优生优育,降低癫痫的发病率。

## 三、康复

虽然,使用目前的抗癫痫药物能使2/3患者的癫痫发作得到控制,但这些患者仍然存在着许多与癫痫有关的问题,如抗癫痫药物的不良反应、心理-社交障碍、长期服药常使患者合并智能减退、认知障碍等。其余1/3患者由于频繁的癫痫发作,需要定期随访及进行多学科评估以确保康复计划的全面性和为患者个体定制。康复的目标是消除或减少疾病导致的医学和社会的后果。对患者的辅导和教育是一项重要因素。

长期治疗的精神和经济负担、病性发作时间的不确定性和行为的失控性、社会的偏见等多方面的压力,使患者常伴有明显的心理和行为异常。以往癫痫治疗多注重控制发作,忽略了患者的自身感受,随着医疗模式的改变,国内外学者已经注意到患者的情感、心理,以及家庭和社会环境等方面在癫痫治疗中的重要作用,在正规的抗癫痫药物治疗的同时全面考虑其身体、心理和社会等因素,提高其生活质量,使癫痫患者得到真正的康复。

癫痫的康复涉及医疗、心理、教育、职业、社会等诸多方面,康复原则是除对因、对症治疗外,尽早进行个体化、综合性康复训练,提高患者的生活质量。

(一)体育疗法

通过一定程度的体育训练,可以增强体质,调整各器官间的协调和平衡功能,减少药物的蓄积;增强信心,消除自卑心理,缓解忧愁和抑郁情绪。运动方式、运动量应根据患者病情和身体情况合理安排,避免进行危险的过量的体育活动。

(二)智能减退、认知障碍

癫痫患者常常伴有智力减退、认知功能障碍,是其预后不良的重要因素,其发生机制是多方面的,如痫样放电导致神经元功能紊乱,造成的脑组织持续性损害;癫痫灶的代谢异常;幼年期起病的癫痫造成的脑组织发育障碍;发作期伴发的低氧血症、高碳酸血症、兴奋性神经递质的过度释放,造成的神经元不可逆损害;另外,某些癫痫综合征在慢波睡眠相出现的持续性痫样放电导致的睡眠障碍;某些AEDs引起的神经元兴奋性降低,均可影响认知功能。影响癫痫患者认知功能的因素多种多样,如癫痫灶的部位、发病年龄和发作类型、抗癫痫药物的毒副作用、家庭社会因素、患者本人受教育程度等。所以,控制癫痫发作,避免选用对认知功能影响大的抗癫痫药物,控制用药种类,密切监测药物认知损害的不良反应,从而把认知功能损害控制在最低限度。

癫痫患者的认知功能损害表现不一,主要有注意力、推理能力、视觉空间能力、视运动协调能力受损、抽象概括能力、计划判断能力、表达能力的减退和记忆力障碍等,其中以记忆力障碍最常见。对于记忆障碍而言,虽然记忆力全面改善不太可能,但是学习助记术有助于解决最常见的日常记忆问题。在记忆康复计划中,应考虑下列问题:日常生活中认知功能障碍的心理教育疗效的需要、个性和情感反应的影响,以及对记忆问题的个人感受。训练目标必须是定制的、小的、尽可能具体的、完全能够满足患者的需要和愿望。

应对患者进行单独的、有针对性神经心理评定,以确定认知功能康复的范围。认知功能障碍常用的康复方法是通过认知功能评价,针对患者存在的认知缺陷,对患者进行重复训练,通过反复练习建立起自动性行为,训练应注重目的性、趣味性和实用性。避免使用已经缺损的认知功能,使用其他方法帮助患者补偿缺损的认知成分,如对记忆障碍的患者可以使用一些外部存储工具(如工作日程表、笔记等),将复杂事务分解成简单成分,或者通过联想等方式帮助记忆。

(三)心理和精神障碍

适当的体力劳动和脑力劳动对健康是有利的,应当鼓励。

癫痫患者由于家庭、社会、抗癫痫药物的毒副作用等因素常存在异常心理,不仅可以加重躯体疾病,而且导致癫痫患者的行为退化和异常。异常行为和心理常表现为抑郁、恐惧、攻击性、焦虑、逆反等负性情绪;自卑、性格孤僻、社会交往障碍;适应能力差,喜欢固定不变的生活方式;学习障碍、怕困难、缺乏自信、易放弃的退缩行为;对治疗措施产生无望和歪曲的判断,治疗依从性差等。

心理治疗是癫痫治疗过程中重要的治疗方法,全面评定患者存在的心理障碍,针对性地开展心理治疗,减轻患者心理负担,稳定情绪,经过综合训练,提高患者的学习、工作能力和适应性,提高抗挫折和自控能力。目前常用的心理治疗方法有支持性心理治疗、催眠术、松弛训练、生物反馈疗法、森田疗法等。另外,也可短期针对性使用药物治疗,如抗抑郁药物、抗焦虑药等。

(四)提高家庭和社会支持,改善患者的生存质量

癫痫患者应有良好的生活习惯和饮食习惯,避免过饱、疲劳、睡眠不足或情绪波动。食物以清淡为主,忌辛辣,最好能戒烟酒。除带有明显危险性的工作(如驾驶、高空作业、游泳等)外,不宜过分限制。更重要的是解除其精神负担,不要因自卑感而脱离群众;让其树立战胜疾病的信心;医师需要对患者耐心解释,使其对疾病有正确的认识。

癫痫患者往往存在生活、就业、婚姻、与亲友关系不融洽、经济水平偏低等家庭和社会问题。强大的家庭和社会支持是患者正确面对疾病、战胜疾病的基础。随着社会的发展和进步,癫痫患者的生活质量日益为人们重视,生活质量包括发作状态、情感生活、任务与休闲性活动、健康状态、经济状态、家庭关系、社会交往、记忆功能等多个方面。

影响癫痫患者生活质量的因素有患者的智力水平、认知功能、患者受教育水平、家庭和社会的支持等多种因素。家庭康复是癫痫治疗中重要一环,许多患者需要家庭的看护和照料,让患者的亲友了解癫痫的基本知识,给癫痫患者以足够的关心、理解、尊重和支持,督促患者按时、按规定服用药物,提高药物治疗的依从性,合理安排日常生活,避免不良嗜好的养成,释放负性不良情绪,保持良好心理状态,增强患者的责任感,鼓励患者积极参加有益的社交活动,克服自卑心理,指导患者承担力所能及的社会工作,同时避免危险活动和工作,让患者在自我实现中体会到自身的价值,从而提高战胜疾病的信心。

社会支持在癫痫患者康复中具有重要的作用。通过立法保护癫痫患者的学习、受教育、婚姻、生育、就业等合法权益,增加患者的各项福利和医疗保险,改善癫痫患者的经济状况。向全社

会进行癫痫科普教育,纠正社会上某些人群对癫痫患者的歧视和错误看法。促进癫痫患者参与社会活动,培养乐观豁达的性格,减少自卑感,提高抗癫痫药物治疗的依从性,减轻疾病的症状,减缓疾病的发展,提高患者的生活质量。

### (五)职业康复

在国外,有一些非营利性机构为癫痫患者提供职业康复服务,以培训患者并协助其找到工作。职业康复服务的内容主要包括以下几点。

**1. 诊断性评估**

评估其残疾状况,确定职业需要技能的目前状况。

**2. 辅导**

确定目标,做出选择,确定职业需要培训的技能并提供支持。

**3. 培训**

基本和特殊职业技能,记忆和注意的代偿技巧,工作搜寻策略,面试技巧,工作指导,个人简历书写和合法权利。

**4. 咨询**

在职培训计划和其他支持性工作经历和职业教育。

**5. 工作安排**

在竞争性的工作岗位、在家或支持性的社区就业或有保护的工厂。

**6. 协助**

与相关的专业机构进行协助。

(武 磊)

## 第三节 脑 卒 中

### 一、概述

康复是指应用医学科学及其有关技术,使有功能障碍的患者的潜在能力和残存能力得到充分发挥的方法和过程。现代康复医学的雏形形成于第一次世界大战期间,1917年,在美国纽约成立了"国际残疾人中心",对受伤军人进行康复治疗;1919年,加拿大医师在安大略省的汉密顿山疗养院用作业疗法治疗伤员。但当时康复医学尚未发展成一个完整的学科。直至第二次世界大战期间及其后,经美国医学家 Rush 等的不断实践和努力倡导,康复的概念才比较完整地形成,一系列现代康复疗法得以形成,并于1969年成立了"国际康复医学会"。20世纪70年代以后,康复医学逐渐向分科化的趋势发展,渗透到各临床学科。脑卒中康复亦随之逐步发展起来。我国许多传统的治疗方法对世界康复医学的发展有着深远的影响,但我国正式的康复组织"中国康复医学研究会"于1983年才成立,1988年更名为"中国康复医学会",并采取强有力的措施将有中国特色的中西医结合的康复医学与西方现代康复医学融合,使我国康复医学得到快速发展。

### (一)脑功能恢复的机制

脑卒中康复的发展得益于对脑卒中病理生理研究的不断深入和现代康复医学的进展。脑卒中后神经功能的恢复可分为自然和非自然两个部分,前者是疾病病理生理发展的自然过程,主要是病灶周边缺血改善和水肿消退的结果;而后者是指中心病灶损害所致神经功能缺损靠其他部位的功能代偿而得到恢复,它反映了大脑的可塑性。大脑存在可塑性的机制尚未完全明了,可能相关的学说如下。

1. 功能代偿方面

(1) 同侧大脑支配:Brinkman 及 Kuypres 认为,一侧上肢的前臂和手指的运动是受对侧大脑半球支配的,但上肢近端的活动可受同侧大脑半球的支配。Glee 报道,根据动物试验和临床观察,单侧大脑半球受损后,依靠余下的另一侧大脑半球,仍可保留智能和运动的控制,有的病例还可保留两手的运动功能。这些现象都说明了同侧的皮质通路具有重要的意义。

(2) 大脑两侧半球的联系:研究表明,两侧大脑半球运动区的同位区之间存在着相互联系,即使在一些非同位区之间亦存在着一些联系。此外,一侧运动区的神经纤维会投射到对侧的运动前区,或投射到对侧的感觉区。这些联系显然有助于损伤后运动功能的重新组织和支配。损伤后运动功能恢复的机制之一就是运动支配区的转移,即由受损伤区转移至未受损伤区或皮质下区支配。同样,在语言方面,Bukklaud 在左大脑半球切除后发现,不论儿童或成人,其语言功能都有惊人的恢复,也显示对侧大脑半球功能充分发挥作用,双侧大脑半球的联系在功能代偿方面的重要地位。

(3) 潜在通路的启用和古旧脑的代偿:一方面,中枢神经系统中神经细胞间有多个通路相连,当主要通路受损后,平时处于抑制状态的旁侧通路则被激活启用。另一方面,当最外层的新脑皮质被破坏,内层的古旧脑可部分代偿新脑功能,但仅限于执行粗糙的运动而不能进行精细运动。

2. 抑制解除后神经功能联系再通

神经功能联系障碍的原因:神经元破坏,传导纤维受损和突触后膜受体兴奋不能,即可分为结构性、传递性和功能性三种。功能性联系障碍属于生理现象,可能由于抑制功能过强等因素所致,例如左半球语言中枢受损时,语言功能难恢复,而当胼胝体被切开或病灶被切除后,来自胼胝体的抑制解除,语言功能反而有相当程度的恢复。这说明通过解除抑制,可使功能性联系不发生障碍,即达到神经功能联系再通的目的。

3. 神经的再生

出芽现象可能是脑损伤后神经功能恢复的解剖学基础之一,其分为再生性出芽和侧支性出芽两种,前者在中枢神经系统较少见,而后者,已有报道证实:在一些部分失去神经支配作用区,可发现侧支性出芽和新突触的出现。

4. 内源性神经干细胞的增殖、迁移和分化

1992 年,Reynolds 等从成年鼠纹状体分离出能在体外不断分裂增殖,具有多种分化潜能的细胞群,并提出了神经干细胞(neural stem cells, NSCs)的概念。侧脑室下区和海马齿状回颗粒下区是产生 NSCs 的主要部位,新皮质、纹状体、小脑、嗅球和脊髓也有 NSCs 的分布。成年脑内的 NSCs 处于静息状态,脑损伤(如脑卒中)可使其激活(或抑制因子失活),在损伤原位或异位增殖后,借助其他趋化因子的作用向损伤部位迁移并分化。李常新等在大鼠脑梗死模型中发现,梗死灶边缘、对侧镜区及双侧海马均有 5-溴脱氧尿核苷(Brdu, NSCs 增殖的标志物)阳性的细胞出现,病灶周围最集中。脑卒中后 NSCs 的激活与遗传、年龄、细胞因子、生长因子、神经递质、微环境、基因和信号调控系统等有关。

### 5.基因多态性

多种基因可以影响运动、精神等功能。大鼠和猴子的实验均显示,进行运动练习后运动皮质内脑源性神经营养因子(BDNF)水平升高,提示运动可通过 BDNF 影响皮质联系。BDNF 基因 5'-端功能前区单核酸多态性影响着 BDNF 的表达。另有研究发现,表达人类载脂蛋白 ApoE 4 的转基因大鼠较表达 ApoE 3 的大鼠在嗅皮质损害后,代偿性出芽和突触发生减少。ApoE 4 等位基因与精神功能下降尤其是与阿尔茨海默病密切相关。

### 6.其他相关学说

以上假说是脑卒中的康复治疗的神经学基础,相关的研究亦证明积极的康复治疗对以上因素均有较好的促进作用。此外,康复治疗对脑卒中患者还有其他许多的积极作用,相应的学说如下。

(1)体感训练:对于一些较精细的神经功能来说,在学习这些功能的技巧时,需要有体感反馈的参与。在周围神经切断和再缝合后,虽有神经再生,但在大脑皮质感觉区却出现明显的功能投射异常,从而妨碍精细神经功能的完成。Wynn Parry 及 A.L.Dellon 的研究证明,在周围神经损伤后进行专门的感觉训练,有助于把功能上配对失误的神经重新对码,套入大脑新的特异性功能接受区。

(2)心理因素和神经易化:康复训练的最终效果虽然取决于患者已有的康复潜力,但心理和精神因素也有很大的影响作用。当患者处于兴奋状态和具有良好的情绪时,大脑皮质的觉醒水平较高,神经元功能得到充分发挥,抑制解除,出现神经易化的过程,此时,易于取得良好的康复效果,反之则较差。因此,及时、细致的心理康复治疗,对脑卒中患者的恢复亦起着重要的作用。

## (二)脑功能恢复的影响因素

以上假说反映了脑卒中治疗具有内在的病理生理基础,同时亦说明康复的功效受疾病内在因素制约,常见的因素如下。

### 1.年龄

高龄脑卒中患者,由于其生理功能老化,心肺、肌肉、骨关节等功能低下,恢复能力较差,且常难以坚持治疗,康复效果较差。

### 2.病程

它是影响康复的重要因素,一般而言病程短者疗效较好。病后 6 个月,尤其是 3 个月内肢体功能恢复明显,此期是康复治疗的关键;6~12 个月进入后遗症期,在此期进行康复训练,仍有获得功能进步的可能。

### 3.早期意识状态

据统计,起病初不伴昏迷者,6 个月后有 65% 左右可获得不同程度的恢复,而有深昏迷者,机会锐减过半。如伴有痴呆,康复疗效也较差。

### 4.肢体瘫痪程度

瘫痪程度重的患者康复效果较差,尤其肌力在 2 级以下者。此外,肌张力过早增高或增高过甚者,疗效亦较差。

### 5.精神状态

精神状态较差者,由于理解、沟通困难等原因,日常生活能力恢复较差。

### 6.大小便控制

有大小便失禁者,如果不是由继发膀胱功能障碍所致,则说明双侧大脑半球损害较广泛,康复也较困难。

7.视野

有视野缺损者,日常生活能力恢复也较差。

8.环境和心理素质

良好的康复治疗环境和社会交往、乐观坚强的心态会使治疗效果更好。

(三)脑功能康复原则及注意事项

1.康复医学的三项基本原则

(1)功能训练:神经康复的目的在于根据功能检查及评估,采取多种方式进行功能训练,保存和恢复神经系统疾病患者的功能活动,包括运动、精神、心理、语言交流、日常生活、职业活动和社会生活等方面的能力。

(2)全面康复:神经康复的对象不仅是肢体及精神的功能障碍,而更重要的是整个人。从生理上、心理上、职业上和社会生活上进行全面的整体康复。让患者在医疗康复、教育康复、职业康复、社会康复等领域上全面地得到康复,提高人的生活质量。

(3)回归社会:既然患者也是在社会中生活的,同样应享有社会生活的权利,神经康复最根本目的不仅仅在于改善功能障碍,而是为了让患者具有参加社会生活,履行社会职责的基本能力、精神心理功能、生活自理能力、行动能力、家庭劳动能力、社交活动能力、就业能力。脑卒中的康复同样应遵循这三大原则,做到点面结合,有的放矢,从而提高康复功效。

2.神经功能的评估

为了较客观地了解脑卒中后患者所处的功能及残损状态,确定适当的康复措施;了解康复后状态及评价康复功效及便于学术交流等目的,国内外学者均主张用一些相关量表对脑卒中后残损进行量化,常用的评估量表主要包括四个方面:①神经功能缺失量表,如意识/精神,即 Glasgow 昏迷量表、美国国立卫生院脑卒中量表、欧洲脑卒中量表和我国脑卒中量表等;②精神功能检测量表,如轻度精神状态检测量表等;③日常生活能力(ADL)检测量表,常用的有 Barthel 指数和功能独立性评定量表;④心理评估量表,如 90 项症状清单量表、抑郁自评量表。

3.康复时机的掌握

内外众多的研究还表明脑卒中康复治疗应早期进行,我国有学者采用随机对照方法对 387 例急性脑卒中患者做早期康复研究,发现脑卒中早期康复无论是在 7 天内还是在 2 周以内实施,均比未康复者在运动功能提高、日常生活水平提高、神经功能缺损程度降低,以及继发足内翻、足下垂发生率降低等方面有显著性差异。此外,美国学者 Jorgensen 的一项研究提示,功能恢复所需时间与卒中的严重程度密切相关,按 ADL 量表评价,轻、中、重、极重等四类卒中达到最佳康复功效的时间分别是 8.5 周、13 周、17 周、20 周,在这些时间后一般即不再有明显进步,这也说明了早期康复的重要性。脑卒中患者病情相对稳定,明显的功能障碍和患者具有一定的学习能力是康复的必要条件,同时必须考虑患者最低限度的躯体承受力。一般认为,脑梗死发病后一周内,而无脑水肿征象者第一天就应开始;脑出血发病后两周,生命体征稳定时就应开始功能锻炼。

4.并发症预防的重要性

并发症的存在,会影响康复,应尽早预防。常见的并发症有泌尿系统感染、肺部感染、癫痫发作、皮肤破损、深静脉血栓形成、中风后抑郁症等。此外,关节挛缩的预防亦极其重要,应在发病后即注意保持正确的卧位姿势,一般采取仰卧或健侧卧位,不得压迫患侧肢体。在仰卧位时,肢体关节应保持功能位置：肩外展50°、内旋15°、屈40°，将整个上肢放在一个枕头上，防止肩内收；肘稍屈曲，腕背屈30°～45°，手指轻度屈曲，可握一个直径4～5 cm的长方形物体；伸髋、膝，足下放置垫袋，使踝背屈90°。健侧卧位时，患侧上肢向前，臂下垫一个枕头，肘稍屈，腕稍背伸，拇指向上，使臂部基本处于外旋伸直位；患侧下肢置于健侧的前上，膝稍屈，两下肢之间用枕头隔开，保持髋、膝稍屈，髋稍内旋姿势。2～3小时更换体位。

5. 具体康复措施

脑卒中后的残障后遗症主要包括躯体、精神、言语和心理等几个方面，卒中后的康复方法较多，主要手段包括运动疗法、物理疗法、作业疗法、语言疗法、心理疗法、康复护理、支具辅助应用、职业训练等，应根据患者不同的疾病分期和功能残损状态，选用相适应的康复措施。

6. 构建卒中单元

构建卒中单元是一种针对住院卒中患者的医疗管理模式，由一组人负责从院前急救系统、急诊诊断和分流到早期治疗和康复的多学科综合处理。这一组人包括急诊医师、神经科医师、专业护士、物理治疗师、职业治疗师、语言训练师和社会工作者，他们会定期讨论卒中患者的病情和治疗方案，较常规神经科病房模式更有利于患者的康复。一项队列研究显示，卒中单元模式可明显减少平均住院时间，其中住院时间＞7天者所占比例下降10%，总体住院病例死亡率减少4.5%。一项多中心队列研究发现，较常规病房模式，卒中单元模式下的患者无论年龄、性别、卒中亚型长期生存率均提高，其中年轻、脑出血、意识障碍者获益最大。

7. 三级康复的实施

"一级康复"是指患者在医院急诊科或神经内科进行的早期康复治疗，"二级康复"是指在康复中心进行的康复治疗，"三级康复"是指在社区或家中进行的继续康复治疗。当前有关课题研究显示，规范的"三级康复"治疗可有效促进卒中患者的功能恢复。崔立军等将社区"第三级康复"继续划分为三级，即"小三级康复治疗模式"。"社区一级康复"是指患者在社区卫生服务中心进行的康复治疗，"社区二级康复"是指在社区卫生服务中心下属卫生站即社区康复站进行的康复治疗，"社区三级康复"是指在家庭进行的家庭康复治疗，选择哪一级康复主要取决于患者的便利程度。研究表明，社区康复治疗可以充分调动社区现有人力资源，经济便捷，使患者的神经功能得到明显改善。对于需要长期训练的患者，在康复治疗过程中还要指导患者和家属学习一些简便的康复治疗技术，使患者回家后也能继续进行康复治疗。

## 二、运动功能的康复

脑卒中最常见及最严重的功能障碍主要是瘫痪。脑卒中后的肢体瘫痪为中枢性瘫痪，严重的患者由于急性病变的神经性休克作用，瘫痪开始是弛缓性的，表现为肌张力低下，腱反射降低或消失，常被称为休克期。休克期过后，肌张力逐渐增高，腱反射活跃或亢进，此时为痉挛期。休克期的长短取决于病损程度，有无感染等并发症及全身状况好坏等，时间由数天至数周不等。严重的肢体痉挛可引起肢体疼痛，影响运动功能和日常生活能力的恢复，并给护理工作造成较大的困难。

传统的运动功能康复方法：早期积极预防关节挛缩；做被动运动保持关节的活动度；出现随意运动后，在不引起异常运动反应的情况下，积极进行加强肌力、耐力和协调能力的训练；积极训练健侧肢体功能，以代偿患肢功能；尽早进行从床到椅到站的训练；利用自助器具辅助单手操作等。但近年来，神经发育治疗学和神经生理治疗学的应用日益广泛，其共同的特点为应用感觉输入,以促进或抑制运动功能;在治疗中利用人类正常的运动发育顺序;利用反射促进或抑制随意运动;在运动中应用多种运动的重复;将躯体及其各部分作为一个整体来对待等。临床上应将两种方法综合应用,互相协同和补充。

### (一)脑卒中运动康复的原则

**1. 弛缓性瘫痪**

必须注意:①由于运动功能的康复是一种运动再训练,为了较好地完成训练,对合并有知觉、精神障碍时要同时给予治疗;②早期预防关节强直和畸形,关键在于采用适当的体位,并使肢体保持功能位置,同时,早期予以按摩、被动运动及适当理疗等;③弛缓性瘫痪时可应用刺激方法促进运动反应,如在体表皮肤上施加抚摩、轻叩、电刷子刷、震动器振动或电刺激等方法,但应用此法,弛缓可能会较快转为痉挛,故应谨慎地使用。

**2. 痉挛性瘫痪**

痉挛出现时要充分予以抑制,要随时随地应用抗痉挛模式。双侧活动时上、下肢的抗痉挛模式为肩前挺及外旋,前臂伸展,手指伸展或外展,骨盆前挺伴下肢外旋。躯干的抗痉挛模式是使患侧躯干伸长,方法为使头和躯干向对侧弯曲或使双肩与双髋做相对旋转,以伸长痉挛的背肌。

**3. 促进运动反应**

(1)多渠道多形式地增加感觉输入:运动是机体对感觉输入做出的反应,没有充分的感觉输入就很难有适当的运动输出。增加感觉输入的常用方法:①适当的肢体负重,由于重量刺激压力感受器,可产生深压刺激,从而增加感觉输入;②压缩患肢关节,机制同上;③利用体重对软组织的压力,如让患者经常翻身等;④合并前庭刺激,让患者坐在摇椅中来回摇动,不但可以随摇动时重心的变化而不断改变对组织的施压点,而且体位的不断变化成为一种对前庭的刺激,对全身性肌紧张有抑制作用,如伴随有音乐的摇动,效果会更好;⑤用充气塑料压力夹板,用双层透明塑料夹板固定在患侧肢体上,一方面可以使肢体保持在抗痉挛位,另一方面可以向肢体提供全面均匀的压力。

(2)交叉促进法:卒中后,患者常感到身体被分为两半,不仅对患侧失去了安全感,还经常遗忘了对患侧的使用和训练,为引起患者对患侧的注意,训练中必须让健侧肢体经常进行一些越过身体中线的活动。

**4. 运动训练的顺序**

运动训练按运动发育的顺序和不同的姿势反射水平进行,从头学起。

(1)运动发育的顺序。有几种类型:①翻身→俯卧→肘撑俯卧→爬→站立;②踢→翻身→爬→跪→站立;③翻身→坐→站立。训练时可根据患者情况,从头开始或越过一些阶段进行。

(2)姿势反射从低到高也分为四个水平。①脊髓水平:负责正、负支持和回撤反应。②中脑水平:负责颈张力反射、不对称颈张力反射和张力性迷走反射。③基底节水平:负责翻正反射和平衡反射。④皮质水平:负责随意控制和熟练的技巧。训练时须由低级到高级进行,除非患者已反应良好,否则不应跨越进行。

**5. 避免联合反应**

因为联合反应是病理性的,是健侧用力运动时引起的患侧张力增加和广泛痉挛,同侧下肢的活动也可在上肢诱发,此外,患者恐惧、紧张亦可引起。因此,治疗时患者身体的任何部分都不能过度用力,同时必须改善平衡,以减少患者跌倒的恐惧。

## (二)运动功能康复的评定

### 1.Fugl-Meyer 运动功能评定法

由关节活动及疼痛、感觉功能、上肢运动功能、下肢运动功能和平衡功能五部分组成,每项测评的计分为 0~2 分,其中关节活动满分为 44 分,疼痛 44 分,感觉 24 分,上肢活动 66 分,下肢活动 34 分,平衡 14 分,共计 226 分。

### 2.痉挛的评定

痉挛的评定分为主观及客观评定法两大类,前者简便易行,临床较常应用;后者较客观、可靠,但量化较困难。常用的主观评定法有 Ashworth 法、修改的 Ashworth 法、Penn 法、踝阵挛法等,在此仅简介 Ashworth 法,主要根据患者关节被动活动时所遇的阻力大小定级:0 级,无肌张力增高;1 级,肌张力稍增高,活动肢体有"卡住"感;2 级,肌张力显著增高,但被动活动肢体容易;3 级,肌张力显著增高,被动活动肢体困难;4 级,受累肢体僵硬于屈曲位或伸展位。

## (三)运动功能康复的主要内容和步骤

### 1.功能训练

(1)按摩:能促进血液循环及淋巴循环,刺激本体感受器,调节新陈代谢及神经营养功能,从而达到预防肌肉萎缩,缓解肌肉痉挛和关节挛缩畸形,促进肌力的恢复等作用。按摩可分为推揉、按拿、摩擦、摇动、拍振等五种手法。实施时应轻柔、缓慢,由远端向近端进行。按摩在康复的全过程均可应用。

(2)被动运动:即以关节为中心,用外力来帮助患肢活动的方法,一般按从小关节到大关节,从远端到近端的顺序进行。主要在瘫痪早期或完全瘫痪时实施,其主要作用为保持关节活动度和防止肌肉韧带挛缩等,及时和正确的被动运动对于加快患者的康复,具有极重要的作用,不可忽略。做被动运动时,要注意维持患肢各关节正常活动度,按各关节的正常生理功能做屈、伸、内收、外展、旋转等运动,且运动应在无痛的范围内进行,切不可勉强。施术时应特别注意,由于肩关节较容易发生半脱位,尤其是在关节周围肌肉松弛的状态下,故在上举和外转时,活动范围要小,不得超过 90°,同时,在做运动时要用一手把持上臂,并向关节窝方向施压。对肌张力较高或已发生挛缩的患者,要着重进行与挛缩倾向相反方向的动作,以充分牵伸肌肉,运动时动作应柔和,不可用暴力强行牵拉,且开始时幅度应小,随着肌肉的松弛而逐渐增加活动度,必要时先做按摩或用温水袋等热敷一会儿后,再进行运动。总之,做被动运动一定要以安全为前提,以免引起关节半脱位、关节损伤,甚至关节内出血,后者可导致异位性骨化而引起关节运动受限或关节强直。此外,还应鼓励患者尽量用健侧肢体给瘫痪肢体做被动运动。

(3)本体促进法训练:在主动运动恢复前,可利用各种本体反射(如牵伸反射、联合运动、屈曲反射、姿势反射等)进行训练,以诱发主动运动。常用的有 Souques 手指现象(被动地将患侧上肢举过头顶时,手指有伸展运动)、对侧联合运动(仰卧位,健侧下肢髋关节外展或内收,并加以外力抵抗,诱发对侧下肢运动;健侧上肢用力握拳诱发对侧上肢运动)、紧张性颈反射(头转向已伸展的一侧上下肢,可诱发对侧上下肢屈曲运动)、紧张性迷走反射(头前倾时,可促进四肢屈肌肌张力增高,头后仰时,则促进四肢伸肌肌张力增高)、对称性颈反射(颈后伸时,可促进上肢伸展和下肢屈曲;颈前屈时,上肢屈曲、下肢伸直)。

(4)主动运动:主动运动有健肢主动运动、患肢主动运动,可分为被动加主动、随意自主运动和抗阻力主动运动三种。主动运动较被动运动能产生更多的离心及向心冲动,促进功能代偿,对促进神经功能恢复,改善局部新陈代谢,维持肢体正常解剖位置有极其重要的作用。脑卒中后非完全瘫痪的患者或全瘫经治疗已有所恢复的患者,均应积极进行主动运动。主动运动应根据患者肌力情况,训练动作由简到繁,负荷由弱到强,时间由短到长,由单一关节到整个肢体,不可操之过急,以免造成关节或肌肉损伤。健肢主动运动一方面可保持肢体的肌力,防止肌肉萎缩,此外,肌电图检查还发现,健肢主动运动有利于患肢肌力的恢复。做患肢主动运动时,开始可以用意念做瘫痪肌肉的假想运动,然后做助力运动,进而做主动运动,一般不宜过早做负重的抗阻锻炼。由于主动运动的方式极多,以下仅介绍几种常用的训练。

1)肩胛及上肢的运动:患者取仰卧位,治疗者持患手使上肢呈抗痉挛模式,令患者上举前臂,手指向前上方或天花板,另一手则放在患者腋下,将肩胛骨向前、向上移动;此时,如发现阻力已消失,则可进一步握住患者的手牵引上肢,使肩能更好地向前,并鼓励患者试做主动伸肘,如能完成,让患者试将上肢停在空间某一位置上,然后再抬起,如不能完成则不必勉强。

2)下肢的运动:主要为以后步行做准备,此时要特别注意针对患肢伸肌痉挛的状态(伸髋膝和踝跖屈内翻)做训练,同时,为防止训练下肢时引起上肢的联合反应,下肢所有训练均应在双侧上肢采取活动时手的抗痉挛模式,且将上肢举过头顶的状态下进行。做屈膝训练时,让患者仰卧,先被动屈髋膝,但不能让下肢外旋外翻,同时使足背屈外翻,由于伸肌痉挛,开始时会有阻力感,当多次训练阻力消失后,试让其控制腿不下滑和推治疗者的手,此后再让患者主动做小范围的屈膝,以对抗伸肌痉挛。做屈踝训练时,患者仰卧屈膝,治疗者一手在患者踝前方施加向下向后的压力,另一手将足前部提起,使足处于背屈位,起初有阻力,待阻力消失后,治疗者轻压足背,让患者坚持不让足跖屈。

3)桥型运动:患者仰卧,双腿屈曲,两膝并拢,两足平放于床上,两肩稍上举及外展,两臂伸直,掌心向下,然后靠腰背肌、腿、臂的支撑,使臀部抬离床面。该运动对对抗伸肌痉挛,效果极好,同时,健侧可带动患侧活动,利用足对床的推力还有助于翻身。

4)翻身训练:让患者采取双侧活动时手的抗痉挛模式,双上肢伸向天花板,健侧下肢屈起,用力支撑向患侧翻身;向健侧翻身较困难,开始时,需治疗者给予帮助。

5)坐起锻炼:进行坐起锻炼的时间,缺血性脑卒中患者多在7~10天,重症者须待神志转清后,无意识障碍者可于第二天开始;脑出血多数在3周后。开始时先摇高床头,从30°起渐增高,如无头晕、眼花、恶心、面色苍白、出汗等症状,则一周内可坐起,但需结合病情轻重及卧床时间长短而定。坐位时,因患者有向患侧倾倒的倾向,故应着重训练坐位躯干的平衡。训练时,可先让患者练习用患手在床面上负重支撑和将体重转移到患髋上,让患者坐在床面上,治疗者在其患侧,一手在其腋下支托和提升肩胛,另一手使患侧上肢呈抗痉挛位支撑在床面上,并让患者慢慢倾向治疗者一侧,然后再返回中线,来回练习。再后,让患者将患手放在更远处,将躯干移向治疗者,使其体重充分落在患髋上,进而使体重落在患侧上肢上。完成以上程序后,再训练患者以髋为中心点使躯干在髋上向前倾,治疗者站在患者前方,让患者伸直双手抱住其后颈,治疗者同时用双手抱在患者腋下,用膝抵住患者的膝,让患者的躯干尽量前倾,然后复位,这个动作对坐起和站立都有很重要的意义。

6)上肢功能训练:上肢功能的训练对日常生活活动的恢复起着关键性的作用,除基本功能训练外,尚可结合作业练习。

在痉挛期着重进行:上肢控制、肘随意运动、腕指伸展等训练。①做上肢控制训练时,应继续进行初期的肩胛抗痉挛运动,然后让患者在被动提起上肢后缓慢放下时,学会将上肢停留在不同的高度,之后,再试从不同的停点向上举起上肢。②进行肘的随意运动时,取坐位,肘支撑在前方的桌面上,保持肩向前,用患肢触摸自己的口、对侧耳和肩,但始终要避免旋前。③腕指的伸展训练,可让患者坐在墙前,双手十指交叉,掌面翻向外,手背靠近胸前,然后伸肘,举手过头,掌面转向下,返回胸前后再向前方的墙面推去,抵在墙上向上、向下、向健侧滑动。

在恢复期,当肌张力已降低或接近正常时,则应着重于手的基本动作(伸腕、旋后、拇指外展和对掌、拇指和其他手指的对掌等)和抓握、放开及手指精细功能的训练。①做伸腕运动时,前臂放于桌面中间,腕伸出到桌前沿的前方,让其握住一个杯子,治疗者固定患者的前臂,让患者用腕举杯向上,然后放回原位,再重复。②进行旋后训练时,患者前臂和腕均放在桌面中央,握一个较长的圆柱状塑料瓶,上端在桡侧,瓶底与小指水平相近,让患者旋后,尽量将瓶盖触及并敲击桌面。③进行拇指外展和对掌训练时,将患者前臂固定于中位,伸腕,让患者外展拇指推动放在拇指背侧的小物品。当拇指能良好外展时,则可尝试去握杯子。④做拇指和其他手指的对掌的训练时,患者前臂旋后,练习用拇指分别与其他手指对合,特别是与无名指和小指的对合,能完成后,让其用拇指分别与各指对合拾起桌面上的小物品,然后用旋后动作将该物放到别处。⑤手抓握、放开及手指精细功能的训练可充分利用水龙头、门把、开关、钥匙等,也可用小木桩插板、算盘、键盘、泥塑等物品,还可使用筷子夹物,用握力器加强指力等。

(5)步行锻炼:根据循序渐进的原则,逐步进行站立训练、迈步训练、上下台阶训练。步行锻炼中,应教导患者配合腿的动作,做手臂的协调性摆动,并注意保护患者,严防摔倒,同时要避免直立性低血压,如站立时出现心慌、出汗、头晕、眼花甚至晕厥,应立即采取卧位。

1)站立训练:一般分4个步骤。①助手扶助站立;②坐椅站立;③扶杖站立;④站立时左右转动,左右侧弯及前后倾斜。

2)迈步训练除锻炼肌肉关节肌力外,还要加强从意识上锻炼走路。

3)上下台阶训练:走路平稳后开始上下台阶训练,上台阶时,第一步健侧手扶楼梯栏杆,体重着力点移至健侧手上,第二步健侧下肢上台阶,第三步患侧下肢跟上健侧下肢,同站一台阶上,此后重复以上步骤。下台阶时,第一步健侧手向前扶栏杆,第二步患侧下肢下一台阶,体重着力点移至健侧手上,第三步健侧下肢迈下台阶。

(6)日常生活活动锻炼:日常生活活动锻炼是康复治疗的一项重要内容,其目的是让有上下肢运动障碍的患者尽可能不依靠他人的帮助,独立进行生活中必须完成的基本动作,其内容主要包括饮食、洗漱、更衣、个人卫生、家务劳动及户外运动等。

1)饮食:对于有吞咽困难的患者,开始用鼻饲以保证营养及预防吸入性肺炎,以后渐渐训练带着鼻饲管从口进食,尽量用糊状饮食,当呛咳不明显的时候,就可以取掉鼻饲管。患者进食时应尽量取坐位。局部的针灸、理疗可帮助促进吞咽功能的恢复,应尽早实施。进食时,根据患手的患病程度来决定用何种餐具,然后主要是训练患者用单手将食物送到口中。

2)洗漱:不能行走的患者可坐在床上洗漱,开始时用健手洗脸、漱口、梳头,以后渐渐锻炼用患手或用健手协助进行。

3)更衣:瘫痪患者的衣服要宽大柔软,层次简单,容易穿脱;穿衣先穿瘫痪侧,然后穿健侧,脱衣则先脱健侧后脱患侧。

4)个人卫生:急性期尿潴留可置导尿管,定期开放,神志清后尽早拔导尿管。大便则使用床上便盆,病情好转可坐轮椅或由陪人扶助到厕所,此时要注意防止便后站立时出现直立性低血压。瘫痪患者洗澡一定要有陪人协助。

5)家务劳动及户外运动:患者如能扶杖步行,可先在室内活动,并可做一些简单的家务。户外活动应有人陪同,并注意量力而行。

2.辅助药物治疗

对于脑卒中后偏瘫患者,有人尝试用运动疗法结合药物治疗,取得了较单纯运动疗法为好的疗效,如肾上腺素能药物苯丙胺、5-羟色胺再摄取抑制剂氟西汀等,可促进运动功能的恢复;巴氯芬、盐酸乙哌立松、盐酸替扎尼定等,可帮助减轻患肢肌肉痉挛,提高康复治疗的功效。

3.理疗

包括脑部病灶和瘫痪肢体的理疗,有碘离子导入、超短波、短波、中频电疗等疗法。碘离子导入可帮助消除脑水肿,缓解脑血管痉挛,改善脑血供,一般采用眼-枕部导入法,电流强度为 $2\sim 3$ mA,治疗时间开始为 8 分钟,以后渐增至 15 分钟,每天一次,15~20 天为 1 个疗程。

4.针灸及电兴奋治疗

上肢以合谷、内关、外关、曲池、肩俞、肩峰为主,下肢以环跳、风池、委中、足三里、三阴交、昆仑、解溪、太冲为主,每天一次,20~30 天为 1 个疗程。可同时进行电兴奋治疗,其中经颅磁刺激近年研究较多。Lindenberg 和 Ackerley 分别观察了双侧经颅直流电刺激和患侧 M1 区 θ 节律刺激联合理疗或功能锻炼的疗效,发现患者的运动功能明显改善。

5.手术治疗

手术治疗主要用于肢体痉挛严重,药物及其他方法不能缓解的情况,以期通过手术降低过高的肌张力,抑制张力反射的释放,平衡主动肌和拮抗肌,防止肌肉痉挛、关节僵硬、脱位和骨变形,促进主动和被动运动。常用的手术有:①周围神经切断术;②选择性脊神经后根切断术;③肌腱切断术。

6.干细胞治疗

干细胞治疗是目前脑卒中治疗的热点,包括外源性和内源性两种途径。

(1)外源性途径:即干细胞移植,植入的干细胞可以迁移至受损区,增殖、分化产生神经元和各种神经胶质细胞。移植方法包括立体定向注入、脑室内注入和静脉输注等。用于移植的干细胞主要有 NSCs 和造血干细胞,前者来源于胚脑、胎脑和成年脑,后者多用骨髓基质细胞、脐带血细胞和粒细胞集落刺激因子活化的周围血细胞($CD34^+$)。有研究者将骨髓间质干细胞经尾静脉移植入大鼠缺血再灌注模型体内后,梗死灶边缘神经元的坏死和凋亡显著减少。有研究者用脂肪干细胞分化而成的施旺样细胞也具有形成髓鞘的能力。但是,移植的安全性和有效性、最佳移植时间和移植细胞数量及应用人体 NSCs 的伦理问题都是干细胞移植面临的挑战。

(2)内源性途径:即通过激活、促进人体中自然存在的 NCSs 增殖、迁移、分化而进行神经修复。目前被证明有此作用的有表皮生长因子、成纤维细胞生长因子-2、血管内皮生长因子、红细胞生成素、粒细胞集落刺激因子等。余剑等在大鼠脑梗死模型中经侧脑室注入表皮生长因子后发现,梗死灶同侧侧脑室区内巢蛋白(nestin,NSCs 存在的标志物)染色更强,并见从侧脑室区沿胼胝体向梗死灶迁徙的巢蛋白阳性细胞带。

**(四)运动康复治疗的注意事项和禁忌证**

1.注意事项

(1)运动量:掌握好适当的运动量,初次运动的量要限制在最小限度,根据运动后和第二天的反应(全身症状、疲劳程度、疼痛等),来做适当调整,且增加运动量应循序渐进。

(2)治疗前的准备:患者应穿着宽松的裤子,不穿敞襟服装、拖鞋和滑底鞋,训练前必须排大小便。老年或身体虚弱的患者应避免在醒后立即训练。

(3)预防性运动治疗和维持性运动治疗:在康复训练中,应从开始时就配合预防性运动治疗,尽量避免可能出现的继发性损害;维持性运动治疗对改善症状和维持疗效都有积极的作用,应每天有规律地进行。

(4)听觉刺激:在运动中配合适当的听觉刺激,可起到振奋精神,增强信心和耐力的作用。

2.禁忌证

脑卒中有以下情况时应视为运动康复的禁忌证:①脑水肿严重或脑出血急性期;②血压过高,舒张压超过16.0 kPa(120 mmHg)时;③低血压,收缩压低于13.3 kPa(100 mmHg),伴自觉症状时;④安静时脉搏超过100次/分;⑤严重心功能障碍,如严重心律失常、自发性心绞痛发作、心功能部分失代偿等;⑥较严重肺部感染;⑦发热38 ℃以上;⑧腹泻。

(武 磊)

## 第四节 帕金森病

### 一、概述

帕金森病(Parkinson's disease,PD)又称震颤麻痹,由 Parkinson 首先描述,是一种常见的中老年人神经系统变性疾病,60 岁以上人群中患病率为 1 000/10 万,并随年龄增长而增高,但男女性别差异不大。有资料显示 30 岁以后,随着年龄增长,黑质多巴胺能神经元开始呈退行性变化,多巴胺能神经元渐进性减少,衰老是帕金森病的促发因素。

帕金森病的致残率较高。国外报道发病 1 年后,致残率为 25%;5~9 年时达 66%;10~14 年时超过 80%。帕金森病越来越受到医学界的重视,且患者成为康复领域中的一个重要康复对象。

目前认为帕金森病并非单一因素所致,而是多因素交互作用。除基因突变导致少数患者发病外,基因易感性可使患病概率增加,但并不一定发病,只有在环境因素及衰老的共同作用下,通过氧化应激、线粒体功能衰竭、蛋白酶体功能紊乱、免疫/炎症反应、钙稳态失衡、兴奋性毒性、细胞凋亡等机制导致黑质多巴胺能神经元大量变性、丢失,以致发病。

### 二、临床表现

#### (一)一般情况

本病多于 60 岁以后发病,隐匿起病,缓慢进展。症状常始于一侧上肢,逐渐波及同侧下肢,再波及对侧上肢及下肢。

#### (二)临床症状与体征

1.静止性震颤

常为首发症状,多始于一侧上肢远端,静止位时出现或明显,随意运动时减轻或停止,紧张时加剧,入睡后消失。典型表现是拇指与屈曲的示指间呈"搓丸样"动作,频率为 4~6 Hz。令患者一侧肢体运动如握拳或松拳,可使另一侧肢体震颤更明显,该试验有助于发现早期轻微震颤。

## 2.肌强直

在有静止性震颤的患者中可感到在均匀的阻力中出现断续停顿,如同转动齿轮感,称为"齿轮样强直"。

## 3.运动迟缓

运动迟缓指随意动作减少,动作缓慢、笨拙。早期表现为手指精细动作如解纽扣、系鞋带等动作缓慢,逐渐发展成全面性随意运动减少、缓慢,晚期因合并肌张力增高致起床、翻身均有困难。体检可见面容呆板,双眼凝视,瞬目减少,呈现"面具脸";口、咽、腭肌运动障碍,语速变慢,语音低调;书写时字越写越小,呈现"写字过小征";做快速重复性动作如拇、示指对指时可表现运动速度和幅度进行性降低。

## 4.姿势步态障碍

姿势步态障碍指平衡功能减退、姿势反射消失引起的姿势步态不稳、易跌倒。在疾病早期,表现为走路时患侧下肢拖曳,上肢摆臂幅度减小或消失。随着病情的发展,步伐逐渐变小变慢,启动、转弯或跨越障碍时步态障碍尤为明显,自坐位、卧位起立困难。有时行走中全身僵住,不能动弹,称为"冻结"现象。有时迈步后,以极小的步伐越走越快,不能及时止步,称为前冲步态或慌张步态。

## 5.其他

吞咽活动减少可导致口水过多、流涎。近半数患者伴有抑郁和(或)睡眠障碍。15%~30%的患者在疾病晚期出现痴呆。

## 三、辅助检查

血、脑脊液常规检查均无异常,CT、MRI检查亦无特征性改变,功能性脑PET或SPECT检查有辅助诊断价值。另外,通过基因检测技术可能在少数家族性PD患者中发现基因突变。

## 四、诊断

### (一)诊断

中国帕金森病诊断是依据中老年发病,缓慢进展性病程,必备运动迟缓,及至少具备静止性震颤、肌强直或姿势步态障碍中的一项,结合对左旋多巴治疗敏感即可做出临床诊断。

### (二)鉴别诊断

主要需与其他原因引起的帕金森综合征鉴别。帕金森综合征的特点是有明确病因可寻,如感染、药物、中毒、脑动脉硬化、外伤等。相关病史是鉴别诊断的关键。如老年人基底核区多发性腔隙性梗死可引起血管性帕金森综合征,患者有高血压、动脉硬化及脑卒中史,步态障碍较明显,震颤少见,常伴锥体束征。

## 五、临床处理

### (一)用药原则

药物治疗是首选且主要的临床治疗手段。药物治疗只能改善症状,提高生活质量,不能阻止病情发展,因而需要终身服用。服药原则:①从小剂量开始,缓慢递增,尽量以较小剂量取得较满意疗效;②治疗方案个体化,即根据患者的年龄、症状类型、严重程度、就业情况、药物价格和经济承受能力等选择药物。

### (二)保护性治疗

目的是延缓疾病的发展,改善患者的症状。原则上,帕金森病一旦被诊断就应及早进行保护性治疗。目前,临床上作为保护性治疗的药物主要是单胺氧化酶 B 型抑制剂如司来吉兰。曾报道,司来吉兰与维生素 E 合并治疗可推迟使用左旋多巴,延缓疾病发展(约 9 个月),但事实上司来吉兰是否具有神经保护作用仍未定论。有几项临床试验提示,多巴胺受体激动剂和辅酶 $Q_{10}$ 也可能有神经保护作用。

### (三)症状性治疗

1. 早期帕金森病治疗

(1)用药时机:疾病早期若病情未对患者造成心理或生理影响,应鼓励患者坚持工作,参与社会活动和医学理疗,可暂缓用药。若疾病影响患者的日常生活和工作能力,则应开始药物治疗。

(2)选药原则:老年前期(<65 岁)患者不伴智能减退,可有如下选择。①多巴胺受体激动剂;②单胺氧化酶 B 型抑制剂,或加用维生素 E;③复方左旋多巴合用儿茶酚-氧位-甲基转移酶抑制剂;④金刚烷胺和(或)抗胆碱能药(震颤明显而其他抗帕金森病药物效果不佳时选用抗胆碱能药)。复方左旋多巴:一般在①②④方案治疗效果不佳时加用,但对于某些患者,如果出现认知功能减退或因特殊工作之需,需要显著改善运动症状,复方左旋多巴也可作为首选。

老年期(≥65 岁)患者或伴智能减退,首选复方左旋多巴,必要时可加用多巴胺受体激动剂、单胺氧化酶 B 型抑制剂或儿茶酚-氧位-甲基转移酶抑制剂。因苯海索可能影响记忆功能,故尽可能不使用,除非有严重震颤,明显影响患者的日常生活或工作能力时才可选用。

(3)治疗常用药物如下。

1)抗胆碱能药:主要有苯海索,用法 1～2 mg,3 次/天。此外还有丙环定、甲磺酸苯扎托品、东莨菪碱、环戊丙醇和比哌立登。主要适用于震颤明显且年轻患者,老年患者慎用,闭角型青光眼及前列腺肥大患者禁用。主要不良反应有口干、视物模糊、便秘、排尿困难、影响智力,严重者有幻觉、妄想。

2)金刚烷胺:可促进神经末梢释放多巴胺和减少多巴胺的再摄取。金刚烷胺对少动、强直、震颤均有改善作用,对异动症有一定的治疗作用。用法 50～100 mg,2～3 次/天,末次应在下午 4 时前服用。不良反应有不宁、神志模糊、下肢网状青斑、踝部水肿等,均较少见。肾功能不全、癫痫、严重胃溃疡、肝病患者慎用,哺乳期妇女禁用。

3)复方左旋多巴(苄丝肼左旋多巴、左旋多巴/卡比多巴):至今仍是治疗本病最基本、最有效的药物或金标准,对震颤、强直、运动迟缓等均有较好疗效。药物机制:左旋多巴作为多巴胺合成前体可通过血-脑屏障,被脑多巴胺能神经元摄取后脱羧转变为多巴胺。初始用量 62.5～125.0 mg,2～3 次/天,根据病情而渐增剂量至疗效满意或出现不良反应为止,餐前 1 小时或餐后 1 个半小时服药。不良反应有周围性和中枢性两类,前者为恶心、呕吐、低血压、心律失常(偶见);后者有症状波动、异动症和精神症状等。活动性消化道溃疡者慎用,闭角型青光眼、精神病患者禁用。

4)多巴胺受体激动剂:这类长半衰期制剂能避免对纹状体突触后膜多巴胺受体产生"脉冲"样刺激,从而减少或推迟运动并发症的发生。目前大多推崇多巴胺受体激动剂为首选药物,尤其对于早期的年轻患者。目前多推荐使用非麦角类多巴胺受体激动剂:①吡贝地尔缓释片,初始剂量 50 mg/d,每周增加 50 mg,有效剂量 150 mg/d,分 3 次口服,最大不超过 250 mg/d;②普拉克索,开始 0.125 mg,3 次/天,每周增加 0.125 mg,3 次/天,一般有效剂量 0.50～0.75 mg,3 次/天,最大不超过 5 mg/d。不良反应与复方左旋多巴相似,不同之处是症状波动和异动症发生率低,而直立性低血压和精神症状发生率较高。

5)单胺氧化酶B型抑制剂：抑制神经元内多巴胺的分解代谢，增加脑内多巴胺的含量。司来吉兰为选择性单胺氧化酶B抑制剂，能阻止脑内多巴胺降解，增加多巴胺浓度。单用有轻度的症状改善作用，与复方左旋多巴合用可增强疗效，改善症状波动。目前国内有司来吉兰，用法为2.5～5.0 mg，每天2次，应早、中午服用，尽量避免在傍晚应用，以免引起失眠。胃溃疡者慎用，禁与5-羟色胺再摄取抑制剂合用。

6)儿茶酚-氧位-甲基转移酶抑制剂：如恩卡多朋和托卡朋。药物机制：抑制左旋多巴在外周代谢，维持左旋多巴血浆浓度的稳定。有效剂量每次100～200 mg，服用次数与复方左旋多巴相同，单独使用无效。stalevo是由恩卡多朋、左旋多巴、卡比多巴组成的一种制剂，服用便利，疾病早期首选治疗可能预防或延迟运动并发症的发生。不良反应有腹泻、头痛、多汗、口干、转氨酶升高、腹痛、尿色变迁等。

2.中期帕金森病治疗

患者在早期阶段如果首选了多巴胺受体激动剂、司来吉兰、金刚烷胺或抗胆碱能药治疗，发展至中期阶段时症状改善往往已不明显，此时应添加复方左旋多巴治疗；若在早期阶段首选低剂量复方左旋多巴治疗的患者，症状改善往往也不显著，此时应适当增加剂量或添加多巴胺受体激动剂、司来吉兰、金刚烷胺、儿茶酚-氧位-甲基转移酶抑制剂。

3.晚期帕金森病治疗

晚期帕金森病的临床表现极其复杂，其中有药物的不良反应，也有疾病本身进展因素参与。晚期患者的治疗，一方面继续力求改善运动症状，另一方面需处理一些伴发的运动并发症和非运动症状。

(1)运动并发症的治疗：运动并发症(症状波动和异动症)是晚期患者在治疗中最棘手的情况，治疗包括药物剂量、用法等治疗方案调整、康复训练和手术治疗(主要是脑深部电刺激术)。

(2)非运动症状的治疗：帕金森病的非运动症状包括精神障碍、自主神经功能紊乱、睡眠障碍等。对它们的治疗必须遵循一定的原则。

1)精神障碍的治疗：精神症状表现形式多种多样，如生动的梦境、抑郁、焦虑、错觉、幻觉、欣快、轻度躁狂、精神错乱和意识模糊等。治疗原则是首先考虑依次逐渐减少或停用如下抗帕金森病药物，即抗胆碱能药、金刚烷胺、司来吉兰、多巴胺受体激动剂。若采取以上措施患者的症状仍存在，则将复方左旋多巴逐步减量。对经药物调整无效的严重幻觉、精神错乱、意识模糊可加用抗精神病药，如氯氮平、奥氮平、奎硫平等。对于认知障碍和痴呆，可应用胆碱酯酶抑制剂，如石杉碱甲、多奈哌齐、利斯的明，但是临床应注意其不良反应，并合理使用。

2)自主神经功能障碍的治疗：最常见的自主神经功能障碍包括便秘、泌尿障碍和直立性低血压等。对于便秘，增加饮水量和高纤维含量的食物对大部分患者行之有效，停用抗胆碱能药，必要时应用助便药。有泌尿障碍的患者需减少晚餐后的摄水量，也可试用奥昔布宁、莨菪碱等外周抗胆碱能药。直立性低血压患者应增加盐和水的摄入量，睡眠时抬高头位，可穿弹力裤，不要快速从卧位起来，α-肾上腺素能激动剂米多君治疗有效。

3)睡眠障碍的治疗：主要有失眠、不安腿综合征。失眠若与夜间的帕金森病运动症状相关，睡前需加用复方左旋多巴控释片。若伴有不安腿综合征者，睡前加用多巴胺受体激动剂，或复方左旋多巴控释片。

## (四)手术及干细胞治疗

早期药物治疗显效,而长期治疗疗效明显减退,同时出现异动症者可考虑手术治疗。需强调的是手术仅是改善症状,而不能根治疾病,术后仍需应用药物治疗,但可减少剂量。手术须严格掌握适应证,非原发性帕金森病的帕金森综合征患者是手术的禁忌证。对处于早期帕金森病、药物治疗显效的患者,不宜手术治疗。手术对肢体震颤和(或)肌强直有较好疗效,但对躯体性中轴症状如姿势步态异常、平衡障碍无明显疗效。手术方法主要有神经核毁损术和脑深部电刺激术,脑深部电刺激术因其微创、安全和可控性高的特点而作为主要选择。手术靶点包括苍白球内侧部、丘脑腹中间核和丘脑底核。

有临床试验显示,将异体胚胎中脑黑质细胞移植到患者的纹状体,可纠正多巴胺递质缺乏,改善帕金森病的运动症状,但此项技术存在供体来源有限及伦理问题,正在兴起的干细胞移植结合基因治疗有望克服这一障碍,是正在探索中的一种较有前景的新疗法。

## 六、康复评定

### (一)单项评定

(1)身体功能评定:①关节活动范围测量;②肌力评定;③肌张力评定;④平衡与协调能力评定;⑤步行能力评定;⑥吞咽功能评定;⑦呼吸功能评定。

(2)日常生活能力评定:采用 Barthel 指数评定或功能独立性评定量表评估法评估。

(3)认知功能评定。

(4)心理功能评定。

### (二)综合评定

**1.韦氏帕金森病评定法**

此表采用了43分制,0为正常,1为轻度,2为中度,3为重度。总分评估为把每项累加:1～9分为早期残损,10～18分为中度残损,19～27分为严重阶段。

**2.Yahr 分期评定法**

此表是目前国际上较通用的帕金森病病情程度分级评定法,它根据功能障碍水平和能力障碍水平来综合评定。其中Ⅰ、Ⅱ级为日常生活能力一期,日常生活无需帮助;Ⅲ、Ⅳ级为日常生活能力二期,日常生活需部分帮助;Ⅴ级为日常生活能力三期,日常生活需全面帮助。

## 七、康复治疗

帕金森病的康复治疗主要针对其四大运动障碍即震颤、肌强直、运动徐缓和姿势步态异常的康复,以及其继发性功能障碍如肌萎缩、骨质疏松、心肺功能下降、驼背、外周循环障碍、压疮、直立性低血压等的预防。

### (一)松弛训练

肌强直、肢体僵硬是帕金森病的一个典型特征。通过缓慢的前庭刺激,如柔顺的有节奏的来回摇动技术,可使全身肌肉松弛。

**1.仰卧位下的松弛运动**

(1)起始体位:面部向上,双肘关节屈曲、双手抱在一起,双髋、双膝呈屈曲位。头缓慢地向左侧转动,双下肢向右侧转动。然后再做相反动作。如此反复转动。

(2)起始体位:面部向上,两侧肩外展45°,肘屈曲90°,双髋、双膝呈屈曲位。左上肢做外旋运动和左肩向外转动、右上肢做内旋运动和右肩向内转动。然后再做相反动作。如此反复转动。

(3)起始体位:面部向上,两侧肩外展90°,肘屈曲45°(或90°),双髋、双膝呈屈曲位。左上肢做外旋运动和左肩向外转动,头缓慢地向左侧转动;右上肢做内旋运动和右肩向内转动,双膝向右侧转动,右髋缓慢转向臀部。然后再做相反动作。

2.侧卧位下的松弛运动

(1)胸部转动与骨盆组合模式。起始体位:右侧卧位,肘关节伸直,髋、膝关节伸直。胸部缓慢向前转动,相对于骨盆运动;右侧上、下肢在胸部向前转动的同时做前伸运动。然后再做相反动作,如此反复转动。开始阶段,治疗师的手可放在患者的髂嵴上,防止骨盆运动,让患者感觉到胸部运动与骨盆是分离的。一旦患者能反复自己训练,就可把治疗师放在患者骨盆上的手拿开。

(2)骨盆转动与胸部组合模式。起始体位:右侧卧位,肘关节伸直,髋、膝关节伸直。骨盆缓慢向前转动,相对于胸部运动;右侧上、下肢在胸部向前转动的同时做前伸运动。然后再做相反动作,如此反复转动。开始阶段,治疗师的手可放在患者的肩部,防止肩部运动,让患者感觉到骨盆运动与胸部是分离的。一旦患者能反复自己训练,就可把治疗师放在患者肩部的手拿开。

3.注意事项

(1)开始时要缓慢,转动时要有节奏。

(2)从被动转动到主动转动。

(3)从小范围转动到全范围转动。

(4)转动时使患者没有牵拉的感觉,而只有松弛的感觉。

(二)关节活动度训练

关节活动度训练是每天不可缺少的项目,一般采取主动或被动的训练方法。训练的重点是牵拉缩短的、绷得紧紧的屈肌,防止挛缩的发生,维持正常的关节活动度。帕金森病患者常因屈髋肌发紧而伸髋受限和因股四头肌强直而屈膝受限,所以伸髋、屈膝训练是一项重要内容。

关节活动训练过程中应注意的事项:①避免过度牵拉及出现疼痛;②注意骨质疏松的可能,防止造成骨折;③关节活动度训练应与躯干及肩、骨盆训练结合起来,强调整体运动功能模式。

(三)姿势训练和平衡训练

(1)帕金森病患者一般下肢屈曲、内收和挛缩,脊柱后凸,整个躯干不伸直,检查发现躯干节段性对线不好。对这种有屈曲、挛缩倾向的异常屈曲姿势,训练的重点放在活动伸肌上;上肢通过PNF法的对角屈曲模式(肩屈曲、外展、外旋),下肢通过PNF法的对角伸展模式(髋伸展、外展、内旋)来纠正以上异常姿势。

(2)帕金森病患者由于重心转移困难而难于坐直、跪直和站直,平衡能力一般比较差。在做平衡训练时,治疗师应有意识地给患者做以上三种体位下的前后、左右重心转移训练;或在以上四个方向对患者施加轻推或拉的力,使之脱离平衡,让患者自己恢复平衡;以后逐渐增加活动的复杂性、增加重心转移的范围或附加上肢的作业。另外,还可以增加垫上臀部的前后移动训练和坐站之间的转移训练。由于帕金森病患者的腹肌力弱,在坐下时常不能控制躯干而猛然后跌,所以还需做腹肌训练。

(四)往复训练

帕金森病患者两上肢之间、两下肢之间及两上肢与两下肢之间的交互运动困难,使患者难以同时做2个或2个以上运动。①患者迈步时两足往复困难,所以可以在俯卧位下两膝关节做往复快速地屈伸练习。②治疗师与患者相对而坐,让患者模仿治疗师的手足交互运动,如有困难,可先做双上肢或双下肢的交互运动,然后再做上、下肢之间的交互运动。③让患者模仿治疗师动作,伸一侧下肢时,双上肢在另一侧的头外侧击掌;然后交换另一侧。如此反复进行。④上、下肢反向运动。⑤上肢翻转交叉再复原运动:患者首先右手旋前、左手旋后持棒,然后按治疗师演示的方向翻转,之后再复原。如此反复进行。

### (五)步态训练

帕金森病患者存在步行时起动慢(又称"冰结足")、前冲及小碎步,姿势调整差和肌姿势反射差等缺点。训练的目标是针对以上缺点,加快起动速度和步行速度、加大步幅及步伐基底宽度;确保躯干运动和上肢摆动之间的相互交替的协调;确保重心的顺利转移及步态中足跟-足趾的顺序触地运动;确保按指令行走的程序步行及练习高跨步等。

(1)按音乐的节奏或节拍加快起动速度和步行速度;步行前也可做前足离地训练:患者双手持棒,先向右侧摆动,躯干向右旋转,重心由左足转至右足,左足抬离地面;然后向相反方向运动。反复进行。

(2)行走时步幅及步伐基底宽度的控制可通过在地板上加设标记来进行,如行走线路标记、转移线路标记或足印标记等。

(3)在前面设置5.0~7.5 cm高的障碍物,让患者行走时跨步,避免小碎步。

(4)上肢摆动和躯干旋转训练:左侧肩和上肢向前摆,右侧则向后摆。反复进行。幅度可以逐渐加大,但不可失去平衡。

(5)训练步行时手足同时做不同的动作:患者迈右足时双手在左侧击掌;迈左足时双手在右侧击掌。反复进行。

(6)重心的前后移动训练:患者正立位,左足向前迈一小步,双手做向前推状,将重心充分前移至左足,右足尖着地;然后重心向后移至右足,左足跟着地。如此缓慢地反复进行。

(7)上、下肢协同运动训练:让患者两手持木棍的一端,治疗师持另一端,在行走时,治疗师指引患者两上肢交替摆动,并且在这种相对行走中,按治疗师的指令停止、改变运动方向、转弯等训练。这种训练可促进患者上肢交替摆动的能力。

(8)转弯训练:帕金森病患者在行走变换方向时常易出现足不协调,故一般转身困难,且常自己绊倒。治疗师应及时给予提醒和帮助纠正,并专门给予练习。

### (六)其他训练

1.面肌训练

肌强直及少动使患者进食动作差、社交活动受限,这些对患者的心理及欲望产生了一定影响,所以促进面、舌肌肉运动是康复训练中的一个重要目标。一般使用按摩、牵拉及语言指令其运动,也可通过冰块刺激,促进舌、面肌的运动。如果进食困难,应做嘴、颊、咀嚼的开闭训练。

2.呼吸功能训练

帕金森病患者时间长了会存在肺功能低、肺活量低的情况,因此应教会患者进行深呼吸训练,增大膈肌的移动和改善肺活量,强调用胸式呼吸;另外,这种呼吸训练应与姿势训练中PNF对角线屈曲、伸展模式相结合和用语言或触觉刺激来促进呼吸控制能力。

### (七)注意事项

在训练时应随时抑制不正常的运动模式,学会正常的运动模式。治疗师对患者的运动模式首先要观察与分析,并向患者指出不正常之处,并嘱患者努力抑制。一般方法是通过简单的正常动作进行大量的重复训练,从而让患者重新学会正常的运动方式。要充分利用患者的视、听反馈来帮助训练,鼓励患者积极主动地参与治疗。训练中避免疲劳和疼痛,避免抗阻运动;因抗阻运动会引起肌紧张,而后者一旦在帕金森病患者中出现,不但消失得很慢,而且会使帕金森病得所有症状重现和引起不愉快的感觉。

(武　磊)

## 第五节　运动神经元病

### 一、概述

运动神经元病是一组病因未明,选择性侵犯脊髓前角细胞、脑干运动神经元和(或)锥体束的慢性进行性变性疾病。临床以上和(或)下运动神经元损害引起的瘫痪为主要表现。本病为持续性进展性疾病。目前尚没有有效的治疗方法能阻止或延缓临床及病理进程,康复治疗可在一定程度上减轻患者的痛苦,并最大限度地提高患者的生活质量和独立能力。

世界各地运动神经元病总的发病率为(1~2)/10万,患病率为(4~6)/10万。运动神经元病发病年龄可在10~80岁,但多数在中年以后发病,平均年龄是40~50岁。男性发病率高于女性,比例为1.5∶1~2∶1。随着发病年龄增加,这一比例逐渐下降,70岁发病者男女比例约为1∶1。从发病到死亡(或依赖呼吸肌)的平均存活时间是2~4年,5年存活率为19%~39%,10年存活率为8%~22%。平均存活时间与发病年龄、性别、临床症状(有无延髓麻痹)及疾病进展情况有关。其中发病年龄是判断存活时间的重要因素之一,年轻患者存活时间相对较长。调查发现,40~50岁发病者平均存活时间是45个月,而80岁发病者平均存活时间仅为20~25个月。

确切病因目前尚不清楚,可能是患者自身因素和环境因素相互作用所致。运动神经元病的神经变性可能是遗传、免疫、中毒、慢病毒感染、兴奋性氨基酸毒性作用、氧化应激及环境等多种因素相互作用的结果。

运动神经元病选择性侵犯运动皮质第5层的Betz细胞、脑干下部运动神经元、脊髓前角细胞,主要改变是神经细胞变性,数目减少。支配眼外肌运动神经核和支配骨盆肌肉的Onuf核一般不受影响,故患者眼球运动和膀胱直肠控制功能常保留。颈髓前角细胞变性最显著,是最常并早期受累的部位。镜下可见变性神经元的突出特征是胞浆内透明的Lewy样或skein样包涵体。颈髓前角和第Ⅹ、Ⅺ、Ⅻ对脑神经核神经元消失常伴有胶质细胞增生。受累骨骼肌表现为脂肪浸润和失神经支配后萎缩,残存肌肉间神经纤维发芽,运动终板体积增加。运动神经元病临床进展速度不仅取决于神经元变性的速度,还取决于神经再支配的作用效果。皮质脊髓束和皮质延髓束弥漫性变性;锥体束变性最先发生在脊髓下部,并逐渐向上发展。

本病临床通常分为四型。

### (一)肌萎缩性侧索硬化症(ALS)

累及脊髓前角细胞、脑干运动神经核和锥体束,表现为上、下运动神经元损害并存的特点:①多在40岁以后发病,男性多于女性。②起病时多出现单个肢体局部无力,远端肢体受累比近端重。首发症状常为上肢无力,尤其是手部肌肉无力、不灵活,以后出现手部小肌肉如大、小鱼际肌或蚓状肌萎缩,渐向近端上臂、肩胛带发展,多数患者在疾病早期都有肌肉痛性痉挛或肌束颤动,对侧肢体可同时或先后出现类似症状;下肢痉挛性瘫痪,呈"剪刀步态",肌张力增高,腱反射亢进,病理征阳性;少数患者发病时先出现下肢无力,走路易跌倒,行走困难。③大多数ALS患者感觉系统不受影响,少数患者有麻木和感觉异常。④患者眼球运动和膀胱直肠控制功能常保留。⑤延髓麻痹常晚期出现。⑥病程持续进展,快慢不一,生存期平均3~5年,最终因呼吸肌麻痹或并发呼吸道感染死亡。

典型ALS患者认知功能不受影响,有报道4%~6%的患者伴有痴呆,主要是注意障碍。PET扫描提示除运动皮质外ALS患者大脑其他部位也有葡萄糖代谢下降,提示ALS患者额叶和皮层下组织功能异常。抑郁是ALS患者常见症状之一,据报道约75%的患者有中重度抑郁症状。

**(二)进行性脊肌萎缩症**

主要累及脊髓前角细胞,也可累及脑神经运动核。特点:①多在30岁左右发病,男性多见。②表现为肌无力、肌萎缩和肌束颤动等下级神经元损害表现;首发症状常为手部小肌肉萎缩、无力,渐向近端上臂、肩胛带发展,远端萎缩明显,肌张力降低,腱反射减弱,无感觉障碍和括约肌功能障碍。③累及延髓可以出现延髓麻痹,常死于肺感染。

**(三)进行性延髓麻痹**

累及脑桥和延髓的运动神经核。特点:①多在40岁以后起病。②常以舌肌最早受侵,出现舌肌萎缩,伴有颤动,以后腭、咽、喉肌、咀嚼肌等亦逐渐萎缩无力,以致患者构音不清、吞咽困难、饮水呛咳、咀嚼无力等。咽喉和呼吸肌无力使咳嗽反射减弱。软腭上举无力、咽反射消失、舌肌萎缩,有肌束颤动。双侧皮质脑干束受累可出现假性延髓性麻痹,患者有强哭、强笑,下颌反射亢进,真性和假性延髓性麻痹症状体征可以并存。③本病进展迅速,预后差;患者多在发病后1~3年死于呼吸肌麻痹、肺部感染等。

**(四)原发性侧索硬化症**

选择性损害锥体束。特点:①少见,多在40岁以后发病。②病变常首先累及下胸段皮质脊髓束,出现进行性强直性双下肢瘫痪,渐及双上肢,表现为四肢瘫,肌张力增高,病理征阳性。③病程进行性加重,皮质延髓束变性可出现假性延髓性麻痹。④一般不伴感觉障碍,也不影响膀胱功能。

根据发病缓慢隐袭,逐渐进展加重,具有双侧基本对称的上或下、或上下运动神经元混合损害症状,而无客观感觉障碍等临床特征,并排除了有关疾病后,一般诊断并不困难。

脑脊液、血清酶学检查(磷酸肌酸激酶、乳酸脱氢酶等)、脑电图、CT、诱发电位(SEP、BAEP)多为正常。MRI可显示脊髓萎缩。

肌电图可见纤颤、正尖和束颤等自发电位,运动单位电位的时限宽、波幅高、可见巨大电位,重收缩时运动单位电位的募集明显减少。做肌电图时应多选择几块肌肉包括肌萎缩不明显的肌肉进行检测,有助于发现肌肉病损。运动神经传导速度可正常或减慢,感觉神经传导速度正常。

目前尚无治疗运动神经元病的特效治疗方法。一般以对症支持治疗为主。

利鲁唑既是谷氨酸拮抗剂,也是钠通道阻滞剂,据报道能延长ALS患者存活期,改善功能退化评分比率,推迟其机械换气时间。利鲁唑大规模临床研究证实利鲁唑能显著提高ALS患者生存率,但不能改善患者的运动功能。推荐最初使用剂量是50 mg,每天2次。常见不良反应有恶心、无力、肝脏谷丙转氨酶增高。建议用药后前3个月每个月复查肝功能,以后每3个月复查

1次。应用神经营养因子治疗本病尚处于研究之中。未来运动神经元病的治疗可能将致力于联合应用上述多种治疗方法,结合抗氧化、抗凋亡和基因治疗等,最终将延缓或终止疾病的进展。

大约50%的患者起病后3～4年死亡,5年存活率是20%,10年存活率是10%,少数患者起病后可存活长达20年。年长者和以延髓麻痹、呼吸肌无力起病者寿命明显缩短,而年轻患者和病变只累及上运动神经元或下运动神经元者预后较好。运动神经元病患者通常死于肺部感染、呼吸衰竭,少数死于摔伤。

## 二、康复

### (一)诊断及相关问题

大约80%的病例诊断相对较为容易,有经验的神经内科医师甚至可在接诊后几分钟内即可做出诊断。约10%的病例诊断相对困难,还有10%的病例可能在发病后几个月才能被诊断。当发病时症状和体征相对较为局限或病变仅累及上或下运动神经元时较难立即做出诊断。

在等待寻找进行性肌肉无力的病因过程中,患者和其家庭可能非常焦虑。当被诊断为运动神经元病时,多数患者和其家庭将很难完全理解这一疾病对其意味着什么。故医师必须要考虑到患者及其家庭对该诊断的情感反应。患者及其家庭要认识到:症状将会随时间逐渐进展,目前没有方法治愈该病,没有治疗方法使已经出现的症状得到恢复。同时还要让患者和其家庭了解以下的"正面"信息:①强调还有许多神经功能仍然保留,包括视力、听力、智力、感觉及膀胱直肠功能等。②病情进展速度变化较大,部分患者疾病进展缓慢,可存活若干年。③一些治疗、辅助器具和矫形器等可有助于缓解某些症状。④许多研究正在探索运动神经元病的发病机制,已发现某些治疗可延缓疾病进程等。

### (二)物理治疗和作业治疗

疾病早期患者仍能行走,生活可自理,治疗主要是维持功能独立性和生活自理能力,预防并发症如跌倒、痉挛、疼痛等,维持肌肉力量,对患者和其家庭开展疾病宣传教育。肌力训练和耐力训练要注意训练强度,以肌肉不疲劳为原则,训练过量会导致肌肉疲劳,加重肌肉无力和肌纤维变性。推荐进行等长肌力训练,训练的运动量以不影响每天的日常生活能力为标准。治疗师可指导患者和其家庭护理人员进行关节主动或被动活动及安全有效的移动,关节活动度训练可在家中作为常规治疗每天进行。

疾病后期主要是指导患者转移,床和轮椅上体位摆放,抬高瘫痪肢体减少远端肢体水肿。肌肉无力可改变关节的生物力学,易发生扭伤和肌腱炎,可应用各种支具改善功能。肩带肌肉无力可使用肩部吊带减少对局部韧带、神经和血管的牵拉。远端肢体无力影响手功能者,使用腕部支具使腕背伸30°～35°可提高抓握功能。万能袖带能帮助不能抓握的患者完成打字或自己进食等任务。颈部及脊柱伸肌无力常导致头部下垂和躯干屈曲,需佩戴颈托或头部支持器。下肢无力常发生跌倒,上肢同时无力跌倒时更为危险,可佩戴下肢支具减少跌倒发生。疾病逐渐进展,可使用步行拐杖、手拐、步行器,最终需使用轮椅。即使患者仍能行走,亦推荐间断使用轮椅以减少能量消耗。设计良好的轮椅有助于预防痉挛和皮肤破损,增强患者的独立生活能力和社会参与能力。电动轮椅可帮助部分患者在没有护理情况下独立生活,甚至有些患者可以参加工作。

### (三)构音障碍

大多数运动神经元病患者有构音障碍,言语交流困难。早期主要是软腭无力、闭唇不能、舌运动困难。疾病后期出现声带麻痹和呼吸困难。可训练患者降低讲话速度,增加停顿,仅说关键词,提高讲话清晰度,通过讲话提高呼吸功能。进行舌肌、唇肌和膈肌肌力训练,但应注意训练强度,避免过度疲劳加重肌肉无力。上颚抬举训练有助于减少鼻音。严重者可借助纸、笔或简单的写字板、高科技的计算机等装置进行交流。

### (四)吞咽障碍和营养不良

吞咽障碍是运动神经元病患者常见症状,可发生于口腔前期和吞咽的四个阶段即口腔预备期、口腔期、口咽期和食管期。异常姿势和上肢无力可致口腔前期进食困难,闭唇无力使口腔内容物漏出,舌肌无力致食团从口腔进入咽部缓慢和不协调,软腭上举无力易使口腔内容物反流进鼻腔等。患者常担心进食缓慢,易漏掉食物及发生哽咽,更易发生吞咽障碍。治疗师应鼓励患者尽可能在轻松舒适的环境中进食,指导其保持正确的进食姿势和改变食物形状如半流状或糊状食物,食物的形状应利于患者吞咽。进食前吸吮冰块或冰饮料降低痉挛肌肉的张力,改善吞咽反射。

几乎所有的患者都有水和营养摄入不足的问题。常见原因有吞咽障碍;患者常避免进食某种食物;进食时间明显长于其他人,伴流涎、鼻腔反流、呛咳或窒息发生等;上肢无力;患者害怕吞咽或抑郁等心理因素也干扰进食等。研究认为,营养不良与严重呼吸肌无力和肺功能下降密切相关。因此,应定期记录患者的热量供给、体重情况。严重者可选择鼻饲或间歇口腔食道管进食法、胃造瘘术、肠造瘘术或经皮内镜胃造瘘术(PEG)。对于晚期终末患者多采取鼻饲营养,部分患者有鼻和口咽部不适,如长期进行肠道营养可选用 PEG。PEG 可避免肠造瘘术带来的痛性痉挛和腹泻等并发症,但易进入空气和发生反流,少数患者合并局部或腹膜感染,患者一般不愿接受 PEG,但放置后多数患者反应良好,据报道放置 PEG 者存活时间显著延长。

### (五)流涎

流涎是严重困扰运动神经元病患者的症状之一。正常人每天分泌唾液 1 500~2 000 mL,每天自主吞咽 600 余次。流涎主要是由唇闭合无力和吞咽能力下降所致。流涎的治疗除训练患者唇闭合和吞咽能力外,可使用抗胆碱能药物控制唾液分泌。常用药物有阿密曲替林、阿托品、东莨菪碱等,也可服用苯海索。如唾液较多可使用便携式吸引器吸出口腔内积存的唾液。如上述方法均无效,可考虑阶段性小剂量腮腺照射疗法。

### (六)呼吸衰竭

多数运动神经元病患者由于呼吸肌无力,易合并肺炎,最终死于呼吸衰竭。少数患者早期膈肌受累可出现呼吸无力或呼吸衰竭。膈肌和肋间外肌无力导致吸气压和吸气量下降;肋间内肌和腹肌无力导致呼气压力和呼气量下降。患者常出现呼吸肌疲劳。呼吸肌无力常导致出现以下症状:平卧时呼吸困难、咳嗽和说话无力、白天困倦、入睡困难、多梦、清晨头痛、神经过敏、多汗、心动过速及食欲减退等。治疗上注意预防肺部感染的发生,如发现肺部感染的征象,应使用抗生素。指导护理人员进行肺部物理治疗和体位排痰引流。患者反复出现严重呼吸困难,出现焦虑和恐惧症状可予小剂量劳拉西泮(0.5~1.0 mg)改善症状。

定期评价呼吸功能,监测肺活量、最大通气量、潮气量、血氧饱和度和血气分析等。仰卧位肺活量多首先下降,夜间肺通气不足通常比白天严重。当呼吸道分泌物较多,排出不畅,气体交换量不足,用力肺活量(FVC)降至正常值的 50% 以下,或 FVC 下降迅速,出现呼吸困难时,应及时进行人工辅助呼吸以延长生命。无创间歇正压通气(NIPPV)是常用的辅助通气方法,通气装置方便携带,价格相对便宜。NIPPV 能减轻呼吸肌负担,改善气体交换,减轻晨起头痛症状,提高训练耐力,延缓肺功能下降,提高生活质量,延长患者存活时间。

### (七)疼痛

运动神经元病早期通常无疼痛症状,而疾病晚期常出现疼痛。有研究报道,45%~64%的运动神经元病患者有疼痛症状。疼痛可能与关节僵硬、肌肉痛性痉挛、皮肤压疮、严重痉挛及便秘等有关。疾病晚期患者交流困难,很难寻找疼痛原因。物理治疗和非甾体抗炎药可控制关节僵硬导致的疼痛。护理上应注意无论白天或夜间都要使患者处于舒服的体位。如为痛性痉挛、痉挛或便秘等原因可选择相应药物对症治疗。

### (八)痛性痉挛

运动神经元病早期常出现肌肉痛性痉挛,可应用硫酸奎宁治疗,剂量为200~400 mg/d。苯妥英钠、巴氯芬和地西泮等药物也有助于缓解痛性痉挛。

### (九)痉挛

上运动神经元受累可出现痉挛,肌肉松弛药物可治疗痉挛。部分患者由于肌张力下降后自觉肌无力加重,而不能耐受药物治疗。常用药物有巴氯芬、苯二氮䓬类药物如地西泮等。

### (十)便秘

便秘是困扰运动神经元病患者的常见症状,可能与腹肌无力、盆底肌肉痉挛、卧床、脱水、饮食结构改变纤维食物减少和使用抗胆碱能药等有关。严重便秘和腹胀可加重呼吸功能恶化。应指导患者增加液体和纤维食物摄入,调整药物。适当使用缓泻剂如番泻叶、甲基纤维素和乳果糖等,必要时可使用开塞露协助排便。

### (十一)情感心理问题

几乎所有运动神经元病患者得知诊断后会出现焦虑和抑郁等反应。因此有必要对患者提供帮助和建议。在运动神经元病患者整个病程中焦虑和抑郁可能持续存在,部分患者需服用抗抑郁药物。严重抑郁症状的发生率并不是非常高,大约为2.5%。但患者因担心疾病会给家庭带来沉重的负担,常有自杀的念头。病变累及双侧皮质脊髓束,患者可出现情绪不稳定、强哭和强笑等情感异常。可应用阿米替林或丙咪嗪等抗抑郁药物治疗,有报道左旋多巴对部分情感异常患者有效。

### (十二)终末治疗

如没有人工辅助通气,大多数患者将死于呼吸衰竭。疾病晚期药物治疗的唯一目的是减轻患者的痛苦。吗啡可减轻患者的不适感和缓解呼吸困难等症状,可经 PEG、皮下注射或静脉注射给药。地西泮和氯丙嗪有助于缓解焦虑症状。许多患者希望在家中死去,社区卫生部门应提供必需的医疗和护理。如在医院接受终末治疗,应允许患者家人和其熟悉的医护人员陪伴患者。

(李 健)

## 第六节 颅 脑 损 伤

颅脑损伤(traumatic braininjury,TBI)是指头颅部特别是脑受到外来暴力打击所造成的脑部损伤,又称脑外伤(braininjury or brain damage,BI or BD)或头损伤(headinjury,HI),可导致意识障碍、记忆缺失及神经功能障碍。由于颅脑损伤具有发病率高、病情急、病情变化快、导致的功能障碍多及多发生于青壮年的特点,因此一直以来都是临床康复的重点工作内容。

## 一、流行病学

颅脑损伤是一种发病率高、死亡率高、致残率高的损伤。颅脑损伤可以发生在各年龄组,其分布呈两极分化,即15～24岁青少年(200/10万人口)、65～75岁老年人(200/10万人口)居多。老年人死亡率高,与青壮年相比,老年患者恢复过程非常慢,甚至难以恢复。男性颅脑损伤的发生率明显高于女性,约为2:1。男性颅脑损伤的死亡率也是女性的3～4倍。

交通事故、工伤事故、意外坠落、运动损伤、失足跌倒是平时造成颅脑损伤的常见原因,难产和手术产时引起的婴儿颅脑损伤也偶有所见;炸伤等火器伤,以及车祸事故、工事和建筑物倒塌则是战时颅脑损伤的主要原因。

## 二、病理生理

颅脑损伤因头部遭受外界暴力打击所造成。暴力作用于头部的方式有直接暴力与间接暴力两种,以前者更为常见。暴力直接作用于脑组织可引起脑的加速性损伤、减速性损伤或挤压性损伤。间接暴力是指外力作用于身体部位,传递到头部并引起脑间接损伤。常见的如坠落时臀部着地所受到的暴力,可经脊柱传递到达枕骨髁部,引起颅底骨折和脑损伤。躯干受到暴力打击时由于惯性作用而引起的脑挥鞭样损伤、胸部遭受挤压导致的脑损伤也是典型的间接损伤。

按外伤后脑组织是否与外界相通,临床上将颅脑损伤分为闭合性颅脑损伤与开放性颅脑损伤两类,以前者更为多见。闭合性颅脑损伤多为头部接触较钝物体或间接暴力所致,头皮、颅骨和硬脑膜三者中至少有一项保持完整,因而脑组织与外界不相沟通,无脑脊液漏;开放性颅脑损伤多由锐器或火器直接造成,头皮、颅骨和硬脑膜三者均有破损,颅腔与外界沟通,有脑脊液漏。颅底骨折时,如骨折线通过鼻窦或耳道,同时局部硬脑膜破裂,可使脑脊液甚至脑组织外溢,虽然表面看不到伤口,但颅脑已与外界沟通,也属于开放性颅脑损伤。

在颅脑损伤的全部病理生理过程中,脑组织不仅可因暴力的直接作用产生原发性损伤,还可出现继发性损伤而使伤情复杂化。原发性脑损伤是指暴力作用于头部时直接造成的脑损害,局部脑损伤如脑震荡、脑挫裂伤,弥漫性脑损伤如原发性脑干损伤、弥漫性轴索损伤等。原发性脑损伤其病变性质与严重程度在受伤当时已经确定,并立即出现相应的临床症状与体征。继发性脑损伤是指在受伤一定时间后在原发性损伤基础上出现的脑病变,主要有脑水肿、颅内血肿、脑压增高、脑移位和脑疝等,其症状和体征是在伤后逐步出现或加重,因而有别于原发性脑损伤,且其严重程度并不一定与原发性脑损伤的严重程度一致。

## 三、临床表现

颅脑损伤的表现呈多样性与多变性,但其受伤后常见症状与体征仍有一定的共性,具体表现在以下几个方面。

### (一)意识障碍

绝大多数颅脑损伤患者有即刻出现的不同程度的意识丧失。依伤情不同,意识障碍的程度也不同,可表现为嗜睡、昏睡、浅昏迷或深昏迷等。意识障碍程度与脑损伤程度相一致,如昏迷程度深、持续时间长,提示重型颅脑损伤;反之则提示轻型颅脑损伤。意识障碍还提示脑损伤的病理类型,如伤后即发昏迷,多为原发性脑损伤所致;清醒后又昏迷,多为继发性脑损伤(如脑水肿、血肿等)所致。

## (二)头痛、呕吐

头皮损伤及颅骨骨折可有伤处局部疼痛。颅内高压时,头痛常呈持续性胀痛,呕吐常为频繁的、喷射状呕吐。

## (三)生命体征的改变

体温、呼吸、脉搏、血压、心率也可以反映脑损伤的程度。不同类型的颅脑损伤其生命体征的变化也不一致。如颅内血肿形成时,常出现呼吸深慢、脉压增大、心率减慢、血压升高;脑挫裂伤时,脉搏与呼吸不仅不减慢,反而加快;出现枕骨大孔疝时,早期即可出现呼吸节律紊乱,甚至呼吸骤停;脑干、下丘脑受损,常有中枢性高热。

## (四)眼部征象

眼部症状与体征对伤情判断和预后估计有重要意义,因此应特别注意观察瞳孔大小、光反射和眼球活动、眼底的改变。如一侧瞳孔先缩小,继而散大,光反射迟钝和消失,而另一侧瞳孔正常,提示脑疝(小脑幕切迹疝);一旦双侧瞳孔均散大,光反射消失,提示濒死状态。颅内压增高时,常伴有视盘水肿或视神经萎缩。

## (五)神经系统局灶症状与体征

依病变的部位不同可出现单肢瘫、偏瘫或四肢瘫、感觉障碍、失语、共济失调等。如一侧大脑半球损伤时,可出现对侧上肢或下肢或上下肢的中枢性瘫痪,伴感觉障碍;内囊损伤可出现对侧的"三偏"综合征,即偏瘫、偏盲与偏身感觉障碍。

## (六)脑疝

颅内高压进一步发展致各腔室间压力不均,推压部分脑组织向解剖间隙移位,引起脑疝的发生。最常见的脑疝有小脑幕切迹疝和枕骨大孔疝等。一旦出现脑疝,若不及时全力抢救,很快会导致患者死亡。

## 四、主要类型

各型颅脑损伤除上述共性表现外,可有自己的特点。下面分述临床上主要类型的颅脑损伤。

### (一)脑震荡

脑震荡主要表现为伤后立即发生短暂的意识障碍,一般不超过半小时,清醒后多数患者合并有近事性遗忘而不能叙述当时的受伤经过。神经系统检查无阳性体征,脑脊液检查无红细胞,CT 检查颅内无异常发现。一般认为脑震荡是最轻微的一种颅脑损伤。

### (二)脑挫裂伤

脑挫裂伤包括脑挫伤与脑裂伤两部分,但实际上是同一种病变不同程度的表现,往往同时存在,临床上常难以区别,因而将其统称为脑挫裂伤。脑挫裂伤好发于额叶与颞叶,往往合并硬膜下血肿和外伤性蛛网膜下腔出血,其继发性改变如脑水肿和血肿形成等具有更为重要的临床意义。

临床表现主要有不同程度的意识障碍、与损伤部位相关的局灶症状和体征(如偏瘫与失语等)、颅内压增高的症状与体征等。CT 检查可了解损伤部位、范围、脑水肿程度及中线结构移位情况,损伤部位表现为低密度脑水肿区内可见多发散在的点、片状高密度出血灶,病变广泛则有占位效应。

### (三)弥漫性轴索损伤

弥漫性轴索损伤是一种脑实质的弥漫性损伤。既可单独存在,也可与其他脑损伤并存,临床上并不少见。多因车祸导致头部的加速运动,造成脑白质广泛性轴索损伤。病理特征是伤后出现轴索肿胀和轴索回缩球。其主要表现为广泛的脑挫裂伤,伴有点、片状出血灶。病变可分布于大脑半球、胼胝体、小脑或脑干。

弥漫性轴索损伤患者伤后通常立即昏迷,而且昏迷程度深、持续时间长,一般无中间意识清醒(或好转)期。CT或MRI检查显示弥漫性脑肿胀,灰质和白质界限不清,脑室脑池受压,但占位效应常轻微,中线移位不明显;此外,两侧大脑半球白质内、胼胝体、基底节区和脑干上端背外侧等处还可见到多发性点、片状出血灶。

CT扫描显示脑实质弥漫性肿胀,密度降低,灰、白质界限不清,鞍上池、环池消失,双侧额叶白质内散在点状出血。

弥漫性轴索损伤所引起的病理改变常难以恢复,且至今仍缺乏有效治疗手段,不仅死亡率高,而且是导致颅脑损伤患者伤后植物状态生存和严重神经功能障碍的重要原因。

### (四)原发性脑干损伤

临床上相当常见。虽可单独出现,但常与其他部位脑挫裂伤同时存在,多数情况下它是广泛性脑挫裂伤的一个组成部分。主要病理表现是脑干表面挫裂伤和脑干内点、片状出血,病理变化如脑干神经组织结构紊乱、轴突断裂、挫伤或软化等。MRI检查有助于明确诊断,了解损伤部位与范围。

原发脑干损伤的主要表现:①伤后立即出现意识障碍,特点是昏迷程度深,持续时间长和恢复过程慢,甚至终生昏迷不醒。②早期出现脑干损伤的症状与体征:如呼吸、循环功能紊乱,严重者可迅速导致生命中枢衰竭而死亡;常出现眼球活动与瞳孔变化,严重者表现为眼球固定;出现双侧病理反射,严重时处于急性脑休克状态,各种深浅反射与病理反射均不能引出,待病情稳定后方才出现;中脑受损时可出现去大脑强直。

原发性脑干损伤与继发性脑干损伤不同的是,其症状和特征在损伤当时即出现,且不伴有颅内压增高的表现,常与弥漫性脑损伤并存。

### (五)颅内血肿

颅内血管损伤出血是脑损伤的常见表现之一。如果出血在颅腔内某一部位积聚形成占位性病变,即为颅内血肿。颅内血肿是颅脑损伤后常见和重要的继发性病变之一。血肿达到一定体积,可以压迫脑组织,引起颅内压增高和相应的局灶性症状。若不及时处理,其症状往往呈进行性加重,最终导致脑疝形成而危及生命。

颅内血肿按血肿来源和部位分为硬膜外血肿、硬膜下血肿和脑内血肿,以硬膜外和硬膜下者为常见。按伤后血肿症状出现的时间可将颅内血肿分为急性、亚急性和慢性三种,以急性者为常见。血肿可单发,也可多发。

颅内血肿最具特征性的临床表现是其意识障碍的演变过程具有外伤后原发性昏迷、中间意识清醒(或好转)期和继发性昏迷三个阶段。原发性昏迷是由脑震荡、脑挫裂伤等原发性脑损伤引起,继发性昏迷则为血肿引起颅内压增高和脑受压造成。但并非所有颅内血肿患者意识障碍的演变过程均如此典型。少数无原发性脑实质损伤或脑实质损伤程度轻微的患者伤后早期可能不出现原发性昏迷,仅在受伤一定时间之后因血肿形成而出现继发性昏迷。原发性脑损伤严重且血肿形成速度快者,则可表现为伤后持续性昏迷并进行性加深,而不出现中间清醒(或好转)期。

#### 1.硬膜外血肿

硬膜外血肿一般位于颅盖部,血液积聚于颅骨内板与硬脑膜之间。其临床表现中,意识障碍常有中间清醒期,视血肿大小可有瞳孔异常、锥体束征及生命体征的改变。CT检查可见在颅骨内板与脑表面之间有局限性双凸透镜形或梭形高密度影。CT检查可明确部位、出血量、脑室受压情况及中线移位情况等。

2.硬膜下血肿

其发生率远高于硬膜外血肿。由于经常合并脑挫裂伤及继发的脑水肿存在,硬膜下血肿的病情多较重,可有意识障碍、颅内高压的表现及脑挫裂伤的表现等。CT检查可见在颅骨内板与脑表面下方有新月形或半月形高密度或混杂密度影,此外CT上占位效应常较硬膜外血肿明显。

3.脑内血肿

脑内血肿可位于脑挫裂损伤灶附近或伤灶裂口中,也可位于白质深部。临床表现主要是进行性意识障碍加重及局灶性症状与体征。CT检查可见圆形、类圆形或不规则形高密度影,周围常伴有点状、片状高密度出血灶,同时可见血肿周围的低密度水肿区。

4.脑室内出血

外伤性脑室内出血多见于脑室邻近的脑实质内出血破入脑室,出血量大者可形成血肿。病情常较复杂、严重,除原发性脑损伤、脑水肿及颅内其他血肿的临床表现外,脑室内血肿可阻塞脑脊液循环而导致脑积水,引起急性颅内压升高,加重意识障碍。CT检查可发现脑室扩大,脑室内有高密度或中等密度影。

5.迟发性外伤性颅内血肿

迟发性外伤性颅内血肿指伤后首次CT检查时无血肿,而在以后的CT检查中发现了血肿,或在原来无血肿的部位发现了新的血肿。临床表现为伤后经历了一段病情稳定期后,患者出现进行性意识障碍加重等颅内压增高的现象,确诊需多次进行CT检查以对比。

## 五、诊断要点

### (一)受伤病史

有明确头颅或全身复合伤病史,对于嗜睡或昏迷患者应注意询问可靠证人。

### (二)神经学检查

1.生命体征检查与颅内压监测

包括呼吸、脉搏、血压与体温。生命体征的变化受中枢神经系统管理,脑损伤后的颅内压增高除直接影响意识状态,也会引起生命体征的改变,应定时检测并记录。必要时应做颅内压监测,以及时了解颅内压的变化。

2.神经系统检查

重点是检查患者的意识障碍,判断患者的昏迷程度;其他如观察瞳孔大小、光反射、眼球的位置与活动、眼底等眼部征象及四肢的活动情况等。

### (三)辅助检查

可根据需要选择如下辅助检查。

1.CT检查

CT在诊断颅脑损伤上主要有以下几个方面。

(1)急性硬膜外血肿:颅骨内板下方局限性双凸透镜形或梭形高密度影,多在骨折线下方;CT值为40~100 HU;血肿密度均一或不均一,内缘也可不规则;血肿较大时可出现占位效应;

少数患者可伴有脑水肿及脑挫裂伤表现。

(2)急性硬膜下血肿:颅骨内板下方新月形或半月形高密度影,个别患者血肿早期为混杂密度;CT值近似于硬膜外血肿;常伴发脑挫裂伤;占位效应较硬膜外血肿明显。

(3)脑内血肿:表现为脑内圆形、类圆形或不规则形高密度影,周围常伴有点状、片状高密度出血灶,以及低密度水肿区。外伤性脑内血肿在亚急性期与慢性期,其CT分别表现为等密度或混合密度影、低密度影。

(4)脑挫裂伤:表现为低密度脑水肿区中出现多发散在的点、片状高密度出血灶,病变广泛则有占位效应。

(5)脑水肿与脑肿胀:脑水肿表现为局限性或弥漫性低密度区,CT值为8～30 HU;伤后3小时至3天出现,以12～24小时最为明显,可持续数周;可有明显的占位效应。脑肿胀为一侧或双侧大脑半球弥散性高密度或等密度,脑池和脑底池缩小或消失。

(6)脑室、脑池系统的变化:主要观察第三脑室,侧脑室和环池。当颅脑损伤后局部存在血肿、水肿等占位病变时,以上结构可表现出来自占位方向的受压变形,甚至消失。

(7)中线结构移位:以透明隔和大脑镰为标志的中线结构的位移是判断颅脑损伤后脑受压的一个重要标志。CT检查未发现颅内血肿随后又出现迟发性血肿征象者,宜再次CT复查确诊。

2.MRI检查

MRI是继CT之后出现的又一高效、无损害检查手段,其图像清晰度及立体概念较CT更为明确。它对慢性硬脑膜下血肿及临近中线部位的病变如脑干、小脑等也较CT有着明显的优越性。然而它对脑水肿、脑出血、脑肿胀等均表现为高信号,图像不如CT直观易辨,因此,对急性颅脑损伤的诊断价值不如CT。

3.X线检查

所有颅脑损伤患者尤其是开放性损伤,应常规摄颅骨X线片,该项检查对骨折的诊断较CT、MRI扫描更加全面。一般摄头颅正位与侧位X线片。

4.腰椎穿刺

颅脑损伤时,可选择做腰椎穿刺检查,了解颅内压及脑脊液含血情况,及是否并发颅内感染等。

5.脑电图

脑挫裂伤、脑水肿、颅内血肿、硬脑膜下积液,做脑电图检查,有一定诊断意义,并可作为监测、了解脑的恢复情况的参数。

6.脑诱发电位

适用于颅脑损伤的恢复期。临床上较有实用价值的诱发电位有以下几种。①视觉诱发电位:采用闪光刺激。②听觉诱发电位:采用短声刺激。③体感诱发电位:采用周围神经去极化刺激。④运动诱发电位:采用经颅磁刺激。

## 六、康复治疗

### (一)概述

1.颅脑损伤康复的机制

不论脑的损伤程度如何,脑始终是学习的主要器官,即使脑部分损伤后认知能力降低,学习的速度变慢,但经过训练,仍可学习新的知识,因此,康复过程实质上是再学习的过程。在这个过程中,要对患者进行训练,通过训练使他们学会代偿的方法,其次是设法恢复其缺失的功能。脑损伤后功能恢复的可能机制包括损伤因素的解除、神经再生、功能重组、突触改变及特定能力的学习等。许多实验研究证实,脑的可塑性与皮层的功能重组能力是脑损伤后功能恢复的神经学基础。

2.颅脑损伤的总体康复目标

通过康复治疗,使颅脑损伤患者的感觉运动功能、生活自理能力、认知功能、言语交流功能和社会生活功能恢复到可能达到的最大限度,促进其回归家庭,回归社会,从而提高颅脑损伤患者的生活质量。

3.颅脑损伤的康复治疗原则

在颅脑损伤康复治疗的过程中,应遵循以下原则。

(1)早期介入:目前国际上一致强调颅脑损伤的康复治疗要早期开始,应从急性期就介入,这是关系到颅脑损伤康复治疗效果好与坏的关键。

(2)全面康复:颅脑损伤所引起的功能障碍是多方面的,因此其康复治疗必须整体考虑。要将各种方法如物理治疗(运动疗法和理疗等)、作业治疗、言语治疗、心理治疗,以及中医传统疗法(如针灸、按摩、中药等)和药物治疗等综合应用,交叉使用,并且最好有家属参与,以保证康复治疗的效果。

(3)循序渐进:在进行功能训练的过程中,时间由短到长,难度由简单到复杂,使患者有一个适应的过程,同时注意保持和增强患者对治疗的信心。

(4)个体化治疗:由于每位患者损伤的部位、损伤的程度不同,患者的体质、个性也不同,因此在制订治疗方案时,应因人而异,采取个体化的治疗方案,并随时根据病情与功能状况的变化来修订治疗方案。

(5)持之以恒:颅脑损伤的康复还要做好长期的准备,从急诊外科手术、ICU 阶段开始,直到康复中心、社区和患者家庭,都要坚持进行康复治疗。应帮助患者安排从康复机构到社区的过渡。在每个阶段均应帮助患者及家庭面对伤病现实、精神和社会能力方面的变化。重度颅脑损伤患者的康复需要持续许多年,一些患者可能需要长期照顾。

颅脑损伤患者的康复治疗可以分为以下 3 个阶段:急性期康复、恢复期康复和后遗症期康复。每个阶段康复治疗各有其不同的目标与策略。

(二)急性期康复

颅脑损伤后急性期患者采取的是综合性治疗措施,无论手术与否,非手术治疗不可缺少。非手术治疗中,除了药物治疗外,康复治疗也发挥重要的作用。颅脑损伤患者的生命体征,即呼吸、心率、血压稳定,特别是颅内压持续 24 小时稳定在 2.7 kPa(20 mmHg)以内即可进行康复治疗。

此期的康复治疗目标:防治各种并发症;提高觉醒能力;促进创伤后的行为障碍改善;促进功能康复。此期康复治疗包括一般康复处理,综合促醒治疗,创伤后行为恢复过程中的治疗等。

1.一般康复处理

具体康复措施包括床上良肢位摆放;定时翻身与拍背,并指导体位排痰引流;各关节被动活动;牵拉易于缩短的肌群与软组织,必要时应用矫形器固定关节于功能位;尽早开始床上活动和坐位、站位的练习。其他如理疗、按摩、针灸、高压氧等均可应用。

中度及重度的颅脑损伤患者不管其意识状态如何,在急性卧床期上述一般康复治疗措施均适合,并不因此导致病情加重。不仅如此,这些治疗措施还有助于预防肢体关节挛缩、压疮、肺部感染、尿路感染、静脉血栓等并发症的发生,也有助于促进功能障碍的恢复。

2.综合促醒治疗

严重颅脑损伤患者会出现不同程度的昏迷、昏睡或嗜睡等。其恢复首先由昏迷和无意识开始,颅脑损伤之后的昏迷和无意识是由于传入通路的破坏所致,病理上可见弥漫性轴索损伤、上行纤维通路连续性中断、脑干压迫等。功能恢复的大致顺序:自发睁眼→睡眠-觉醒周期性变化→逐渐能听从命令→开口说话。患者的认知功能改变首先通过执行命令、姿势调整等交流能力显示出来。

为了加速这种功能恢复的进程,除临床上应用药物促进脑细胞代谢、改善脑的血液循环,必要时施行手术降低颅内压力以外,还可以给予各种感觉刺激,以帮助患者苏醒,促进患者意识恢复。以下是一些常用的感觉刺激方法。

(1)听觉刺激:①定期播放患者受伤前较熟悉的音乐;②亲属定期与患者谈话,谈话内容包括患者既往遇到过的重要事件、患者喜欢或关心的话题等。通过观察患者面部及身体其他方面的变化,观察患者对听觉刺激的反应。

(2)视觉刺激:患者头上放置五彩灯,通过不断变换的彩光刺激视网膜、大脑皮质。上述治疗每天2次,每次1小时。

(3)肢体运动觉和皮肤感觉刺激:肢体关节运动觉、位置觉、皮肤触觉刺激对大脑皮质有一定的刺激作用。可由治疗师或患者家属每天对患者的四肢关节进行被动活动;可由患者家属或护士每天给患者梳头、洗脸,使用护肤霜,用毛巾擦汗等皮肤刺激,提供触觉、运动觉传入;利用毛巾、毛刷等从肢体远端至近端进行皮肤刺激。

(4)穴位刺激:选用头针刺激感觉区、运动区、百会、四神聪、神庭、人中、合谷、内关、三阴交、劳宫、涌泉、十宣等穴位,采用提插泻法,并连接电针仪加用电刺激,有助于解除大脑皮质的抑制状态,起到开窍醒脑的作用。

感觉刺激方法的理论依据是丰富的外周环境刺激能促进神经功能的恢复。不过,对于该种方法的使用目前仍有争论。因为感觉刺激的效果没有得到临床试验的支持,近期发表的国内外文献也表明,没有发现感觉刺激能够加快创伤后意识障碍恢复的证据。尽管如此,但由于它是合理的,而且使用起来简单、方便,成本低廉,已获临床普遍应用。根据患者情况,不同医院可因地制宜地开展一些促醒治疗。

除了上述感觉刺激的方法之外,高压氧治疗在颅脑损伤患者的促醒及功能恢复等方面有着重要的作用,一般要常规应用。高压氧治疗的作用:高压氧治疗能提高氧浓度,增加脑组织的氧含量,改善脑缺氧所致的脑功能障碍,从而促进脑功能恢复。特别是高压氧下颈动脉系统血管收缩,血流量减少,但椎动脉血流量反而增加,因此,网状激活系统和脑干部位的血流量和氧分压相对增加,刺激网状结构上行激活系统的兴奋性,有利于颅脑损伤昏迷患者的觉醒和生命活动的维持。近年来,高压氧治疗颅脑损伤患者的疗效已被国内外的临床研究所证实。高压氧的治疗按常规方案进行,每天1次,每次90分钟,10次为1个疗程,可连续数个疗程。

3.创伤后行为恢复过程中的康复治疗

与其他神经障碍相比较,颅脑损伤通常有一个长期的恢复过程,并且能够显示出较大程度的功能改善,严重的颅脑损伤恢复过程可由几个性质截然不同的阶段组成,RLA认知功能分级描述了颅脑损伤神经行为恢复的顺序,为每一个恢复阶段的认知康复提供了理论基础。

(1)创伤后遗忘症康复:创伤后遗忘(post-traumatic amnesia,PTA)是指患者处于如下这样的阶段:患者学习新的信息的能力最低或不存在,在PTA早期,患者并没有意识到他在医院里,可能认为他处在家里或在工作单位,这种假象称为虚构症。PTA后期,患者的虚构症状大为减少,但是难以保持特殊事件的记忆。遗忘症的康复训练有以下几个方面。

1)视觉记忆:先将3~5张绘有日常生活中熟悉物品的卡片放在患者面前,告诉患者每张卡片可以看5秒,看后将卡片收去。让患者用笔写下所看到物品的名称,反复数次,成功后再逐步增加卡片的数目。

2)地图作业:在患者面前放一张大的、上有街道和建筑物而无文字标明的城市地图,告诉患者用手指从某地方出发,沿其中街道走到某一点停住,让患者将手指放在治疗师停住处,从该处找回到出发点,反复10次,连续两天无误,再增加难度。

3)彩色积木块排列:用品为6块2.5 cm×2.5 cm×2.5 cm不同颜色的积木块和一块秒表,以每秒1块的速度向患者呈示木块,呈示完毕,让患者按治疗师所呈示次序向治疗师呈示木块,正确的记"+",不正确的记"-",反复10次,连续两天10次均完全正确时,再加大难度进行(如增加木块数或缩短呈示时间等)。

4)日常生活活动安排:将每天的日常生活活动、治疗安排、时间、地点贴在患者房间里,以期达到不断强化的目的。

(2)躁动不安的康复处理:在PTA期间,许多患者表现出一种神经行为综合征,称为躁动或躁动不安。它包括认识混乱、极度情感不稳定、运动与活动过度、身体或言语性攻击,这种躁动患者通常不能保持注意力持续到完成一项简单任务如穿衣等,患者易受激怒,对工作人员、家庭成员表现出粗俗的不适当行为。如果患者对自己或别人有危害(如拔出鼻饲管、跳楼、试图从病房逃跑),躁动不安则成为临床及康复治疗的关键。

康复措施包括以下几个方面。

1)排除引起躁动不安的一些原因:躁动时可由一种或多种并发症引起,如电解质紊乱、营养不良、癫痫活动、睡眠障碍或水肿,有时躁动是对正经历的一种不舒服状态的反应,如亚急性感染或骨骼肌损伤;躁动也有可能是镇静剂、某些抗高血压药、胃肠道药物甚至是控制躁动本身的药物使用不当所致。康复医师应对这些原因引起的躁动作具体分析,排除诱因。

2)环境管理:假如躁动的医疗诱因解除后,对躁动首选的干预是环境处理。其目标是降低刺激的水平和患者周围环境的复杂性,对不同患者建议采取如下环境管理选择方案。

减少或降低环境中的刺激水平:把患者放在一个安静的房间里;如果可能,排除有害刺激,如导管、引流管、手脚约束、牵引;限制不必要的声音,如电视、收音机、背景谈话;限制探视者数量;医务人员的行为应当平静、毫无顾虑;限制治疗的次数和治疗的时间;在患者的房间里进行治疗。

避免患者自伤或伤害别人:把患者放在周围用海绵垫围起来的地铺上;安排陪护(按1:1或1:2比例)看护患者并保证安全;避免让患者离开病房;把患者放在房门有锁的病房中。

降低患者的认知混乱:在特定时间里,专门由一个人同患者谈话;诊治、护理患者的医务人员尽量固定专人,不要随意变动;最大限度减少与不熟悉医务人员的接触;与患者交谈应简明扼要,如在一定时间内只给予一个概念;让患者反复地重新确定时间和空间。

允许患者情感宣泄:允许患者在地铺上翻来覆去;允许患者在监护病房内走动,实施一对一监护;允许错乱的患者语言不适当。

3)药物应用:在尽可能排除引起躁动不安的因素后,一些药物如卡马西平、普萘洛尔、锂盐、奥氮平等选择应用可有助于控制或减轻症状。

### (三)恢复期康复

颅脑损伤的急性期过后,生命体征已稳定1周后,可以认为病情已稳定,即可开始恢复期康复治疗。前已述及,颅脑损伤后引起的功能障碍多种多样,因此需要针对患者存在的功能障碍,有计划地、有针对性地安排康复治疗。

此期的康复治疗目标:最大限度地恢复患者的运动、感觉、认知、语言等功能和生活自理能力,提高其生存质量。

**1. 认知障碍的康复治疗**

认知是指大脑处理、储存、回忆和应用信息的能力。颅脑损伤的认知障碍主要表现在觉醒和注意障碍、学习和记忆障碍及思维障碍等。可根据其认知功能恢复的不同时期(RLA分级标准),采用相应的治疗策略。①早期(Ⅱ、Ⅲ):对患者进行躯体感觉方面的刺激,提高觉醒能力,使其能认出环境中的人和物。②中期(Ⅳ、Ⅴ、Ⅵ):减少患者的定向障碍和言语错乱,进行记忆、注意、思维的专项训练,训练其组织和学习能力。③后期(Ⅶ、Ⅷ):增强患者在各种环境中的独立和适应能力,提高在中期获得的各种功能的技巧,并应用于日常生活中。

(1)改善患者自知力的康复训练:在颅脑损伤(尤其是额叶损伤)的恢复早期,患者常缺乏自知力,否认疾病,拒绝治疗,或即使接受治疗但会确定不现实的目标,使康复治疗变得困难,严重影响治疗效果。因此,在此阶段应首先恢复患者的自知力。可采用下述方法。

1)改善患者对自己缺陷的察觉:如有条件录像,可向患者播放一段针对暴露他在一些活动中的缺陷的录像,向他指出哪些是对的,哪些是错的,并逐步将放录像任务交给患者,并要求他在录像带中出现他的错误时停住,由自己述说错误的所在。如无录像条件,可面对镜子活动并在自己的实际活动中指出自己的错误。

2)改善患者的感知功能:让患者观看一群颅脑损伤患者的集体活动,并让他观察和记录下其中某一患者的错误,和他一起分析错误的特征和原因。

3)改善患者判断行为是否成功的知觉:选出一些与患者康复目标有关的行为,用录像机分别播放该行为成功和不成功的录像带,和患者一起进行足够详尽的分析,使他认识到行为成功和不成功的特征和原因,并告诉患者克服不正确行为的方法。

4)改善患者对现存缺陷和远期目标之间差距的认识:具体地详尽地讨论患者的长期目标和期望,拟定一个为了达到这一目标所需技能的、详尽的一览表,和他讨论哪些已掌握而哪些尚不足。

(2)注意障碍的康复训练,可用下述方法。

1)猜测作业:取两个透明玻璃杯和一粒弹球,在患者注视下治疗师将一个杯子扣在弹球上,让患者指出哪个杯子中有弹球,反复进行数次。成功后可通过逐步改用不透明的杯子、用三个或更多的杯子、用两粒或更多不同颜色的弹球等方式来增加训练的难度。

2)删除作业:在一张纸中部写几个大写的汉语拼音字母如KBEZBOY(也可依据患者的文化程度选用数字或图形),让患者删除由治疗师指定的字母如其中的"B"。成功后,改变字母顺序和要删除的字母,反复进行多次。进一步可通过逐步缩小字母的大小、增加字母的行数、增加小写字母或插入新字母等方式来增加训练的难度。

3)时间作业:给患者一个秒表,让他按命令启动,并于10秒内停止。如此反复进行练习。随后可以逐步延长秒表走动时间以增加训练难度,进而还可在与患者交谈分散其注意力的情况下进行训练,以进一步提高难度。

4)顺序作业:让患者按顺序写出0~10的数字,如有困难,可排列10张数字卡。成功后,加大数字系列,反复进行。随后改为让患者按奇数或偶数的规律说出或写出一系列数字,并由治疗师任意改变起点的数字。在此基础上再进行该列数字的算术处理,如在该列数字的每4个数字的末一个数字上加上由治疗师指定的数目,并由患者报出两者相加的结果等方式以增加训练难度。

(3)记忆障碍的康复训练,可采用下述方法。

1)运用环境能影响行为的原理:日复一日地保持恒定、重复的常规和环境。控制环境中信息的量和呈现条件,每次提供的信息量少要比多好;信息重复的次数多比少好;多个信息相继出现时,间隔时间长比短好等。充分利用环境中的记忆辅助物,要帮助患者学会充分利用记忆策略和内、外环境中的记忆辅助,而不是单调、重复地训练。

2)利用辅助记忆手段教会患者充分利用内部记忆辅助和外部记忆辅助。①内部记忆辅助:所谓内部记忆辅助是指在患者记忆损伤的严重程度不同的情况下,让患者以损伤较轻的部分来从事主要的记忆工作,或是以另一种新的方式去记忆的方法(如患者言语记忆差就让他改用形象记忆的方法等)。内部记忆辅助主要依靠以下一些记忆的策略。a.背诵:反复无声地背诵要记住的信息。背诵的好处是背诵一个项目可以增加对它的注意时间,从而加强对它们的记忆;另外,背诵可以将一些项目保持在短期记忆之中,将它们编好码,并将之转移到长期记忆中去。b.PQRST法:P(preview)——先预习要记住的内容;Q(question)——向自己提问与内容有关的问题;R(read)——为了回答问题而仔细阅读资料;S(state)——反复陈述阅读过的资料;T(test)——用回答问题的方式来检验自己的记忆。c.精细加工:教会患者将要记住的信息详细地分析,找出各种细节,并将之分解,并设法与已知的信息联系起来,以便于记忆。d.兼容:要患者培养成一种良好的、善于将新信息和已知的、熟悉的信息联系起来记忆。e.自身参照:让患者学会分析新信息与其自身有何关系,并将之尽量与其自身的事物联系起来记忆。f.视觉意象:让患者将要记住的信息在脑中幻想成与之有关的视觉图像。用视觉意象可以用来帮助记住某人的姓名,将一个人的形象、独特的面容特征和他的名字结合起来,这样更容易记住他的名字。如"胡长意"脸上长个大胡子,长长的脸,像个意大利人。对遗忘症患者而言,这种方法优于其他方法。再如要记住"雪茄""青蛙""苹果""红酒"这组语义互不关联的单词,要求患者在脑中想象:在一只大青蛙的嘴里含着一支大雪茄,这只青蛙坐在一个又大又红的苹果上,而苹果正好放在一瓶昂贵的法国红酒上。要求患者记住这幅图像而不是单词。g.首词记忆法:将要记住的信息的第一个词编成一些类似诗歌的句子,以便记忆。例如,将训练记忆的要点编成"天天复习,不要偷懒,作业勤快,美好的结果将等着你"的句子,由于头一个字合起来是"天不作美"这样一个好记的句子,因而易于记住。h.编故事法:按自己的喜好和习惯将要记住的信息编成一个自己熟悉的故事。如为了记住几个单词,可帮助患者产生一个简单而形象的故事,把要记住的内容融进这个故事里。②外部记忆辅助:所谓外部记忆辅助是指利用身体以外的"提示"或"辅助物"来帮助记忆的方法。对于提示,要求能在最需要的时候提供;其内容要和需记住的信息密切相关。对于辅助物,要求便于携带,而且容量要大;容易使用而无须再借助于其他工具。常用的外部记忆辅助物如下。a.日记本:应用的条件包括患者能阅读,最好能写,如不能写,由他人代写也可患者能提取信息中的关键词。应用时要注意:一人一本;随身携带;放置的地点要恒定;开始使用时记录要勤,以15分钟为一段记下要记的事,记忆能力改善后再逐步延长。如患者在视力不佳、注意力差或口语能力不良等情况下使用日记本的效果较差。b.时间表:将有规律的每天活动写在大而醒目的时间表上,张贴在患者经常停留的场所,初用时,要经常提醒患者观看时间表,让患者知道什么时候应当做什么。这样,即使有严重的记忆障碍,患者也能掌握生活的规律。c.地图:适用于伴有空间、时间定向障碍的患者。用大的地图、大的罗马字和鲜明的路线,标明常去的地点和顺序,以便应用。d.闹钟、手表和各种电子辅助物:有一种可以定期报时的手表就很适用。如日记本上每15分钟记一次事,则将手表调到每15分钟报时一次,便可及时地提醒患者看日记本。e.应用连接法训练记忆:将作业分解为许多步骤,每次只要求患者记住其中的一个步骤,记住后再加入下一步。f.修改外部环境以利于记忆:如在房门上贴粗大的字或鲜明的标签,物品放置的位置恒定,简化环境,突出要记住的事物等,均有助于记忆。g.提供言语或视觉提示:让患者记住一件事物时,口头提问有关的问题并同时让患者观看相关的图片等。

进行记忆训练时,需要注意的事项:①每次训练的时间要短,开始要求患者记忆的内容要少,而信息呈现的时间要长。以后逐步增加信息量,反复刺激以提高记忆能力。②训练要从简单到复杂,可将整个练习分解为若干小节,分节进行训练,最后再逐步联合训练。③如每次记忆正确时,应及时地给予鼓励,使其增强信心。

(4)思维障碍的康复训练:颅脑损伤可引起推理、分析、综合、比较、抽象、概括等多种认知过程的障碍,常表现为解决问题的能力下降。对于这些患者,训练其解决问题的能力就是改善其思维障碍的有效方法。简易有效的方法如下。

1)提取信息的训练:取一张当地当天的报纸,让患者尽可能多地找出不同种类的信息。给患者报纸后,先让患者自己述说其内容,当说得不完全时,再按表中的项目提问。提问时要稍加扩大,以核实患者是否真正了解。对真正了解的项目给相应的分数。再次训练时,如分数增加,即可看出进步。

2)排列顺序的训练:让患者进行数列的排序。将上述内容制作成分列的卡片,每次一组,打乱后让患者重新排好,正确时给相应的分数。

3)物品分类的训练:将每类有5种共5大类物品的卡片,打乱后让患者重新分类,正确时给相应的得分。在每组内,如排列不完全对时,可按每对一小项给4分计算。

4)从一般到特殊的推理训练:方法是向患者提供一类事物的名称,让患者通过向治疗师提问的方式,推导出究竟为何物。如告诉患者为食物,患者可以问是否是蔬菜?如回答是,患者可以再问是叶子?茎类?还是根类?如回答是根类,患者可以再问是长的还是圆的?如回答为长的,患者可以再问,是红的还是白的?如回答是红的,患者即可推导出是胡萝卜。起初允许患者通过无数次的提问猜出结果,以后限制他必须在20次提问内猜出结果,成功后再逐步限定为至多10次乃至5次。

5)问题及突发情况的处理训练:可让患者设想遇到的一些问题,训练患者处理问题的能力。如给患者纸和笔,纸上写有一个简单动作的步骤如刷牙,将牙膏放在牙刷上,去除牙膏和牙刷后,问患者孰先孰后?更换几种简单动作,都回答正确后再让他分析更复杂的动作如煎鸡蛋等,此时让患者自己说出或写出步骤,如漏了其中某一步或几步,治疗师可以问他"这一步该放在哪里?"。训练成功后,进一步增加难度,治疗师可假设一些突发情况,看他在这种困难处境中如何做出决定,训练其应变处理能力。这里需要指出的是,突发情况下的应变方法可以有多种,只要患者言之有理,均可认为是正确的。

6)计算和预算的训练:让患者进行简单的计算,并做出一个家庭预算。让患者假设一个家庭在房租、水电、食品等方面的每月开支账目(可6个月或1年),然后问患者哪一月的某一项(如房租)花费最高或最低？回答正确后,再让他算算各项开支每年的总消耗是多少钱,如每年电费花费若干等,回答正确后,让他改变各项开支的总消耗数,然后再加入其他开支类别(如衣服、娱乐等),问患者在上述预算内每月要有多少钱才能生活？进而让他分解为每周需要多少钱？每小时需要多少钱？

在计算方面,可以先是笔算,每题限半分钟,以后可改为心算,最后即便心算也将规定的时间缩短。在家庭预算方面,视其合理性如何？所需时间是多少？为增加难度,可假设某月因故有较大的预算外开支,将余下的钱让患者重新分配,视其处理问题的能力如何。

以上各种训练,均应得分达到80%或以上,方可增加难度或更换训练项目。另外,并非一天之内将所有训练做完,每天可选择其中的2~3项进行练习,视患者的耐受和反应而定。

(5)电脑在认知障碍康复训练中的应用:由于电脑提供的刺激高度可控,给予的反馈及时、客观、准确;患者自己可以完成训练,也可以自己控制治疗的进程,因而可以节省治疗师的劳动;此外,由于电脑操作的趣味性较大,患者常乐于使用。因此,电脑及电脑软件在注意、记忆、思维等认知功能障碍的训练中得到了广泛应用。

在编制或选用电脑软件时,应该注意以下要求:①作业应有稳定的、可被控制的难度;②训练过程能培养患者的能力;③指导语简明易懂;④有一致的反应形式;⑤内容与年龄相符;⑥有患者乐于接受的反馈方法;⑦有保存记录的方法。由于电脑软件的种类终究不可能多到能满足所有患者的个别需要,因此,只宜作为一种训练方法应用,而不能代替全部,更不能代替治疗师。

2.感知障碍的康复治疗

感知是指大脑将感觉信息综合为知觉的认知能力。感知障碍主要表现为各种失认症和失用症。康复训练的方法是采用反复多次的训练,通过给予患者特定的感觉刺激,使大脑对感觉输入产生较深影响,从而提高感知能力。

(1)失认症的康复训练,常见失认症的训练方法如下。

1)单侧忽略训练法:不断提醒患者集中注意其忽略的一侧;站在忽略侧与患者谈话和训练;对忽略侧给予触摸、拍打、挤压、擦刷、冰刺激等感觉刺激;将患者所需物品放置在忽略侧,要求其用健手越过中线去拿取;鼓励患侧上下肢主动参与翻身,必要时可用健手帮助患手向健侧翻身;在忽略侧放置色彩鲜艳的物品或灯光提醒其对患侧的注意;阅读文章时,在忽略侧一端放上色彩鲜艳的标尺,或让患者用手摸着书的边缘,从边缘处开始阅读,避免漏读。

2)视觉空间失认训练法。①颜色失认:用各种颜色的图片和拼版,先让患者进行辨认、学习,然后进行颜色匹配并拼出不同颜色的图案,反复训练。②面容失认:先用亲人的照片,让患者反复观看,然后把亲人的照片混放在几张无关的照片中,让患者辨认出亲人的照片。

让患者自己画钟面、房屋,或在市区路线图上画出回家路线等。如画一张地图,让患者用手指从某处出发到某处停止,让患者将手放在停止处,要求其能按原路找回出发点,如此反复训练。连续2次无误可再增加难度。

让患者按要求用火柴、积木、拼板等构成不同图案。如用彩色积木拼图,治疗师演示拼积木图案,然后要求患者按其排列顺序拼积木,如正确后再加大难度进行。

垂直线感异常:监控患者头的位置,偏斜时用声音给患者听觉暗示。进行镜子前训练,在镜子中间放垂直线,让患者认知垂直线,反复多次地进行。

3)Gerstmann综合征训练法。①左、右失认:反复辨认身体的左方或右方,接着辨认左方或右方的物体。左右辨认训练可贯穿于运动训练、作业训练及日常生活活动中。②手指失认:给患者手指以触觉刺激,让其说出该手指的名称,反复在不同的手指上进行。③失读:让患者按自动语序,辨认和读出数字,让患者阅读短句、短文,给予提示,让他理解其意义。④失写:辅助患者书写并告知写出材料的意义,着重训练健手书写。

4)触觉失认(失实体觉)训练法:触觉失认也称为体觉障碍,包括实体觉和体像觉。实体觉训练方法同身体失认训练。而体像觉则是对身体各部分的定位及命名能力有障碍。训练时可用人的轮廓图或小型人体模型让患者学习人体的各个部分及名称,再用人体拼板让患者自己拼配;同时,刺激患者身体某一部分,让其说出这一部分的名称,或说出患者身体某一部分的名称,让其刺激自己身体的这一部分。也可以看图说明,让患者按要求指出身体的各部分和说出身体各部位名称。

(2)失用症的康复训练:失用症的治疗一定要根据患者的损伤和相应功能障碍有针对性地进行。在训练时先选用分解动作,熟练后再逐步把分解动作组合起来,即通过活动分析法进行训练。对难度较大的运动分解动作要反复强化练习。先做粗大运动,再逐步练习精细运动。治疗师使用柔和、缓慢、简单的口令指导患者,也可用触觉、视觉和本体觉暗示患者。应尽可能在真实的生活环境中训练。失用症的训练方法如下。

1)结构性失用:如训练患者对家庭常用物品的排列、堆放等,可让治疗师先示范一下,再让患者模仿练习,开始练习时一步一步给予较多的提示、提醒,有进步后再逐步减少提示和提醒,并逐渐增加难度。

2)运动失用:如训练患者完成刷牙动作,可把刷牙动作分解一并示范,然后提示患者一步一步完成或手把手教患者。也可以将牙刷放在患者手中,通过触觉提示完成一系列刷牙动作。反复训练,改善后可减少暗示、提醒等,并加入复杂的动作。

3)穿衣失用:训练者可用暗示、提醒指导患者穿衣,甚至可一步一步地用言语指示并手把手地教患者穿衣。最好在上衣、裤子和衣服的左右标上明显的记号以引起患者的注意。

4)意念性失用:当患者不能按指令要求完成系列动作,如泡茶后喝茶,洗菜后切菜,摆放餐具后吃饭等动作时,可通过视觉暗示帮助患者。如令其倒一杯茶,患者常常会出现顺序上的错误,如不知道先要打开茶杯盖子,再打开热水瓶塞然后倒水这一顺序,那么就必须把一个个动作分解开来,演示给患者看,然后分步进行训练,上一个动作要结束时,提醒下一个动作,启发患者有意识地活动,或用手帮助患者进行下一个动作,直到有改善或基本正常为止。

5)意念运动性失用:患者不能按训练者的命令进行有意识的运动,但过去曾学习过的无意识运动常能自发地发生。治疗时要设法触动其无意识的自发运动。如要让患者刷牙,患者不能完成;让他假装刷牙也不行;令其模仿刷牙也不一定能完成。当其不能完成这项动作时,可以将牙刷放在患者手中,通过触觉提示完成一系列刷牙动作。再如患者划火柴后不能吹灭它,假装或模仿也不能完成,但训练者把火柴和火柴盒放到患者手中或许能完成;把点燃的火柴放到患者面前他常能自动吹灭。因此要常启发患者的无意识活动以达到恢复功能的目的。

3.行为障碍的康复治疗

对于颅脑损伤患者的行为障碍,其治疗目的在于设法消除患者不正常、不为社会所接受的行为,促进其亲社会行为。其治疗方法如下。

(1)创造适当的环境:指创造一种能减少异常行为出现和增加亲社会行为出现概率的环境。这需要对患者进行详细的观察,找出能够促进亲社会行为出现的一些因素,以及能引发异常行为出现的一些不良因素,对于前者要多加维护与保持;对于后者,要设法消除之。稳定、限制的住所与结构化的环境,是改变不良行为的关键。

(2)药物治疗:一些药物对患者的运动控制和运动速度、认知能力和情感都有一定效果。尤其在颅脑损伤早期,药物治疗确有必要。多应用对改善行为和伤后癫痫有效且不良反应少的药物。如卡马西平、普萘洛尔、锂盐、奥氮平等对攻击行为或焦躁等有效;选择性5-羟色胺再摄取抑制剂如氟西汀、帕罗西汀、西酞普兰等对症状性抑郁等有效。

(3)行为治疗:行为障碍可分为正性行为障碍和负性行为障碍。正性行为障碍常表现为攻击他人,而负性行为障碍常表现为情绪低落、感情淡漠,对一些能完成的事不愿意做。其治疗原则:①对所有恰当的行为给予鼓励;②拒绝奖励目前仍在继续的不恰当行为;③在每次不恰当行为发生后的一个短时间内,杜绝一切鼓励与奖励;④在不恰当行为发生后应用预先声明的惩罚;⑤在极严重或顽固的不良行为发生之后,及时地给患者以他所厌恶的刺激。

在行为疗法中,常用代币法或优惠券法向患者提供他所需要的东西;常用氨气等提供厌恶性刺激,或用隔离室等给予惩罚。在强化与惩罚中,实践证明最重要的是正强化与负惩罚。

(四)后遗症期康复

颅脑损伤患者经过临床处理和正规的急性期、恢复期康复治疗后,各种功能已有不同程度的改善,大多可回到社区或家庭,但部分患者仍遗留有程度不等的功能障碍,需要进入后遗症期康复。

此期的康复治疗目标:使患者学会应对功能不全状况,学会用新的方法来代偿功能不全,增强患者在各种环境中的独立和适应能力,回归社会。此期的康复治疗如下。

1.继续加强日常生活能力的训练

强化患者自我料理生活的能力,提高其生活质量。自理生活困难时,可能需要各种自助具等。尤其注意强化其操作电脑的能力,以便既能训练手的功能与大脑的认知功能,同时方便患者通过电脑网络与外界交流。逐步加强与外界社会的直接接触,学习乘坐交通工具、去超市购物、看电影、逛公园等,争取早日回归社会。

2.矫形支具与轮椅的使用训练

当患者的功能无法恢复到理想状况时,有时需要矫形支具或轮椅的帮助。如足下垂内翻的患者可佩戴足托。当下肢行走非常困难时,应帮助患者学会操纵手动或电动的轮椅。

3.继续维持或强化认知、言语等障碍的功能训练

利用家庭或社区环境尽可能开展力所能及的认知与语言训练,如读报纸、看电视、发声与语言的理解、表达训练等,以维持或促进功能的进步,至少预防功能的退化。

4.物理治疗因子与传统疗法等的应用

物理因子治疗和传统疗法如针灸、按摩、中药等仍有一定的作用。高压氧治疗也可考虑应用。

5.复职前训练

颅脑损伤患者中大部分是青壮年,其中不少患者在功能康复后尚要重返工作岗位,部分可能要转变工作性质。因此,当患者的运动功能、认知功能等基本恢复后,应同时进行就业前的专项技术技能的训练,包括驾车、电脑操作、汽车修理、机械装配和货物搬运等。可在模拟情况下练习操作,也可把复杂过程分解成几个较为简单的动作,反复操练后,再综合练习。为满足某些工种的特殊需要,也可为患侧的上下肢装配一定的支具,以利于患者重返工作岗位。

(张国鑫)

# 第七节 脊髓损伤

## 一、概述

脊髓损伤是由于各种原因引起的脊髓结构、功能损害,导致损伤部位以下运动、感觉、自主神经功能障碍或丧失,大小便失禁,生活不能自理,造成患者终身残疾。发病原因主要是交通事故占45.4%,高处坠落占16.8%,暴力占14.8%,运动损伤占16.3%,刀枪伤占1.62%,其他占1.16%。脊髓损伤的发病率因各国情况不同而有差别。在发达国家,发病率为每年20~60个/百万人口。在我国因无脊髓损伤的登记制度,无法进行发病率的准确统计。北京的调查资料显示,年患病率为6.7/百万人口,明显低于发达国家,但近年来有增加的趋势。从发病年龄上看,脊髓损伤多以青壮年为主,男性发病人数是女性的4倍。

## 二、康复评定

### (一)神经损伤平面的评定

神经平面是指脊髓具有身体双侧正常感觉、运动功能的最低脊髓节段。用右侧感觉节段、左侧感觉节段、左侧运动节段、右侧运动节段来判断神经平面。脊髓损伤后感觉和运动平面可以不一致,左右两侧也可能不同。神经平面的综合判定以运动平面为主要依据。但胸口至腰($T_2 \sim L_1$)损伤无法评定运动平面,所以主要依赖感觉平面来确定神经平面。对第4颈椎($C_4$)损伤可以采用膈肌作为运动平面的主要参考依据。

根据关键肌和关键点的检查,可迅速确定神经平面(表4-2)。所谓关键肌是指其肌力达到3级,而上一节段的另一肌肉的肌力必须达到4级以上。感觉检查时应以痛觉和轻触觉为准。

表4-2 脊髓损伤神经平面的确定

| 损伤平面 | 关键肌 | 关键点 |
| --- | --- | --- |
| $C_2$ | | 枕骨粗隆 |
| $C_3$ | | 锁骨上窝 |
| $C_4$ | 膈肌 | 肩锁关节的顶部 |
| $C_5$ | 屈肘肌(肱二头肌、旋前圆肌) | 肘前窝外侧面 |
| $C_6$ | 伸腕肌(桡侧伸腕长肌及短肌) | 拇指 |
| $C_7$ | 伸肘肌(肱三头肌) | 中指 |
| $C_8$ | 中指屈指肌(中指末节指屈肌) | 小指 |
| $T_1$ | 小指外展肌 | 肘前窝内侧面 |
| $T_2$ | | 腋窝 |
| $T_3$ | | 第3肋间 |
| $T_4$ | | 第4肋间 |
| $T_5$ | | 第5肋间 |

续表

| 损伤平面 | 关键肌 | 关键点 |
|---|---|---|
| $T_6$ | | 剑突水平 |
| $T_7$ | | 第7肋间 |
| $T_8$ | | 第8肋间 |
| $T_9$ | | 第9肋间 |
| $T_{10}$ | | 脐水平 |
| $T_{11}$ | | 第10肋间 |
| $T_{12}$ | | 腹股沟韧带中点 |
| $L_1$ | | $T_{12}$与$L_2$之间的上1/3处 |
| $L_2$ | 屈髋肌(髂腰肌) | 大腿前中部 |
| $L_3$ | 伸膝肌(股四头肌) | 股骨内上髁 |
| $L_4$ | 踝背伸肌(胫前肌) | 内踝 |
| $L_5$ | 长伸趾肌(鉧长伸肌) | 足背第1跖趾关节 |
| $S_1$ | 踝跖屈肌(腓肠肌) | 足跟外侧 |
| $S_2$ | | 腘窝中点 |
| $S_3$ | | 坐骨结节 |
| $S_{4\sim 5}$ | | 肛门周围 |

**(二)感觉功能的评定**

脊髓损伤患者的感觉功能可以用感觉指数评分进行评定。方法是分别检查肢体两侧各28个关键点的轻触觉和针刺觉,并按3个等级分别评定打分。0分为缺失,1分为障碍(部分障碍或感觉改变,包括感觉过敏),2分为正常,NT为无法检查,满分为$28\times 2\times 2\times 2=224$分,分数越高感觉越接近正常。

**(三)运动功能的评定**

脊髓损伤后运动功能的评定采用运动指数评分(表4-3),评定时在左右侧肢体分别进行,肌力0~5级分别评0~5分,满分100分。患者评分越高,表明肌肉力量越强。

表4-3 脊髓损伤患者运动指数评分

| 左侧评分 | 损伤平面 | 代表肌肉 | 右侧评分 |
|---|---|---|---|
| 5 | $C_5$ | 肱二头肌 | 5 |
| 5 | $C_6$ | 桡侧伸腕肌 | 5 |
| 5 | $C_7$ | 肱三头肌 | 5 |
| 5 | $C_8$ | 中指屈指肌 | 5 |
| 5 | $T_1$ | 小指外展肌 | 5 |
| 5 | $L_2$ | 髂腰肌 | 5 |
| 5 | $L_3$ | 股四头肌 | 5 |
| 5 | $L_4$ | 胫前肌 | 5 |
| 5 | $L_5$ | 鉧长伸肌 | 5 |
| 5 | $S_1$ | 腓肠肌 | 5 |

### (四)损伤严重程度评定

损伤严重程度指的是脊髓完全或不完全性,评定的方法是通过损伤平面以下包括最低位的骶段是否存在部分保留区来确定。部分保留区指的是在损伤水平以下仍有感觉或运动功能残留的节段,或感觉和运动功能均保留但弱于正常区域。骶部感觉包括肛门黏膜与皮肤交界处和肛门深部的感觉;运动功能检查是用手指肛诊确定肛门外括约肌的自主收缩。部分保留区的判断必须在脊髓休克消失之后才能做出。球海绵体肌反射(捏阴茎龟头或阴蒂引起肛门括约肌收缩)或损伤平面以下肌肉痉挛的出现可以作为脊髓休克消失的指征。

不完全性损伤:部分保留区超过3个脊髓节段。

完全性损伤:部分保留区不超过3个脊髓节段。损伤程度目前常用修改的 Frankel 标准(表4-4)进行分类。

表 4-4 脊髓损伤程度分类

| 损伤分级 | 感觉运动功能 |
| --- | --- |
| Ⅰ 完全性损害 | 无感觉、运动功能,亦无骶段残留 |
| Ⅱ 不完全性损害 | 损伤水平以下存在感觉功能,肛门黏膜反射存在 |
| Ⅲ 不完全性损害 | 损伤水平以下存在运动功能,肛诊反射存在,但关键肌的肌力<3级 |
| Ⅳ 不完全性损害 | 损伤水平以下存在运动功能,肛诊反射存在,但关键肌的肌力≥3级 |
| Ⅴ 正常 | 运动及感觉功能正常 |

### (五)日常生活活动能力(ADL)的评定

评定脊髓损伤患者的 ADL 应根据瘫痪的情况,分别用不同的方法评定。

**1.截瘫患者 ADL 的评定**

可用改良的 Barthel 指数进行评定,即对患者的大便、小便、修饰、用厕、吃饭、转移、活动、穿衣、上楼梯及洗澡10项日常生活能力进行评定,依赖别人为0分,需要帮助为5分,完全自理为10分,满分为100分。根据评定的总分确定残疾程度。0~20分为极度缺陷;25~45分为严重缺陷;50~70分为重度缺陷;75~90分为轻度缺陷;100分为生活自理。

**2.四肢瘫患者的 ADL 评定**

对于四肢瘫患者,一般用四肢瘫功能指数(QIF)来进行 ADL 评定。其方法是对患者达到日常生活自理必须完成的10大项内容(如转移、修饰、沐浴、进食、更衣、轮椅活动、床上活动、膀胱功能、直肠功能、护理知识)的各项具体动作进行评分。

### (六)不同损伤水平患者的功能预后评定

脊髓损伤平面和功能预后有密切关系。理想的预后目标的实现还需要适当的临床和康复治疗。

## 三、康复治疗

脊髓损伤后,因为在不同的时期存在的主要问题不同,需要达到的目的不同,所采取的康复治疗措施也会不同。

### (一)急性不稳定期(卧床期)康复

此期为脊髓损伤后2~4周,临床治疗与康复治疗是同时进行的,也是互相配合的。如脊髓损伤患者易发生肺部感染等呼吸系统并发症,而在治疗肺部感染的同时进行呼吸功能锻炼是十分有益的。在急性不稳定期,康复训练每天1~2次,训练强度不宜过量。早期康复的主要内容包括以下几种。

1. 体位和体位变换

脊髓损伤后,为了预防压疮、肢体挛缩及畸形等并发症的发生,应对患者采取正确的体位和体位变换。

(1) 正确的体位。①上肢体位:仰卧时,肩外展90°,肘关节伸展,前臂旋后;侧卧位时,下侧肩关节前屈90°,肘关节屈90°,上侧肢体的肩、肘关节伸直位,手及前臂中立;俯卧时,肩外展90°,屈肘90°,前臂旋前。②下肢体位:仰卧时,髋关节伸展并可轻度外展,膝关节伸展,踝背伸(应用垫枕)及足趾伸展;侧卧时,屈髋20°,屈膝60°,踝关节背伸和足趾伸展。

(2) 体位变换:变换体位时应遵守以下原则。①定时变换:急性期应每2小时按顺序更换一次体位,恢复期可以每3~4小时更换一次体位;②轴向翻身:脊柱不稳定或刚刚稳定时,变换体位时必须注意维持脊柱的稳定。要2~3人进行轴向翻身,不要将患者在床上拖动,以防止皮肤擦伤。

2. 肌力训练

在保持脊柱稳定的原则下,所有能主动运动的肌肉都应当运动,使在急性期不发生肌肉萎缩或肌力下降。

3. 关节活动度训练

瘫痪肢体的被动运动,即被动关节活动度训练应在入院后首日进行,每天2次,每次10分钟以上。每个关节在各轴向活动20次,每个肢体从近端到远端关节方向进行。进行ROM时应注意:在脊柱仍不稳定时,对影响脊柱稳定的肩、髋关节应限制活动;颈椎不稳定者,肩关节外展不超过90°;对胸腰椎不稳定者,屈髋不宜超过90°;由于患者没有感觉,应避免过度、过猛的活动,以防关节软组织的过度牵张损伤;$C_{6\sim7}$损伤的患者,在腕关节背伸时应保持手指屈曲,在手指伸直时必须同时屈腕。

4. 呼吸训练和协助咳嗽

颈髓损伤的患者,由于损伤部位以下的呼吸肌麻痹,明显降低了胸廓的活动能力,导致肺活量降低,痰不能咳出,易发生坠积性肺炎。因此每个患者都应进行呼吸训练。

(1) 吸气:$T_1$以上损伤时,膈肌是唯一有神经支配的呼吸肌,应协助患者充分利用膈肌吸气,治疗师可用手掌轻压胸骨下面,使患者全部用膈肌进行吸气。

(2) 呼气:患者在呼气期间,治疗师将两手放在患者胸壁上施加压力,并在每次呼吸之后变换位置。

(3) 辅助咳嗽:腹肌麻痹者,患者不能完成咳嗽动作,治疗师可以用双手在其膈肌下面施加压力,协助患者咳嗽。

5. 膀胱功能训练

脊髓损伤后,直接的膀胱功能障碍有尿失禁和尿潴留。损伤后早期主要为尿潴留,一般采用留置导尿管的方式,以后过渡到间歇导尿和自主排尿或反射排尿训练。

(1) 留置导尿管:在留置导尿管时,要注意卧位时男性导尿管的方向必须朝向腹部。由于膀胱贮尿量在300~400 mL时有利于膀胱自主功能的恢复,因此要记录出入量,以便掌握夹放导尿管的时机。留置导尿管期间每天摄水量必须达到2 500~3 000 mL,以预防尿路感染的发生。当患者发生尿路感染时,应拔除导尿管,必要时使用抗生素。

(2)间断清洁导尿:与留置导尿管相比感染率低,操作方便,特别适用于手功能尚存的患者。方法是用较细的导尿管,每次排尿时用生理盐水冲洗后即可使用,用后再用生理盐水冲洗,然后放入生理盐水或消毒液中保存。采用此法导尿患者每天的摄入液体量可减至1 800 mL,尿量保持在1 400 mL,每次排尿量300~400 mL。

6.预防直立性低血压的适应性训练

为防止直立性低血压,应使患者逐步从卧位转向半卧位或坐位,倾斜的高度逐渐增加,以无头晕等低血压症状为度。除此之外,还可以用弹性绷带捆扎下肢或用腹带以增加回心血量。适应性训练的时间取决于损伤的平面,平面越低则适应时间越短,平面越高则适应时间越长。

### (二)急性稳定期(轮椅期)康复

急性不稳定期结束后的4~8周为急性稳定期。此期患者经过内固定或外固定支架的应用,重建了脊柱的稳定性。危及生命的复合伤得到了处理或控制,脊髓损伤引起的病理生理改变进入相对稳定阶段。脊髓休克多已结束,脊髓损伤水平和程度基本确定,康复成为首要任务。在强化急性不稳定期的有关训练的基础上增加垫上支撑训练、站立和平衡训练、床或平台上转移训练、轮椅训练和ADL训练。每天康复训练的时间总量应在2小时左右。在训练过程中应注意监测心肺功能改变。在物理治疗室、作业治疗室训练完成后,患者可在病房护士的指导下自行训练。再从急性不稳定期过渡到急性稳定期,训练时应注意脊柱稳定性的确定和直立性低血压的防治。

### (三)恢复期康复

在早期康复治疗的基础上,进一步强化有关训练,如肌力训练、平衡训练等体能性训练。其康复目标通常是患者能够生活自理、在轮椅上独立和步行。根据损伤平面的不同分别采用不同康复方法。

1.$C_4$损伤的患者

此类患者四肢肌、呼吸肌及躯干肌完全瘫痪,离开呼吸机不能维持生命,因此生活完全不能自理。应做以下训练。

(1)由于患者头、口仍有功能,因此可以训练他们用口棍或头棍来操纵一些仪器和做其他活动,如写字、翻书页、打字、拨电话号码或触动一些仪器的键来操纵仪器等。

(2)由于呼吸肌大部分受损,故呼吸功能差,应加强呼吸功能的训练。其方法是做深呼吸,大声唱歌和说话。

(3)为预防四肢关节僵硬,每天应进行关节被动活动,每个关节每次活动10~15次,每天至少1次。为减缓骨质疏松的发生和有利于大、小便排泄,应每天让患者有一定的站立时间,如采用倾斜床站立。

2.$C_5$损伤的患者

这类患者的特点:肩关节能活动,肘关节能主动屈曲,但伸肘和腕、手所有功能均缺乏;呼吸功能差,躯干和下肢全瘫;不能独立翻身和坐起;自己不能穿戴辅助具;生活不能自理,需要大量帮助。对患者的康复训练内容有以下几点。

(1)学会使用矮靠背轮椅,并在平地上自己驱动。

(2)学会使用轮椅。

(3)学会使用固定于轮椅靠背扶手上的套索前倾减压。

(4)学会使用各种支具,如把勺子固定于患者手上,练习自己进食。

(5)残留肌肉肌力训练:训练肱二头肌、三角肌可以用套袖套在前臂或上臂,通过滑车重锤进行训练,或用 Cybex 等速运动训练仪。

(6)倾斜床站立一般从 30°开始,每天 2 次,每次持续半小时以上。每 3 天增加 15°,直至能直立为止。

(7)关节活动训练同 $C_4$ 损伤患者。

3.$C_6$ 损伤的患者

这类患者缺乏伸肘、屈腕能力,手功能丧失,其余上肢功能基本正常;躯干和下肢完全瘫痪;肋间肌受累,呼吸储备下降。但这些患者已经可以完成身体的转移,通过训练有可能学会独立生活所需要的多种技巧。因此这些患者可以部分自理生活,需要中等量的帮助。以下训练适合此类患者。

(1)驱动轮椅的训练。

(2)单侧交替地给臀部减压(用肘钩住轮椅扶手,身体向同侧倾斜,使对侧减压),每半小时进行 1 次,每次 15 秒钟。

(3)利用床头或床脚的绳梯从床上坐起。

(4)站立、呼吸、关节活动训练同 $C_4$ 损伤的患者。

(5)增强二头肌(屈肘)和桡侧伸腕肌(伸腕)的肌力。

4.$C_7$ 损伤的患者

此类患者上肢功能基本正常,但由于手的内在肌神经支配不完整,抓握、释放和灵巧度有一定障碍,不能捏;下肢完全瘫痪;呼吸功能较差。一般情况下患者在轮椅上基本能完全独立;平地上能独立操作轮椅;在床上能自己翻身、坐起和在床上移动;能自己进食,穿、脱衣服和做个人卫生;能独立进行各种转移。应进行以下训练。

(1)上肢残存肌力增强训练。

(2)坐在轮椅上可用双手撑在扶手上进行减压,30 分钟 1 次,每次 15 秒钟。

(3)用滑板进行转换:在轮椅与床沿或浴盆之间架一滑板,使臀部沿滑板移至床上或浴盆内。

(4)关节活动练习、呼吸功能训练、站立训练同 $C_4$ 损伤患者。

5.$C_8 \sim T_2$ 损伤的患者

此类患者上肢功能完全正常,但不能控制躯干,双下肢完全瘫痪,呼吸功能较差。他们能独立完成床上活动、转移,能驱动标准轮椅,上肢肌力好者可用轮椅上下马路镶边石,可用后轮保持平衡;能独立处理大小便,能独立使用通信工具、写字、更衣;能进行轻的家务劳动,日常生活完全自理;可从事坐位工作,可借助长下肢支具在平行棒内站立。对患者应进行下列训练。

(1)使用哑铃、拉力器等加强上肢肌肉强度和耐力的训练。

(2)坐位注意练习撑起减压动作。

(3)进行各种轮椅技巧练习,以提高患者的适应能力。包括向前驱动、向后驱动,左右转训练,前轮翘起行走和旋转训练,上斜坡训练和跨越障碍训练,上楼梯训练和下楼梯训练,抬起轮椅前轮,用后轮保持平衡的训练和独立越过马路镶边石训练,过狭窄门廊的训练及安全跌倒和重新坐直的训练。

(4)转移训练仍然必要,可以不使用滑板进行练习。其方法是用两上肢支撑于轮椅与床沿或浴盆之间,通过身体旋转,将臀部移向床沿或浴盆沿。

6.$T_3 \sim L_2$ 损伤的患者

这些患者上肢完全正常,肋间肌也正常,呼吸改善,耐力增加,但下肢完全麻痹,躯干部分麻痹。患者不仅生活能自理,可以从事轻的家务劳动和坐位的职业,而且能进行治疗性行走。对患者的训练应着重于站立和步行。

(1)在平衡杠内进行站立平衡训练和迈步训练。①站立:应首先在治疗师的辅助下练习包括头、躯干和骨盆稳定在内的平衡。②迈步:$T_{6\sim8}$损伤的患者进行迈至步练习;$T_{9\sim12}$损伤的患者可进行迈至步和迈越步练习。

(2)用双拐和支具训练:在平衡杠中训练完成后,可利用双拐和矫形器在杠外进行同样的练习。

(3)轮椅地面转移的训练:可使患者移到地上或从地上移回轮椅,这个能力可丰富患者的生活。如能使患者在海滩上下水,在地板上与孩子玩耍,这项技术也是一个重要的自救措施。有些患者开始未能预见到这个问题的重要性,但在将来某个时候肯定会发现它是非常有用的。当患者从轮椅上摔下来后,他就能应用此项技术从地面上回到轮椅中。

7.$L_{1\sim2}$损伤的患者

此类患者上肢完全正常,躯干稳定,呼吸功能完全正常,身体耐力好,下肢大部分肌肉瘫痪,能进行$T_{3\sim12}$损伤患者的一切活动,能在家中用长或短下肢支具行走(距离短,速度慢),能上下楼梯,日常生活完全自理。在户外长时间活动或为了节省体力和方便能使用轮椅。应进行下列训练。

(1)训练患者用四点步态行走。

(2)练习从轮椅上独自站起。

(3)使用双拐上下楼梯的训练。

(4)使用双拐安全跌倒和重新站起的训练:步行就有摔倒的危险,特别是运动和感觉功能受损的患者更易摔倒。患者在练习用辅助具和支具行走前应先学安全的跌倒方式,以减少损伤的危险。当用拐杖步行者摔倒时,有两件事可做,以减少损伤的危险。第一,撒开拐杖,以免摔在拐杖上或拐杖产生过大的力量上肢上。第二,当患者摔倒时,应用手掌着地,上肢收于胸前,用肘和肩缓冲一下,应避免摔倒时上肢僵硬,造成摔伤。

(5)其他训练同$T_{3\sim12}$损伤的患者。

8.$L_3$及$L_3$以下损伤的患者

这种患者上肢和躯干完全正常,下肢仍有部分肌肉麻痹,但可以用手杖或不用任何辅助用品,也可以做社区功能步行。

对患者的训练仍以步行训练为主,早期训练方法同前,只是迈步练习使用肘拐即可。步行练习采用双拐迈四点步。为了提高患者的步行能力,还应注意对下肢的残存肌力进行训练,如可以用沙袋等各种方法来提高肌力。

**(四)其他康复治疗**

1.心理治疗

脊髓损伤后,患者由于在外表、体力、能力、日常生活、工作、经济地位、人际关系等方面处于尴尬的境地,患者往往有着巨大的心理反应,如抑郁、悲观失望、丧失生活的信心等,因此,对患者进行心理康复是必不可少的。医护人员在进行肢体训练时,应针对患者心理过程的不同阶段,采取不同的措施,帮助患者解决心理问题。愤怒期时多包容患者;悲痛期耐心规劝并防止其自杀,并为他们提供必需的社会支持;承受期积极帮助患者重塑自我形象,重新认识世界,重新设计未来,帮助患者在社会中找到自己应有的位置。

2.文体治疗

文体活动可以提高患者的自信心和自尊心,增加患者运动系统的活动,使他们能以健全人的方式生活。适合于脊髓损伤患者的文体活动很多,如轮椅篮球、网球、保龄球等。

3.中医治疗

中医认为,脊髓损伤的主要病机在于督脉损伤,经脉不通,肾阳虚衰,兼有瘀血阻滞。在治疗时,可采用针刺、药物、患肢按摩等措施。

(丁志清)

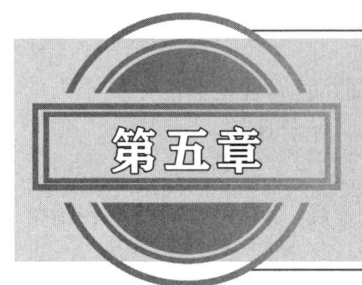

# 第五章 运动系统疾病的康复治疗

## 第一节 颈 椎 病

颈椎病从词义看应是泛指颈段脊柱病变后所表现的临床症状和体征。目前国际上较一致的看法是指颈椎间盘退行性变及其继发椎间关节退行性变所致脊髓、神经、血管损害而表现的相应症状和体征。由于颈椎解剖结构精细,所处部位重要,病变时症状复杂,发病率又高,故颈椎病越来越受到重视。颈椎间盘生理性退变、慢性劳损、颈椎先天性畸形、不适当的治疗和锻炼、急性和陈旧性损伤等,是其发病原因。

### 一、康复评定

(一)诊断标准

(1)临床表现与X线平片所见,均符合颈椎病者,可确诊为颈椎病。

(2)有典型的颈椎病的临床表现,而X线片上尚未见异常者,在排除其他疾病的前提下,也可诊断为颈椎病。

(3)临床上无颈椎病的症状和体征,而X线片上有椎体骨质增生、椎间隙狭窄等颈椎退行性病变者,也应诊断为颈椎病或称隐性颈椎病。

(二)常规检查

1.病史

应注意:①起病原因,着重询问患者有无长期低头或向某一方向转动头颈部的病史,睡眠的体位,床铺与枕头的种类;②外伤史,让患者尽可能追忆既往经历中有无遭受外伤的情况;③首次症状的性质与特点;④症状的演变程序与特点;⑤与各种疗法的关系。

2.体征

除一般体格检查外,尚需注意压痛点和颈椎活动范围检查。

3.特征性试验检查

(1)前屈旋颈试验(Fenz征):先令患者头颈部前屈,之后嘱其向左右旋转活动,如颈椎处出现疼痛即属阳性,提示颈椎骨关节病,表明颈椎小关节多有退行性变。

(2)椎间孔挤压试验(Spurling试验):又称压顶试验。先令患者将头向患侧倾斜,检查者左手掌平放于患者头顶部,右手握拳轻叩击手背部,使力量向下传递。如有根性损害,则由于椎间孔的狭小而出现肢体放射性疼痛或麻木等感觉,此即属阳性。对根性疼痛剧烈者,检查者仅用双手叠放于患者头顶向下加压,即可诱发或加剧症状。

(3)旋颈试验:又称椎动脉扭曲试验。患者头部略向上仰,嘱患者自主做向左、右旋颈动作,如出现椎-基底动脉供血不足征时,即属阳性。因此试验可引起呕吐或猝倒,检查者应密切观察以防意外。

(4)臂丛牵拉试验(Eaten试验):又称颈脊神经根张力试验。患者取坐位(站位亦可),头稍低并转向健侧。检查者立于患侧,一手抵于颞顶部,并将其推向健侧,另一手握住患者手腕部将其牵向相反方向,如患者肢体出现麻木或放射痛时,则为阳性。

(5)低头试验:患者站位,双足并拢,双臂垂在体侧,低头看足1分钟。如出现颈、肩、臂痛和手麻等神经根受压症状,或头晕、耳鸣、心慌、胸闷、出汗、站立不稳等椎-基底动脉供血不足和交感神经受刺激症状,或上下肢无力,小腿发紧,足、趾麻等脊髓受压迫症状者为阳性。

(6)仰头试验:患者站位,姿势同低头试验,但头后仰,双眼看天花板1分钟,症状及意义同低头试验者为阳性。

4.感觉障碍

尤应注意:①手部及上肢的感觉障碍分布区;②准确判定其程度;③左右对比;④其他感觉:酌情检查其温觉、触觉及深感觉等。

5.运动障碍

酌情对全身或部分肌肉的肌张力、肌力、步态、姿势、肢体运动及有无肌萎缩等有步骤地进行检查。

6.反射

对颈椎病的诊断与定位亦有重要价值。应检查深、浅反射和病理反射。

7.其他检查

自主神经检查、Horner综合征、颅神经检查、视力测定、共济失调的判定等。

(三)影像检查

1.X线检查

这是诊断颈椎病的重要依据。要注意观察有无颈椎曲线的改变、椎体前阴影、骨关节畸形、椎间隙改变、骨赘、项韧带和后纵带有无钙化及其钙化特点、椎体有无特发性弥漫性骨质肥大症改变等;测量椎体与椎管矢状径、椎间孔的矢状径与高度、钩椎关节的增生情况等。

2.CT检查

临床意义甚大,可以确切地判定椎体与椎管矢径的大小,骨刺的大小与部位,后纵韧带钙化的范围,脊髓在椎管内的位置、形态及其与周围,尤其是致压物之间的距离和关系;除外可判定骨质本身破坏性病变。

3.MRI检查

可了解椎间盘突出程度,硬膜囊和脊髓受压情况,髓内有无缺血和水肿的病灶,脑脊液是否中断,有无神经根受压、黄韧带肥厚、椎管狭窄等,对脊髓型颈椎病的诊断有重要价值。

此外,肌电图检查、运动诱发电位检查、脑脊液检查、脊髓造影、强度-时间曲线检查、体感诱发电位检查、脑血流图检查等也有相应价值。

### (四)颈椎病分型及各型诊断要点

颈椎病一般分为神经根型、脊髓型、椎动脉型、交感神经型、混合型5种。临床上多见各型症状、体征相互掺杂,故混合型为多。各型诊断要点如下。

**1.神经根型**

此型发病率最高,临床上十分多见(50%～60%)。它是由于椎间盘侧后方突出,钩椎关节或关节突关节增生、肥大,刺激或压迫神经根所致。临床上开始多为颈肩痛,短期内加重,并向上肢放射。皮肤可有麻木、过敏等感觉异常。同时可有上肢肌力下降、手指动作不灵活。当头部或上肢姿势不当,或突然牵拉患肢,即可发生剧烈的闪电样锐痛。

检查可见颈椎棘突、横突、冈上窝、肩胛内上角和肩胛下角有压痛点,压顶试验阳性,臂丛牵拉试验阳性,手肌肉萎缩,上肢皮肤感觉异常。X线片可见颈椎生理前凸消失,椎体前后缘增生,椎间隙狭窄,钩椎关节增生,前纵韧带、项韧带钙化,椎间孔狭窄。CT或MRI可见椎间盘突出、椎管及神经根管狭窄、脊神经受压等情况。

**2.脊髓型**

脊髓型占10%～15%,是颈椎病中最严重的一种类型。由于起病隐匿、症状复杂,常被漏诊和误诊。脊髓主要受中央后突的髓核、椎体后缘骨赘、增生肥厚的黄韧带及钙化的后纵韧带等压迫。临床上表现为下肢无力,沉酸,步态笨拙,迈步发紧,颤抖,脚尖不能离地,逐渐发展可出现肌肉抽动、痉挛性无力和跌跤,晚期可出现痉挛性瘫痪。

检查可见上下肢肌紧张,肱二头肌、肱三头肌肌腱反射亢进或减弱,膝、跟腱反射亢进,腹壁反射、提睾反射、肛门反射减弱或消失,Hoffmann征、Rossolimo征、Babinski征等病理反射阳性,踝阵挛阳性,屈颈试验阳性。X线片与神经根型相似。脊髓造影、CT及MRI检查可显示脊髓受压情况。

**3.椎动脉型**

椎动脉型占10%～15%,与钩椎关节增生、椎关节失稳、小关节松动和移位,刺激或压迫椎动脉,致椎动脉痉挛、狭窄有关。临床表现为发作性眩晕、耳鸣、耳聋、头痛、共济失调、一过性黑矇、突然摔倒等椎-基底动脉供血不足的症状。症状的出现与消失和头部位置有关。

检查可见:椎动脉扭曲试验阳性,低、仰头试验阳性。X线片示钩椎关节增生、椎间隙狭窄、小关节增生向前突入椎间孔内。椎动脉造影和MRI检查可显示椎动脉受压情况及程度,有重要价值。

**4.交感神经型**

交感神经型约占10%,由颈椎椎体或小关节增生、后纵韧带钙化等,刺激了颈交感神经所致。它常与椎-基底动脉供血不足同时存在,两者不易鉴别。临床表现为枕痛、颈痛、偏头痛、头晕、恶心、心慌、胸闷、心前区疼痛、血压不稳、手胀、手麻、怕凉、视物模糊、易疲劳、失眠等症状。

检查可见:心率过速或过缓,血压高低不稳,低头和仰头试验可诱发症状产生或加重。

**5.混合型**

上述两型以上的症状和体征同时存在。

## 二、康复治疗

### (一)颈椎牵引疗法

这是常用、有效的治疗方法。

1.作用机制

(1)对颈椎盘突出症可起到"复位"的作用。

(2)使颈椎后关节嵌顿的滑膜复位。

(3)松解粘连的关节囊及神经根。

(4)有利于突出的颈椎间盘还纳。

(5)使颈部组织得到固定和休息,促使局部的炎症消退。

(6)使椎间隙变大,减轻因椎间孔狭窄压迫、刺激神经根而引起的上肢或头部的放射痛。

(7)解除椎动脉扭曲,改善椎动脉的供血。

2.禁忌证

脊髓压迫严重,体质太差,牵引后症状加重者禁忌应用;交感型急性期、脊髓型硬膜受压或脊髓轻度受压暂不用或慎用。

3.牵引方法

多用枕颌布带牵引法。

(1)姿势:分坐式、卧式和悬吊式3种。一般采用简便易行,易于调整牵引重量、角度的坐式。卧式对颈椎病并合急性损伤者,较为方便。悬吊式较少采用。这里主要介绍坐式牵引。

(2)牵引重量:牵引力大小众说不一,个体差异较大,持续牵引力一般按体重的15%~20%给予。一般从低重量开始,根据患者的适应情况可以适当加减。持续牵引之后,再给予间歇牵引。间歇牵引力按体重的10%。一般可使椎间隙达到最大增宽。

(3)牵引时间:牵引总定时一般为15~20分钟,其中持续牵引10~15分钟,间隙牵引5分钟。在间歇牵引中,牵引20秒,间歇10秒。一般每天1次,15天为1个疗程,共2~3个疗程或更长,两个疗程间隔3~7天。一般牵引10次时效果明显。持续牵引配合间歇牵引效果较佳。

(4)牵引角度:根据生物力学,病变在$C_5$、$C_6$,牵引角度为前屈5°~10°;病变在$C_6$、$C_7$,牵引角度为前屈15°;病变在$C_7$~$T_1$,牵引角度为前屈20°~30°;病变在上颈椎,牵引角度多为后伸5°~20°。颈椎病一般不仅仅累及1~2个椎体,而是多个椎体受累,因此多选择前屈5°~15°。临床上还要注意根据患者的感觉,颈椎有无侧屈、旋转,而做各方向角度的调整。

4.注意事项

颈牵剂量应按病情决定。同时还应注意患者整体状况。如身体好、年轻,剂量可大些;如体弱、老年人,牵引的时间要短些,重量也要轻些。颈牵引过程中要了解患者的反应,如有不适或症状加重应及时停止治疗,寻找原因或更改治疗方案。

(二)运动疗法

通过医疗体操等运动疗法可增强肌力,增加关节活动度,松解组织粘连,训练平衡协调功能等。

(三)物理疗法

1.超短波、短波疗法

这类高频电疗有明显的改善血液循环作用,剂量得当,可以增加组织的供氧和营养,减少渗出,有促进消炎消肿作用。

2.红外线疗法

红外线疗法的热作用具有明显的缓解痉挛和降低纤维结缔组织张力的作用。

**3. 直流电碘离子透入法**

有直流电和碘的作用,可使瘢痕软化,粘连松解。

**4. 低、中频脉冲电刺激疗法**

适当的低频脉冲或中频脉冲电刺激,可促进病区的血液循环,改善肌肉营养,延缓肌肉萎缩;同时,可以锻炼肌肉,增强肌力,矫治脊柱畸形等。物理因子治疗法很多,各型颈椎病都可根据病情选用适当的物理因子给予治疗,多能收到良好的效果。

### (四)中医疗法

**1. 按摩**

按摩深受患者的欢迎,亦逐渐被更多的临床医师所接受。按摩可改善局部血脉循环,加速淋巴的流动,提高新陈代谢,松解粘连,恢复关节的正常,解除痉挛。按摩流派甚多,手法不一,可按病情选择不同手法治疗。

**2. 针灸疗法**

可解痉止痛,调节神经功能,改善局部血液循环,防止肌肉萎缩,促进功能恢复。

**3. 其他**

小针刀疗法、火罐、药枕、中药外敷等亦有一定疗效。

### (五)药物治疗

目前尚无治疗颈椎病的特效药物,所用非甾体抗炎药、肌肉松弛药及镇静药均属对症治疗。颈椎病系慢性疾病,如长期使用上述药物,可产生一定的不良反应。因此,只有在症状剧烈、严重影响生活及睡眠时才短期、交替使用。当局部有小痛点时,可行局部封闭。

### (六)日常生活活动的指导

**1. 合理用枕与调节睡眠姿势**

合理的枕头对治疗和预防颈椎病十分重要,是药物治疗所不能替代的,应长期坚持应用。枕头不宜过高,亦不宜过低。一般情况下以自己的颌肩线(下颌角至肩峰的距离)或手掌横径作为侧卧或仰卧的高度。枕头应有适当的弹性和可塑性,不要过硬,以木棉或谷物皮壳较好。

睡姿良好对脊柱的保健十分重要。睡眠应以仰卧为主,侧卧为辅。侧卧时要左右交替,左右膝关节微屈对置。俯卧、半俯卧、半仰卧或上、下段身体扭转而睡,皆为不良睡姿,应及时纠正。头应放于枕头中央,以防落枕。脊柱病患者宜睡木板床。

**2. 工作姿势**

坐位工作应尽量避免驼背、低头,不要伏在桌子上写字,看书时不要过分低头,尽量将书和眼睛保持平行。看书、写字、使用计算机、开汽车等时间不宜太长,一般工作50~60分钟做1~2分钟头颈部活动或改变姿势。

**3. 日常生活与家务劳动**

行走要挺胸抬头,两眼平视前方,坐要坐直,不要躺在床上看书、喝水、刮胡子、洗脸不要过分仰头,手工劳作不要过分低头,看电视时电视机应放在与眼睛同一平面上,且时间不宜太长;切菜、剁馅、擀饺子皮等家务劳动时间不宜太长。由于不良姿势可诱发颈椎病或使颈椎病症状加重,因此,日常生活活动的指导已成为治疗颈椎病的一项不可缺少的内容。

(权玉俊)

## 第二节 腰椎间盘突出症

腰椎间盘突出症是因腰椎间盘变性、纤维环破裂、髓核突出刺激或压迫神经根、马尾神经所表现出的一种综合征,是腰痛最常见的原因之一。在我国,有"五口之家,常有一人腰痛"之说。腰椎间盘突出症多发生于青壮年,男女之比约为 5∶1。以 $L_{4\sim5}$ 及 $L_5\sim S_1$ 间隙发病率最高,占 90%～96%,多个椎间隙同时发病者仅占 5%～22%。

下腰部位于人体身长的中点部位,在活动中承受的剪力及曲折力最大,容易引起疲劳。再加上外在因素(外伤、劳损、不良的工作姿势和习惯)、内在因素(抵抗力弱、适应力差、生理缺陷、个人特点、年龄等)、诱发因素(风寒、潮湿、气候、气压及自然环境等)、继发因素(组织退变、萎缩、无菌性炎症、机械性压迫及刺激、骨质疏松、粘连、水肿、纤维化等)的影响,使腰椎间盘退变后凸起或破裂,压迫脊神经根或马尾神经,引起腰痛、下肢痛或膀胱、直肠功能障碍。

腰椎间盘突出症患者的典型症状为腰腿痛,常沿坐骨神经走向出现放射痛,咳嗽或用力可使疼痛加重,卧床休息可使疼痛减轻,常伴受压神经根支配区麻木。

腰椎间盘突出症主要体征。①脊柱外观:腰椎侧凸和过度前凸。②脊柱运动受限:100%患者存在某些活动受限,在早期是功能性的,但病程长者也可有疼痛性后伸受限。③压痛点和放射痛:压痛点位于病变棘旁 1 cm 或棘突间,多可引起放射性疼痛,向同侧臀部和下肢放射。若查不到压痛点,叩击下腰部也可引起放射痛。④肌萎缩及趾伸肌无力:在反复发作的患者中,常有病侧股四头肌及小腿肌萎缩。检查伸趾肌力时,可让患者用力背伸各趾,两侧对比,70%～75%的患者有肌力下降。⑤直腿抬高试验及加强试验阳性。患者仰卧,双下肢放平,先抬高健侧下肢,正常抬到 70°时无不适;再抬患肢,病变重者仅抬高 5°～10°就出现腰痛和放射痛,一般抬高在 50°以内出现腰痛且有放射痛即为阳性;然后将腿放下到不痛位,再将踝关节背屈,如又出现疼痛,则为加强试验阳性;⑥反射及感觉改变:70%的患者反射减弱或消失,跟腱反射减弱多发生在 $L_5\sim S_1$ 椎间盘突出者。若 $L_5$ 神经根受压,则小腿外上部及拇趾基底区的痛觉及触觉减退;若 $S_1$ 神经根受压,则外踝及脚背外侧区的痛觉和触觉减退。

详细询问病史,认真做体格检查,典型病例可确诊。对非典型患者,尚需借助腰椎 X 线片、CT、MRI、肌电图或脊髓造影等辅助检查。

### 一、康复评定

腰椎间盘突出症常需进行器官水平及整体水平功能评定。

**(一)器官水平的评定**

(1)脊柱活动范围检查:脊柱有 3 个轴位运动,即前屈、后伸、左右侧屈和旋转。

(2)肌力检查:可做各组肌力的手法测试或做等速肌力测试,以获得较精确的定量资料。

(3)脊柱曲度检查。

**(二)整体水平的评定**

常用 ADL 能力评定,内容包括:卧位翻身、起坐、站立、行走、弯腰、举物等项目。根据患者能独立完成、能独立完成但有困难、需依赖他人帮助完成或完全依赖他人等不同情况做出综合评定。

## 二、康复治疗

康复治疗目的:急性期通过治疗减小椎间盘所受压力,促进突出物缩小还纳,缓解神经根受压,使患者疼痛减轻;恢复期通过增强腰背肌肌力训练,改善脊柱稳定性,巩固疗效,减少复发。

### (一)卧床休息

卧位时肌肉放松,椎间盘内压最低,有利于突出物的复位和炎症的消退,使患者疼痛缓解。选用硬板床,铺一定厚度的棉垫,自由体位,卧床2～3周。

### (二)腰椎牵引

广泛运用于腰椎间盘突出症患者的治疗,且疗效显著。牵引的作用在于扩大椎间隙,产生负压,拉紧后纵韧带向前挤压纤维环,有利于髓核回纳,使紧张痉挛的肌肉松弛,可减轻疼痛,并能改善神经根与突出物的粘连。

牵引按体位分为卧位、立位和倒立位牵引;按持续性分持续牵引与间歇牵引。临床上一般采用卧位持续牵引。患者取仰卧位或俯卧位,两牵引带分别固定于骨盆上缘和下胸廓进行对抗牵引。牵引重量通常由患者体重的50%开始,逐渐增加到100%,每天牵引1～2次,每次20～30分钟。在牵引过程中若患者出现疼痛加剧、胸闷、呼吸困难、恶心与呕吐等症状,应立即停止,认真检查牵引方法或考虑患者是否适合牵引。

缺少自动牵引设备或需在家中牵引时,可利用简易设施,即将床脚端垫高20～30 cm,患者取头低足高位仰卧,将骨盆牵引带的牵引索固定在床架上或墙上的滑轮,系上重物进行床边牵引。牵引重量一般不超过30 kg,每天2～3次,每次2小时左右。

### (三)推拿

推拿治疗腰痛历史悠久,疗效显著。关于推拿的作用机制,按祖国医学理论,推拿能行气活血、疏通经络、平衡阴阳。用现代医学观点来解释,推拿的作用是:①松弛紧张的肌肉,缓解局部疼痛;②改善局部血液循环,促进代谢物排泄;③改变突出物与神经根的受压关系;④手法促使突出物回纳。推拿治疗时要严格掌握适应证和禁忌证。手法不能粗暴,避免不良事故发生。

### (四)理疗

常采用短波、超短波、超声波等方法,有减轻炎症和水肿、松解粘连、缓解症状的作用。

### (五)运动疗法

腰背肌和腹肌肌力减弱,影响下腰椎的稳定性,是腰椎间盘突出症患者腰痛迁延难愈的原因之一,因此,应重视腰背肌和腹肌的锻炼。当患者症状初步缓解后,尽早开始卧位的腰背肌和腹肌的锻炼。长期坚持腰背肌和腹肌的锻炼,对预防腰痛的复发也有积极作用。

### (六)硬膜外腔注射

糖皮质激素具有抗炎和膜稳定作用,并抑制神经肽的合成,阻滞磷酸酯酶$A_2$活性。局麻药注射可中断产生疼痛的持续性神经活动,松弛肌肉痉挛,消除反射性交感神经营养不良。糖皮质激素加局麻药硬膜外腔注射方法、用药、疗效等尚待进一步研究。

### (七)髓核化学溶解疗法

髓核化学溶解疗法是治疗腰椎间盘突出症的一种引人注目的方法。其治疗机制是酶使黏多糖从蛋白聚糖中裂解,使髓核中水分释放,突出的髓核脱水萎缩。

此外,腰椎间盘突出症的治疗,还有微创髓核摘除、射频治疗、手术治疗等治疗方法。

(权玉俊)

## 第三节 特发性脊柱侧凸

### 一、概述

**(一)病因与病理学变化**

特发性脊柱侧凸是常见的脊柱畸形,占脊柱畸形患者总数的85%以上,其中女性、儿童患者占多数,男女之比为1∶7。

尽管对特发性侧凸的病因做了多年的探索,但至今尚不清楚。目前主要有神经传导通路异常学说,生化代谢异常学说、内分泌(生长激素)异常学说、骨骼肌异常学说、遗传学说等,但都未能得到证实。

正常的脊柱在矢状位上胸段有20°~40°的生理后凸,在腰段有30°~55°的生理前凸。冠状位上以第七颈椎棘突所引的垂线应通过骶骨中线,无任何侧凸。因此,超过上述范围的情况都视为病理性前凸或后凸,任何侧凸都是病理性的。大于20°的侧凸具有临床意义。

脊柱出现侧凸时,在弯曲弧的凹侧椎体所受的压力增大,凸侧所受的是张力,在这种异常的应力环境下椎体的发育受到影响,压力侧变薄而张力侧增厚,出现楔形变。椎间盘在同样的异常应力环境下出现压力侧的薄弱和张力侧的肥厚。这种变化在顶部椎体附近更为明显。脊柱的这种继发性改变又反作用于侧凸,加重畸形。同时受累椎体出现转向凸侧的旋转,肋骨发生变形,凹侧的躯干肌作用力线远离中轴线,凸侧的躯干作用力线更加接近中轴线。由于侧凸的出现,重力线也偏离中轴线。这些综合因素的作用使脊柱的力学平衡受到进一步的破坏,形成恶性循环,加重畸形。

畸形对胸廓的影响表现在由于侧凸和椎体旋转,凸侧的肋骨转向背侧,肋间隙增大,肋骨角也随之增大,形成向背侧的隆起,称驼峰或"剃刀背"。凹侧的肋骨则发生相反的改变。这种胸廓畸形在胸椎侧凸时最为明显,对心肺功能的影响最大。一般当侧凸达65°~75°才会出现明显的胸廓受限和肺功能损害,但是,如果有严重的胸椎前凸畸形,较小的侧凸也会出现明显的肺功能障碍。

一般来说,除先天性畸形外,在侧凸的早期大多为非结构性改变,为可逆的畸形。如引起侧凸的因素持续存在,形成上述的恶性循环,则将出现结构性改变,成为僵硬的不可逆畸形。凹侧的软组织常发生挛缩增厚。

**(二)特发性脊柱侧凸的分型**

1. 根据年龄

(1)婴儿型:年龄在3岁以下,又分为自然消退的恢复型与进行性加重的进展型。

(2)少年型:年龄在3~10岁,女性多见。由于生长发育较旺盛,畸形的进展也较快。

(3)青年型:11岁至发育成熟阶段。这部分患者由于处于青春期,生长发育迅速,因此,畸形的进展最快。

2. 根据侧凸弧线顶部椎体的解剖部位

根据侧凸弧线顶部椎体(简称顶椎)的解剖部位将侧凸分为以下几种类型。

(1) 颈段侧凸:顶椎在 $C_1 \sim C_6$ 之间。

(2) 颈胸段侧凸:顶椎在 $C_7 \sim T_1$ 之间。

(3) 胸段侧凸:顶椎在 $T_2 \sim T_{11}$ 之间。

(4) 胸腰段侧凸:顶椎在 $T_{12} \sim L_1$ 之间。

(5) 腰段侧凸:顶椎位于 $L_2 \sim L_4$ 之间。

(6) 腰骶侧凸:顶椎在 $L_5 \sim S_1$ 之间。

3.根据脊柱侧凸的形态

(1) 单主侧凸型:只有一个较大的原发侧凸或主弯,继发弯或次弯较小。

(2) 双主侧凸型:具有两个原发侧凸,这两个侧凸的弧度相似,都为主弯。因此,手术时都应予以矫正和融合(图5-1)。

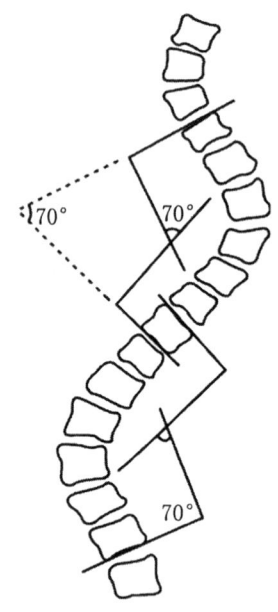

图 5-1 双主侧凸

4.King 将青年型特发性胸侧凸分为五型

(1) Ⅰ型:为 S 形弯曲,胸弯与腰弯在脊柱中线移行,腰弯大于胸弯且柔韧性差。

(2) Ⅱ型:S 形弯曲,胸弯大于腰弯,两弯移行处不在脊柱中线。

(3) Ⅲ型:为真正的胸弯,对腰椎无多大影响,稳定椎一般为 $L_1$ 和 $L_2$。

(4) Ⅳ型:是向下扩展至 $L_4$ 的胸侧凸,$L_4$ 为稳定椎,顶椎为 $T_{10}$,所以称为胸侧凸。

(5) Ⅴ型:为双胸侧凸,其中立椎为 $T_5$ 或 $T_6$,常为左上胸弯与右下胸弯,站立 A-P 位 X 线片上左侧第 1 肋高于右侧就提示为双胸侧凸型,此型常易漏诊。

## 二、康复评定

### (一)体格检查

1.站立位

正常人直立时从枕骨隆凸至臀裂在一条垂线上,各棘突也位于这一垂线上,胸廓两侧对称,两肩等高,两髂嵴连线与地平线相平行。对侧凸患者体检时,应记录侧偏最大的棘突偏离垂线的距离及臀裂偏离垂线的距离,并注意方向。

**2.前屈位**

令患者两足并拢,两膝伸直,两上肢自然下垂,两手对合一起,以防肩部旋转,脊柱向前屈曲90°。检查者从患者身后观察侧凸畸形,用器械量出侧凸隆起处高于对侧的距离。对于青少年普查早期发现很有价值。

**3.侧屈位**

令患者做左右侧屈活动,观察侧凸弧线的变化,反向侧屈时侧凸消失者为非结构性或代偿性弯曲,不变或稍减小者为结构性侧凸。

**4.牵引位**

助手用双手把住患者头颅下颌两侧乳突向上举起,或令患者两手上举做引体向上,观察侧凸的变化。经牵引后侧凸矫正度大者,手术效果较好;反之则手术效果差。

另外,还应注意两下肢是否等长。如两下肢不等长,给短缩侧下肢足底加垫,如能使侧凸矫正,则该侧凸由用下肢不等长所致的非结构性侧凸。体检还应注意有无神经系统的异常。

**(二)畸形的测量**

**1.侧凸的角度测量**

要测量侧凸的角度,首先必须确定侧凸的上、下端椎。端椎的定义为在一个弯曲弧内各椎间隙在凹面窄而凸面宽,如在弧线上端的某一椎体之上方凹面的椎间隙最宽,则该椎即为上端椎或称中立椎;同样在弧线下端的某一椎体之下方凹面的椎间隙为最宽,则该椎为下端椎。

(1)Ferguson法:站立 A-P 位 X 线片上先找出上、下端椎(椎体向侧凸凹侧的倾斜度最大),由上端椎的中心点与顶椎中心点连成一线,由下端椎的中心点与顶椎中心点连成一线,两线之夹角即为侧凸的角度(图 5-2)。

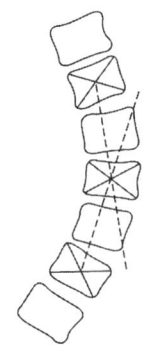

图 5-2　Ferguson 测量法

(2)Cobb-Lippman法:于上端椎的上缘与下端椎的下缘各做一延长线,再分别做此两线的垂直线,而垂直线相交所成的夹角即为侧凸的角度(图 5-3)。

**2.脊柱旋转度的测量**

在站立 P-A 位 X 线上测量脊柱的旋转程度,根据椎弓根与椎体的相互关系来确定。Nash-Moes将椎体的旋转分为四度(图 5-4)。

(1)Ⅰ度:凸面的椎弓根向内移位达半个椎体的1/3,凹面的椎弓根移位到椎体边缘。

(2)Ⅱ度:凸面的椎弓根向内移位达半个椎体的1/2,对侧椎弓根大部移位至椎体缘外。

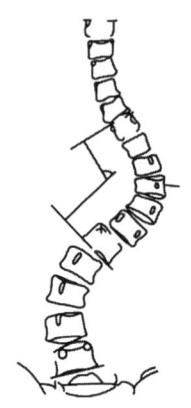

图 5-3 Cobb-Lippman 测量法

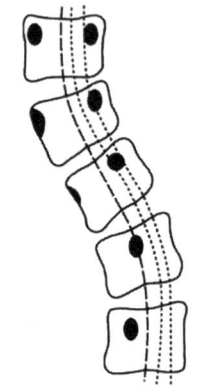

图 5-4 椎体旋转分度

（3）Ⅲ度：凸面的椎弓根向内移位至椎体中线，对侧椎弓移位完全超过椎体缘。

（4）Ⅳ度：凸面的椎弓根移位超过椎体中线，对侧椎弓根不显影。

3.肋椎角及肋椎角差的测量法

肋椎角（rib-vertebral angle, R-VA）及肋椎角差（rib-vertebral angle diference, R-VAD）的概念：1972年英国医师Mehta提出了肋椎角这一可有助于判别侧凸系进展型或恢复型的指标，从顶椎中心做一条终板的垂直线，再于相应的肋骨颈与肋骨头中心做一连线，两线相交之夹角即为R-VA（图5-5）。两侧R-VA的差异即为R-VAD。正常者的R-VAD应为零，进展型侧凸患者R-VAD逐渐增大或不变。最初R-VAD有80%大于20°，3个月后随访，R-VAD与前相等或有增大。恢复型侧凸最初的R-VAD80%小于20°，3个月后随访尽管侧凸增大了，但R-VAD却减小。

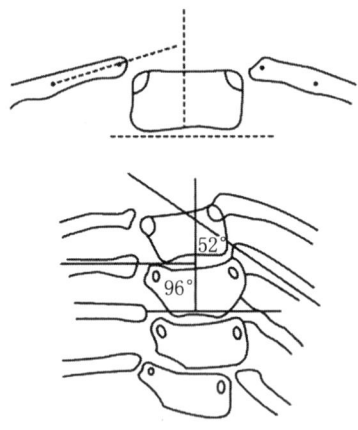

图 5-5 肋椎角及肋椎角差

## 三、临床治疗

脊柱侧凸的一般治疗原则为Cobb角25°以下者观察随访，25°～45°者给予矫形器保护和电刺激等非手术治疗，大于45°者行手术治疗。但是，对于具体某个患者还应结合侧凸的部位、年龄、骨骼成熟程度等因素综合考虑。目前，严重的脊柱侧凸唯一的治疗方法是手术矫治，手术目的是矫正畸形和控制畸形进展,恢复躯干平衡,建立一个坚强稳定的脊柱。但是手术治疗是以脊柱运动功能的丧失为代价换来畸形的部分或大部分矫正。而其手术效果往往随畸形严重程度的增加而降低,其并发症也随畸形严重程度而增加。脊柱侧凸的手术指征:①侧凸畸形胸段大于50°,胸腰段和腰段大于40°者。②虽已使用保守疗法,但畸形不能控制进行性加重者。③Risser征4度以上,骨骼已近成熟者,骨发育成熟期标志为椎体软骨环的融合和髂嵴骨骺生长完成。

随着脊柱生物力学、影像学和脊柱外科技术的新进展,脊柱侧凸的手术治疗有了很大提高。手术方法很多,可分为两大类:即脊柱后路手术和脊柱前路手术。后路矫形内固定系统有Harrington系统、Luque系统、Dwyer系统、Zielke系统、CD系统、TSRH系统等,各个系统都有其优缺点和一定的适应证。不管何种手术方法,基本原则为畸形矫正和植骨融合。对弯度大,软组织挛缩明显,侧凸顶点数节无骨性融合者,应先用头盆环牵引2～6周再行手术。

## 四、康复治疗

大量实践经验证明脊柱侧凸的早期发现、早期治疗、及时康复矫治是防治和减少脊柱侧凸对青少年身心健康造成严重危害的有效方法,它不仅极大地降低了手术比例,也明显提高了手术效果。脊柱侧凸康复治疗主要包括:矫形器的使用、电刺激、治疗性锻炼和心理治疗等。

(一)矫形器

矫形器治疗可有效地控制早期脊柱侧凸的进展,特别是对轻型特发性侧凸,可避免手术或减轻手术患者侧凸的严重程度,对35°以内的侧凸,Risser征≤Ⅱ度的患者,其治疗的有效率可达75%以上。

1.治疗原理

矫形器治疗的原理是在侧凸顶椎部位施以水平方向的压力。由于脊柱侧凸的节段椎间隙两侧不对称,而椎体软骨终板的承重两侧也不对称,顶椎部位水平方向的压力可使侧凸减轻,侧凸节段的软骨终板承重的不对称亦有所减轻,因而可延缓侧凸的发展或使侧凸好转。

2.适应证

矫形器适用于少年期、青春期的特发性脊柱侧凸,Cobb角为20°～45°,且在骨骼未发育成熟前。Cobb角>45°需手术者,在术前穿戴矫形器可用于防止畸形发展,为手术创造条件。但对先天性脊柱侧凸和骨发育成熟期的特发性脊柱侧凸者无效。

3.常用矫形器

治疗脊柱侧凸的矫形器主要有两类。

(1)CTLSO矫形器:固定范围包括颈椎、胸椎、腰椎和骶椎。Milwaukee支具是其代表。它骨盆的部分由轻塑料制成,外面附有3个金属立柱,一前两后,3根柱在颈部与一个颈圈相连,圈的后方有两个枕托,前方有料板紧贴于咽喉前托于下颌。CTLSO适用于侧凸顶椎在第八胸椎或以上的颈胸段或胸段脊柱侧凸患者。根据需要,可在立柱上补加压垫和吊带,其中最重要的是在胸廓或腰部的后外侧,相当于侧凸顶椎的水平部位安放压力垫。压垫要尽量大些,以减少单位面积的压强,防止压疮。压垫产生的压力可分解成垂直分力(前后方向)和水平分力(左右方向),前者可矫正驼背或加大前凸,后者可矫正侧凸。压垫的位置应尽量偏向外侧,以增加水平分力,减少垂直分力,既能矫正侧凸又能防止加重前凸。

(2)TLSO矫形器:固定范围包括中段胸椎、下段胸椎、腰椎和骶椎。Boston支具是其代表。它由有机塑料板制成,支具上端抵于腋下,下端包绕骨盆及骶骨。TLSO支具适用于侧凸顶椎在第八胸椎以下的患者。如胸腰段侧凸或腰段侧凸等。支具和躯干骨盆的接触要合身,松紧不一可造成皮肤磨损,或发生压疮。根据侧凸所在的部位,TLSO 的塑料板可以在胸壁外侧、股骨大转子或臀部延伸一段,以增强"三点支持"的杠杆矫形作用。因 TLSO 支具可以被衣服遮盖不影响外观,颈部活动不受限制,故容易被患者接受。

4.佩戴矫形器的注意事项

矫形器要昼夜佩戴,每天持续 23 小时;留下的 1 个小时用于洗澡、体操等活动训练。矫形器治疗需持之以恒,若无禁忌,可使用至骨发育成熟为止。停用矫形器的指征:①4 个月内身高未见增加;②Risser 征 4 度以上,骨骼已近成熟者,骨发育成熟期标志为椎体软骨环的融合和髂嵴骨骺生长完成(Risser 征:髂嵴骨骺自青春期开始出现,最先出现于髂前上棘,逐渐沿髂嵴向髂后上棘延伸,完全骨化后即与髂嵴融合。Risser 将髂嵴骨骺骨化的发育过程分为五度。骨化影出现 25% 为 1 度,50% 为 2 度,75% 为 3 度,全部出现为 4 度,完全与髂骨融合为 5 度,此即 Risser 征。一般,男孩平均 15.4 岁,女孩平均 14.25 岁骨骺完全成熟。Risser 征 4 度说明脊柱发育停止,5 度表示身高发育停止。因此,根据 Risser 征可以估计畸形的进展趋势,为选择治疗方法提供依据);③取下后 4 小时摄脊柱前后位片,Cobb 角较前无变化。达到上述指标后,使用时间可减少为每天持续 20 个小时。4 个月后再复查无变化,每天持续穿戴可减少为 16 个小时。稳定后再减为少 12 个小时。再复查仍稳定,在去除后 24 小时摄脊柱前后位片,如 Cobb 角仍无变化,即可停止使用。在此期间内如畸形有加重仍需恢复每天持续 23 个小时着用矫形器。使用矫形器期间,如配合治疗性锻炼可获更佳效果。

(二)治疗性锻炼

治疗性锻炼是矫治脊柱侧凸的常用方法之一,它可以改善患者的姿势,伸长脊柱凹侧和挛缩的软组织,增加柔软性,增强腹肌在维持姿势中的力量,矫正肌力不平衡,以及改善患者的呼吸运动。

治疗性锻炼对不同发展阶段的脊柱侧凸有不同的效果。早期 Cobb 角 30°以内的轻度侧凸,脊柱活动度、柔韧性好,脊柱尚无明显的结构性畸形时为治疗性锻炼的最佳时期,能起到良好的矫正作用。可作为主要的矫正手段单独应用,广泛地用于青少年轻型或非结构性侧凸患者。随着脊柱侧凸度数的增大,重力对侧凸的作用力矩加大,单独的矫正体操难以对抗,故效果减弱,须与其他矫形措施结合应用。在结构性侧凸,虽不能起即时矫正作用,但坚持长期训练可改善脊柱的柔韧性、可屈性,增强支撑脊柱肌肉的肌力,特别是对于凸侧负荷过重的肌肉,可防止其劳损,延缓畸形的发展。行矫形器矫形时,治疗性锻炼仍为一种必要的辅助疗法,可防止因制动引起的肌肉萎缩及其他失用性改变,预防脊柱僵硬,改善呼吸功能。文献中对治疗性锻炼的评价不一,对其疗效有争议,可能由于各学者所治疗的病例处于不同的畸形发展阶段所致。

1.姿势锻炼

姿势锻炼可以通过有效地减少腰椎和颈椎的前凸程度来伸长脊柱。对于生长期的儿童,在骨骺闭合前可以减轻胸椎后凸程度。

(1)骨盆倾斜训练:腰骶角直接影响到脊柱侧凸弯曲的程度。腰骶角度越大,腰椎前凸就越大,反之亦然。要减少腰骶前凸程度,就必须减少腰骶角。为此目的,应增强腹肌的作用,上提骨盆前臀部,同时增强臀肌和大腿后部肌群,使骨盆后壁部下降。

训练方法 1(图 5-6):①患者仰卧于地板上,屈曲髋关节和膝关节,双足平置于地面,腰部贴紧地面,并维持此位置。②然后平稳而有节奏地从地板提起臀部。提臀时不能让腰部离开地板。

③当患者掌握了上述锻炼方法后,将下肢渐渐伸直,直至双髋和双膝关节完全伸直为止。④胸部深呼吸锻炼而反复扩张。

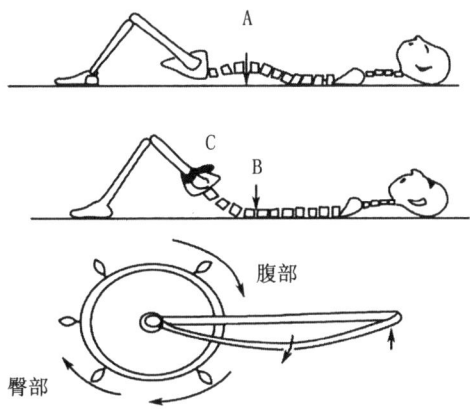

训练方法:A.屈曲髋和膝关节,下腰部紧贴地面;B.维持上述姿势;C.利用腹肌、腘绳肌和臀肌,提起骨盆以减少腰椎前凸。

**图 5-6　仰卧位骨盆倾斜训练**

训练方法 2(图 5-7):①患者站立位,腰部贴紧墙壁。②骨盆前倾,可减少腰椎前凸。③颈部贴紧墙壁,可减少颈椎前凸,伸长脊柱。④两膝屈曲,脚跟后部距离墙壁 10～20 cm。⑤当患者掌握了上述锻炼方法,两足靠紧墙壁,两膝伸直位训练。⑥胸部深呼吸,反复扩张。

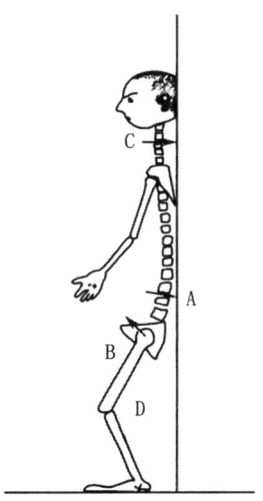

A.患者依墙站立,下腰部紧贴墙面。B.骨盆前倾,减少腰椎前凸;C.颈部紧贴墙面,以减少颈椎前凸,伸长脊柱;D.两膝屈曲,足跟离墙面 10～20 cm,待适应后,两足跟紧贴墙面,两膝伸直。

**图 5-7　直立位骨盆倾斜训练**

训练方法 3(图 5-8):若患者不能掌握训练方法 1 或方法 2 进行时,可采用此方法(四肢匍匐位训练)。①患者肘膝着地卧位。②腰部做有节奏地拱起和下落运动。腰部可附加重量,增加运动强度。腰椎屈曲幅度较大时,骨盆随之产生倾斜运动。③胸部深呼吸,反复扩张。

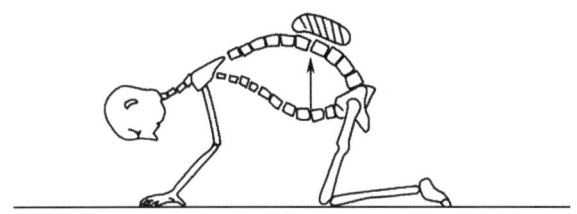

患者手膝位姿势,腰部做拱起、下落运动,腰椎屈曲幅度较大时,骨盆随之产生倾斜运动。腰部可附加重量,以增加训练强度。

图 5-8　匍匐位骨盆倾斜训练

(2)腹肌等长训练(图 5-9):腹肌在骨盆倾斜中起主要作用,因此增强腹肌肌力训练显得格外重要。腹肌等长锻炼只能增强耐力,而不是爆发力。

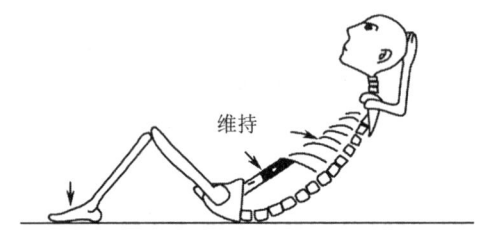

患者从端坐位后倾至一定程度后,维持此姿势。然后,逐渐增加后倾角度和维持的时间。

图 5-9　腹肌等长训练

训练方法:①患者可采取坐位训练。②从坐位屈曲姿势逐渐后仰,达到一定角度后,维持在此体位。逐渐增加身体后仰角度和维持的时间。

(3)移位训练(图 5-10):实践证明分散患者注意力能起到伸长脊柱,改善直立姿势的作用。要引导患者"感觉自己姿势合适",不要把注意力集中在受累肌群上。

训练方法:①术者将手放在患者头顶并向下轻压,同时让患者头部朝上顶,以对抗此压力。也可采用重物袋均衡地放置在患者头顶部以代替术者的手。②患者在维持直立条件下行走,站立或端坐。

2.增强屈曲性的训练

增强屈曲性的训练主要有 Klapp 的匍行训练和 Cotrel 的伸长、反旋和侧曲训练。前者训练着重于牵张和伸长脊柱;后者训练可增加屈曲功能并与牵引装置配合应用。

训练方法1(图 5-11):一般牵引训练在俯卧位进行,躯干伸直,两上肢前伸过头顶,双下肢完全伸直,背部逐渐后伸至最大程度,维持一段时间后再将躯干放平。

过伸训练,患者俯卧位。头肩部抬起,伸展上段脊柱。双腿抬起,伸展腰部脊柱。抬起一侧下肢和同侧上肢,使脊柱做不对称的伸展运动,可以矫正侧凸。患者尽可能将上肢放至背后或举过头顶。

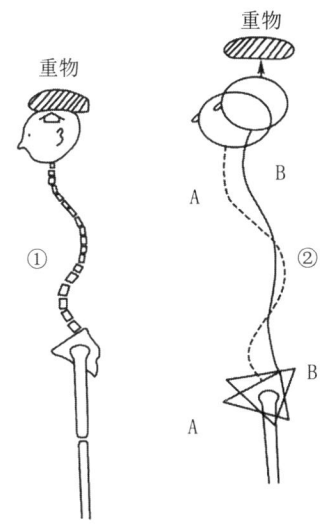

①患者头顶部承受重物时;②脊柱各弯曲均向重心线移位。颈曲和腰曲的前凸减少,骨盆产生倾斜运动由 A 至 B。

**图 5-10　移位训练**

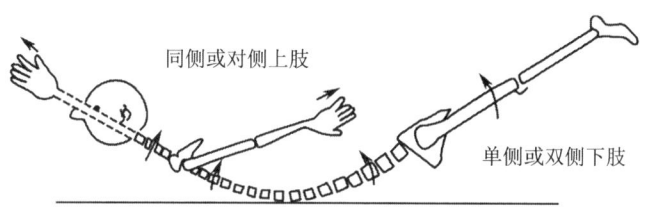

**图 5-11　过伸训练**

①患者俯卧位,头肩部抬起,伸展脊柱上段;②双下肢抬起,伸展腰部脊柱;③同时抬起一侧的上、下肢,使脊柱不对称的伸展运动,以矫正侧凸;训练中患者尽可能将上肢放至背后或举过头顶。

训练方法 2(图 5-12):手膝位,匍匐训练,可以伸长脊柱。一侧上肢前伸过头顶的同时,同侧下肢后伸可以牵张同侧脊柱。

四肢着地位时也可进行同样的训练。患者处于四肢着地位,一侧上肢水平前伸,对侧下肢后伸,使脊柱产生侧曲。在直立位时,只需尽可能做侧向前屈就能使脊柱在此方向上受到牵引。

训练方法 3(图 5-13):①胸部脊柱侧曲和反旋训练,患者两膝着地,臀部贴紧后跟,上身前倾使腹部紧贴大腿,在此体位保持腰椎固定。②然后前伸两上肢过头顶与地面平行,两手着地,头处于两臂之间。③在此体位下,两手尽可能向侧方移动,这样可牵张和反旋胸椎。④根据需要可进行左侧或右侧训练。

3.改善肌肉不平衡

有相当部分的脊柱侧凸患者是继发于神经肌肉的疾病,并涉及肌肉不平衡。对于受累的肌群可进行抗阻训练,除了四肢肌肉训练外,最主要的是躯干肌肉的训练(图 5-14)。

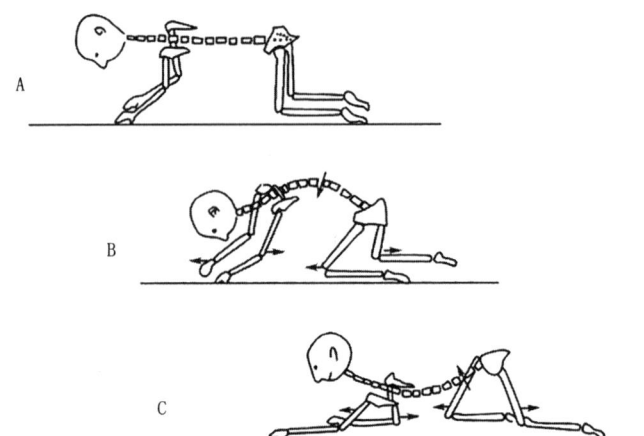

A.匍匐位,手、膝着地姿势;B.右下肢伸直,同时右上肢伸直超过头顶部,使脊柱弯向右侧;C.左下肢伸直,同时左上肢伸直超过头顶部,使脊柱弯向左侧。

图 5-12　匍匐训练

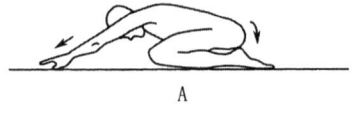

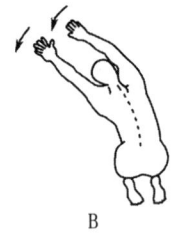

A.患者臀部坐在自己脚上,腰部固定,而上肢前伸;B.双上肢向左或向右移动,训练胸椎的侧向伸展和反向旋转。

图 5-13　胸部脊柱侧曲和反旋训练

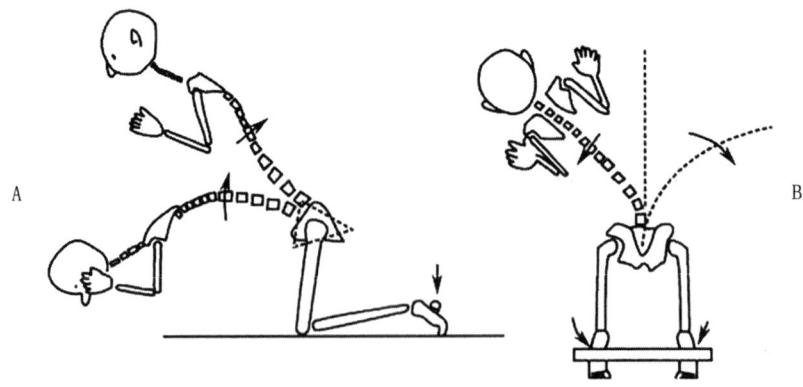

A.患者肘膝位姿势,双足放置于家具横架下面,腰部缓慢挺起,接近伸直位;B.结合脊柱侧向伸屈运动,可进行不对称的腰部伸展训练。

图 5-14　对抗性伸展训练

(1)腹肌训练方法:腹肌训练方法前面已做过介绍。如果由于左侧腹斜肌力较右侧弱而致肌肉不平衡,可在躯干前屈同时做旋转或是躯干侧屈运动。采用坐位训练时,为了加强较弱一侧的肌肉力量,躯干应旋转或屈曲。

(2)腰背伸肌训练方法:患者俯卧位,头部和肩部从地板上抬起,以增强躯干上部伸肌力量。同时抬起双下肢,可增强躯干下部伸肌。抬起一侧下肢,则增强同侧躯干伸肌。在下肢伸展时抬起同侧上肢超过头部伸直,可进一步增加不对称性伸肌的强度训练。

(3)患者利用自身体重的抗阻伸肌训练:患者采取双膝着地位,两脚靠近地板,并且将双脚放在家具的横架内,躯干缓慢地从全屈位抬起,直至双膝着地躯干伸直位。在此训练中,躯干同时侧屈或旋转运动,以非对称性地增强弱侧的肌力。

4.改善呼吸运动

脊柱侧凸患者肺活量降低程度与脊柱侧凸程度成正比关系。胸椎侧凸达50°以上且合并明显椎体旋转时,往往会产生呼吸困难。康复治疗必须考虑到呼吸功能问题,无论采用何种技术治疗脊柱侧凸,均需包括呼吸锻炼。

脊柱侧凸患者的呼吸锻炼与哮喘及肺气肿患者的呼吸锻炼是不一样的,后者着重于教会患者松弛。前者强调以下几个方面。

(1)姿势锻炼。

(2)脊柱侧凸患者由于肋骨和肋椎关节角度的改变,使胸廓运动受限,因此应增加肋骨运动。

(3)凹侧的颈部呼吸提肌(斜角肌)会短缩,所以应该逐步增强头部对凹侧的颈部做侧向运动,牵拉短缩的斜角肌。颈部垂直牵引也可牵拉短缩的斜角肌。

(4)增加下部胸廓的活动度锻炼。患者可在用于限制胸廓活动的同时进行深呼吸训练。可直接用在下胸部的双侧或单侧施加压力。若为了训练整个胸廓活动度,可同时限制双侧胸部。如需左侧扩张,则限制右侧便可引起对侧的进一步扩张。

以下介绍呼吸拮抗训练方法(图 5-15):患者用一条宽布带从胸部后面环绕至前面,在身体前面布带交叉,由患者双手握住布带两端。若双手同时拉紧布带,则可限制整个胸廓运动。若左手牵拉布带可向右侧胸廓施加压力;右手牵拉布带则向左侧胸廓施加压力。

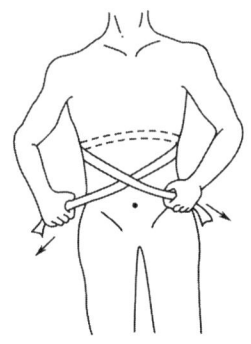

①患者将布带绕置在下胸部,施加适当拉力,可局部地拮抗胸部呼吸运动;
②深吸气时,拉紧右手布带,右下胸部扩张受限,左下胸部便凸起;③松弛右手后,拉紧左手布带,左下胸部扩张受限,右下胸部便凸起。

图 5-15 呼吸拮抗训练

(5)脊柱侧凸患者不宜做腹式呼吸,而应采取胸腹式呼吸。可按下列步骤指导患者进行胸腹式呼吸:①患者仰卧,膝髋屈曲。②指导患者有意识地限制胸廓活动。③患者吸气时腹部应隆起,可用视觉或用手去检查,而且在腹部加上一沙袋可加强这种腹部隆起。④呼气时腹部尽量回缩。⑤逐渐把胸腹式呼吸相结合,缓慢地腹式吸气后(腹部隆起),胸廓完全扩张。随着呼气过程,腹部回缩,胸廓回复。⑥进行慢吸气和慢呼气锻炼。呼气时间为吸气的两倍。⑦胸腹式呼吸锻炼先在仰卧位进行,然后在坐位,最后在立位下进行。

### (三)电刺激

20世纪80年代早期已经有电刺激治疗脊柱侧凸成功的报道,当时使用的是植入电极。此后,表面电极取代了植入电极,从而免去了植入电极的弊端。但是有关治疗效果,各家报道不一,差距很大。电刺激适用于:①可塑性较好的40°以下的脊柱侧凸患者;②因年龄太小,不宜手术治疗的40°以上的特发性侧凸患者。表面电刺激器一般不用于$T_5$以上的高位侧凸,因为可能会影响患者睡眠;精神病患者或心理障碍者也不宜使用。

目前国内外应用的电刺激大多为双通道体表电刺激器,两组表面电极分别放置在侧凸凸侧的体表特定位置,两通道交替输出的矩形电刺激波,使两组脊柱旁肌交替收缩与舒张,而使侧凸的脊柱获得持续的纠正力,以达到防止侧凸加重或矫正畸形目的。

正确选择电极放置的部位和刺激强度是治疗的关键。

1.电极放置部位

治疗前摄站立前后位脊柱 X 线像,根据 X 线像找出凸侧的顶椎及与其相连的肋骨,此肋骨与患者腋后线、腋中线相交点 A、B 作为参考中心,在参考中心上、下各 5~6 cm 处的腋后线及腋中线上做标志点为放电极板的位置(图 5-16),同一组电极板的距离不要小于 10 cm。对于胸椎侧弯,电极须放置在凸侧顶椎所对应肋骨和腋中线相交点的上下对称处,电极不要超越端椎所对应的肋骨;对于腰椎侧弯,电极一般放在两端椎对应的腋中线处,电极不要超越端椎的范围。

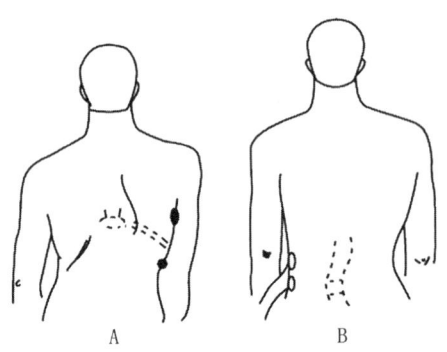

A.胸椎侧凸;B.腰椎侧凸。
图 5-16 电极放置的部位

有时为了强化治疗,除了原先放置于腋中线的电极外,还将另一对电极放置在靠近腋后线处,以刺激不同的肌肉,这时的双通道输出以非同步为好。对胸椎侧弯者来说,较多人宜将阴极刺激电极放在上方,阳极放在下方;腰椎侧弯者则宜将阴极放在下方,阳极放在上方,但也有小部分人与此相反。

2.治疗强度的确定

电刺激仪通常参数如下:矩形波单向系列脉冲式输出,波宽 200 μs,频率 25~50 Hz,电流 50~80 mA,刺激时间 6 秒,再间断 6 秒,反复进行。电源最好是电池电源。

电刺激需要足够的强度才能达到治疗目的。一般电刺激的强度可通过以下方法来估计：①电刺激肌肉收缩时,肉眼观察脊柱侧凸有无改善或变直;②肌肉收缩时触摸患儿的棘突有无移动;③摄电刺激肌肉收缩及无电刺激时X线像对比,测量侧凸角度有无10°以上的减小。如未达到以上要求,应向前或向后调整电极板的位置,或略增大同一组电极板间的距离,找到最佳刺激点,并使电流强度逐渐增大到60~70 mA(图5-17)。

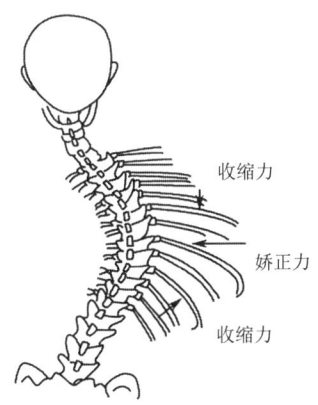

图5-17 电刺激治疗脊柱侧凸的机制

在使刺激强度达到适宜强度之前,应该有个适应过程,以免使患者产生畏惧感。通常适应性刺激强度为30~40 mA。刺激时间也宜逐步延长,使患者逐渐适应。推荐的方法是：第1天治疗3次,每次半小时;第2天2次,每次1小时;第3天1次,3小时;以后每天延长1小时,直至达到每天8小时的夜间治疗。在具体实施时还应根据具体情况,必要时减慢进程。

3.注意事项

(1)在治疗开始阶段,放电极板部位可能出现皮疹或接触性皮炎,皮疹发生后一般不需要停止治疗,经白天清洁皮肤及外用氟轻松软膏可逐渐好转,必要时可将电极板向前或向后稍加移动使其离开皮疹区。

(2)正确刺激点是获得有效治疗的重要环节,使肌肉收缩时其矫正力的作用中心位于脊柱侧凸的顶椎上,使侧凸弧中的每一椎体/椎间盘都受到有效的矫正力,所以应经常检查刺激点是否准确。

(3)刺激强度不足或刺激时间不够是影响治疗效果的一个重要原因,一般刺激强度为60~70 mA,每天刺激持续时间不少于7小时。

(4)电刺激疗法要持之以恒,直至脊柱骨发育成熟,故须坚持几年甚至十几年。

(5)电刺激可与矫形器联合使用,白天戴矫形器,夜晚行电刺激,可以提高治疗效果。

(四)脊柱侧凸矫形术的康复

手术矫治是目前治疗严重脊柱侧凸的唯一方法。近几年来,随着新内固定系统及外科技术的进展,手术中通过减少融合节段,并从三维畸形上做最大矫正,从而极大提高了手术效果。

矫形术的康复可分为以下3个阶段进行。

1.手术前期

(1)详细了解病史,检查评定患者行走方式、四肢及躯干活动度、肌力、肺功能和ADL评分情况。

(2)了解心理问题,解释手术要求,做好皮肤、呼吸道、自体血液回输和术后排便准备。

(3)指导训练胸腹式深呼吸、"吹笛法"呼气和咳嗽方法。

(4)指导床上体操训练,包括颈椎操、上下肢主动运动或被动运动、脊柱呈轴线翻身、学习床上治疗性训练。

2.脊柱前、后手术间期康复

主要目的是预防肺不张、切口感染、肠痉挛和下肢深静脉血栓等并发症,疏导心理问题,进行功能恢复训练,增强患者机体免疫力。在此期间,一切治疗必须在患者绝对卧床情况下进行。

(1)术后0～3天:①全麻后拔除气管插管前,负压吸痰清理呼吸道分泌物。②全麻清醒后6小时,超声雾化吸入,15分/次,4次/天。③胸腹式深呼吸,加主动咳嗽排痰,1次/4小时。④酌情使用镇痛剂,3次/天。⑤脊柱呈轴线被动翻身,1次/2小时,配合轻拍背、尾骶部按摩。⑥置于双肩外展、双足功能位。⑦上下肢肌肉放松按摩,关节轻度被动活动,5分/次,2次/天。

(2)术后4～7天:①床上颈椎操,包括颈前屈、后伸、侧屈侧旋、耸肩活动,每次4×8拍,4次/天。②双上肢主动或助力运动,以肩关节为主,进行上举、外展、旋转活动,每次4×8拍,4次/天。③胸式深呼吸,每次2×8拍,4次/天。④双下肢助力或被动运动。进行直腿抬高、外展,髋屈曲、内收外展,膝踝屈曲活动,5分/次,4次/天。⑤被动翻身,方法同上,1次/4小时。⑥多吃水果及富含的营养食物,促进排便,增强机体免疫力。⑦加强交流,疏导心理问题,准备脊柱后路手术。

3.脊柱后路术后至脊柱融合期

康复主要目的是预防术后直立性低血压,感染和远期并发症,促进脊柱融合,避免假关节形成和畸形复发。

(1)术后0～3天:①同第2阶段术后0～3天的全部康复治疗。②术后1～3天,调节病床前部,使上身分别抬高15°、30°、45°半卧位,配合颈椎轻度活动,5分/次,3次/天。

(2)术后4～7天:①半卧位,颈椎操,4×8拍,4次/天。②卧位,上肢肌力抗阻训练,应用橡皮筋牵拉上肢做肩上举、外展、肘屈伸活动,5分/次,3次/天。③胸腹式深呼吸,扩胸运动,每次4×8拍,3次/天。④有助于训练脊柱呈轴线翻身,4次/天。⑤下肢主动或被动活动,5分/次,4次/天。

(3)术后7～14天:①戴背式支具。②颈椎操,上肢抗阻、下肢助力及胸廓运动,10分/次,3次/天,增加吹气球、唱歌等活动。③进行翻身、床边坐起平衡训练,5～10分/次,逐渐延长,3次/天。④床边移动,床椅转换及轮椅移行训练,5～10分/次,3次/天。⑤床边扶拐站立平衡及行走训练,5～10分/次,3次/天。

(4)术后3～12周:①前4周以卧床休息为主。床上体操同前,20分/次,4次/天。②坐位活动,20～45分/次,4次/天。③行走和轮椅移行训练可逐渐从室内转向室外,20～30分/次,4次/天。④后4周卧床休息与坐、行时间合理安排,儿童可参加学校组织的补课。

(5)术后13～24周:①适度参加室外活动、学校教课和社会活动。②注意安全防护,不能参加常规体育活动,避免摔跤。

4.注意事项

(1)术前做好充分的功能训练准备,使患者能在术后积极地配合。

(2)因为术后恢复时间长,须对患者及家长进行安全防护教育。

(3)对患者病情要有全面的了解,术后活动强度因人而异,切忌简单、粗暴,以免造成关节脱位和肌肉拉伤。

(4)康复治疗和功能训练需在专业医务人员指导下进行,以免引发术后远期并发症,影响脊柱融合。

(权玉俊)

## 第四节 骨关节病

### 一、骨关节炎的临床诊治与康复

骨关节炎是一种常见的慢性关节疾病,也称骨性关节病、退行性关节炎、增生性关节炎、老年性关节炎和肥大性关节炎等。其主要病变是关节软骨的退行性变和继发性骨质增生。多见于中老年人,女性多于男性。好发于膝关节、髋关节、脊柱及手指关节等部位,其中膝关节的发病率最高。受损关节出现不同程度的关节僵硬与不稳定,导致功能减退,甚至功能丧失。因此,早期诊断与早期康复治疗对防止骨关节炎致残有重要意义。

(一)临床分类

1.原发性骨关节炎

病因不清,患者没有创伤、感染或先天性畸形的病史,无遗传缺陷,无全身代谢及内分泌异常。多见于中老年肥胖者。

2.继发性骨关节炎

可发生于任何年龄,主要原因有:①关节的先天性畸形,如先天性马蹄内翻足;②创伤,如关节内骨折;③关节面后天性不平整,如骨缺血性坏死;④关节畸形引起的关节面对合不良;⑤关节不稳定,如韧带、关节囊松弛等;⑥医源性因素,如长期不恰当地使用皮质激素,可引起关节软骨病变等。

骨关节炎最早的病理变化发生在关节软骨,表现为关节软骨局部发生软化、糜烂,造成软骨下骨裸露,继发滑膜、关节囊及关节周围肌肉的改变,使关节活动受限,关节不稳定。由于关节的应力失调,关节面承受应力大小不均,从而促使关节进一步破坏,形成恶性循环,病变不断加重。

(二)临床表现

其主要症状是疼痛,开始时为钝痛,以后逐步加重;由于软骨下骨的充血,患者会感到在静止时有疼痛,稍加活动后疼痛反而减轻,称为"休息痛"。如果活动过多,因关节摩擦,又会产生疼痛。

患者感觉关节活动不灵活,特别是晨起或休息后,关节有僵硬感,活动后可逐渐缓解。关节活动时可有摩擦音,有时会发生关节交锁。

体检显示关节肿胀,有中度渗液,关节周围肌肉萎缩,有不同程度活动受限和肌痉挛。

X线片显示关节间隙变窄,关节边缘有骨赘形成,软骨下骨硬化和有囊腔形成。到后期,骨端变形,关节面凹凸不平,边缘骨质明显增生。

### (三)康复评定

**1.疼痛的评定**

可采用视觉模拟评分法进行评定,对治疗前后的评定结果进行比较。

**2.关节活动范围测定**

关节活动障碍是骨关节炎的主要临床表现之一,通过ROM测定可了解关节活动受限程度。可利用通用量角器或方盘量角器进行测定。

**3.肌力测定**

骨关节炎患者因肢体运动减少,可致失用性肌萎缩,肌力减弱。肌力测定可反映患肢肌肉的状态。常用的测定方法为徒手肌力检查法、等长肌力测定法和等速肌力测定法,可反映患肢肌肉的状态。常用的测定方法为徒手肌力检查法、等长肌力测定法和等速肌力测定法,其中等速肌力测定法可定量评定肌肉功能。

**4.日常生活活动能力评定**

严重的骨关节炎常影响患者的日常生活活动能力,应进行ADL评定,以了解患者日常生活活动能力水平。

### (四)康复治疗

**1.康复治疗目标**

骨关节炎康复治疗的目标包括:①缓解关节疼痛;②减轻关节肿胀;③保持关节活动功能;④增强患肢肌力,增加关节稳定性;⑤矫正关节畸形。

**2.康复治疗方法**

(1)一般治疗:注意休息,保护关节,避免过度活动或损伤。急性期,关节肿胀、疼痛明显应卧床休息,支具固定,防止畸形。

(2)运动疗法:应用运动疗法增强肌力,可减少肌肉萎缩,增强关节的稳定性。通过关节活动训练,可改善关节的活动范围,提高患者的日常生活活动能力。运动疗法可通过医疗体操或利用各种康复器械进行。①关节活动训练:适宜的关节活动可以促进关节内滑液循环,改善软骨营养,减轻滑膜炎症,防止关节僵硬。可先进行关节不负重的主动运动,如肩、肘、腕等关节常采用摆动运动训练的方式。下肢宜采取坐位或卧位进行训练,以减少关节的负荷。如关节活动障碍明显,可利用康复器械进行关节CPM训练;必要时可做恢复关节活动范围的功能牵引治疗。②肌力训练:常用的肌力训练方法包括等长、等张和等速肌力训练。等长肌力训练是一种静力性肌力训练方法,训练时不伴有关节活动,适用于关节活动过程中有明显疼痛的患者。可起到防止肌肉萎缩,消除肿胀、刺激肌肉肌腱本体感受器的作用。等长肌力训练不需要特殊仪器,比较方便;缺点是训练中关节不活动,对改善肌肉的神经控制作用较少。等张肌力训练是一种动力性肌力训练方法,通过训练可增强全关节活动范围内的肌力,改善肌肉运动的神经控制,促进局部血液、淋巴循环,改善关节软骨营养;其缺点是对急性期疼痛明显的骨关节炎患者不适宜。等速肌力训练也是一种动力性肌力训练方法,但兼有等长和等张肌力训练的优点。等速肌力训练时,等速仪器能提供一种顺应性阻力,容许肌肉在整个活动范围内始终承受最大阻力,产生最大肌力,从而提高训练效率。由于等速肌力训练中,患者所遇到的阻力为一种顺应性阻力,当肌力较弱时,等速仪器提供的阻力相应减少,安全性较好。此外,等速训练还可提供不同的训练速度,可同时训练主动肌和拮抗肌,可进行等速向心及等速离心收缩训练,可进行全幅度及短弧度训练。其缺点是费用较高。肌力训练除可减少肌肉萎缩之外,增强的肌力还能增加关节的稳定性,保护关节,延缓骨关节炎的病程进展。③有氧运动:有氧运动可促进体内脂肪消耗,减轻体重,减少关节负荷,降低罹患骨关节炎的危险,有利于缓解骨关节炎的症状。有氧运动包括游泳、散步、打太极拳、园艺、轻松的舞蹈等。

(3)物理治疗:可采用热疗法,如蜡疗法或红外线疗法等,具有镇痛、消肿作用;应用低中频电疗,如音频电疗法、干扰电疗法、调制中频电疗法等,具有促进局部血液循环作用;应用高频电疗法,如短波、超短波、微波疗法,具有消炎、镇痛、缓解肌肉痉挛、改善血液循环的作用。

(4)药物治疗:合理的药物治疗可以减轻患者的关节疼痛和炎症,保持关节运动功能,延缓病情的发展。目前常用的药物包括以下几类。①非甾体抗炎药物(NSAIDs):具有消炎、止痛作用,是各种骨关节炎最初治疗的首选药物。目前临床上常用的 NSAIDs 类药物包括:莫比可、万络、西乐葆、诺福丁等。②补充氨基葡萄糖药物:骨关节炎常由于关节软骨蛋白多糖生物合成异常而出现退行性变。维骨力的活性成分是氨基单糖——硫酸氢氨基葡萄糖,它能刺激关节软骨细胞产生正常的蛋白多糖,具有保护关节软骨、防止骨关节炎的发展、缓解关节疼痛等作用。③透明质酸:将透明质酸注射到关节腔内,提高关节腔内的透明质酸浓度,在关节软骨的表面形成保护层,重新恢复关节软骨的生理屏障。同时透明质酸可以增加关节内的润滑作用,减少关节活动产生的摩擦疼痛。临床上常选用透明质酸钠进行膝关节腔内注射,每周1次,连续4~5周为1个疗程,疗效一般可持续半年至1年。

(5)矫形器的应用:对骨关节炎患者可利用各种矫形器进行辅助治疗,如关节支持用具、夹板、手杖、助行器、支架及轮椅等。矫形器的应用可预防、矫正由于骨关节炎引起的关节畸形,保持和补偿关节功能,减轻负重关节的应力负荷等,从而减慢关节畸形的发展。

(6)手术治疗:骨关节炎的晚期出现畸形或持续性疼痛,影响生活自理时,可采用手术治疗。如膝内翻畸形可行胫骨上端高位截骨术,根据患者年龄、职业及生活习惯等选用膝关节置换术、髋关节置换术等。术后应积极进行关节功能恢复性康复训练。

## 二、类风湿关节炎的临床诊治与康复

类风湿关节炎(rheumatoid arthritis,RA)是一种特异性炎症,表现为对称性、周围性多个关节慢性炎性病变,其特点是受累关节疼痛、肿胀、功能下降,病变呈持续、反复发作过程,逐渐导致关节破坏、强直和畸形,是全身结缔组织疾病的局部表现。本病呈全球性分布,我国的患病率为0.32%~0.36%,是造成我国人群丧失劳动力和致残的主要原因之一。

(一)病因

病因尚不清楚,可能与以下因素有关。

1.自身免疫反应

与此病有关的人类白细胞相关抗原 HLA-DR4 与短链多肽结合,能激活 T 细胞,在某些环境因素作用下,产生自身免疫反应,导致滑膜增殖、血管翳形成、炎性细胞聚集和软骨退变。

2.感染

尚无被证实有导致本病的直接感染因子,但一些病毒、支原体、细菌都可能通过某些途径影响 RA 的病情进展。多数人认为甲型链球菌感染是本病的诱因。

类风湿关节炎的主要病理变化为关节滑膜的慢性炎症,血管翳形成,软骨和软骨下骨破坏,最终造成关节畸形和强直,功能丧失。在急性期滑膜表现为渗出性和细胞浸润性,滑膜下层有小血管扩张、内皮细胞肿胀、细胞间隙增大、间质有水肿和嗜中性粒细胞浸润。病变进入慢性期,滑膜内皮细胞增生、肥厚,形成许多绒毛样突起,突向关节腔内或侵入到软骨和软骨下骨。绒毛具有很强的破坏性,是造成关节破坏、关节畸形、功能障碍的病理基础。滑膜边缘部分长出肉芽组织血管翳,逐渐延伸并覆盖于关节软骨表面。软骨下骨内也有肉芽组织血管翳伸向关节软骨,肉芽组织中的吞噬细胞、淋巴细胞吞噬丙种球蛋白和补体与类风湿因子形成复合体后,溶酶体破坏,释放出蛋白酶等酶,使关节软骨逐渐被破坏、吸收,仅有纤维组织覆盖。肉芽组织也可破坏软骨下骨,使骨小梁减少、骨质疏松,骨髓的造血组织被纤维脂肪组织所取代。后期,关节面间的肉芽组织相互连接逐渐纤维化,形成纤维性关节僵直,进一步发展,可转化为骨性僵直。除关节外,关节周围的肌腱、腱鞘可发生类似的肉芽组织侵入,影响关节功能。由于肌萎缩,继而发生痉挛,使关节功能进一步丧失。在皮下常可形成典型的类风湿结节。

### (二)临床表现

本病可见于任何年龄,以20～45岁居多,女性患者约是男性的3倍。通常以缓慢而隐匿的方式起病,在出现明显关节症状之前,有数周的低热、乏力、全身不适、体重下降等症状,以后逐渐出现典型关节症状。早期表现为关节隐痛和晨僵,主动活动和被动活动均受限。最常出现的部位为掌指关节、腕关节、近端指间关节,其次是趾、膝、踝、肘、肩、髋等关节。多呈对称性、持续性,但时轻时重。疼痛的关节往往伴有压痛、肿胀,皮肤出现褐色色素沉着。病变持续发展,肌肉呈保护性痉挛,继发挛缩,最后关节僵直和畸形。常见的有手指鹅颈状畸形,掌指关节向尺侧半脱位、腕、肘、膝、髋等关节僵直于屈曲位,上颈椎也可受累。

实验室检查:血红蛋白减少,白细胞计数正常或降低,淋巴细胞计数增加。70%～80%的患者为类风湿因子阳性。病变活动期红细胞沉降率加快,血清IgG、IgA、IgM增高。关节滑液较混浊,黏稠度差,含糖量降低,细菌培养阴性。

### (三)临床诊断

美国风湿病协会(ARA)发表了修订的类风湿关节炎诊断标准(表5-1),该标准在国际上得到广泛应用。符合诊断标准7项中4项或4项以上者可诊断为类风湿关节炎。一直以来,我国临床医师以此为依据做出诊断。

表5-1 ARA修订的类风湿关节炎诊断标准

| 定义 | 注释 |
| --- | --- |
| 1.晨僵 | 关节及其周围的僵硬感在获得最大改善前至少持续1小时(病程≥6周) |
| 2.至少3个以上关节部位的关节炎 | 医师观察到至少3个以上关节部位(有14个可能累及部位:左侧或右侧的近端指间关节、掌指关节、腕、肘、膝、踝及跖趾关节)同时有软组织肿胀或积液(病程≥6周) |
| 3.手关节的关节炎 | 腕、掌指或近端指间关节中,至少有一个关节肿胀(病程≥6周) |
| 4.对称性关节炎 | 身体两侧相同关节同时受累(双侧近端指间关节、掌指关节及跖趾关节受累时,不一定绝对对称)(病程≥6周) |
| 5.类风湿结节 | 医师观察到在骨突部位、伸肌表面或关节周围有皮下结节 |
| 6.类风湿因子阳性 | 任何方法证明血清类风湿因子含量异常,而所用方法在正常人群中的阳性率<5% |
| 7.放射学改变 | 在手和腕的后前位相上有典型的类风湿关节炎放射学改变:必须包括骨质侵蚀或受累关节及其邻近部位有明确的骨质疏松 |

## (四)康复评定

**1.炎症活动性的评定**

(1)Lansbury全身指数法:为炎症活动性评定的常用方法,应用时,依据各个项目的检查值,从Lansbury活动性指数表内查出其百分比换算值,然后各项百分比数相加即是Lansbury全身指数。Lansbury活动性指数表的主要项目包括晨僵(持续时间)、疲劳感(出现时间)、疼痛程度(按每天阿司匹林需要量计算)、握力(应用水银血压计测量,先将袖带折叠充气,维持至4.0 kPa(30 mmHg),让患者前臂悬空用力握充气袖带2~3次,取其平均值)、红细胞沉降率(Westergren法)。

(2)临床指标:①晨僵持续1小时以上;②6个关节以上有压痛或活动时有疼痛;③3个关节以上有肿胀;④发热1周以上,体温高于37.5 ℃;⑤握力:男性<25.6 kPa(192 mmHg),女性<19.5 kPa(146 mmHg)。

(3)实验室指标:①红细胞沉降率>27 mm/h;②类风湿因子测定>1:40以上(免疫乳胶法)。

**2.类风湿关节炎的分期和功能障碍分级**

可采用Steinbrocker的相应标准予以评定(表5-2、表5-3)。

表5-2 类风湿关节炎的分期

| 分期 | 临床表现 |
| --- | --- |
| Ⅰ期 | 1.X线片无破坏性变化 |
| | 2.X线片有骨质疏松 |
| Ⅱ期 | 1.X线片有骨质疏松,关节间隙因软骨的破坏而变窄 |
| | 2.有关节活动受限,无关节畸形 |
| | 3.关节周围肌肉萎缩 |
| | 4.有类风湿结节和腱鞘炎等关节外软组织病变 |
| Ⅲ期 | 1.除骨质疏松外,X线片有软骨和骨破坏性改变 |
| | 2.有关节半脱位,关节畸形改变,但无纤维性或骨性僵直 |
| | 3.有广泛性肌肉萎缩 |
| | 4.有类风湿结节和腱鞘炎等关节外软组织病变 |
| Ⅳ期 | 1.具有第Ⅲ期的改变 |
| | 2.有纤维性或骨性僵直 |

表5-3 类风湿关节炎功能障碍分级

| 分级 | 临床表现 |
| --- | --- |
| Ⅰ级 | 功能基本正常,能无困难地进行各种普通工作 |
| Ⅱ级 | 有单个或多个关节不适或功能受限,但可完成一般的日常生活活动和某种职业工作 |
| Ⅲ级 | 功能受限,不能完成或部分完成正常工作,生活能部分自理 |
| Ⅳ级 | 大部或全部功能丧失,卧床或限于轮椅活动,生活大部或全部需人协助 |

**3.关节活动范围的评定**

患者关节功能常受限。早期RA因软组织的挛缩而关节活动范围减小,晚期关节活动范围的受限常因骨性或纤维性僵直所致。评定的目的是了解关节活动范围是否影响日常生活动作的完成,从而决定康复治疗的内容。

4.肌力评定

由于本病累及指间、掌指、跖趾等关节较多,故肌力评定多采用握力计法。若手的小关节畸形,使用握力计困难,可采用血压计法。

除上述评定项目之外,根据具体情况,可采用相关量表或方法,对患者进行疼痛评定、ADL能力评定、生活质量评定及步态分析等。

(五)康复治疗

目前临床上尚缺乏根治及预防本病的方法,因此,康复治疗与药物治疗、外科手术治疗等措施密切配合,在不同的病期,采用不同的康复治疗措施,对提高类风湿关节炎的治疗效果有重要意义。康复治疗的目的是减轻或消除关节肿胀、疼痛等症状;防止和减少关节骨的破坏,尽可能地保持受累关节的功能;预防及矫正畸形,提高患者的生活自理能力及生活质量。

1.药物治疗

常用的改善症状的抗风湿药物有NSAIDs、慢作用抗风湿药和糖皮质激素等。

(1)NSAIDs:常用NSAIDs类药物有布洛芬、萘普生、双氯芬酸、吲哚美辛等。上述各种药物至少须服用两周才能判断其疗效,效果不明显者可改用另一种NSAIDs。不宜同时服用两种NSAIDs。

(2)慢作用抗风湿药:本类药物起效时间长于NSAIDs,临床诊断明确RA后,应尽早采用本类药物与NSAIDs联合应用的方案。本类药物常用的有甲氨蝶呤(MTX)、柳氮磺吡啶、金制剂、青霉胺、雷公藤总苷、硫唑嘌呤、环磷酰胺、环孢素等。

(3)糖皮质激素:本药适用于有关节外症状者或关节炎明显而又不能为NSAIDs所控制者,或慢作用抗风湿药尚未起效时的患者。

2.休息

活动期患者应该卧床休息并保证充足睡眠,一般夜间不少于8小时、白天不少于1小时的睡眠较为适宜。

3.运动疗法

运动疗法旨在增加和保持肌力、耐力,维持关节活动范围,增加骨密度。通过运动可改善生物力学状态,使症状相应减轻。为了预防畸形发生,可采用肢体功能位姿势治疗与运动治疗交替,肢体功能位姿势治疗可应用枕垫或石膏、塑料等制成的固定夹板进行。已有关节活动范围受损时,宜采用低温热塑高分子材料制作的系列夹板固定。功能位固定应每2小时取下夹板,做该关节不负重、无疼痛范围内的主动运动,每个动作重复2~3次。一定量的关节保护运动,既可以防止因急性期关节固定而发生的肌力减弱,维持关节的稳定性,又可以预防关节畸形(图5-18、图5-19)。

关节运动时应注意动作要缓慢,运动次数要循序渐进。开始时每天1次,每个动作重复2~3次,一周后逐渐过渡到每天2次,每个动作重复10次。如果运动2小时后仍感关节疼痛较运动前加重,则提示运动量过大,应该酌情减量。对于慢性期的患者,应进行关节活动范围的训练,预防或治疗关节挛缩。若关节活动受限(软组织结构紧张所致),开始可先用辅助或牵张运动,继之做主动关节活动范围运动;若关节活动不受限,则用保持关节活动范围的主动运动。为增加肌腱伸展,减少疼痛,运动前宜采用冷、热疗。对关节周围肌肉应选择等长、等张或等速肌肉抗阻训练,强化肌力,使肢体功能得到最大程度的恢复。

对于炎症性关节进行运动疗法的选择顺序,可参考图5-20的金字塔模式(由底至尖)。

## 4.物理治疗

（1）温热疗法有镇痛、消除肌痉挛、增强软组织的伸展性及提高毛细血管通透性的作用。在炎症的急性期不宜使用。全身治疗可采用温泉疗法、蒸汽浴、沙浴、泥疗等；局部治疗可采用热袋、蜡浴、红外线、高频电疗法等。

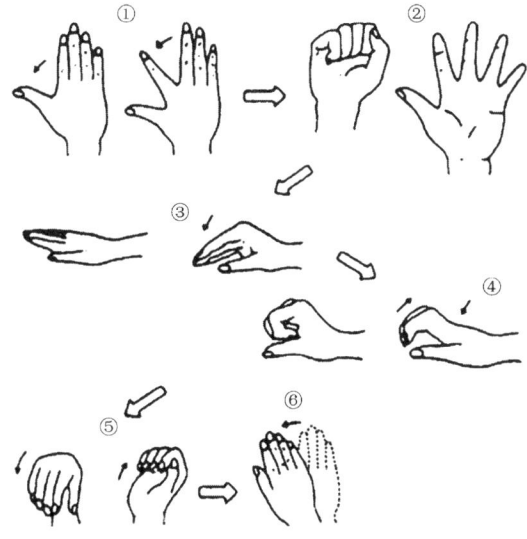

①手指向桡侧逐一展开；②手指屈伸练习；③指间关节伸直位掌指关节屈曲；④指间关节轻度屈曲位掌指关节伸展；⑤腕关节屈伸练习；⑥腕关节桡侧屈曲运动。

图 5-18　类风湿关节炎腕、手部的运动疗法

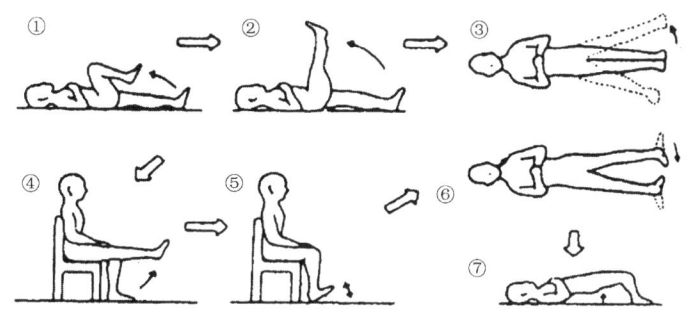

①髋、膝屈伸训练(左右交替)；②直腿抬高训练(左右交替)；③下肢外展训练(左右交替)；④膝关节伸屈训练；⑤踏足训练；⑥下肢内一外旋训练；⑦仰卧位抬臀训练。

图 5-19　类风湿关节炎下肢的运动疗法

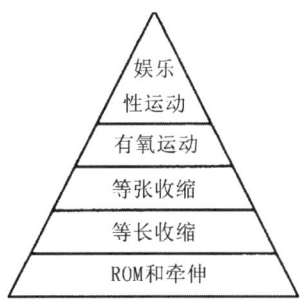

图 5-20　Hicks运动疗法的金字塔式选择顺序

(2)冷疗法用于炎症的急性期。冷疗可使痛阈上升,从而缓解疼痛。常用的方法有冰袋、冰按摩、冰水浸浴等,每次治疗时间在 10 分钟左右。

(3)低中频电疗有防止肌肉挛缩和缓解局部疼痛的作用。

5.作业疗法

通过功能性作业疗法能达到增大关节活动范围、增强肌力、预防及矫正畸形的目的。为了达到生活自理,提高患者的生活质量,必要时需对患者居住环境进行改造,并根据患者的具体情况选择使用一些自助具、支具、矫形器等(图 5-21、图 5-22)。通过 ADL 指导,对患者进行梳洗、进餐、取物、更衣、入浴、如厕等日常生活活动训练,教会患者在日常生活活动中如何保护自己的关节(图 5-23)。

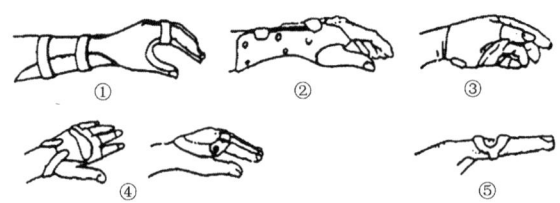

①固定性腕、手部矫形器:用于腕、手部关节制动,患部得以休息,使炎症及疼痛减轻。②功能性腕关节矫形器:腕关节部分或完全固定,掌指、指间关节可动。③腕掌关节(CMC)固定用矫形器:减轻关节疼痛。④掌指关节尺侧偏畸形矫形器:预防或矫正掌指关节尺侧偏畸形。⑤手指 3 点支持矫形器:用于近指间关节鹅颈状及纽扣畸形等。

图 5-21　腕、手部关节常用矫形器

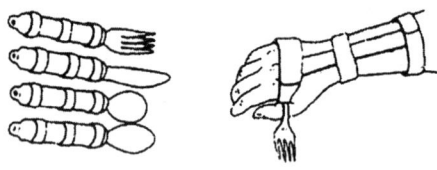

图 5-22　进食用自助具

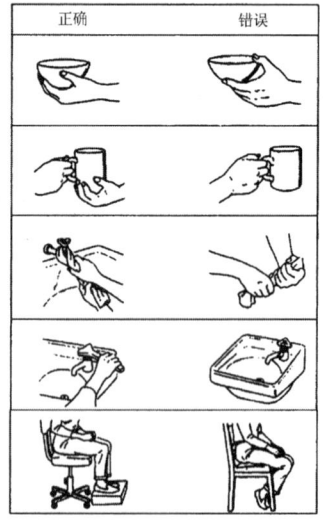

图 5-23　日常生活中的关节保护

6.手术治疗

早期可行受累关节滑膜切除术,以减少关节液渗出,防止血管翳形成,保护软骨和软骨下骨组织,改善关节功能;也可在关节镜下行关节清理、冲洗及滑膜切除术;至后期,可行关节成形术或全关节置换术。手的尺偏畸形可行掌指关节成形术或用硅酮橡胶行人工手指关节置换术以矫正畸形、恢复功能。

(权玉俊)

## 第五节 肱骨干骨折

肱骨干骨折指肱骨外科颈下 2 cm 至肱骨髁上 2 cm 之间的骨折,30 岁以下成人较多见,约占全身骨折的 1%。肱骨中段发生率最高,其次为下段,上部最少。

### 一、临床表现与诊断

肱骨干骨折患者可表现为局部疼痛、肿胀、青紫,局部可有压痛、畸形,此外尚可有局部的反常活动,触诊可扪及骨擦音、骨擦感,但骨擦音和骨擦感不能刻意去检查,以免加重损伤,甚至造成桡神经损伤。

根据受伤史、局部理学检查一般可诊断。X 线检查可帮助进一步了解骨折的部位、类型和移位情况,并有助于不完全性或无移位骨折的诊断。X 线检查应包括上、下两个关节(肩关节和肘关节)。

肱骨干骨折的患者应常规检查有无神经、血管损伤。肱骨后有桡神经通过,骨折后易合并桡神经损伤。合并桡神经损伤者占 5%~10%。桡神经在此平面损伤后可表现为垂腕、拇指不能外展、手指掌指关节不能伸直,感觉障碍以虎口区最明显,可为感觉减退或消失。肱骨干骨折也可合并肱动脉损伤。检查时应注意甲床的充盈情况、皮肤温度及远端动脉(尺动脉及桡动脉等)搏动情况,两侧对比有意义,必要时可行彩色多普勒、磁共振血管成像或血管造影检查,以明确有无合并血管损伤。

### 二、康复治疗

#### (一)非手术治疗的康复

手术复位后,可采用石膏或夹板外固定10~12周,维持屈肘90°,前臂中立位,用颈横吊带悬挂于胸前。

1.上臂悬垂石膏外固定

(1)要求患者站立时保持上臂下垂于胸前,卧位时上臂置于半下垂位。

(2)悬垂管型石膏起于腋窝皱褶,止于掌指关节近端,肘关节屈曲90°,前臂中立位。腕部石膏上塑造 3 个环形扣,分别位于掌侧、背侧和桡侧。①若骨折对线良好,则将颈腕吊带系于桡侧环形扣。②若有向后成角则放松颈腕吊带。③若有向前成角则紧缩颈腕吊带。④若有向内成角则将颈腕吊带系在掌侧环形扣。⑤若有向外成角则将吊带系于背侧环形扣。

(3)预防悬垂石膏引起的骨折端分离,致骨折延迟愈合或不愈合,尤其是肱骨的横断形骨折。

(4)应每周摄 X 线片,以便及时矫正骨折端分离或成角畸形。2 周后应改用其他外固定治疗。

2.U 形夹板

骨折手法复位后,患肢屈肘 90°,石膏绷带由内侧腋窝皱褶,向下绕过肘关节至臂外侧,再向上止于肩峰,再以宽绷带缠绕固定并塑形,然后用颈腕吊带将患肢挂于胸前。

3.Velpean 上肢支持带固定

患肢屈肘 90°,前臂中立位。将 Velpean 支持带套在前臂和上臂,再将宽的颈腕吊带套在前臂和上臂,颈腕吊带从上臂外侧绕肩峰、颈部,再转向腕部制动,使上肢悬于胸前。胸侧壁应置衬垫以利于远侧骨折端外展。

4.小夹板固定

应随时检查,及时调节绑扎带的松紧,避免影响患肢的血液循环或导致压疮的发生。

5.尺骨鹰嘴骨牵引

应避免损伤肘内侧的尺神经。

6.功能支架

(1)急性期使用时应注意观察患肢的肿胀,血液循环和神经情况。

(2)应保持上臂悬垂于胸前,防止骨折端成角畸形。

(3)应每周随诊检查,及时调整,支架至少应维持 8 周。

### (二)手术治疗的康复

1.AO 加压钢板固定

因固定牢固,术后仅需要吊带悬吊支持患肢 3～4 周。悬吊带去除后进行系统的康复锻炼。

2.髓内钉固定

(1)肱骨交锁髓内钉固定:其方法有顺行和逆行法 2 种,术后康复方案相同。①术后用后侧石膏夹板和颈腕吊带固定保持数周。②术后 1～12 周,主动活动范围练习。③骨折愈合需要 12 周或更长时间。④骨折愈合后 6～12 个月,可取出锁钉和髓内钉。骨质疏松的老年患者,通常不取出髓内钉。⑤若肱骨遇到创伤,骨折可发生在这些孔洞的任何一处,应注意。

(2)多根弹性髓内钉内固定:①如果内固定牢固,仅需颈横带外固定保持数周。②康复方案与髓内钉固定相似。当患者疼痛缓解后,即开始主动练习。③当骨折愈合牢固后 6～12 个月,去除髓内钉。

### (三)并发症的处理

1.血管神经损伤

(1)肱骨干骨折常损伤桡神经,特别是在中、下 1/3 骨折时易产生。是否早期行桡神经探查手术意见尚不统一。早期未行切开复位及神经探查者可密切观察。若伤后 3 个月尚无恢复征象的病例,应积极行神经探查术及相应的处理。

(2)并发肱动脉损伤的肱骨干骨折,应及时行手术探查,解除骨折端对血管的压迫。

2.骨折不愈合

骨折不愈合需手术治疗,常发生于肱骨中、下 1/3 骨折。其主要原因:①肱骨干的滋养动脉损伤;②手术不适当,例如,软组织广泛剥离、内固定选择不当等。

(丁志清)

## 第六节 股骨颈骨折

股骨颈骨折是指自股骨头下至股骨颈基底之间的骨折,多见于老年女性患者。老年患者常有骨质疏松,轻微外力如平地滑倒,或从床上跌下等即可致股骨颈骨折。青、壮年也可发生股骨颈骨折,但需要较大的能量,如交通事故或高处坠落等。股骨颈骨折是骨科临床常见的骨折类型之一,约占全身骨折的3.58%。

### 一、临床表现与诊断

患者常有跌倒史,伤后诉患髋疼痛,不能站立及行走,伤侧足呈外旋畸形,患髋压痛,下肢活动后疼痛加重。检查可发现患肢短缩,肿胀常不明显,股骨大转子处可明显突出,腹股沟韧带中点下方常有压痛,患肢可有纵向叩击痛,两侧对比可发现骨传导音减弱。其他尚可有Bryant三角底边缩短、股骨大转子在Nelaton线之上及Shoemaker征阳性等。诊断根据典型外伤史及力学检查结果诊断多不困难,X线片检查可进一步明确骨折的类型、移位有无及程度等。但应注意有些不完全性骨折或嵌插型骨折的患者伤后仍能行走,疼痛也可不明显,检查可有患肢的外旋畸形及纵向叩击痛。对于可疑病例应摄X线片检查,必要时随诊观察2周后再次X线摄片检查,若有骨折,此时由于骨折局部吸收,骨折线清晰可见,随诊观察期间按嵌插骨折处理。

### 二、分型

#### (一)Pauwels分型
Pauwels角小于30°者为Ⅰ型,30°~70°者为Ⅱ型,大于70°者为Ⅲ型。Pauwels角是指股骨颈骨折的骨折线与两侧髂嵴连线所形成的夹角,Pauwels角越大骨折越不稳定。

#### (二)Garden分型
Garden Ⅰ型为不完全骨折;Ⅱ型为无移位的完全骨折;Ⅲ型为部分移位的完全骨折;Ⅳ型则指完全移位的完全骨折。

#### (三)按骨折部位
可分为头下型、头颈型、经颈型和基底型。头下型骨折后,股骨头完全游离,股骨头的血液循环大部中断,只保留圆韧带中小凹动脉的血供,而小凹动脉只能供应股骨头圆韧带凹周围的血液循环,因而此类骨折发生股骨头缺血性坏死的可能最大;经颈型骨折者,股骨头的血液循环优于头下型者,而基底型骨折者,股骨头的血液循环最好,骨折较容易愈合。

### 三、康复治疗

#### (一)运动治疗骨科考量
1.骨折的原始移位机制与运动治疗

臀大肌止于股骨臀肌粗隆及髂胫束,有使大腿后伸及外旋的作用;臀中肌止于股骨的转子,有使大腿外展、内旋(前部肌束)和外旋(后部肌束)的作用;梨状肌也止于股骨大转子,有使大腿外展和外旋的作用;闭孔内肌止于股骨转子窝,股方肌止于股骨转子间嵴,它们都有使大腿外旋的作用;臀小肌止于股骨大转子前缘,有使大腿外展、内旋(前部肌束)和外旋(后部肌束)的作用;闭孔外肌止于股骨转子窝,有使大腿外旋的作用。因此,当股骨颈骨折发生后,上述肌肉的止点均位于远折段,因而下肢呈外展、外旋位;另外,止于股骨下转子的髂腰肌和止于髂胫束及胫骨外侧髁的阔筋膜张肌及大腿股四头肌均有强有力的屈大腿作用,当股骨颈骨折发生后,远折段受这些肌肉的作用而呈向后成角和(或)向后上短缩移位,或有这种趋势。

因此,将股骨颈骨折患者患肢置于屈髋位可降低上述屈髋肌群的张力,而将患肢置于旋转中立位可以纠正远折段的向外旋转移位。运动治疗时应了解股骨颈骨折患者的这种移位机制。

2.骨折固定方式的原理与运动治疗

(1)牵引治疗的基本原理即用持续施加的牵引力来对抗骨折移位的肌肉力量。已如前述,局部肌肉拉力的方向造成了特定的移位趋势,故应根据远端对近端的原则,采取恰当体位以达到复位或维持复位的目的。牵引治疗期间还应注意以下几点。

1)有无力学障碍:①牵引砝码重量是否合乎要求;②牵引砝码有无接触地面;③牵引绳有无受压;④滑轮装置是否顺滑;⑤对抗牵引是否合乎要求。

2)力的方向是否正确。

3)为避免牵引针眼感染,应以乙醇滴针眼每天1~2次。

4)定时检查下肢长度,是否复位或有无过牵,必要时行床边X线检查。

5)经常检查下肢感觉及血液循环。

6)患肢每1~2小时做肌肉收缩运动5~10次。

7)注意全身运动治疗,如健肢活动、扩胸运动等,防止肺部感染、骨质疏松、肌肉萎缩等。

8)预防压疮,定时翻身,注意骨突部位加软垫,同时可配合局部按摩,并注意牵引架有无局部压迫,如Braun架近端有无压迫会阴等;多饮水预防泌尿系统感染和结石。

(2)内固定方式与运动治疗:斯氏针及AO空心拉力螺钉均属于静力性固定,现多采用经皮穿针或进钉的方式,创伤小,也减少了感染的机会。主要区别在于前者无骨折块间的加压作用,并且抗拔出力也较小,其抗旋转能力更弱,早期可辅以防旋鞋固定下肢于旋转中立位。以上两种内固定方式不允许患肢早期负重。

动力髋属于滑动式内固定,术后早期负重可使骨折端产生应力加压,有利于骨折愈合。因此,从运动治疗角度来说,显然动力髋优于前两者。同时动力髋的固定可靠程度也强于前两者,螺钉的抗拔出力也更大,但手术创伤相对前两者较大,感染概率也多于前两者。

3.动态及个性化评价运动治疗安全性

(1)动态评价运动治疗安全性:股骨颈骨折愈合速度慢,不愈合率高,发生股骨头缺血性坏死者也较常见。早期应积极行患肢肌肉等长收缩及患肢以远部位的运动治疗,预防卧床并发症的发生。定期X线检查,了解骨折愈合情况,适时调整运动治疗计划。股骨颈骨折患者一般需要6个月后方能完全负重。

(2)个性化评价运动治疗安全性:股骨颈骨折多见于老年患者。对于老年程度的判定认为应以生理年龄为准,70岁者可能尚能横渡长江,而50岁者可能已卧床数年,运动治疗计划的制定尤其应考虑患者的生理情况、肺功能情况、肌力情况,在骨折发生前,各人之间可能就差距甚远。例如,某一抗阻运动量对于有些患者来说可能只是其骨折前运动量的1/10,而对于某些患者来说,可能骨折前就无法完成。因此,运动治疗计划的制定应充分考虑患者的实际情况。

股骨颈骨折的解剖类型直接影响到股骨头的血供及其愈合速度和愈合率。头下型者愈合速度慢,不愈合率也高,而基底型股骨颈骨折的愈合速度明显较头下型者快,运动治疗计划的制定及复查间隔时间等均应考虑到此因素。

在有些情况下,如患者年龄过大,体力极差,估计股骨颈骨折很难愈合,又不能耐受人工关节置换手术,其运动治疗计划显然不能以骨折愈合情况为标准。这时,应以早坐起、早扶腋杖下地活动以减少卧床并发症为其康复目标,至于骨折是否有畸形、是否愈合显然是次要的。

(二)髋关节功能康复治疗方法

1.运动治疗

(1)术后第一天,行趾与踝的主动运动,股四头肌、小腿三头肌和臀大肌的静力性收缩锻炼。

(2)引流管拔除术后,可在无痛范围内开始行下肢 CPM 治疗。

(3)术后1周:患者屈膝屈髋,但动作要轻柔,循序渐进。

(4)3周后,可在医护人员或治疗师的扶持下或扶床站立,并逐步练习负重。

(5)关节僵硬时,可行髋关节松动术治疗。

2.物理因子治疗

(1)超短波治疗:可消炎、消除水肿。患部对置,采用无热量,时间8~10分钟,一天1次,5~7天为1个疗程。一般适用于急性水肿期(金属内固定属于相对禁忌证,钛板除外)。

(2)磁疗:可促进骨痂生长,消肿、消炎、镇痛作用。每天1~2次,每次40分钟,10~15天为1个疗程。

(3)蜡疗:采用盘蜡法,温热量,时间20~30分钟,每天1~2次,10~15天为1个疗程。

(4)中药熏蒸治疗:采用活血化瘀的中药。温热量,30分钟,每天1~2次,10~15天为1个疗程。

(5)冷疗:可采用冷敷或冷空气治疗,常在运动治疗后使用,每次10~15分钟。有止痛、消肿,减少渗出等作用。

(6)音频治疗:患部对置,耐受量,每天1~2次,15~20天为1个疗程。可松解粘连,软化瘢痕。

(7)超声波治疗:采用接触法,1.00~1.25 W/cm²,每次5~15分钟,10~15天为1个疗程。

3.作业治疗

(1)加强日常生活自理能力训练,如穿衣、如厕等。

(2)助行器的选择和使用训练。

(刘志刚)

# 第七节 股骨干骨折

## 一、概述

股骨是人体最长最粗的管状骨,形状不规则,上端呈圆柱形,向下逐渐变成椭圆形,至股骨髁上部位则变成三角形。股骨的强度大,可承受较大的应力,对负重、行走、跑跳等下肢活动起重要的传导和支撑作用。

股骨干是指股骨小转子下 2～5 cm 到股骨髁上 2～4 cm 之间的部分，向前、向外略呈弧形，中 1/3 处前弯较明显，有利于股四头肌发挥其伸膝作用；同时由于该处是骨干向前弓出的最大部分，最易遭受直接暴力，应力承受差，最易发生骨折。骨干后面有一条隆起的粗线，称股骨嵴，有加强股骨干坚固性的作用，且是股后肌群的附着处，在切开复位时可作为对合正确与否的重要骨性标志。在正常情况下，股骨干向内倾斜 3°～15°，以克服股骨颈的倾斜，使膝关节面与身体重心靠近，有利于负重并增加稳定性。股骨干髓腔的横截面略呈圆形，上、中 1/3 内径基本一样，以中 1/3 交接处最狭窄。股骨的两端有较多的松质骨，但骨干的密质很密，所以股骨干骨折需要较长时间的塑形才能恢复正常强度。

股骨干的血液供应来自骺端、骨膜和骨营养血管。在股骨干后外侧有四根股深动脉分支，沿股骨粗线进入股骨干的近侧。骨折时，这些动脉分支很容易断裂，偶尔也可发生股动脉的挫伤或断裂，造成骨折后软组织内严重出血。股骨的滋养动脉来自四根穿通动脉的分支，沿股骨嵴进入股骨，因此在手术时应避免损伤股骨后侧。如果做髓内钉固定，髓腔内的滋养动脉必将被破坏，因此骨的愈合只能依靠骨外膜毛细血管形成外骨痂，所以骨折愈合的时间将延长。

股骨周围有大量的肌群包绕，这些肌肉和筋膜犹如一个张力性支架，形成间室，包围股骨。它可吸收股骨所承受的各种应力，是对股骨的有力支持；特别是伸肌装置，对膝关节的屈伸活动起重要作用。股骨干骨折后，局部将有广泛的出血，加上骨折时的骨外膜撕脱，持久的固定，股四头肌将失去弹性和活动能力，从而影响恢复，因此股骨干骨折后应该注意防止股四头肌发生纤维变性、挛缩或粘连。

股骨干下端粗大并旋转，向两端延伸成为股骨髁，朝向前下，分别为内侧髁和外侧髁，与胫骨平台和髌骨构成膝关节。内侧髁和外侧髁的前面、下面、后面都是光滑的关节面；两髁前方的关节面彼此相连，形成髌面，与髌骨相接。股骨外侧髁的位置及其向前的突出，是阻止髌骨向外脱位的最好屏障。两髁后面之间的深窝称髁间窝，是腘窝之底。两髁侧面最突起处，分别为内上髁、外上髁，其后面的粗糙部分分别为内外侧副韧带的附着处。外上髁较小，有三个组织起源于其上：腓肠肌外侧头位于后上、腘肌腱位于前下、外侧副韧带位于其间。内上髁的顶部有一隆起的收肌结节，为大收肌的起点；腓肠肌内侧头附着于其后上面的三角形小面。股骨髁骨折易发生骨块分离而不像胫骨髁那样产生塌陷，这是由于股骨髁解剖上的薄弱点在髁间窝，三角形样的髌骨如同楔子指向髁间窝，易将两髁劈开。此外，股骨干有一向前弯曲的弧度，前面骨皮质坚固，后面的骨皮质又为股骨粗线所增强，薄弱部为皮质骨移行成股骨髁蜂窝状松质骨处，此处位于股骨髁附近，形成骨折的好发部位。当胫股关节周围肌肉收缩时，股骨髁承受来自胫骨髁及髌骨两方面的应力。在膝关节由伸到屈时，髌股关节及胫股关节面之间的应力有不同程度的增加，此两种应力的合力方向指向股骨髁的后上方。髌骨与股骨之间，无论是伸直位还是屈曲位，总有一部分关节面相接触。屈膝时，髌骨还伴有由前向后的运动，与损伤时膝关节经常处于屈曲状态相一致，这样在外力作用下，有利于髌骨楔形作用的发挥，因此，股骨髁易于产生"T"形或"Y"形骨折。

## 二、临床治疗

股骨干骨折是由股骨小转子至股骨髁以上部位的骨折，一般多为强大暴力造成，如撞车、坠落、重物击打、挤压等。直接暴力所致者，多为横行或粉碎性骨折；而扭转、摔倒、杠杆作用等间接暴力所致者，多为斜行或螺旋形骨折。股骨干骨折除青枝骨折外，均为不稳定性骨折。股骨干骨折一般合并有严重的软组织损伤，尤以直接外伤为甚。成人股骨干骨折内出血可达 500～

1 000 mL,出血多可并发休克。

股骨干骨折可分为上 1/3、中 1/3 和下 1/3 骨折。骨折的移位受暴力的作用、肌肉的拉力和下肢重力的综合影响。股骨上 1/3 骨折后,近折端受髂腰肌、臀中肌、臀小肌和其他外旋肌群的牵拉表现为屈曲、外旋和外展,而远折段则受内收肌群的牵拉而向上、向后、向内移位,导致向外成角和短缩,且在负重情况下可加重畸形。股骨中 1/3 骨折断端除有重叠畸形,无一定的移位规律,主要是按暴力的撞击方向而成角,远折段又因内收肌的牵拉而向外成角。股骨下 1/3 骨折后,典型表现为近端内收、向前移位,远折段受腓肠肌的牵拉而向后屈曲,如此远折段可压迫或刺激腘动脉、腘静脉和胫神经、腓总神经。

股骨干骨折的治疗应根据伤者年龄、骨折部位及类型和技术设备条件选择适当的治疗方法。

### (一)急救处理

股骨干骨折后合理的就地固定牵引是非常重要的,同时应注意合并伤的急救和休克防治。转运时患肢应用超髋、膝关节夹板固定或与健肢固定,固定时患肢应略加牵引。

### (二)儿童股骨干骨折治疗

儿童股骨干骨折由于愈合快,塑形能力强,应以非手术治疗为主。在治疗中主要应防止成角和旋转畸形,轻度缩短可自行矫正。

1.新生儿产伤

可将伤肢用绷带固定于胸腹部,1 岁以内婴儿应用纸板或夹板固定 2~3 周,维持对线良好即可。

2.3 岁以内患儿

可应用 Bryant 牵引:两腿同时呈 90°悬吊,靠体重作为对抗牵引,要求臀部离开床面 1~2 cm,以便于护理,并防止旋转畸形。下肢突起部位如腓骨头、内外踝部应加垫,以免局部压迫,引起皮肤破溃、疼痛和神经麻痹。牵引维持 3~4 周,期间应注意观察患肢血运及活动。断端有骨痂形成后即可停止牵引。

3.4~12 岁患儿

采用胫骨上端骨牵引。患肢置于小型 Thomas 架上,为避免损伤胫骨结节骺板,应在胫骨结节下 2~3 横指处进针。牵引重量为 3~4 kg,时间 10~14 天,牵引时同样要求严格控制旋转畸形。

### (三)成人股骨干骨折非手术治疗

对于成人股骨干骨折,不建议采用非手术治疗,一般倾向于手术治疗。理由:大多数股骨干骨折为不稳定性骨折,而且长期卧床的并发症多。近期发展起来的交锁髓内钉所带来的好处则已被广泛接受。当然,石膏、支具和牵引等非手术疗法在围术期的治疗中也是必需和有帮助的,尤其是骨牵引(胫骨结节牵引,由于考虑到距离手术切口太近,不宜做股骨髁上牵引)能为手术带来较多的好处,使术中复位方便,减少血管、神经的牵拉伤等。

### (四)成人股骨干骨折手术治疗

1.适应证

手术治疗应有一定的设备与技术条件,应严格掌握手术适应证。

(1)有严重损伤的开放性骨折,伤口污染较轻,便于骨折的固定和软组织处理。

(2)闭合复位及牵引治疗失败者。

(3)多发骨折,尤其同一肢体多发骨折,手术内固定简单,便于早期活动。

(4)合并神经血管损伤,骨折固定后再行神经血管修复手术。

(5)骨折不愈合。

(6)骨折畸形愈合,成人成角15°以上,儿童成角30°以上,旋转畸形30°以上或肢体短缩2.5 cm以上。

(7)老年患者,不宜卧床过久者。

(8)病理性骨折。

2.手术方法

(1)髓内钉内固定:髓内固定在股骨骨折的治疗中占有重要地位。它是一个负荷分担装置,能将应力传递到骨上,因而优于其他方式,适用于股骨上、中1/3短斜型与横断型骨折,股骨多段骨折,股骨中上1/3陈旧性骨折,骨折延迟不愈合或不连接等情况。长斜型与螺旋形骨折则不宜采用髓内钉固定。

(2)交锁髓内钉:可用于不适合常规髓内钉治疗的股骨粉碎性骨折、骨缺损和髓腔峡部以外的骨折。长骨两断端用螺钉行交锁髓内钉固定,阻止了断端顺时针滑动而造成嵌插,并可有效控制旋转,稳定性较普通髓内钉好。

(3)加压钢板内固定:适用于股骨上、中、下1/3横断与短缩型骨折。加压钢板较宽厚,螺丝粗,固定力较强,不需外固定;有轴向加压力,有利于骨折愈合。但是加压钢板内固定手术切口大,骨膜剥离较广泛,钢板对骨折处产生应力遮挡,骨折处得不到生理性的重力刺激,外骨痂较少,有时取出内固定后还可发生再骨折。严重粉碎性骨折或内侧有骨缺损的骨折,应力必定集中于钢板,因此必须加大植骨量,并严格控制患肢的负重。

(4)股骨骨折畸形愈合与骨不连的处理:常见的畸形愈合是成角、短缩与旋转畸形。骨不连也有各种畸形。术中矫正畸形(成角畸形行截骨矫正),或骨不连断端间纤维组织切除,髓腔打通,断端修整后,选择适宜的内固定器械固定,同时取自体髂骨移植。

## 三、康复治疗

### (一)外伤炎症期康复治疗

此期约在外伤后3周之内,肢体疼痛肿胀、丧失运动功能。此期康复治疗的主要作用是:改善患肢循环,促进患肢血肿、炎性渗出物和坏死组织的吸收,以防止粘连;维持一定的肌肉收缩运动,防止失用性肌萎缩;通过肌肉收缩增加骨折断端的轴向生理压力,促进骨折愈合;利用关节运动牵伸关节囊及韧带等软组织,防止发生关节挛缩;改善患者身心状态,积极训练,防止并发症的发生。

1.运动疗法

(1)在麻醉清醒后立即指导患者开始进行患肢的足趾及踝关节主动屈伸活动,以及髌骨的被动活动(尤其是髌骨的上下活动非常重要),以促进肢体的肿胀消退、骨折断端愈合,并可预防关节畸形挛缩。该活动训练至少3次/天,时间从5~10分/次开始,逐渐增加活动量,以免影响骨断端的稳定性。同时还可以在骨折部位近心侧进行按摩,使用向心性手法,以促进血液回流,水肿消退,并可防止肌肉失用性萎缩和关节挛缩,1~2次/天,15分/次左右。

(2)术后次日开始行患肢肌肉的等长收缩活动,主要是股四头肌。进行患肢肌肉"绷紧-放松"的训练,训练量亦从3次/天,5~10分/次开始,根据患者的恢复情况逐渐增加运动量,每次训练量以不引起肌肉过劳为度,即训练完后稍感肌肉酸痛,但休息后次日疼痛消失,不觉劳累。

(3)膝关节活动度的训练:施行手术治疗的患者,股四头肌等长收缩训练3天后可以逐渐过渡到小范围的主动伸屈膝训练,1~2次/天。内固定后无外固定者可在膝下垫枕,逐渐加高,以增加膝关节的活动范围。逐渐增大活动范围,争取术后早期使膝关节活动范围超过90°或屈曲范围接近正常。也有学者认为,术后即可开始进行1次/天(且仅需1次)的膝关节全范围的活动。非手术治疗的患者去除外固定后开始膝关节活动度的训练。

(4)CPM治疗:手术治疗的患者术后麻醉未清醒的状态下即可开始使用CPM训练,最迟于术后48小时开始。将患肢固定在CPM机上被动屈伸,首次膝关节活动度在患者无痛的范围内进行,以后可根据患者耐受程度每天增加5°~10°;1周内增加至90°,4周后≥120°。每天的训练时间不少于2小时,根据患者的耐受情况,甚至可以全天24小时不间断地进行。

(5)对健肢和躯干应尽可能维持其正常活动,尤其是年老体弱者,应每天做床上保健操,以改善全身状况,以防止制动综合征。在患肢的炎症水肿基本消除后,如无其他限制情况,患者可扶双拐下地,进行患肢不负重行走训练。

2.物理因子治疗

(1)温热疗法:在患肢伤口无明显渗出后即可开始温热治疗,包括传导热疗(如蜡疗)和辐射热疗(如红外线、光浴)等均可应用。无石膏外固定时可在局部直接进行治疗,如有石膏外固定时则应在石膏上开窗或在外固定的两端进行治疗,亦可在健肢相应部位治疗,通过反射作用,改善患肢血液循环,促进吸收,加速愈合。治疗1~2次/天,30分/次,10次为1个疗程。

(2)超短波疗法和低频率磁场疗法:超短波疗法和低频率磁场可通过加强骨再生代谢过程,促使成纤维细胞和成骨细胞的分裂增殖,从而加速骨愈合过程。深部骨折适用超短波治疗,电极在骨折断端对置,微~温热量,10~15分/次,1~2次/天,10次为1个疗程。此法可在石膏外进行,但有金属内固定物时禁用。目前也有观点认为:现在临床上常用的钛合金内固定材料吸热及导热性能均差,在钛合金内固定部位应用超短波治疗不会对深部组织产生损害,但此观点尚有待证实。对浅部骨折如手足骨折,适合用低频磁场疗法,可局部应用,剂量0.02~0.03 T,15~20分/次,1次/天。

(3)直流电钙、磷离子导入疗法:断端相应部位石膏局部开窗,两电极对置,电量适中,治疗20分,1次/天,10次1个疗程。此法有助于骨痂形成,尤其对骨痂形成不良,愈合慢的患者适用。

(4)超声波疗法:患肢伤口拆线后,可在骨折局部应用,接触移动法,剂量小于$1.0 \text{ W/cm}^2$,5~10分/次,10次1个疗程。此疗法消肿作用明显,并可促进骨痂生长。

(二)骨痂形成期康复治疗

一般骨折的骨痂形成期在伤后3~10周,但由于股骨干的密质很密,骨折后愈合时间相对较长,故此期的时间要相对较晚,期间的病理变化主要是骨痂形成,骨化过程活跃。临床上疼痛和肿胀多已消失,但易发生肌肉萎缩,组织粘连以及膝关节僵硬。此期康复治疗的主要作用是促进骨痂形成,恢复关节活动范围,增加肌肉收缩力量,提高机体活动能力。

1.运动疗法

基本同外伤炎症期,具体内容参见该节。但此期骨折端已形成纤维骨痂,骨折已相对稳定,不易发生错位,故可以适当加大运动量,增加运动时间。因骨折固定肢体时间较长,易发生关节挛缩,此期重点应为恢复ROM训练。运动疗法训练每天上下午各1次,每次时间不少于20分钟。另外,此期应开始增加患肢肌力的训练,可以在医务人员的保护下开始直腿抬高训练,也可以在膝下放一个橡皮球,伸膝同时将膝关节用力向下压以锻炼股四头肌的肌力。注意此期进行肌力训练时不可在股骨远端施加压力,以免骨折处应力过高,发生再次断裂。

2.物理因子疗法

基本同外伤炎症期,此期重点在于防治瘢痕形成及组织粘连,尤其防治踝关节挛缩,除前述方法外尚可配合水疗及应用矫形器。

3.作业疗法

此期可进行适当的 ADL 训练,提高患者的生活能力和肢体运动功能,以训练站立和肢体负重为主。开始时进行患肢不着地的双拐单足站立和平行杠中健肢站立训练;X 线片上显示有明显骨痂形成时可扶双拐下地行走,患肢从负重 1/4 开始,逐渐过渡到 1/2 负重、3/4 负重、全负重,即从足尖着地开始,逐渐过渡到前脚掌着地,再渐过渡到大部分脚掌着地至全脚掌着地,双腋拐四点步行。

(三)骨痂成熟期康复治疗

此期约可延续 2 年,其病理变化是骨痂经改造已逐渐成熟为板状骨。临床上骨折端已较稳定,一般已去除外固定物,此期康复治疗重点在于骨折后并发症的处理,如防治瘢痕、组织粘连等,并最大限度地恢复关节活动和肌肉收缩力量,提高患者日常生活活动能力和工作能力。

1.运动疗法

重点是增加关节活动度训练,同时注意进行肌力训练和患侧膝关节本体感觉的训练。以主动运动为主,并根据需要可辅以被动运动和抗阻运动。

(1)主动运动:患侧的髋、膝、踝关节进行各方向的主动活动,尽量牵伸挛缩、粘连的组织,注意髋关节的外展内收和踝关节的背伸跖屈活动。此时可以开始进行下蹲训练,利用自身的体重作为向下的压力,既可帮助增加膝关节的 ROM,又训练了肌力。运动幅度应逐渐增大,以不引起明显疼痛为度,每一动作可重复多遍,每天训练数次。

(2)关节功能牵引:若膝关节比较僵硬,关节松动手法不能收到满意的效果时可进行关节功能牵引治疗。操作时固定膝关节近端,在其远端施加适当力量的牵引,一般采用俯卧位,在患侧踝关节处加牵引力。牵引重量以引起患者可耐受的酸痛感觉,又不产生肌肉痉挛为宜,5~15 分/次,1~2 次/天。在热疗后进行或牵引同时给予热疗效果更好。

(3)恢复肌力训练:此期骨折端已比较稳定,可以加大肌力训练的强度。恢复肌力的有效方法就是逐步增强肌肉的工作量,引起肌肉的适度疲劳。①当肌力为 1 级时(MMT),可采用水疗、按摩、低频脉冲电刺激、被动运动、助力运动等。在做被动运动时进行传递冲动的训练。②当肌力为 2~3 级时,以主动运动为主,辅以助力运动、摆动运动、水中运动等。做助力运动时助力应小,以防止被动运动干扰患者自主训练的主动运动。③当肌力达 4 级时,应进行抗阻运动,如利用股四头肌训练椅进行肌力训练、下蹲训练等,以促进肌力最大限度的恢复。

2.物理因子疗法

(1)局部紫外线照射:促进钙质沉着与镇痛。

(2)蜡疗、红外线、短波、湿热敷等疗法:促进血液循环,改善关节活动功能。

(3)直流电碘离子导入、超声波、音频电流、湿热疗法等:软化瘢痕、松解粘连。

(4)如合并周围神经损伤时,可应用直流电碘离子导入、中频电疗等疗法。

3.作业疗法

此期可以进行斜板站立训练、跨越障碍物训练、上下斜坡及上下楼梯等训练,以提高患者自理生活能力,尽早回归家庭和社会生活。

**(四)注意事项**

股骨干骨折越靠近膝关节,膝关节功能损害越大,血肿容易使股中间肌粘连,造成严重的膝关节功能障碍。应早期采用物理治疗以促进血肿吸收,减少粘连形成。早日开始股四头肌和髌骨的训练非常重要。在恢复期,物理治疗也宜长期进行。

(刘志刚)

## 第八节　软组织劳损与退行性病变

### 一、上肢软组织劳损性疾病的康复

#### (一)肱二头肌长头肌腱炎

**1.概述**

肱二头肌长头肌腱炎是指肱二头肌腱的无菌性炎症,主要表现为肩部疼痛和肩关节活动受限;常发生于40岁以上的长期进行上肢反复过度活动的体力劳动者,可因外伤或劳损后急性发病,但大多是由于肌腱长期遭受磨损而发生退行性变的结果;是肩痛的常见原因之一。

**2.诊断要点**

(1)病史:常见于中年人,常有肩部牵拉或扭伤等轻微外伤史或过劳史,部分患者因受风着凉而发病。

(2)症状:①肩前方疼痛,可向上臂和颈部放散;肩上举或后伸疼痛,穿衣、脱衣困难。②肱二头肌断裂者有局部锐利撕割样疼痛,屈肘无力,肩前肿胀,皮下瘀斑等。

(3)体征:肱骨结节间沟部有压痛,或可摸到轻微捻发感或摩擦感。肱二头肌断裂者,屈肘时可见上臂有"肿物隆起"(牛眼征),其下方可见凹陷。speed试验阳性:肘关节伸直前臂旋后位时肩关节行抗阻前屈活动产生疼痛。Yergason试验阳性:肘关节屈曲紧靠躯干时前臂抗阻旋后产生疼痛。早期无肩关节活动受限,但外展、后伸及旋转时疼痛。后期肩关节活动受限。如果横韧带松弛或断裂,肱二头肌肌腱会半脱位。触诊可及,患者常主诉弹响感。

**3.康复评定**

(1)疼痛评定:常采用目测类比法(visual analogue scale,VAS)、数字分级法(numeric rating scales,NRS)、简化McGill疼痛问卷和压力测痛法等评定方法。

(2)肩关节活动范围:肩关节活动出现不同程度的受限,尤其是前屈。

(3)肩关节周围肌肉力量:肩关节周围肌肉力量一般不会降低,但如因疼痛导致肩关节活动减少,可导致失用性肌肉萎缩、肌力下降。肌力采用徒手肌力测定。

(4)肩关节功能:肩关节功能评定方法较多,应用时可根据情况选择,常用的有Neer肩关节功能评定、Constant肩关节功能评估、美国肩肘协会(ASES)标准化肩关节功能评分、Rowe氏评分系统等。

**4.康复治疗**

原则是早期缓解疼痛,后期恢复肩关节功能。

(1)局部制动:疼痛较重者可用三角巾悬吊前臂;避免过度使用肩关节。

(2)理疗:局部理疗有助于抗炎止痛;传统的理疗方法有红外线、超短波、微波、磁疗、超声波等,新的理疗方法如半导体激光、偏振光疗法,具有较好的抗炎止痛作用。

(3)药物治疗:可选择非甾体抗炎药或乙酰氨基酚类。

(4)局部封闭:在肱二头肌间沟压痛最明显处,将普鲁卡因和糖皮质激素注射入腱鞘内,必要时4周后可再次注射,但总共不要超过3次。有条件者可在超声引导下进行。

(5)深部肌肉刺激法:具有较好的抗炎、止痛、促进愈合、松解粘连的作用;可刺激整个上肢肌肉、肩关节周围肌肉,重点刺激痛点。

(6)冲击波:上述治疗无效时可行冲击波治疗。

(7)运动疗法:可有效改善肩关节活动范围、恢复肌力、延缓复发。

关节活动范围练习。①肩部主动或助力活动:可根据患者情况选择钟摆运动、爬墙活动等主动运动,或利用肩轮或滑轮进行助力活动,每天至少2次,每次每个轴位活动8~10遍。②肩关节活动受限者,可进行被动活动,后期采用关节松动术。

肌力练习:疼痛明显时,可采用静力性练习;疼痛减轻后可进行肩关节周围肌肉的动力性练习、抗阻练习。

**(二)冻结肩**

1.概述

冻结肩又称凝肩、五十肩等,是指因肩关节周围软组织的慢性非特异性炎症和退行性病变而引起的以肩关节疼痛和功能障碍为特征的一种疾病;临床上常分为三期:冻结期、凝结期、恢复期;冻结期主要表现为肩周疼痛,同时出现肩关节各方向各轴位的活动受限,尤以外展和外旋最为明显;随着病情进展,疼痛逐步减轻,肩关节活动则进一步受限,甚至完全消失,呈凝结状态;随后,疼痛逐步缓解,肩关节活动逐步恢复,即为恢复期。

此病常好发于50岁左右,女性多发于男性;自然病程约为2年,具有自愈性,但如不进行合适的治疗,常遗留肩关节功能障碍。

2.诊断

主要依据病史和临床表现。

(1)病史:常见于50岁左右的女性,存在制动、创伤等引起肩关节活动受限的疾病,如肱二头肌长头腱鞘炎、冈上肌腱炎、肩袖损伤。

(2)症状:①早期(冻结期)主要表现为肩关节的剧烈疼痛,主要位于肩关节前外侧,疼痛多呈弥散性,可向颈、肩、臂、手放射,夜间或肩部活动时明显。②肩关节各方向各轴位的活动均可受限,尤以外展和外旋最为明显;在凝结期,肩关节活动完全消失,呈凝结状态。

(3)体征:①压痛点常位于肩关节外侧、肱骨大结节、肱骨结节间沟、肩峰下、喙突、肱二头肌腱附着处。②肩关节各方向各轴位的主动和被动活动均可受限,尤以外展、外旋、内旋最为明显。③后期,肩关节周围肌肉萎缩,以肱二头肌、三角肌明显。

(4)X线片多无异常发现,部分患者可表现为肱二头肌长头腱、冈上肌腱、肩袖止点处钙化,有的患者表现为骨质疏松。

3.康复评定

(1)疼痛评定:可采用目测类比法(VAS)、数字分级法(NRS)、简化McGill疼痛问卷和压力测痛等评定方法。

(2)肩关节活动度的评定:肩关节各方向活动均可受限,尤以外展、外旋、内旋最为明显。

(3)肩关节周围肌肉力量的评定:后期肩周围肌肉力量均有不同程度的降低,采用徒手肌力测定法评定。

(4)肩关节功能评定:肩关节功能评定方法较多,应用时可根据情况选择,常用的有Neer肩关节功能评定、Constant肩关节功能评估、美国肩肘协会(ASES)标准化肩关节功能评分、Rowe氏评分系统等。

(5)日常生活活动能力评定:采用Barthel指数进行评定。

4.康复治疗

原则是早期抗炎止痛,后期松解粘连、改善功能。

(1)制动:冻结期患者疼痛明显时,患肩须制动,邻近关节进行适宜的主动或被动活动。

(2)药物治疗:口服非甾体抗炎药,如布洛芬缓释胶囊、塞来昔布等。

(3)理疗。传统理疗方法:①早期可采用高频电疗法(可采用超短波、微波,急性期采用无热量,后期采用微热量;15分钟/次,1次/天,15~20次/疗程)抗炎止痛。②后期可采用磁疗、超声波、蜡疗、水疗以松解粘连。半导体激光、偏振光:行痛点照射可较好缓解疼痛、抗炎、促进愈合。

(4)针灸、按摩。

(5)局部注射治疗。采用痛点注射,常用注射部位:肱二头肌长头腱鞘处一般是压痛最明显处,故常选择此处为注射点;合并肩袖肌腱炎时,常选择肩峰。注射药物为局麻药(如普鲁卡因)和糖皮质激素;疗效不明显时,4周后可再次注射,1年中注射最多不超过3次。有条件者可在超声引导下进行。

(6)运动疗法:疼痛减轻后即应开始循序渐进的康复锻炼。

关节活动练习。①主动、助力或被动活动:进行肩关节各轴位各方向的主动运动,疼痛或肩关节外展外旋受限者最好在仰卧位下进行,必要时进行助力、被动活动,5~8个/次,2次/天。早期疼痛明显时,可采用钟摆练习,后期疼痛减轻后可进行各种徒手操或棍棒操。②关节松动术:疼痛严重或关节活动受限明显者需行关节松动术,因疼痛造成关节活动受限者,采用Ⅰ、Ⅱ级手法,后期因关节粘连造成关节功能障碍者采用Ⅲ、Ⅳ级手法,每种手法重复3~5遍,1次/天。③软组织牵拉练习:疼痛较重者需行被动牵拉,或借助外力健手辅助进行主动牵拉,疼痛减轻后进行自我主动牵拉;10~15秒/个,3~5个/次,1~2次/天。

肌力练习:肩关节周围肌肉力量练习。早期肌力较差时进行主动肩前屈、外展、后伸、内外旋活动来增加肌力,20~30次/组。组间休息30秒,4组连续练习,2~3次/天;后期可利用橡皮筋提供负荷并逐步过渡到小沙袋、哑铃进行上述活动,循序渐进地增强肌力。

(7)作业疗法:投掷、套圈、肩轮、体操棒等进行各种作业活动来改善肩关节活动范围、肩周围肌肉力量、患侧上肢的耐力、协调能力等。

(8)心理治疗:病程长、疼痛重者常伴心理障碍,需进行相应治疗。

**(三)肩袖损伤**

1.概述

肩袖是指冈上肌、冈下肌、肩胛下肌、小圆肌的肌腱在肱骨头前、上、后方形成的包裹肱骨头的袖套样结构,具有稳定肩关节及使关节发生外展、内外旋活动的作用;肩袖损伤是在肩峰下撞击、退变、损伤基础上逐步出现的肩袖裂伤、全层撕裂、巨大撕裂,最终形成肩袖关节病;钙化性肌腱炎也是肩袖损伤的危险因素之一;常见于体操、投掷、举重及乒乓球运动员。

2.诊断

依据病史、临床表现、MRI/关节镜来诊断。

(1)病史:询问有无外伤史、受伤及治疗经过。

(2)症状:沿结节的疼痛、夜间痛、夜间患侧卧位时症状加重、手臂外侧至三角肌附着点的疼痛和过顶活动时疼痛。无力感。肩关节活动受限,被动活动范围正常,主动活动范围减小。

(3)体征:①撞击试验阳性是上肢伸直、旋后位行肩前屈,＞90°时出现肩部疼痛。②Hawkins试验阳性是肩关节前屈90°,屈肘90°,肩关节内旋时出现疼痛。③痛弧试验阳性是患者在肩关节外展60°～120°时出现疼痛,＜60°或＞120°无疼痛。④垂臂试验阳性是将患者双肩外展至90°位,要求患者将上肢保持在此位置或缓慢将手臂放下;患者无法保持或下降至一半时上肢快速坠落,常发生于冈上肌全层撕裂的患者。⑤Jobe试验阳性是肩关节外展90°,内收30°,内旋位,肩关节抗阻力旋前时出现疼痛,常发生于冈上肌损伤者。⑥吹号手试验是肩关节外展90°,屈肘,肩关节抗阻力外旋时疼痛,提示冈下肌损伤。⑦橡皮圈征是上臂贴于体侧,屈肘90°,肩关节抗阻外旋时疼痛,提示冈下肌损伤。⑧抬离征是肩关节内旋使手置于腰后,使前臂抗阻力抬离腰部时疼痛,提示肩胛下肌损伤。⑨压腹试验(拿破仑试验)是患者手置于腹部,手背向前,屈肘90°,注意肘关节不贴近身体,检查者将患者手向前拉,嘱患者抗阻力做压腹部动作,疼痛或力弱提示肩胛下肌损伤。

(4)辅助检查:借助MRI可确诊,有条件者可行肩关节镜检查。

3.康复评定

(1)疼痛评定:可采用目测类比法(VAS)、数字分级法(NRS)、简化McGill疼痛问卷和压力测痛等评定方法。

(2)肩关节活动度的评定:肩关节活动范围出现不同程度的下降。

(3)肩关节周围肌肉力量的评定:肩周围肌肉力量均有不同程度的降低,采用徒手肌力测定法评定。

(4)肩关节功能评定:肩关节功能评定方法较多,应用时可根据情况选择,常用的有Neer肩关节功能评定、Constant肩关节功能评估、美国肩肘协会(ASES)标准化肩关节功能评分、Rowe氏评分系统等。

(5)日常生活活动能力评定:常采用Barthel指数进行评定。

4.康复治疗

治疗原则是早期减轻疼痛、促进组织愈合,后期改善功能。

(1)制动:肩袖挫伤及不完全断裂者,将肩外展30°固定于外展架上3周,固定期间,患肩须制动,邻近关节进行适宜的主动或被动活动。

(2)药物治疗:口服非甾体抗炎药,如布洛芬缓释胶囊、塞来昔布等。

(3)物理治疗:对于疼痛明显者,可采用超短波、微波、偏振光、半导体激光治疗,还可采用超声波、磁疗促进组织愈合,减轻疼痛。

(4)局部注射治疗:对于年龄较大、退变性肩袖损伤者,可行局麻药和糖皮质激素局部痛点注射治疗。注意注射后保护肩关节3天,避免挤压、伸展、过顶、上举及牵拉等动作,疗效不明显时,4周后可再次注射,有条件者可进行超声引导下注射治疗。

(5)运动疗法:疼痛减轻后即应开始循序渐进的康复锻炼。外固定架固定或术后三角巾悬吊期间,进行关节活动练习。①手指屈伸运动:用力、缓慢、尽可能大张开手掌,保持2秒,用力握拳保持2秒,反复进行。②肘关节:去除三角巾,主动、缓慢、用力全范围屈伸肘关节,20~30次/组,2组/天。练习后继续戴三角巾保护。③肩关节被动活动练习:术后24小时左右开始卧位被动关节活动练习,包括肩关节前屈、外展和体侧外旋练习。④肩部摆动练习:术后3天左右即可开始。3周左右开始助力性练习,并增加肩关节后伸、内旋练习;6~8周开始主动关节活动练习,2个月开始强化关节活动练习;肩关节周围肌肉力量练习。早期"耸肩"练习、"扩胸""含胸"活动至可耐受的最大力量,保持2秒钟,放松后重复,30次/组,3~4组/天;手术治疗者术后6~8周开始三角肌前、中部静力性练习,逐步过渡到肩关节周围肌肉主动肌力练习(前屈、外展、内外旋练习),12周开始利用弹力带进行肩关节前屈、外展、内外旋肌力练习,3~4个月不持物;非手术治疗者疼痛减轻后即可肩关节周围肌肉主动肌力练习(前屈、外展、内外旋练习),疼痛消失后即可进行循序渐进的抗阻练习:先利用橡皮筋进行小负荷的抗阻练习,并逐步过渡到利用哑铃、沙袋等进行;肩袖愈合充分后可进行强化肌力练习,如仰卧、俯卧飞鸟练习。

(6)作业疗法:投掷、套圈、肩轮、体操棒等进行各种作业活动来改善肩关节活动范围、肩周围肌肉力量、患侧上肢的耐力、协调能力等。

(四)肱骨外上髁炎

1.概述

肱骨外上髁炎又称网球肘,是由于前臂伸肌群,特别是桡侧腕伸肌在肱骨外上髁部起点反复受牵拉而产生的慢性损伤性炎症,主要表现为肱骨外上髁处疼痛,并向前臂放射,持物无力;常反复发作,在静息后再活动或遇寒冷时疼痛加重。常见于网球运动员、家庭主妇、木工、钳工。

2.诊断要点

(1)症状:起病缓慢,反复发作。肘关节外侧疼痛,向前臂和上臂放射,抗阻伸腕伸指抓握、被动屈腕伸肘等动作可诱发疼痛症状。持物无力,腕伸肌和肩后肌群的柔韧性和力量不足较为常见。

(2)体征:①肱骨外上髁指伸肌腱及腕伸肌腱起点处局限性压痛,可蔓延至伸肌肌腹,局部不红肿,肘关节活动范围正常。②前臂伸肌腱牵拉试验(Mills试验)阳性是屈肘、握拳、屈腕,然后将前臂主动旋前同时伸肘,引起肘外侧疼痛。③前臂抗阻力旋后也可引起疼痛。

(3)辅助检查:X线片一般正常,有时可见钙化阴影、肱骨外上髁粗糙、骨膜反应等。

3.康复评定

(1)疼痛:可采用目测类比法(VAS)、数字分级法(NRS)、简化McGill疼痛问卷和压力测痛等评定方法。

(2)肌力评定:伸指、伸腕、前臂旋后及握力下降。

(3)关节活动范围评定:腕、肘关节活动范围无明显异常。

4.康复治疗

原则:控制炎症,促进愈合,减少滥用力量,增强软组织柔韧性、力量和耐力。

(1)局部制动:早期患肢应休息制动,避免引起症状的活动,必要时可用到腕关节托手夹板固定。

(2)急性期可使用非甾体抗炎药。

(3)局部封闭:适合用于保守治疗失败或急性期症状阻碍了其他康复计划时,可应用局麻药和糖皮质激素进行压痛部位中心痛点注射,注意避免注入肌腱内,注射后需要限制活动7~10天,必要时4周后可再注射一次,但一年内最多不超过3次。

(4)物理治疗:①早期可采用经皮神经电刺激(TENS)、超短波或微波疗法、半导体激光等方法。②后期可采用超声、超声导入疗法和直流电离子导入疗法、音频电疗法、磁疗法等。③深部肌肉刺激治疗:具有较好的疗效,可刺激整个上肢肌肉,重点刺激痛点、前臂伸肌群。④冲击波治疗:上述方法无效时可采用冲击波治疗。

(5)运动疗法:有助于恢复患者的日常生活活动能力,预防复发。方法包括腕、肘关节活动度练习、前臂肌群牵拉练习和屈腕、伸腕及前臂旋前旋后肌力练习。①患肢肌筋膜松解:可利用泡沫轴或高尔夫球进行。②关节活动练习:腕关节主动屈伸和肘关节主动屈伸、旋前旋后活动练习;练习时,每天2次,每次8~10次。③前臂肌群拉伸练习:开始进行腕伸肌的被动牵伸,当肌肉肌腱单元能够在不增加疼痛的情况下接受更高的要求时,可逐步过渡到渐进抗阻训练。被动牵伸方法1:患侧肘关节伸直,健手握住患侧手背使腕关节尽量屈曲,再握住患侧手掌或手指使腕关节尽量背伸,维持15~30秒,重复3遍,每天2~3次;被动牵伸方法2:双手十指交叉,双肩内旋前屈90°,双手同时尽力向前牵伸;抗阻牵伸:患者体位同被动牵伸方法1,但患侧腕关节在健手给予阻力下进行拉伸练习。上述动作每个维持15~30秒,每次重复2~3个,2~3次/天。④前臂肌群力量练习:包括屈腕肌、伸腕肌、旋前旋后肌群肌力练习,从静力性练习开始,逐步过渡到动力性练习,然后过渡到抗阻练习。屈腕肌力量练习:掌心向上,手握哑铃或弹力带,匀速向上用力使腕关节抗阻力屈曲;伸腕力量练习:掌心向下,手握哑铃或弹力带,匀速向上用力使腕关节抗阻力背伸;腕关节桡偏力量练习:前臂放平,腕关节处于中立位,手握哑铃或弹力带,向上用力使腕关节抗阻力桡偏;前臂旋前、旋后肌肉力量练习:肩部放松,肘关节屈曲90°,贴在身体两侧,腕关节置于中立位,拇指向上,手握哑铃或弹力带,用力使前臂旋后/旋后。上述活动每个维持6~10秒,10~20个/组,3组/次,1次/天。

(五)肱骨内上髁炎

1.概述

肱骨内上髁炎又称高尔夫球肘,是由于前臂屈肌群或旋前肌群在肱骨内上髁部起点反复受牵拉而产生的慢性损伤性炎症,主要表现为肱骨内上髁处的慢性疼痛,并向前臂放射;常见于投掷运动员和球拍类运动员,特别是竞争力较强的选手;较网球肘少见。

2.诊断要点

(1)症状:起病缓慢,肘关节内侧疼痛,偶尔放射至前臂。抗阻屈腕、前臂旋前动作和被动伸腕、前臂旋后动作都可引起症状。屈腕无力、提物困难。慢性炎症可发展为软组织挛缩,从而导致伸肘和旋后丧失。

(2)体征:①肱骨内上髁前臂屈肌群或旋前肌群肌腱起点处局限性压痛。②前臂屈肌腱牵拉试验阳性:伸肘腕背伸握拳,前臂抗阻力旋前或旋后引起肘内侧疼痛。

(3)辅助检查:X线片一般正常,有时可见钙化阴影、肱骨外上髁粗糙、骨膜反应等。

3.康复评定

进行疼痛评定、前臂屈肌群、旋前肌群肌力评定及腕、肘关节活动范围评定。

4.康复治疗

原则与方案同肱骨外上髁炎,先采用非甾体抗炎药和物理治疗缓解疼痛,进行肌筋膜松解练习后进行肘关节活动练习以恢复肘关节全范围的无痛关节活动,前臂肌群牵拉练习和肌力练习重点训练腕屈肌和旋前圆肌。

## (六) 肱三头肌肌腱炎

肱三头肌肌腱炎一般是反复劳损或伸肘过度负荷的结果,常见于拳击、举重、体操运动员和棒球投球手、板球投球手。常表现为肱三头肌鹰嘴突的止点处疼痛,抗阻伸肘和肩前屈时位被动屈肘时可引发疼痛,可有屈肘和肩内旋活动范围减小。

康复治疗原则同肱骨外上髁炎,即急性期或急性发作时需制动,可利用限制肘关节完全伸直的矫形器;通过非甾体抗炎药、物理治疗(包括冷疗、超声或超声导入)来缓解抗炎止痛;然后进行肌筋膜链松解练习、关节活动练习(尤其是肘关节屈曲及肩关节屈曲和内旋)、在不引起症状加重前提下进行渐进性抗阻训练。

## (七) 腕、手部腱鞘炎

**1. 概述**

腱鞘炎是指腱鞘因机械性摩擦而引起的慢性无菌性炎症,好发于腕及手;以桡骨茎突狭窄性腱鞘炎、指屈肌腱腱鞘炎常见。多见于妇女及手工操作者(如纺织工人、木工和抄写员等)。

桡骨茎突狭窄性腱鞘炎是腕部拇长展肌和拇短伸肌的腱鞘因机械性摩擦而引起的慢性无菌性炎症,因腱鞘和肌腱水肿、增厚,使肌腱在鞘管内活动障碍而称为狭窄性腱鞘炎,患者常表现为桡骨茎突处疼痛、拇指活动受限。

屈指肌腱腱鞘炎是由于屈指肌腱在掌指关节处与屈指肌腱纤维鞘管反复摩擦,产生的慢性无菌性炎症,因局部渗出、水肿和纤维化,导致肌腱和腱鞘增厚,使肌腱在该处的滑动障碍。当肿大的肌腱通过狭窄鞘管隧道时,可发生一个弹拨动作和响声,故又称为扳机指或弹响指;好发于拇指、中指和环指,临床表现主要为掌指关节处疼痛、压痛和患指伸屈活动受限。

**2. 诊断要点**

(1) 桡骨茎突狭窄性腱鞘炎。病史:起病缓慢,发病初期腕部酸痛,逐渐加重。症状:桡骨茎突处疼痛,可向手及前臂放射;拇指无力,伸拇受限。体征:桡骨茎突处肿胀、压痛,有时可触及皮下硬结;Finkelstein试验阳性:患手拇指屈于掌心握拳,然后将腕关节被动地向尺偏,桡骨茎突部产生疼痛加剧。

(2) 指屈肌腱狭窄性腱鞘炎。病史:多见于妇女或手工劳动者,好发于拇指、中指及环指,起病缓慢。症状:①患指屈伸不灵活,伴有酸痛,以晨起为重,活动后好转。②晚期患指屈伸障碍加重,有时有"弹响"或一时的"卡住"现象。严重时患指不能伸展。体征:掌指关节掌侧压痛,可触及皮下硬结,手指屈伸时硬结来回移动伴弹响。

**3. 康复评定**

(1) 疼痛评定:可采用目测类比法(VAS)、数字分级法(NRS)、简化McGill疼痛问卷和压力测痛等评定方法。

(2) 关节活动范围评定:腕、掌指关节活动范围受限。

(3) 肌力评定:前臂屈肌群或旋前肌群力量下降。

**4. 康复治疗**

充分休息,避免过度的手工劳动。

(1) 物理治疗:①超声波疗法(采用水下法,声头距离病变部位2~3 cm,功率0.3~0.6 W/$cm^2$,治疗时间3~5分钟,1次/天,8~12次为1个疗程)、间动电流疗法、超短波或微波疗法(用微热或温热剂量,治疗10~20分钟,1次/天,10~15次为1个疗程)。②深部肌肉刺激。③冲击波治疗。④局部封闭:醋酸氢化可的松与利多卡因混合液痛点鞘管注射,有条件时可在超声引导下进行注射。

(2)运动疗法:①肌筋膜松解练习是利用高尔夫球进行。②软组织拉伸练习。对指肌拉伸练习:手臂放松,手掌打开,掌心向上,用力使拇指指尖与小指指尖对合。屈腕、伸腕肌群拉伸练习:方法见肱骨外上髁炎相关内容。指屈肌拉伸练习:双手掌指、指间关节伸直,双手掌相对,健手五指使患手五指进行背伸活动。上述动作每次坚持6~10秒,每组重复10次,每天3组。③关节活动练习是被动或助力进行腕关节屈、伸、桡偏、尺偏活动。④肌力练习是早期进行主动屈腕、伸腕、桡偏和尺偏练习,疼痛减轻后利用弹力带、哑铃提供负荷进行渐进抗阻练习,具体方法见肱骨外上髁炎部分。握力练习:手握橡皮球或橡皮圈,用力抓紧。指伸肌力练习:手指伸直,五指并拢,在五指上套橡皮筋,用力使五指张开。上述活动每个维持6~10秒,10~20个/组,3组/次,1次/天。

## 二、下肢软组织劳损性疾病的康复

### (一)髂胫束综合征

1.概述

髂胫束综合征指由于膝关节反复多次在一定范围内屈伸,髂胫束前后活动与股骨外髁反复摩擦,引起髂胫束、膝外侧副韧带上下的滑囊、腘肌腱及其周围软组织的慢性炎症;主要表现为膝外侧疼痛,用力屈伸膝活动和上下楼时加重,休息时减轻,又称为膝外侧痛综合征;常见于自行车、长跑和竞走运动员。

2.诊断要点

根据运动史、症状、体征可诊断。

(1)症状。①膝外侧疼痛:股骨外上髁或其周围区域疼痛,合并滑囊炎时,疼痛会放射至大腿及小腿的外侧和发生弹响;膝内收、下坡、跑步时疼痛加重,外展时减轻。膝关节屈曲20°~30°或伸直时疼痛最明显。②髋关节外展无力。

(2)体征:①股骨外上髁外侧、胫骨结节外侧压痛。②髋关节外展力量降低。

(3)X线片一般正常。

3.康复评定

(1)疼痛评定:可采用目测类比法(VAS)、数字分级法(NRS)、简化McGill疼痛问卷和压力测痛等评定方法。

(2)肌力评定:髋外展肌肌力下降。

(3)关节活动范围评定:髋、膝、踝关节活动范围无明显异常。

4.康复治疗

原则:控制疼痛,松解阔筋膜张肌和髂胫束,加强肌腱韧性和肌肉力量,逐步恢复至可以全面进行运动,预防复发。

(1)休息,避免任何可加剧疼痛的活动。

(2)药物治疗:如非甾体抗炎药。

(3)理疗。①电疗:微波、超短波;②红外线、偏振光、半导体激光;③深部肌肉刺激。

(4)局部注射治疗:痛点注射局麻药和糖皮质激素。

(5)运动疗法。①肌筋膜松解练习:利用泡沫轴进行肌筋膜松解练习。②髂胫束拉伸练习:是早期和完全康复的关键。站立位,双下肢交叉,健侧下肢置于患侧下肢前面,躯干尽量前屈。侧身站于墙边,患侧下肢靠内侧,健侧下肢交叉置于患侧下肢前面,手扶墙壁,使患侧髋部尽力靠近墙壁。上述动作每个维持30秒,每次重复2个。③还需进行腘绳肌、股四头肌、髋内收肌群、小腿三头肌拉伸练习。④髋关节外展肌肌力训练:由主动练习逐步过渡到抗阻练习,每天2次,每次3组,10个/组。a.主动练习:健侧卧位,患侧下肢伸直并行侧抬腿练习。站立位,患侧下肢进行外展练习。b.抗阻练习:在踝关节外侧绑沙袋或利用橡皮筋套住双踝提供负荷进行上述练习。

(二)跖(足底)筋膜炎

1.概述

跖腱膜炎是因为慢性劳损(长时间的步行)、创伤,或跖腱膜退变,导致跖腱膜的无菌性炎症,表现为晨起或休息后步行时足底疼痛,活动后减轻,但行走时间长后又出现疼痛;是成人最常见的足痛症之一,常见于女性、肥胖者及老年人;具有自愈性。

2.诊断要点

根据病史、临床表现可诊断。

(1)症状:早期表现为足跟底部疼痛,后期可出现全足底疼痛;在早晨下床时的第一步最为明显,行走一段时间后缓解,但较长时间行走后,症状又会再现。

(2)体征。①压痛:压痛点在跖腱膜跟骨止点处。②被动地往上牵拉患者脚趾,或请患者用脚尖站立,会引发足跟乃至全足底疼痛。

(3)辅助检查:足部的X线片有时可见到跟骨处的骨刺。

3.康复治疗

(1)疼痛剧烈时应减少活动、休息。

(2)口服非甾体抗炎药物治疗。

(3)加强足部保健。足弓支撑鞋垫:带有足弓支撑的鞋垫可均匀分散患者足底压力,在下肢负重时有效降低足底筋膜所受的拉力,进而减少反复牵拉对足底筋膜的伤害。热水泡脚:每晚进行热水泡脚,20~30分钟/次。选择合适的鞋:宜选择厚底、软垫的鞋,鞋内最好具有支撑足弓的结构;避免穿高跟鞋、超平的平底鞋,鞋前部具有足够容纳脚趾的空间。

(4)局部注射:上述方法无效,且疼痛明显,可在超声引导下进行局部注射局麻药和糖皮质激素。

(5)理疗:①急性发作时可行足跟部冰敷,每次10~15分钟。②超短波、半导体激光等。③冲击波治疗:上述方法无效时可行冲击波治疗。

(6)运动疗法:①肌筋膜松解练习是利用高尔夫球进行足底筋膜松解练习。②足底肌肉拉伸练习。坐位,一手固定足跟,另一手握住前足掌及脚趾往上扳至足底筋膜有明显牵张感。坐位,膝伸直,拿一条宽带子置于足掌前端,两手分别握住带子两端用力牵拉,直至足底筋膜有明显牵张感。上述动作每次维持10秒,重复6~10次。③跟腱拉伸练习:面墙而立,双手扶墙,健侧下肢伸直置于后方,患侧足掌贴于墙面,足跟尽量靠近墙面,重心前移,屈曲患侧膝关节,直至感到跟腱拉紧。前足置于楼梯的底层台阶上站立,慢慢降低后跟,直至感到跟腱拉紧。上述动作每次维持10秒,重复6~10次。④踝关节稳定性训练。a.单足站立练习:站立位,双上肢侧平举,单足站;可维持1分钟以上者,进行闭眼单足站立;并逐步过渡到泡沫垫、不平整地面进行上述练习。b.单足站立旋转练习:体位同上,增加上半身向左右旋转练习。c.提踵练习:站立位,双足尖支撑站立,逐步过渡到单足尖支撑站立。

### 三、慢性非特异性颈背痛

**(一)概述**

颈背痛是指颈后方、两侧及背部肋骨下缘之上的区域的疼痛或不适,伴或不伴有上肢疼痛。非特异性颈背痛是指既找不到确切的组织病理结构改变,又无法明确病因的颈背痛,主要包括颈背部肌肉的劳损、肌筋膜炎等。根据病程长短分为急性(<6周)、亚急性(6～12周)和慢性(颈、背痛持续时间在12周以上)。

**(二)诊断要点**

(1)症状:颈、背局部酸、胀、钝痛,或刺痛、无力或发沉,程度不剧烈,时间不持续,在休息或经常变换体位时减轻,受凉、活动过度、劳累、固定姿势过久时加重,反复发作。

(2)体征:压痛部位不明确,能指出局部大片不适;可有相对固定的压痛点;无神经刺激征。

(3)辅助检查通常无异常。

(4)排除特异性颈背痛,如神经根型颈椎病、胸廓出口综合征、臂丛神经损伤等。

**(三)康复评定**

1.疼痛程度

可采用目测类比法(VAS)、数字分级法(NRS)、简化 McGill 疼痛问卷和压力测痛等评定方法。

2.心理与情绪状态

可采用 Zung 焦虑自评量和 Zung 抑郁自评量表进行焦虑和抑郁评定。

3.颈椎功能

可采用颈椎功能障碍指数(neck disability index,NDI)或日本骨科学会颈椎功能评估量表进行评定。

4.生活质量

可采用 SF-36 简明健康问卷或世界卫生组织生存质量评定。

此外,尤应进行姿势、活动模式评估,观察患者是否存在异常姿势及活动模式。

**(四)康复治疗**

1.治疗原则

缓解疼痛,改善功能,恢复正常活动和工作能力,预防残疾。

2.患者教育

患者教育包括治疗的预期目标、有效预防途径、自我管理方法等。尽可能保持正常的体力活动,研究发现,保持正常体力活动有助于保持患者体力,防止或减轻心理与情绪障碍的发生。

3.药物治疗

短期使用 NSAIDs 和弱阿片类可用于疼痛缓解。可应用肌肉松弛药缓解疼痛和肌紧张状态。

4.物理治疗

(1)红外线疗法、超短波疗法、调制中频电疗法、超声波疗法。

(2)偏振光、半导体激光。

(3)深部肌肉刺激。

5.运动疗法

(1)调整姿势:注意纠正头部前伸、驼背等姿势,保持下颌收紧头顶天花板姿势。

(2)肌筋膜松解:根据患者情况进行相应肌筋膜链的松解训练。

(3)颈肩部软组织拉伸:慢性非特异性颈背痛患者常存在颈深屈肌、斜方肌下部、前锯肌、肩关节外旋肌抑制,肩胛提肌、斜方肌上部、斜角肌、胸大肌、胸小肌过度激活,因此,应对上述过度激活的肌肉进行拉伸练习。

1)肩胛提肌拉伸练习:膝手跪位,双手固定,背部向臀部方向拉伸。

2)斜角肌拉伸练习:患者下颌内收,头顶天花板,让颈椎充分伸直,然后向健侧侧屈,脸向患侧旋转。

3)胸大肌拉伸练习:①坐位,两手十指交叉在头后抱头,由治疗师抓住患者两肘向后拉伸。②坐位,两手十指交叉在头后抱头,椅子靠背顶住中,上体后伸同时吸气,两臂向后拉。③面对墙角或开着的门站立。两肘抬至肩关节高度,屈肘使前臂向上,前臂紧贴墙或门框,身体前倾,牵伸两侧胸肌的胸骨部分。④面对墙角或开着的门站立。两肘在两侧抬至肩关节以上,两肘微屈,两掌放在墙上或门框上,身体前倾,牵伸两侧胸肌的肋骨部分。

4)胸小肌拉伸练习:①站立位,双手在背后十指交叉,肩胛骨向后下方运动。②一侧肩前部顶住门框或其他固定垂直物,肩部缓慢地向前转动。上述动作每次维持10秒,重复6~10次。

(4)颈背部肌肉力量练习:对上述抑制的肌肉进行激活练习、肌力练习。①颈深屈肌激活:双手握住橡皮带,从头后绕过并向前方拉弹力带,头部抗弹力带拉力后伸,注意练习过程中能感受到颈部肌肉用力但头部无活动。②肩外旋肩袖肌肉激活:双手握紧橡皮带,上臂贴紧身体两侧,肩关节外旋。③前锯肌:双手握住橡皮带,从背部前面,进行肩带前引练习。④斜方肌下部激活:倚墙滑移:面向墙壁而站,双上肢紧贴墙壁呈双肩外展90°、双肘屈90°位,肩胛骨尽量沿墙向下滑移;俯卧,上肢伸直并分别处于10点钟和2点钟位,拇指指向天空,肩胛骨用力下滑;采用橡皮带进行直臂划船训练,肩部下沉,肘关节伸直,注意力集中在中背部肌肉。每天2次,每次3组,10个/组。

6.心理治疗

对于存在心理与情绪障碍的患者,应进行心理治疗、认知疗法。

## 四、慢性非特异性腰痛

### (一)概述

腰痛是指肋骨下缘至臀部下缘之间的区域,包括腰、腰骶、骶髂、臀部等部位的疼痛或不适,伴或不伴有腿部疼痛。非特异性腰背痛是指既找不到确切的组织病理结构改变,又无法明确病因的腰痛,主要包括腰肌劳损、肌筋膜炎等。根据病程长短分为急性(<6周)、亚急性(6~12周)和慢性(腰痛持续时间在12周以上)。

### (二)诊断要点

(1)症状:慢性反复发作的腰痛,以腰背部、腰骶部疼痛为主,可伴腰部无力,卧床休息后疼痛减轻,弯腰、久坐、久站后疼痛加重;患者常有背部僵硬感、腰部活动受限或动作协调能力受限,可伴有睡眠障碍。

(2)体征:疼痛部位多可见肌张力增高,或有明显的局限性压痛点。慢性腰背痛常可触及肌肉触发点,肌肉触发点数量与疼痛程度和睡眠质量密切相关。

(3)影像学检查一般无异常发现。

(4)排除特异性腰痛和神经根型腰痛。

## (三)康复评定

### 1.疼痛程度
可采用目测类比法(VAS)、数字分级法(NRS)、简化McGill疼痛问卷和压力测痛等评定方法。

### 2.心理与情绪状态
可采用Zung焦虑自评量和Zung抑郁自评量表进行焦虑和抑郁评定。

### 3.腰椎功能
常采用Oswestry功能障碍指数进行评定。

### 4.生活质量
可采用SF-36简明健康问卷或世界卫生组织生存质量评定。

此外,尤应注意脊柱稳定性、姿势、活动模式和深部肌群激活的评估。

## (四)康复治疗

治疗原则:缓解疼痛,改善功能,恢复正常活动和工作能力,预防残疾。

### 1.患者教育
患者教育包括治疗的预期目标、有效预防途径、自我管理方法等。

### 2.保持正常体力活动
研究显示,保持正常体力活动有助于保持患者体力,防止或减轻心理与情绪障碍的发生。

### 3.药物治疗
短期使用NSAIDs和弱阿片类可用于疼痛缓解;可应用肌肉松弛药缓解疼痛和改善肌紧张状态。

### 4.物理治疗
(1)急性发作时可进行手法治疗。

(2)酌情选用冷疗、红外线疗法、激光、超短波疗法、微波疗法、调制中频电疗法、超声治疗等治疗。

### 5.运动疗法
(1)调整姿势:慢性非特异性腰痛患者常存在骨盆前倾,在进行运动疗法之前,需先纠正骨盆前倾,使脊柱处于中立位。

(2)肌筋膜松解:根据患者情况,利用泡沫轴进行相应肌筋膜链的松解练习。

(3)深部肌肉刺激疗法。

(4)软组织拉伸:慢性非特异性腰痛患者常存在髂腰肌和竖脊肌短缩、过度激活,故需要进行拉伸。①髂腰肌拉伸练习:站立位,腰背挺直,双手叉腰,前腿屈膝<90°,后腿往后,小腿贴于垫子;重心前移,使双腿打开幅度增加。注意事项:保持骨盆在中立位,不要前倾。侧卧,双下肢伸直,治疗师抬起上侧下肢,向后拉伸,在最大范围处停留,患者往前移动。②竖脊肌拉伸练习:垫子上坐位,双下肢自然前伸,躯干前屈,双手从双小腿内侧绕过小腿握住双踝关节。椅子上坐位,动作同上。腹部俯卧于训练球上。上述动作每次维持6~10秒,每次重复6~10个,每天进行1次。

(5)核心稳定性训练:慢性非特异性腰痛患者常存在核心肌群激活抑制,需要激活并进行循序渐进的核心稳定性训练。

初级阶段:主要学习激活腹横肌、多裂肌、盆底肌,能够找到并保持脊柱中立位。

中级阶段:当患者在执行简单的任务时能维持中立位,且承载能力已经恢复到可忍受额外的腰椎压缩负荷时,即可进展到中级阶段。这一阶段的目标是在对肌肉挑战增加的情况下稳定脊柱。此期最初的练习都是在仰卧位、仰卧屈膝位,或四肢跪位进行,包括在上述体位同时移动上下肢,以及通过较大范围的运动来挑战维持脊柱中立的肌肉。并逐步进展到下列练习。躯干卷屈练习:仰卧屈膝屈髋,双足支撑于台面,躯干前屈与地面成60°。侧桥(屈膝侧桥、伸膝侧桥)练习:屈膝侧桥练习,侧卧,屈膝90°,下方肩外展90°,肘、膝支撑,抬起躯干;伸膝侧桥练习,侧卧,双下肢伸直,下方肩外展90°,肘、踝支撑,抬起躯干。四肢跪位上肢/下肢交替伸展练习:双肘、膝支撑于床面,腹部收回,肚脐向内收,保持骨盆中立,同时抬起一侧上肢和对侧下肢,并保持躯干、肢体水平;注意保持骨盆不可以有任何的活动。俯卧位桥练习也可在此阶段进行。骨盆桥是激活腰椎椎旁肌的有效方法。需注意的是,练习过程中骨盆和脊柱应保持在中立位,同时强调正常节律的膈肌呼吸。患者一旦在静态核心训练中展示了良好的控制,即可进展到使用生理球进行练习。此时,非负重练习,如在生理球上进行的练习,不得转变为改善运动能力的活动;而应该很快地进展到坐、站、行走位置的更多的功能练习。上述动作每次维持10秒,每次重复10个,每天进行1次。

高级阶段:此期训练的重点是发展患者在不同平面内执行各种运动模式时机体的平衡、协调和运动控制能力。练习应在站立姿势进行,反映功能性活动;可先在地板上进行多平面活动中练习多向跨步,并进展到单腿或双腿跳,以刺激小脑,有助于建立自动姿势控制;然后在不稳定的表面进行上述活动。在不稳定的表面如利用平衡板、摇臂板等进行练习将进一步挑战肌肉组织和训练身体处理意想不到的干扰的能力;还可利用负重、滑轮和其他设备进行跳跃和更强烈的脊柱屈曲和伸展练习之类的功能锻炼。

6.心理治疗

对于存在心理与情绪障碍的患者,应进行心理治疗、认知疗法。

(权玉俊)

## 第九节 手 外 伤

### 一、概述

手是运动器官,在生活和劳动中最易遭受创伤,其发病率约占创伤总数的1/3以上。创伤后,遗留的功能障碍与创伤的类型程度有密切的关系,如切割伤,切面较整齐,早期修复后遗留功能障碍较轻;而压砸、撕脱、碾挫伤,虽经清创修复,伤口愈合后仍遗留严重的伤残。手外伤后的功能障碍是因瘢痕挛缩、肌腱粘连、肿胀、关节僵硬、肌肉萎缩、组织缺损、伤口长期不愈合等造成的运动和感觉功能障碍。

### 二、康复治疗

手外伤的康复包括伤残预防,手功能评定和康复治疗3个部分。

(一)伤残预防

按照WHO专家技术报告,手外伤预防应分3个层次进行。

1.一级预防

一级预防是预防伤病的产生。

2.二级预防

二级预防是在已发生伤病时,防止产生永久性的残疾,即防止伤病成为残疾。

3.三级预防

三级预防在轻度残疾或缺损发生后,积极治疗,限制其发展,避免发生永久性严重的残障。

(二)功能评定

手功能评定是康复治疗的基础,没有评定就无法规划治疗,评价治疗。评定不同于诊断,远比诊断细致且详尽。由于康复医学的对象是伤残者及其功能障碍,目的是最大限度复原其功能,因此康复评定不是寻找疾病的病因和诊断,而是客观、准确地评定手功能障碍的性质、部位、范围、严重程度、预后和转归,为康复治疗奠定基础。评定可以用仪器,有些也可以不用复杂的仪器。评定至少应在治疗的前、中、后各进行一次,根据评定结果,制订、修改治疗计划和对康复治疗效果作出客观的评价。

1.评定内容

(1)外观形态:通过视诊、触诊及患者的动作,凭借检查者的知识和经验,评定手的总体感觉,包括上肢及手的完整性、运动和感觉情况、有无瘢痕、畸形。骨关节需通过X线片评定。

(2)运动功能评定:采用徒手肌力检查,握力计检查手和上肢的肌力、握力;通过量角计测量关节主动和被动的活动范围;手灵巧性及协调性/功能性测验,手活动的灵巧性和协调性有赖于感觉和运动功能的健全,也与视觉等其他感觉的灵活性有关。评定的方法很多,如九孔柱测验和Mober拾物测验等。

(3)感觉功能评定:测手的各种感觉功能,浅感觉(痛觉、触觉、温度觉)、深感觉(震动觉、位置觉、运动觉)、复合感觉(二点辨别觉、粗、滑、质地、形状、轻重的辨别觉)。

(4)电生理功能检查:包括电诊断、肌电图等。

2.评定时注意事项

(1)整体观念,对于严重手外伤患者,除了检查评定伤手情况外,必须注意观察并记录患者生命体征等情况。

(2)术后检查时,患者若不能主动屈曲腕掌指及指间关节、医师不能被动牵拉患者的腕掌指及指间关节,以免损伤刚修复好的肌腱和神经。

(3)评定时必须维持患手于屈腕屈指位。

(三)康复治疗

1.术后手夹板制作

在前臂及手背侧,装置一限制腕及手指伸直的背侧支托,从手术指的指端到前臂掌侧远端装一弹性牵引,中间经过掌侧一个滑轮,使掌术指能够做有限制的活动。即手指由于弹性牵引而被动屈曲,然后用伸直肌腱主动伸直手指,使肌腱缝合部位又可做有效的滑动。同时又保护缝接处不受张力以免撕裂。

前臂及手背侧支托,控制腕关节60°屈曲,掌指关节(MP)45°屈曲,近指间关节(PIP)10°~20°屈曲,远指间关节(DIP)0°~10°屈曲。

支托材料以可塑性能好,制作方便的聚乙烯板为好。牵引带为橡皮条或输液用胶管劈开成条取其1/3。

当手指放松,弹性牵引能将手指拉到完全屈曲位,主动伸指不费力,则表明张力适当。

术后 24~48 小时,在严格指导下开始功能锻炼。练习时令患者主动伸指,当伸直到背侧支托阻挡时放松,靠弹性牵引手指被动屈曲。开始每天 6~8 次,每次做 2~3 次屈伸指活动,以后逐渐增加。4 周后去除支具,开始主动屈伸手指练习。6 周后增加主动活动力量及被动活动。

每天检查支具是否松动,制动角度有无改变,弹力带张力是否合适等。以防张力过大,患指达不到牵引屈曲的目的,肌腱不能有效地被动滑动而发生粘连,或因牵引松弛,而使患指产生主动屈指动作,致使肌腱缝合部断裂。

术后于手指功能位用石膏制动,3 周后去除外固定,6 周后加大活动强度。

2.治疗性锻炼

(1)1~3 周:①练习原则是主动伸指、被动屈指、腕关节不能活动(在夹板控制范围内进行练习),每天数次,逐渐增加运动次数。②术后第 2 天开始伸指间关节(IP)。③在 MP、PIP 屈曲位,轻柔被动活动 DIP 关节。④在 MP 屈曲位,被动完全伸直 PIP 关节。⑤在 MP 屈曲 90°位,被动屈伸 IP 关节。

(2)4~6 周:①调整背侧石膏托,维持腕关节 0°伸直位,MP 关节屈曲、IP 关节伸直位。②主动轻柔地屈曲/伸直 IP 和 MP 关节。③被动屈曲/伸直 IP 关节。④第 5 周腕关节开始缓慢活动,屈指位伸腕;屈腕位伸指,但不能同时做伸腕伸指练习,也不能过分牵伸神经缝接部位。⑤第 6 周可去除石膏托或夹板。

(3)7~8 周:①主动屈曲/伸直练习;②从小到大分级进行抗阻练习屈伸。

3.感觉再训练(术后 8 周开始)

感觉再训练是周围神经损伤患者整体康复程序的一个组成部分。它能使患者在功能性感觉恢复中发挥最大的潜能。

(1)定位觉训练:治疗师在安静的房间里训练患者,用 30 Hz 的音叉让患者知道什么时候和在什么部位开始的移动性触觉。然后用铅笔擦头沿需要再训练的区域,由近到远触及患者。患者先睁眼观察训练过程,之后闭上眼睛,将注意力集中于他所觉察到的感受,然后睁眼确认,再闭眼练习。这样反复学习,直至患者能够较准确地判断刺激部位。当患者能够觉察到指尖的移动性触摸时,即开始恒定性触摸训练。使用 256 Hz 音叉作为导标,以确定何时开始训练。用铅笔擦头点压,开始时压力较大,然后逐渐减轻。经过闭眼—睁眼—闭眼训练程序,反复学习,直至患者能够准确地确认刺激部位。

(2)辨别觉训练:当患者有了定位觉以后,便可开始辨别觉训练。刚开始时让患者辨别粗细差别较大的物体表面,逐渐进展到差别较小的物体表面。每项训练采用闭眼—睁眼—闭眼方法。反馈、重复地强化训练。

(3)需要运动功能参与的感觉训练:下列练习项目,需要较高级的运动技巧。先从大小、形状和质地相差很大的物品开始,逐渐进展到识别细小物品。

4.感觉过敏治疗

(1)教育患者减少恐惧心理,有意识地使用敏感区。如果不克服敏感现象,很难进行下一步的治疗。如感觉再教育、肌力训练、功能性活动等。

(2)在敏感区逐渐增加刺激。首先用棉花摩擦敏感区,每天 5 次,每次 1~2 分钟。当患者适应后,改用棉布或质地较粗糙的毛巾布摩擦敏感区,然后使用分级脱敏治疗。具体方法:①先用漩涡水浴 15~30 分钟,开始慢速,然后逐步加快,使患者逐渐适应水的旋动;②按摩、涂油后,做环形按摩 10 分钟;③用毛巾类针织物摩擦 10~30 分钟,待患者能耐受触觉刺激后,让患者触摸不同材料,如碎粒、黄沙、米粒、圆珠等;④振动,如使用电动震动器震动局部皮肤,以巩固患者的脱敏;⑤叩击,如用铅笔端叩击敏感区以提高耐受力。

5.感觉减退康复技术

感觉减退是由于周围神经修复后,神经再生不完全所致。康复治疗目的,第一是教会患者使用代偿技术,安全地使用手,第二是感觉的再训练。

(1)手部感觉丧失的患者的安全教育:①避免接触热、冷和锐器物品;②避免使用小把柄的工具;③抓握物品不宜过力;④避免长时间地使用;⑤使用工具的部位经常更换,预防某一部位的皮肤有过多的压力;⑥经常检查手部皮肤有无受压征象,如红、肿、热等情况;⑦假如感觉缺损区皮肤破溃,应及时处理伤口,避免组织进一步损伤;⑧良好的皮肤护理,保持无感觉区皮肤的柔软及弹性。

(2)保护觉训练:治疗师用针刺、冷、热、深压刺激等手段,让患者去体会每一种感觉的特色。然后,让患者按闭眼-睁眼-闭眼的过程反复训练。通过再训练,使患者重新建立感觉信息处理系统,而不是恢复原有的保护觉。

6.感觉再训练效果的评估

对感觉再训练效果的评估,尚无精确的方法。临床是根据以下参数来评估。

(1)定位觉的错误次数减少了。

(2)在限定的时间内,能够完成较多的"配对"测试或识别试验。

(3)完成各项训练的时间缩短。

(4)二点识别觉能力提高了。

(5)患者进行日常生活能力和作业活动能力提高了。

其中最重要的评估标准是患者在工作中和休闲活动中利用手的能力增强了。

7.增生性瘢痕处理

(1)超声波疗法:超声波能使胶原纤维束分散,对瘢痕组织有一定的软化作用。接触移动法,若瘢痕在肢体末端可用水下法,1~1.5 W/cm$^2$,每次 5~15 分钟,每天 1 次,15~20 次为 1 个疗程。

(2)音频电疗法:用条状电极,并置法,每次 20~30 分钟,每天 1 次,20~30 次为 1 个疗程,有良好的软化瘢痕、止痒止痛作用。

(3)蜡疗法:蜡饼法,每次 30 分钟,每天 2 次。

(4)加压治疗法:可穿戴等张手套。

(5)按摩法:开始用轻手法的按压法,随着瘢痕组织的老化,手法可逐渐加重,主要采用推、揉、提捏等方法。按摩的频率要慢,手法要柔和,不断变换部位进行,以免引起水疱及损伤新生的皮肤。

(6)牵伸瘢痕组织的被动运动:牵伸力量要逐渐加大,牵伸到一定范围时稍停顿再放松,这类运动与蜡疗、按摩配合进行效果更好。

(7)夹板:一般用来维持肢体位置,预防或矫正畸形。

8.作业治疗

作业治疗是手外伤整体治疗的一部分,是针对伤手的功能障碍,从日常生活活动,手工操作劳动和文体活动中选出一些有助于伤手功能和技能恢复的作业,让伤者参与适应性活动,并按指定的要求进行训练。

(1)治疗泥手锻炼:主要采用普通的黏土或者着色的橡胶黏土。根据治疗早期、中期和后期的不同治疗目的,可调节黏土的量及其软硬度,以达到增强手指肌力、耐力,改善手指灵巧性、协调动作的目的。

(2)弹力治疗带锻炼:根据弹力带强度和治疗用途不同,治疗带可分为轻度、中度和强度等数种,因此,可进行分级别的抗阻力练习。在手康复中,治疗带主要用于肌力、耐力、协调性和关节活动度的训练。

(丁志清)

## 第十节　强直性脊柱炎

强直性脊柱炎(AS)是以骶髂关节和脊柱附着点炎症为主要症状的疾病,与HLAB27呈强关联,是四肢大关节,以椎间盘纤维环及其附近结缔组织纤维化和骨化,以及关节强直为病变特点的慢性炎性疾病。该病病因尚不明确,是以脊柱为主要病变部位的慢性病,累及骶髂关节,引起脊柱强直和纤维化,造成不同程度眼、肺、肌肉、骨骼病变,属自身免疫性疾病。多见于16~25岁青年男性。

### 一、康复评定

#### (一)功能评定

1.运动功能评定

脊柱前屈度的评定:采用改良的Schober法:患者直立位,在患者两侧髂后上棘连线的中点及其上方15 cm处皮肤上分别做标志,然后让患者尽量前屈,在最大屈曲位时测定该两点间距,用所测数据减去15 cm,差值作为腰椎屈曲活动度的指标,<4 cm表示脊柱前屈受限。评价脊柱前屈功能采用颌胸距:患者取坐位,颈部前屈,测量下颌底至胸骨体上缘距离,正常人为0 cm。周围关节(髋膝踝)的评定:包括关节活动度、肌力。

2.感觉功能评定

疼痛是AS患者就诊的主要临床症状,所以必须对疼痛进行评定。一般采用VAS。

3.平衡功能评定

AS患者除影响脊柱外,常影响其周围关节如髋、膝、踝关节,影响躯干及下肢生物力线及负荷平衡,同时脊柱及髋膝踝关节受累后,其本体感觉障碍常常影响其平衡功能,而平衡功能障碍又可加重关节病理改变,导致患者跌倒。所以AS患者平衡功能评定非常重要。

4.步态分析

AS患者常常有步态异常,因此,有条件者还应该进行步态分析。

#### (二)结构评定

1.疾病炎症活动期的评定

强直性脊柱炎是慢性进行性炎症疾病,判断活动期对指导用药及康复治疗方案有临床意义,以下症状的出现提示可能处于炎症活动期。

(1)局部症状:关节红、肿、热、痛,伴有渗出、功能障碍。
(2)全身症状:发热、消瘦、食欲减退、倦怠、睡眠障碍。
(3)具有关节外表现:如伴有眼结膜炎等。
(4)体内出现炎症反应物:如C反应蛋白、红细胞沉降率升高等。

2.关节形态的评定

强直性脊柱炎患者因其脊柱及周围关节受累,常导致脊柱畸形。常用的脊柱结构评定方法为枕墙距。枕墙距:评价颈椎、胸椎后凸程度,让患者靠墙而立,足跟紧贴墙面,测量后枕部与墙面的水平距离。评定其受累部位结构受损程度,也需根据病情选择X线、CT、MRI等检查病变的结构异常的具体情况。

(三)活动评定

活动水平的评定是包括独立生活能力、认知功能、心理评价等在内的综合评价。比如广泛运用的Barthel指数评定法、修订的Rankin标准(mRS)、日常生活活动能力的评估(ADL),对于强直性脊柱炎患者也可借鉴,以患者独立程度、对辅助器具或辅助设备的需求程度及他人给予帮助进行量化,便于治疗前后比较。此外功能独立性评定量表及评估情绪的量表(如汉密尔顿焦虑抑郁量表)等均可应用。

(四)参与评定

可用Meenan的关节炎影响测定量表来评定。其他普适性量表,如简明健康状况调查问卷、欧洲健康质量量表、社会支持量表等均可应用。

## 二、康复诊断

(一)功能障碍

1.运动功能障碍

表现为胸腰椎或髋、膝、踝关节发僵、活动受限、肌力下降。

2.感觉功能障碍

表现为胸腰椎或骶髂关节、髋、膝、踝疼痛。

3.平衡功能障碍

平衡协调功能障碍。

(二)结构异常

1.疾病炎症分期

(1)活动期:局部关节红、肿、热、痛,活动障碍。具有关节外表现:如虹膜炎、淀粉样变、动脉炎。实验室指标:红细胞沉降率、CRP明显增高。

(2)缓解期:局部疼痛消失,遗留关节活动受限或关节僵硬,实验室检查ESR、CRP等正常。

2.关节的影像学异常

AS患者98%~100%的病例早期即有骶髂关节的X线改变。早期X线表现为骶髂关节炎,病变一般在骶髂关节的中下部开始,为两侧性。开始多侵犯髂骨侧,进而侵犯骶骨侧。可见斑点状或块状,髂骨侧明显。继而可侵犯整个关节,边缘呈锯齿状,软骨下有骨硬化,骨质增生,关节间隙变窄。最后关节间隙消失,发生骨性强直。

骶髂关节炎X线诊断标准分为5期:0期为正常骶髂关节,Ⅰ期为可疑骶髂关节炎,Ⅱ期为骶髂关节边缘模糊,略有硬化和微小侵袭病变,关节间隙无改变,Ⅲ期为中度或进展性骶髂关节炎,伴有一项(或以上)变化:近关节区硬化、关节间隙变窄/增宽、骨质破坏或部分强直,Ⅳ期为关节完全融合或强直伴或不伴硬化。

脊柱病变的X线表现,早期为普遍性骨质疏松,椎小关节及椎体骨小梁模糊(脱钙),椎体呈"方形椎",腰椎的正常前弧度消失而变直,可引起一个或多个椎体压缩性骨折。病变发展至胸椎和颈椎椎间小关节,间盘间隙发生钙化,纤维环和前纵韧带钙化、骨化、韧带骨赘形成,使相邻椎体连合,形成椎体间骨桥,呈最有特征的"竹节样脊柱"。原发性AS和继发于炎性肠病、Reiter综合征、银屑病关节炎等伴发的脊柱炎,X线表现类似,但后者为非对称性强直。在韧带、肌腱、滑囊附着处可出现骨质糜烂和骨膜炎,最多见于跟骨、坐骨结节、髂骨嵴等。其他周围关节亦可发生类似的X线变化。

### (三)活动受限

对患者个体而言,AS导致与受累关节相关的日常生活活动不同程度受限,主要表现为站、转移、行走、上下楼梯等活动不同程度的受限。

### (四)参与受限

AS常常对患者回归社会产生不同程度的影响。疼痛、运动功能障碍及平衡协调功能障碍是引起患者社会参与受限的主要原因。社会参与受限主要表现在工作、社会交往、休闲娱乐及社会环境适应等方面受到不同程度限制。

## 三、康复治疗

AS患者早期及活动期的近期目标:预防脊柱畸形的发生,减轻受累关节的过重负担,消除疼痛,改善脊柱功能,有四肢大关节损害时,应设法改善这些关节功能。AS患者后期及缓解期的近期目标:脊柱畸形(包括颈椎)程度改善。

远期目标:防止畸形发生,明显驼背时手术矫正畸形,改善患者的生活工作和学习能力,增强患者参与社会生活的能力,增强职业能力。

AS的病因不明,尚缺乏一种特效的预防和治疗方法,目前常用的是包括运动疗法、物理疗法、中医传统康复、家庭康复教育、生活指导、自我训练在内的综合康复治疗方案。同时,AS病势缠绵,病程可达数十年,往往是炎症活动期和缓解期交错进行。活动期以炎症渗出、疼痛为主;缓解期以关节融合、强直、活动障碍为主,故采用分期治疗的方案,有计划、有重点地进行康复锻炼。

### (一)炎症活动期的康复治疗方案

炎症活动期应予以患者充分休息,保证充足营养,结合药物使用,抑制病程进展,减轻炎症渗出,保持关节活动度。急性期治疗应以被动运动为主,采用物理治疗、水疗、按摩等轻柔方法,以舒缓疼痛、保持功能、缓解病情为目的。

1.物理治疗

炎症活动期以抗感染、止痛、改善功能为康复治疗目的。常用方法有超短波、脉冲超短波、脉冲短波疗法、水疗等。采用其促进炎症吸收、抑制感觉神经传导的作用以缓解炎症渗出的疼痛。一般而言,疼痛是关节炎症的表现,随着炎症消退,疼痛大多可以缓解,也有部分患者,关节炎症不明显而疼痛突出,多与失用性肌肉痉挛有关,此时可采用干扰电、立体干扰电、调制中频电及蜡疗、红外线等方法缓解肌肉痉挛、减轻疼痛。运动疗法:以关节被动运动训练为主,防止局部粘连。

2.药物治疗

(1)非甾体抗炎药:有消炎止痛、减轻僵硬和肌肉痉挛作用。不良反应为胃肠反应、肾脏损害、延长出血时间等。妊娠及哺乳期妇女,更应特别注意。

(2)柳氮磺胺吡啶:SSZ 是 5-氨基水杨酸(5-ASA)和磺胺吡啶(SP)的偶氮复合物,不良反应主要为消化道症状、皮疹、白细胞计数及肝功能异常等,但均少见。用药期间宜定期检查血常规及肝、肾功能。

(3)甲氨蝶呤:据报道疗效与 SSZ 相似。口服和静脉用药疗效相似。不良反应有胃肠反应、骨髓抑制、口腔炎、脱发等,用药期间定期查肝功能和血常规,忌饮酒。

(4)肾上腺皮质激素:一般情况下不用肾上腺皮质激素治疗 AS,但在急性虹膜炎或外周关节炎用非甾体抗炎药治疗无效时,可用 CS 局部注射或口服。

(5)雷公藤总苷:有消炎止痛作用,疗效较雷公藤酊剂好,服用方便。不良反应有胃肠道反应、白细胞减少、月经紊乱及精子活力降低等,停药后可恢复。

(6)生物制剂:肿瘤坏死因子(TNF-α)拮抗剂等(如益赛普、阿达木单抗等)是目前治疗 AS 等脊柱关节疾病的最佳选择,有条件者应尽量选择。

**(二)炎症缓解期的康复治疗方案**

炎症缓解期应以康复锻炼为主,保持关节活动度、恢复受损关节功能。本期治疗强调患者主动配合,采用运动疗法、物理因子治疗、水中运动疗法、按摩、熏蒸等综合方案,必要时辅以手术关节置换术、矫形,以达到改善关节功能、提高生活质量的目的。

1.运动疗法

AS 的畸变具有一定的规律性,即逐渐由腰椎、胸椎、颈椎到骶髂关节、髋关节的屈曲畸形。因此,预防矫正的原则是在全面而均衡提高身体素质的基础上或同时,增强相应伸肌群的张力和力量,以期对抗脊柱及关节的病变,从而保持机体平衡。常用的运动项目包括:保持正确的体位和姿势;身体局部功能锻炼;低强度有氧运动;全面身体素质训练等。

(1)保持正确的体位和姿势:坐位、站立及行走时尽量做到昂首挺胸、双目前视、腰背挺直、胸廓打开,避免低头含胸弯腰,必要时辅助背靠墙站立训练,坐位辅助直背硬靠椅以保持良好的身体姿势,避免坐软沙发及矮板凳,避免长时间弯腰;看书、读报、写字时,视线应与书报保持平行高度,避免颈椎过久后仰或前倾。卧位要求睡硬板床,定时仰卧位,忌高枕,以使腰背处于自然伸展位置。适当定时变换体位,不可长时间地采用同一种体位和姿势,维持脊柱的正常生理曲度,防止因不良的姿势和体位加速加重畸形的形成。而脊柱生理曲度已经消失或已有强直者,可于平卧位时背部垫置一软枕,以延缓脊柱后凸畸形的形成。

(2)胸廓运动:为防止病变上行到达胸部使呼吸受限,胸廓运动和深呼吸运动以最大程度扩张胸廓十分必要。

(3)脊柱灵活性训练:主要为颈、胸、腰 3 个部位的前屈、后仰、左右侧弯及旋转等训练。

(4)髋关节活动度训练:主要包括髋关节>45°的屈曲、外展、内收等功能锻炼,如蹬车运动、踢腿运动、叉腰下蹲运动等。

(5)水中运动:水中医疗体操,充分利用水的浮力放松肌肉关节,减少对受累关节的刺激,特别是随着躯体在水中的上下浮沉,水对身体产生的冲击还起到了被动按摩的作用。

2.物理因子疗法

缓解期可采用改善局部血液循环,促进炎症吸收,防止关节畸形的物理疗法,常用的有超短波、微波疗法。

**3.康复辅具**

支具常用于不稳定关节,保护关节功能位,根据 AS 所伴发的关节功能障碍,采用相应的矫形支具,改变负重力线,平衡各关节面的负荷。采用手杖、助行器等可以减少受累关节负重。

(权玉俊)

## 第十一节 风湿性关节炎

风湿性关节炎是一种常见的急性或慢性结缔组织炎症,属变态反应性疾病。可反复发作并累及心脏。

### 一、病因和发病机制

风湿性关节炎是风湿热的一种表现。风湿热是由 A 组乙型溶血性链球菌感染所致的全身变态反应性疾病,病初起时常有丹毒等感染病史。风湿热起病急,且多见于青少年。风湿性关节炎可侵犯心脏,引起风湿性心脏病,并有发热、皮下结节和皮疹等表现。风湿性关节炎有两个特点:一是关节红、肿、热、痛明显,不能活动,发病部位常常是膝、髋、踝等下肢大关节,其次是肩、肘、腕关节,手、足的小关节少见;二是疼痛游走不定,一段时间是这个关节发作,一段时间是那个关节不适,但疼痛持续时间不长,几天就可消退。化验红细胞沉降率加快,抗"O"滴度升高,类风湿因子阴性。治愈后很少复发,关节不留畸形,有的患者可遗留心脏病变。

### 二、病理和病理生理

风湿在医学上是指关节及其周围软组织不明原因的慢性疼痛。风湿性疾病则指一大类病因各不相同但共同点为累及关节及周围软组织,包括肌肉、韧带、滑囊、筋膜的疾病。关节病变除疼痛外,尚伴有肿胀和活动障碍,呈发作与缓解交替的慢性病程。由于患者的血液循环不通畅,导致肌肉或者组织所需的营养无法通过血液循环来输送,致使患者肌肉缺少营养而老化加速,变得僵硬,严重的会导致患者肌肉和血管萎缩,部分患者可出现关节致残和内脏功能衰竭。

### 三、临床表现

临床以关节和肌肉游走性酸胀、疼痛为特征,多以急性发热及关节疼痛起病,典型表现是轻度或中度发热,游走性多关节炎,受累关节多为膝、踝、肩、肘、腕等大关节,常见由一个关节转移至另一个关节,病变局部呈现红肿、灼热、剧痛,部分患者也有几个关节同时发病,不典型的患者仅有关节疼痛而无其他炎症表现。急性炎症一般于 2~4 周消退,不留后遗症,但常反复发作。若风湿活动影响心脏,则可发生心肌炎,甚至遗留心脏瓣膜病变。其主要临床表现如下。

(1)关节疼痛。

(2)晨僵:患者晨起或休息较长时间后,关节呈胶粘样僵硬感,活动后方能缓解或消失。晨僵在类风湿关节炎中最为突出,可以持续数小时,在其他关节炎则持续时间较短。

(3)关节肿胀和压痛:往往出现在有疼痛的关节,是滑膜炎或周围软组织炎的体征,其程度因炎症轻重不同而异。可由关节腔积液或滑膜肥厚所致。骨性增生性肥大则多见于骨关节炎。

(4)关节畸形和功能障碍：指关节丧失其正常的外形，且活动范围受到限制，如膝不能完全伸直，手的掌指关节有尺侧偏斜，关节半脱位等。这些改变都与软骨和骨的破坏有关。其关节畸形的发生率较低，约为10%。

## 四、辅助检查

### (一)自身抗体

在风湿性疾病的范围内应用于临床的自身抗体分以下4类：抗核抗体谱、类风湿因子、抗中性粒细胞胞质抗体、抗磷脂抗体。其对弥漫性结缔组织病的诊断有重要作用。

1.抗核抗体谱

抗DNA抗体 anti-dsDNA、anti-ssDNA，抗组蛋白抗体 Histone：$H_1$、$H_{2A}$、$H_{2B}$、$H_3$、$H_4$、$H_{2A}$-$H_{2B}$复合物，抗非组蛋白抗体抗ENA抗体，抗着丝点抗体(ACA)等。

2.类风湿因子

除出现在类风湿关节炎外，尚见于其他结缔组织病，如系统性红斑狼疮、干燥综合征、混合性结缔组织病、系统性硬化等。

3.抗中性粒细胞胞质抗体(ANCA)

以常人中性粒细胞为底物按所见荧光图形，分为C-ANCA(胞质型)和P-ANCA(核周型)，其他各自的抗原为胞质内的丝氨酸蛋白酶和骨氧化酶。本抗体对血管炎的诊断极有帮助，且不同的ANCA抗原提示不同的血管炎，如C-ANCA主要出现在Wegener肉芽肿、Churg-Strauss综合征，P-ANCA则见于显微镜下多动脉炎、新月体肾炎、类风湿关节炎、系统性红斑狼疮等。

4.抗磷脂抗体

临床上应用的有抗磷脂抗体和狼疮抗凝物两种测定方法。本抗体出现在系统性红斑狼疮等多种自身免疫性疾病中。抗磷脂综合征是指临床表现有动脉或静脉栓塞、血小板减少、习惯性流产并伴有抗心磷脂抗体和(或)狼疮抗凝物者，除继发于系统性红斑狼疮外，也可以为原发性。

### (二)滑液检查

在一定程度上反映了关节滑膜炎症。特别是在滑液中找到尿酸盐结晶或滑膜细菌培养阳性，则有助于痛风性关节炎或化脓性关节炎的确诊。

### (三)关节影像检查

X线检查有助于关节病变的诊断和鉴别诊断，亦能随访了解关节病变的演变。是目前最常用的影像学诊断方法，其他尚有关节CT、MRI、同位素等检查。

### (四)病理活组织检查

所见的病理改变如狼疮带对系统性红斑狼疮、类风湿结节对类风湿关节炎、唇腺炎对干燥综合征、关节滑膜病变对不同病因所致的关节炎都有着重要的意义。

## 五、诊断

风湿性关节炎的诊断主要依据发病前1～4周有溶血性链球菌感染史，急性游走性大关节炎，常伴有风湿热的其他表现如心肌炎、环形红斑、皮下结节等，血清中抗链球菌溶血素"O"凝集效价明显升高，咽拭子培养阳性和血白细胞增多等。抗链球菌溶血素"O"(抗链"O")是人体被A组溶血性链球菌感染后血清中出现的一种抗体。近85%的风湿性关节炎患者都有抗链"O"增高的情况,通常在1:800以上。当然,风湿性关节炎恢复后,这种抗体可逐渐下降。风湿关节除了抗链"O"增高外,实验室检查还可发现如下异常。

(1)外周血白细胞计数升高,多在$10×10^9$/L以上,中性粒细胞比例也明显上升,高达80%~90%,有的出现核左移现象。

(2)红细胞沉降率和C反应蛋白升高。红细胞沉降率和C反应蛋白通常是各种炎症的指标,在风湿性关节炎患者的急性期,红细胞沉降率可达90 mm/h以上,C反应蛋白也在30 mg/L(30 μg/mL)以上,急性期过后(1~2个月)渐渐恢复正常。

(3)关节液检查,常为渗出液,轻者白细胞计数可接近正常,重者可达$80×10^9$/L以上,多数为中性粒细胞。细菌培养阴性。

(4)类风湿因子和抗核抗体均为阴性。

## 六、康复治疗

目的:缓解关节疼痛,促进渗出液吸收,恢复关节功能。

### (一)物理因子理疗

**1.特定电磁波谱(TDP)**

TDP具有消炎、镇痛、提高免疫力,改善微循环,促进骨髓功能抑制的恢复等作用。照射方法:采取患病关节局部照射,灯距皮肤30~40 cm,每次照射1小时。每天1次,每10天为1个疗程。

**2.风湿治疗仪**

根据病情选用中药水煎浓汁作导入剂,用风湿治疗仪常法操作,直流电透入,通过药离子作用于病变部位,达到消炎止痛,化瘀通络的目的。每天治疗1次,每次20~30分钟,10次为1个疗程。

**3.紫外线疗法**

可全身照射加关节照射再配合应用抗风湿药物治疗,全身照射按基本进度进行,有调节免疫功能,能降低过高的体液免疫功能,使免疫球蛋白减少。

**4.直流电离子导入疗法**

(1)氯化钙阳极导入:具有使毛细血管致密,降低通透性,消炎和脱敏等作用。

(2)水杨酸钠阴极导入:抗风湿止痛,与紫外线疗法有协同作用。

(3)枸橼酸钠阴极导入:可减少血管活性胺的释放,使炎症减轻。

### (二)运动疗法

适量的运动对风湿性关节炎的康复有积极的作用,常用的方法有以下几种。

**1.肩关节**

患者直立,两脚分开与肩同宽,上肢由前向后或由后向前做环转运动20次;两上肢向前伸直向两侧外展,然后内收抱双肩20次。

**2.肘关节**

肘关节尽量伸直,然后屈曲,反复20次;上肢伸直,握拳做前臂旋前旋后运动20次。

**3.腕关节**

腕关节做屈伸动作20次;以前臂为轴,握拳做顺时针及逆时针旋转各20次。

**4.膝关节**

两脚并拢,半蹲,双手扶膝,双膝向左右各旋转20次;双手扶膝做蹲、起动作20次。

5.踝关节

两脚分开与肩同宽,以右腿支撑体重,左脚尖着地,踝关节做内外旋转各20次,然后右脚做相同运动20次;双腿并拢做抬脚跟运动20次。

(权玉俊)

# 第十二节 化脓性关节炎

化脓性关节炎为化脓性细菌引起的关节炎症。血源性者在儿童中发生较多,受累的多为单一的肢体大关节,如髋关节、膝关节及肘关节等。如由损伤引起,则根据受伤部位而定,一般膝、肘关节发生率较高。

## 一、病因和发病机制

最常见的致病菌为金黄色葡萄球菌,可占85%左右;其次为白色葡萄球菌、淋球菌、肺炎链球菌和肠道杆菌等。

细菌进入关节内的途径有以下几种。①血源性传播:身体其他部位化脓性病灶内的细菌通过血液循环传播至关节内;②邻近关节的化脓性病灶直接蔓延至关节腔内,如股骨头或髂骨骨髓炎蔓延至髋关节;③开放性关节损伤发生感染;④医源性:关节手术后感染和关节内注射皮质类固醇后发生感染。

## 二、病理和病理生理

化脓性关节炎的病变发展过程可以分成3个阶段,这3个阶段有时演变缓慢,有时发展迅速而难以区分。

### (一)浆液性渗出期

细菌进入关节腔后,滑膜明显充血、水肿,有白细胞浸润和浆液性渗出物。渗出物中含大量白细胞。本期关节软骨没有被破坏,如治疗及时,渗出物可以完全被吸收而不遗留任何关节功能障碍。本期病理改变为可逆性。

### (二)浆液纤维素性渗出期

病变继续发展,渗出物变为混浊,量增多,细胞亦增加。滑膜炎症因滑液中出现了酶类物质而加重,使血管的通透性明显增加。大量的纤维蛋白出现在关节液中,纤维蛋白沉积在关节软骨上,影响软骨的代谢。白细胞释放大量溶酶体,可以协同对软骨基质进行破坏,使软骨出现崩溃、断裂与塌陷。修复后必然会出现关节粘连与功能障碍。本期出现了不同程度的关节软骨损毁,部分病变已成为不可逆性。

### (三)脓性渗出

炎症已侵犯至软骨下骨质,滑膜和关节软骨都已破坏,关节周围亦有蜂窝织炎。渗出物已转为明显的脓性。修复后关节重度粘连,甚至纤维性或骨性强直,病变为不可逆性,后遗有重度关节功能障碍。

## 三、临床表现

原发化脓性病灶表现可轻可重,甚至全无。

### (一)高热

起病急骤,有寒战、高热等症状,体温可达 39 ℃ 以上,甚至出现谵妄与昏迷,小儿惊厥多见。

### (二)疼痛与功能障碍

病变关节迅速出现疼痛与功能障碍,浅表的关节,如膝、肘和踝关节,局部红、肿、热、痛明显,关节常处于半屈曲位,这样可以使关节腔内的压力减小,而关节囊较松弛以减少疼痛;深部的关节,如髋关节,因有厚实的肌肉,局部红、肿、热都不明显,关节往往处于屈曲、外旋、外展位。患者往往因剧痛拒做任何检查。

### (三)积液

关节腔内积液在膝部最为明显,可见髌上囊明显隆起,浮髌试验可为阳性;张力高时,髌上囊坚实,因疼痛与张力过高,有时难以做浮髌试验。

因为关节囊坚厚结实,脓液难以穿透,一旦穿透至软组织内,则蜂窝织炎表现严重,深部脓肿穿破皮肤后会形成瘘管,此时全身与局部的炎症表现都会迅速缓解,病变转入慢性阶段。

## 四、辅助检查

### (一)实验室检查

血常规中白细胞计数增高可至 $10×10^9$/L 以上,大量中性多核白细胞。红细胞沉降率增快。关节液外观可为浆液性(清的)、纤维蛋白性(混的)或脓性(黄白色)。镜检可见大量脓细胞,或涂片做革兰氏染色,可见成堆阳性球菌。血培养和关节液穿刺培养可检出病原菌。

### (二)X 线检查

早期只可见关节周围软组织肿胀的阴影,膝部侧位片可见明显的髌上囊肿胀,儿童病例可见关节间隙增宽。出现骨骼改变的第一个征象为骨质疏松;接着因关节软骨破坏而出现关节间隙进行性变窄;软骨下骨质破坏使骨面毛糙,并虫蚀状骨质破坏。一旦出现骨质破坏,进展迅速并有骨质增生使病灶周围骨质变为浓白。至后期可出现关节挛缩畸形,关节间隙狭窄,甚至有骨小梁通过,形成骨性强直。邻近骨骼出现骨髓炎改变的也不少见。

## 五、诊断

根据全身与局部症状和体征,诊断一般不难。X 线表现出现较迟,不能作为诊断依据。关节穿刺和关节液检查对早期诊断很有价值,应做细胞计数,分类,涂片革兰氏染色找病原菌,关节液应做细菌培养和药物敏感试验。

## 六、康复治疗

(1)早期足量全身性使用抗菌药物。

(2)关节腔内注射抗菌药物:每天做一次关节穿刺,抽出关节液后,注入敏感抗菌药物。如果抽出液逐渐变清,而局部症状和体征缓解,说明治疗有效,可以继续使用,直至关节积液消失,体温正常。如果抽出液变得更为混浊,甚至呈脓性,说明治疗无效,应改为灌洗或切开引流。

(3)理疗目的:病初,可制止病变蔓延,减轻症状,促进炎症吸收,以免化脓;如炎症已趋向化脓,则促使浸润局限及加速脓肿形成。

常用的理疗方法。①超短波疗法:患部关节,对置法,无热量,每次5～15分钟,每天1次,适用于各期。②紫外线疗法:中心重叠照射法,患部关节用Ⅱ～Ⅲ级红斑量,关节周围用Ⅰ～Ⅱ级红斑量照射,渐降至Ⅰ级或亚红斑量,每天或隔天照射1次。③直流电药物离子导入疗法:在关节腔内注射抗生素的基础上进行腔内直流电离子导入。常采用对置法。④磁场疗法:患部,旋磁法,每天1次,疗程视病情而定。适用于炎症已控制,关节较僵硬者,可防止瘢痕形成。⑤等幅正弦中频电疗法:患部关节,耐受量,每次20～30分钟,每天1次,15～20次1个疗程。适用于炎症已控制,尚残留硬块时,以促进吸收。

其他疗法,如石蜡疗法、微波疗法、短波疗法、可见光线疗法及电针疗法等,亦可采用。

(4)为防止关节内粘连,尽可能保留关节功能可做持续性关节被动活动。在对病变关节进行局部治疗后,即可将肢体置于下(上)肢功能锻炼器上做24小时持续性被动运动,开始时有疼痛感,很快便会适应。至急性炎症消退时,一般在3周后即可鼓励患者主动运动。没有下(上)肢功能锻炼器时,应将局部适当固定,用石膏托固定或用皮肤牵引以防止或纠正关节挛缩。3周后开始锻炼,关节功能恢复往往不满意。

(5)后期病例如关节强直于非功能位或有陈旧性病理性脱位者,需行矫形手术,以关节融合术或截骨术最常采用。为防止感染复发,术前、术中和术后都须使用抗菌药物。此类患者做人工全关节置换术感染率高,需慎重考虑。

(6)术后24小时可进行术腿股四头肌静力性收缩训练(每组10～20次,每天3组)。

(7)术后24～48小时可进行股四头肌静力性收缩训练和直腿抬高训练(每组20～30次,每天3组),可以进行膝关节的屈曲(每组2次,每天2组)。注意保护出入引流管,防止脱落。引流解除后可进行膝关节不负重的主动屈伸活动(每组3～5次,每天4组),如不能主动活动,可进行被动活动(范围以患者痛点为准),及继续股四头肌静力性收缩和直腿抬高训练(每组50～60次,每天3组)。

(8)术后3个月内避免不必要的行走和关节活动,除上述功能训练外,还需进行抗阻股四头肌的训练(方法为在小腿上吊沙袋进行直腿抬高的训练,运动量以第2天晨起时不感到肌肉乏力和酸痛不适为度),以防止肌肉萎缩,膝关节以静止休息为主。

(9)上述锻炼根据患者自身的耐受能力,可适当调整运动量。运动量应循序渐进。

(权玉俊)

## 第十三节 骨 关 节 炎

骨关节炎(osteoarthritis,OA)是一种常见的慢性关节疾病。其主要病变是关节软骨的退行性变和继发性骨质增生。多见于中老年人,女性多于男性。好发于负重较大的膝关节、髋关节、脊柱及手指关节等部位,该病亦称为骨关节病、退行性关节炎、增生性关节炎、老年性关节炎和肥大性关节炎等。

## 一、病因和发病机制

原发性骨关节炎的发病原因迄今为止尚不完全清楚。它的发生发展是一种长期、慢性、渐进的病理过程,涉及全身及局部许多因素,可能是综合原因所致,诸如软骨营养、代谢异常;生物力学方面的应力平衡失调;生物化学的改变;酶对软骨基质的异常降解作用;累积性微小创伤;肥胖、关节负荷增加等因素。

## 二、病理和病理生理

最早期的病理变化发生在关节软骨,首先是关节软骨局部发生软化、糜烂,导致软骨下骨外露;随后继发的骨膜、关节囊及关节周围肌肉的改变使关节面上的生物应力平衡失调,有的部位承受应力过大,有的部位较小,形成恶性循环,病变不断加重。

### (一)关节软骨

正常关节软骨呈淡蓝白色、透明,表面光滑,有弹性,边缘规整。在关节炎的早期,软骨变为淡黄色,失去光泽,继而软骨表面粗糙,局部发生软化,失去弹性。在关节活动时发生磨损,软骨可碎裂、剥脱,软骨下骨质外露。

### (二)软骨下骨

软骨磨损最大的中央部位骨质密度增加,骨小梁增粗,呈象牙质改变。外围部位承受应力较小,软骨下骨质发生萎缩,出现囊性改变。由于骨小梁的破坏吸收,使囊腔扩大,周围发生成骨反应而形成硬化壁。在软骨的边缘或肌腱附着处,因血管增生,通过软骨内化骨,形成骨赘。

### (三)滑膜

滑膜的病理改变有两种类型。①增生型滑膜炎:大量的滑膜增生、水肿,关节液增多,呈葡萄串珠样改变。②纤维型滑膜炎:关节液量少,葡萄串珠样改变大部分消失,被纤维组织所形成的条索状物代替。滑膜的改变不是原发病变,剥脱的软骨片及骨质增生刺激滑膜引起炎症,促进滑膜渗出。

### (四)关节囊与周围肌肉

关节囊可发生纤维变性和增厚,限制关节的活动。周围肌肉因疼痛产生保护性痉挛,关节活动进一步受到限制,可发生畸形(屈曲畸形和脱位)。

## 三、临床表现

### (一)关节疼痛

关节疼痛为首发症状,也是多数患者就诊的主要原因。通常只局限在受累关节内,下肢髋、膝关节骨关节炎可致大腿有痛感。疼痛可因关节负重或活动较多而加剧。

### (二)关节僵硬

部分患者于早晨起床时感觉受累关节轻度僵硬;长期处于静止状态的受累关节开始活动时也会出现僵硬感,启动困难。骨关节炎的关节僵硬在活动开始后15～30分钟消失。

### (三)关节肿胀

当骨关节炎合并有急性滑膜炎发作会出现关节肿胀。

### (四)关节变形

关节变形见于病程较长、关节损害较严重的患者。由于长时间的关节活动受限、关节囊挛缩、关节周围肌肉痉挛而出现畸形。

### (五)肌肉萎缩

肌肉萎缩见于支撑关节的肌肉,由于长期关节活动受限出现失用性萎缩。

### (六)关节弹响

关节弹响见于病程较长的患者,由于关节面受损后变得粗糙,甚至关节面破裂、增生的骨赘破碎在关节腔内形成游离体,以及包绕关节维持关节稳定的韧带变得松弛,故在关节活动时出现弹响。

## 四、辅助检查

### (一)影像学检查

骨关节炎早期X线检查无明显变化。晚期可见关节间隙狭窄,关节边缘有骨赘形成。后期骨端变形,关节表面不平整,边缘骨质增生明显,软骨下骨有硬化和囊腔形成,伴滑膜炎时髌下脂肪垫模糊或消失。

### (二)实验室检查

一般都在正常范围内。关节液检查可见白细胞增多,偶见红细胞。

## 五、功能障碍及评估

关节炎在首次出现症状后常持续缓慢地发展,病情较严重的患者甚至出现运动功能障碍和日常生活活动能力受限,甚至发生残疾,不能步行或卧床不起,造成生活自理困难,进而社会生活参与受限。早期主要进行MMT和ROM评定,后期由于出现功能障碍而进行ADL评定。

### (一)关节ROM评定

以关节量角法进行病损关节和相邻关节的关节活动度测量,可评估单个关节的ROM改变。计算机三维步态分析不但可以观察步行或上肢及手运动时肢体任何单个关节活动度的改变,还可以综合评价各关节联合运动时的功能性改变,从而更全面地观察因为某单个关节活动受限而导致相邻关节的改变,评估因制动或过度活动对相邻关节可能产生的影响。

### (二)关节周围肌力评定

有MMT、等长试验等。需要注意的是,严重的关节疼痛可能会影响检查结果,因此客观的力量测定会比主观肌力检查更为重要。

### (三)疼痛

根据疼痛程度的描述(如轻度、中度、重度)来测量,或通过视觉模拟量表来测量。

### (四)日常生活活动能力

根据Barthel指数评定。此外,各个关节功能受限所涉及的相关评定方法亦可使用,如改良HSS肘关节评分、改良Larson膝关节损伤评分等。国际膝关节疾病分类标准(IKDC)不但有针对膝关节的详细评分,也包括了全身健康状况和病史评分等。

## 六、康复治疗

骨关节炎时,随着年龄的增长,结缔组织退变老化,一般来说病理学改变不可逆转,但适当的治疗可达到阻断恶性循环,缓解或解除症状的效果。

活动期应局部制动,给予非甾体抗炎药,可抑制环氧化酶和前列腺素的合成,对抗炎症反应,缓解关节水肿和疼痛。可选用布洛芬每次 200～400 mg，每天 3 次；或氨糖美辛每次 200 mg，每天 3 次；尼美舒利每次 100 mg，每天 2 次，连续 4～6 周。

静止期则应增加活动范围，增强关节稳定性，延缓病变发展，进而提高 ADL 能力，改善生活质量。

### (一)调整和改变生活方式

控制体重、减少活动量，这是支持和保护病变关节的重要措施，它的目的是减轻病变关节的负荷，减轻或避免病变关节进一步劳损。超重会引起膝、踝关节负荷加大，关节受损危险增加。

### (二)保护关节，避免有害的动作

在文体活动中注意预防肩、膝、踝等关节的损伤，以免日后增加这些关节患骨关节炎的危险。尤其要注意大的损伤。预防职业性关节慢性劳损。

### (三)运动疗法

运动疗法包括肌肉力量训练、提高耐力的训练、本体感觉和平衡训练。有报道称膝关节 OA 患者的肌肉力量、耐力和速度比无膝关节 OA 者小 50%，而运动疗法可维持或改善关节活动范围，增加肌力，改善患者本体感觉和平衡，可提高关节稳定性，从而间接地减轻关节负荷，改善患者运动能力。

1. 休息和运动

休息可以减少炎症因子的释放，减轻关节炎症反应，缓解关节疼痛症状。因此，在关节疼痛严重的急性期，适当的休息是必要的。可采用 3 种休息方式，即使用夹板（和支具）使关节局部休息、完全卧床休息和分散在一天之中的短期休息。但是，关节较长时间固定在某一角度会导致关节僵硬、关节周围肌肉疲劳；长时间的关节制动还会导致肌肉失用性萎缩、关节囊和韧带挛缩。因此，还需要进行适度的关节活动。另外，因为制动导致的全身活动减少，也会出现各系统的功能下降和各种并发症的发生，适当的运动同样可以避免这些问题。

2. 关节活动

适当的关节活动可以改善血液循环，促进局部炎症消除，维持正常关节活动范围，同时通过对关节软骨的适度挤压，促进软骨基质液和关节液的营养交换，改善关节软骨的营养和代谢。

关节活动包括以下方法。①关节被动活动：可以采用手法关节被动活动和使用器械的 CPM。活动时要嘱患者放松肌肉，以防止因肌肉痉挛性保护导致疼痛。②关节功能牵引：主要目的是逐渐缓慢地牵伸关节内粘连和挛缩的关节囊及韧带组织。可使用支架或牵引器将关节固定在不引起疼痛的角度，在远端肢体施以牵引力。牵引时应注意保护，以防出现压疮，牵引力量控制在不引起明显疼痛的范围内，以免引起反射性肌痉挛，反而加重症状。③关节助力运动和不负重的主动运动：在不引起明显疼痛的关节活动范围内进行主动活动，活动时应避免重力的应力负荷，如采用坐位或卧位进行下肢活动等。如果患者力量较弱无法完成，可以予以助力。

3. 推拿和按摩

推拿能够促进局部毛细血管扩张，使血管通透性增加，血液和淋巴循环速度加快，从而改善病损关节的血液循环，减轻炎症反应，改善症状。应用推、拿、揉、捏等手法和被动活动，可以防止骨、关节、肌肉、肌腱、韧带等组织发生萎缩，松解粘连，防止关节挛缩、僵硬，改善关节活动度。对于 OA 患者出现的关节脱位和畸形，推拿可使骨、关节、肌肉、肌腱、韧带等组织恢复到尽可能好的解剖位置和较好的功能。这些方法十分符合力学的作用机制。推拿和按摩还能通过神经反射效应引起全身血流动力学改变。

4.肌力和肌耐力训练

肌力训练的目的是增强肌力,防止失用性肌萎缩,增强关节稳定性,从而控制症状,保护关节。进行肌力训练的同时还应加强肌耐力训练,以维持肌肉持久做功的能力。OA患者的肌力和肌耐力训练以静力性训练为主。在不引起关节疼痛的角度做肌肉的等长收缩,一般认为最大收缩持续6秒可以较好地增强肌力,而持续较长时间的较小幅度的收缩更有利于增强肌耐力。因为在不同角度下做功的肌肉可能是不同的,而同一肌群在不同角度下收缩力量也不一样,因此应在不引起关节疼痛的范围内从各个角度进行静力性肌力训练。动力性肌力训练和等速肌力训练因为伴有关节活动,会增加关节负荷,一般不适用于OA患者。另外肌力训练还要注意关节的稳定性。因为关节的稳定性是靠原动肌和拮抗肌共同维持,所以应该同时进行原动肌和拮抗肌的肌力训练,以防肌力的不平衡导致关节的不稳定。如在膝关节OA患者,不但要进行股四头肌肌力训练,同时还应该注重腘绳肌肌力训练,才可以更好地维持膝关节的稳定性。

### (四)物理因子治疗

可选择TENS、中频电疗、针灸疗法、热疗(蜡疗、热敷、中药熏洗、红外线、局部温水浴)消炎止痛。

(1)轻症OA患者,可先试用物理因子治疗配合其他非药物疗法消炎止痛,无效时再使用药物。

(2)视病情需要和治疗条件,必要时可2～3种物理因子综合治疗。

(3)物理因子治疗只是一种辅助性对症性的(止痛消肿)治疗,常需配合其他治疗手段使用。

(4)尽量使用简便、经济、安全的物理因子治疗,能在家中自行应用治疗者更好。热疗每次不超过30分钟。

### (五)矫形器或助行器

1.手杖

手杖适用于髋或膝OA患者步行时下肢负重引起的疼痛或肌肉无力、负重困难者,可用手杖辅助减轻患肢负重,缓解症状。

2.护膝及踝足矫形器等

保护局部关节,急性期限制关节活动,缓解疼痛。

3.轮椅

轮椅适用于髋、膝关节负重时疼痛剧烈,不能行走的患者。

### (六)心理治疗

针对存在的抑郁焦虑进行心理辅导、卫生教育,心理状况改善有助于预防和减轻疼痛。

### (七)手术治疗

手术治疗主要用于髋、膝OA患者,目前多采用人工关节置换术。可根据适应证,采用截骨手术或采用关节镜手术进行关节清理。

## 七、预防和保健

(1)应尽量减少关节的负重和大幅度活动,以延缓病变的进程。

(2)肥胖的人,应减轻体重,减少关节的负荷。

(3)下肢关节有病变时,可用拐杖或手杖,以减轻关节负担。

(4)发作期应遵医嘱服用消炎镇痛药,尽量饭后服用。关节局部可用湿热敷。
(5)病变的关节应用护套保护。
(6)注意天气变化,避免潮湿受冷。

(权玉俊)

## 第十四节 截肢术后

### 一、概述

截肢是截除没有生机和(或)功能的肢体,或截除因局部疾病严重威胁生命的肢体。确切地讲,截肢是经过一个或多个骨将肢体的一部分切除;而特别将通过关节部位的肢体切除称为关节离断。

### 二、流行病学

自人类建立现代外科以来就有了截肢手术,截肢手术在外科领域中涉及范围很广,如战伤外科、普通外科、血管外科、肿瘤外科、烧伤外科、整形外科和矫形骨科都进行截肢术。近20年来,造成截肢的原因逐渐发生变化,因为周围血管疾病或合并糖尿病而截肢者已越来越多见,在美国已占截肢发生率的50%,成为截肢原因的第1位。在我国截肢仍以外伤为主,但因血管疾病而截肢者近年来也呈上升趋势。

### 三、截肢的适应证

因疾病或外伤导致肢体血运丧失,且不可能重建和恢复是截肢手术的唯一适应证。

#### (一)外伤性截肢

不可修复的严重创伤、肢体坏死、严重感染、不可矫正的严重畸形、不可修复的神经损伤造成肢体严重畸形等。外伤是青壮年截肢的主要原因。

#### (二)肿瘤性截肢

肿瘤侵犯范围较广或保肢手术后复发不能采取保肢手术。

#### (三)血管病性截肢

阻塞性动脉硬化症、血栓闭塞性脉管炎等。血管性疾病是老年人截肢的主要原因。

#### (四)糖尿病性截肢

糖尿病性血运障碍、周围神经病变所致糖尿病足。

#### (五)先天性畸形截肢

肢体无功能。先天性畸形为儿童截肢的主要原因。

#### (六)感染性截肢

严重感染威胁患者生命,气性坏疽等。

### 四、截肢手术的原则

截肢手术同样遵守矫形外科手术的基本原则,截肢手术的原则如下。

### (一)止血带的应用

除了因血管疾病而缺血的肢体不能应用止血带外,其他截肢手术都要应用止血带。使用止血带可使手术视野清楚,手术操作更易进行。在止血带充气前先要用橡皮驱血带驱血,然而在为感染或恶性肿瘤肢体截肢时就不能用这种方法了。这种情况下应该让肢体先抬高5分钟,再将止血带充气。

### (二)皮肤的处理

由于现代义肢技术的应用,对于截肢平面和瘢痕位置的要求不再那么重要。无论在什么水平截肢,残端都要有良好的皮肤覆盖。良好的残肢皮肤应有适当的活动性、伸缩力和正常的感觉。外伤后截肢应根据皮肤存活情况进行处理,不要因为追求常规截肢手术皮肤切口的要求而缩短肢体。肿瘤截肢也是如此,经常采用非典型的皮肤切口和皮瓣。

1.上肢截肢皮肤的处理

残肢的前后侧皮瓣等长。但是,前臂长残肢或腕关节离断时,屈侧的皮瓣要长于伸侧,这样做的目的是使瘢痕移向伸侧。

2.下肢截肢皮肤的处理

小腿截肢已不再普遍采用前长后短的鱼嘴形皮瓣,更多应用的是需要加长的后方皮瓣,其皮瓣带有腓肠肌,实际上是带有腓肠肌内外侧头的肌皮瓣,其皮瓣的血运比较丰富,并且给残端提供了更好的软组织垫。

### (三)肌肉的处理

肌肉的处理方法是行肌肉固定术和肌肉成形术。

1.肌肉固定术

将肌肉在截骨端远侧方至少5 cm处切断,形成肌肉瓣,在保持肌肉原有张力的情况下,经由骨端部钻孔,将肌肉与骨相邻侧通过骨孔缝合固定,使肌肉获得新的附着点,防止肌肉在骨端滑动和继续回缩。

2.肌肉成形术

将相对应的肌瓣互相对端缝合,截骨端被完全覆盖包埋,保持肌肉于正常的生理功能状态,形成圆柱残肢,可以满足全面接触、全面承重假肢接受腔的装配要求。但是,当截肢部位的血液循环处于边界线时,肌肉固定是被禁忌的。

### (四)神经的处理

为了预防被切断神经伴行的血管出血和神经瘤的形成,目前主张采用将较大的神经干在切断前用丝线结扎伴行的滋养血管后再切断的方法;或将神经外膜纵行切开,把神经束剥离,切断神经束,再将神经外膜结扎闭锁,使神经纤维被包埋在闭锁的神经外膜管内,以免切断的神经残端向外生长而形成神经瘤。

### (五)骨骼的处理

一般骨与骨膜在同一水平切断,禁止骨膜剥离过多以避免骨端环形坏死。为获得残端良好的负重、增加残端负重面积,避免腓骨继发外展畸形,并且增加残端外侧方的稳定性,小腿截肢截骨端的处理方法是胫腓骨等长,用保留的胫腓骨骨膜瓣互相缝合,最好使其骨膜瓣带有薄层骨皮质。骨膜瓣在胫腓骨端之间架桥,使胫腓骨端融合称为骨成形术。

(六)截肢水平选择

1.上肢截肢平面的选择

(1)肩部截肢:应尽可能保留肱骨头,而不进行通过肩关节的离断,这样可以保留肩部的正常形态,有利于假肢接受腔的适配、悬吊、稳定和穿戴。在功能上肱骨头的保留有助于假肢肘关节与假手的活动控制。同时,穿戴假肢后的外形会更符合美观上的需要。

(2)上臂截肢:应尽量保留残肢的长度,因上臂假肢的功能取决于残肢的杠杆力臂长度、肌力和肩关节活动范围。长残肢有利于对假肢的悬吊和控制。经过肱骨髁的截肢与肘关节离断的假肢装配方法和功能是相同的,所以当条件许可,能在肱骨髁水平截肢时,就不要在肱骨髁上部进行截肢,因为肘关节离断假肢在各个方面都要优于上臂假肢。

(3)肘部截肢:如果可以保留肱骨远端,肘关节离断是理想的截肢部位。由于肱骨内外髁部的膨隆,肱骨远端比较宽大,有利于假肢的悬吊及控制,并且肱骨的旋转可以直接传递到假肢;而肘关节以上部位的截肢,肱骨的旋转不能直接传递到假肢,而是通过假肢肘关节旋转来完成的。因此,肘关节离断是良好的截肢部位,肘关节离断假肢在各个方面都要优于上臂假肢。

(4)前臂截肢:保留患者的肘关节非常重要。即使是很短(4~5 cm)的残端也要保留,残肢越长,杠杆功能就越大,旋转功能保留也就越多。当残肢长度保留80%时,残肢旋转活动角度为100%;残肢长度保留55%时,残肢旋转活动仅为60%;残肢长度保留35%时,残肢旋转活动角度为0°。前臂远端呈椭圆形,有利于假手发挥旋转功能;残肢肌肉保留得越多就越容易获得良好的肌电信号,对装配肌电手是非常有益的。

(5)腕部截肢:与前臂相比,腕离断是理想的截肢部位,应保留完整的尺桡骨,而且不应切除尺桡骨的茎突。由于残肢远端膨大,假肢接受腔做到肘关节以下就足以保证假肢的悬吊,而且保留了前臂全部的旋转功能,使残肢功能得到最大限度的发挥。由于假肢制作和装配技术的提高,腕部截肢已可以安装性能良好并且美观的假肢。

(6)手掌与手指截肢:以尽量保留长度为原则,尤其是保留拇指的长度;当多手指需要截指时要尽量保留手的捏、握功能。掌部保留长度有利于残端功能的发挥和恢复。掌部截肢保留了腕关节的功能,可以装配功能型假手,假手开合靠腕关节屈伸功能来控制。掌部截肢现已能装配半掌肌电假肢。

2.下肢截肢平面的选择

(1)半骨盆切除:髂嵴对接受腔的适配及悬吊非常重要,坐骨结节有利于负重。因此,应根据条件尽量保留髂嵴和坐骨结节。

(2)髋部截肢:尽量保留股骨头和颈,在小转子下方截肢,不做髋关节离断。这样有助于接受腔的适配和悬吊,增加假肢的侧方稳定性和增加负重面积。

(3)大腿截肢:要尽量保留残肢长度,即使是短残肢也应保留。因为现代化假肢制作技术已可以保证任何长度的大腿残肢均可以装配良好的假肢。坐骨结节平面以下 3~5 cm 处的大腿极短残肢,其功能优于髋关节离断,而且带锁定装置的硅胶衬套可以较好地解决假肢的悬吊问题。

(4)膝关节离断:与大腿截肢相比,膝关节离断是理想的截肢部位。膝关节离断截肢保留了完整的股骨。肌肉完整的长残肢对假肢控制能力强,残肢末端可以很好地承重。由于主要靠股骨内外髁实现假肢的悬吊,假肢接受腔上缘高度在坐骨结节以下,髋关节的活动范围基本不受限制。膝关节离断假肢是残肢端负重,其负重力线与正常相同,不需要增加腰前凸,也没有侧倾步态;而大腿截肢的主要负重部位是坐骨结节,负重力线通过坐骨结节的前外侧,可引起骨盆前倾,腰前凸加大。因此,膝关节离断假肢的功能要明显优于大腿假肢。

(5)小腿截肢:膝关节的保留对下肢功能极其重要,其功能明显优于膝关节离断假肢。只要能保证髌韧带的附着,在胫骨结节以下截肢即可安装小腿假肢。但从髌韧带附着点部位以上截肢,就失去了膝关节的屈伸功能,应选择膝关节离断截肢。小腿截肢以中下1/3交界处为佳,一般保留15 cm长的残肢就能够安装较为理想的假肢。小腿远端软组织少、血运不良,不适合截肢。一般来讲,因周围血管疾病而进行的小腿截肢不应该超过膝关节下12.5 cm的水平。

(6)赛姆截肢:为理想的踝部截肢部位,截骨平面在胫腓骨的远端,踝关节上0.6 cm。虽然截肢水平相当于踝关节离断,但是残端被完整、良好的足跟皮肤所覆盖,具有稳定、耐磨、不易破溃的特点。残肢端有良好的承重能力,且行走能力良好,有利于日常生活活动,其功能明显优于小腿假肢。但应注意踝关节离断是不可取的。

(7)足部截肢:要尽量保留足的长度,也就是尽量保留前足杠杆力臂的长度,在步态周期静止时相的末期,使前足具有足够的后推力,这是非常重要的。前足杠杆力臂的缩短能对快步行走、跑和跳跃造成很大的障碍。

### 五、康复评定

#### (一)截肢者的康复评定

1.全身状况评定

全身状况评定包括截肢原因,是否患有其他系统的疾病,对其他肢体状况的评定,对脏器功能(如心肺功能)的评定等。判断患者能否安装假肢,能否承受装配假肢后的功能训练,有无假肢使用能力。

2.残肢的评定

(1)残肢外形:以圆柱状为佳,而不是圆锥形。

(2)残肢畸形:大腿截肢易出现髋关节屈曲外展畸形,小腿截肢易出现膝关节屈曲畸形或腓骨外展畸形。残肢如有畸形,则不宜安装假肢,即使安装也会影响假肢的穿戴功能。

(3)皮肤情况:皮肤条件的好坏直接影响假肢的佩戴。应注意检查残肢皮肤有无瘢痕、溃疡、窦道,残端皮肤有无松弛、肿胀、皱褶,皮肤感觉有无减弱,以及皮肤血液循环状况等。

(4)残肢长度:残肢长度与假肢种类的选择密切相关。残肢长度影响假肢的控制能力、悬吊能力、稳定性、代偿功能和运动中的能量消耗。理想的小腿截肢长度为膝下15 cm左右,大腿残肢长度为25 cm左右。

(5)关节活动度:以距残端最近关节为重点,检查测量肩、肘、髋、膝等关节的活动范围,关节活动度受限影响假肢的使用。

(6)肌力评定:多用徒手肌力评定,重点检查残肢肌力。肩和肘部肌力减弱,则对假手的控制力明显减弱。臀大肌、臀中肌、髂腰肌和股四头肌肌力减弱,可出现步态异常。

(7)平衡功能:可进行坐位、站位的静态平衡、动态平衡、他动平衡评定。下肢截肢患者平衡功能尤为重要。

(8)残肢痛和幻肢痛:疼痛可用视觉模拟评分评定。残肢痛有无残端骨刺、神经瘤、血液循环障碍等原因。

### 3.心理功能评定

康复不仅需要加强躯体功能,还应重视心理及行为方面的康复。截肢对截肢者精神上的打击胜过躯体的打击,尤其是急性外伤引起的截肢。所以心理康复尤为重要,否则会严重影响功能的恢复。心理功能评定量表很多,较常用的有汉密尔顿焦虑及抑郁量表。

### 4.ADL 评定

Barthel 指数评定是国际康复医学常用的方法。其具有简单、可信度高、灵敏度好等特点。

### 5.社会参与能力评估

社会参与能力评估主要包括职业能力、休闲娱乐等方面。急性外伤截肢者多数较年轻,职业能力的评估与训练更为重要。

## (二)假肢评定

### 1.临时假肢评定

(1)接受腔评定:接受腔的松紧是否合适,是否全面接触和全面承重,有无压迫和疼痛。

(2)对线的评定:生理力线是否正常,站立时有无身体向前或向后倾倒的感觉。

(3)悬吊能力的评定:假肢是否有上下窜动,出现唧管现象。可通过拍摄站立位残肢负重与不负重 X 线片,测量残肢皮肤与接受腔底部的距离变化来判断。

(4)穿戴假肢后残肢情况:观察皮肤有无红肿、硬结、破溃、皮炎,残端有无因接受腔接触不良、腔内负压造成的局部肿胀等。

(5)步态观察:注意观察行走时的各种异常步态,分析其产生的原因,予以纠正。

(6)上肢假肢:上肢假肢要检查悬吊带与控制系统是否合适,评定假手的开合功能、协调性、灵活性,尤其是日常生活活动能力的情况。

### 2.正式假肢的评定

(1)上肢假肢:包括假肢长度、肘关节屈伸活动范围、前臂旋转活动范围、肘关节完全屈曲所需要的肩关节屈曲角度、肘关节屈曲所需要的力、肘关节屈曲 90°时假手的动作、假手在身体各部位动作、对旋转力和拉伸力的稳定性;上肢假肢日常生活活动能力的评定。对于一侧假手,主要观察其辅助正常手动作的功能。

(2)下肢假肢评定:包括接受腔的评定、假肢长度、步态评定和行走能力评定。①接受腔的评定:检查站立时残肢是否完全纳入接受腔内,即坐骨结节是否在规定的位置上,残端是否与接受腔底部接触。坐位时,接受腔是否有脱出现象。接受腔前上缘有无压迫,接受腔坐骨承重部位对大腿后肌群有无压迫等。②假肢长度:对于小腿假肢,双侧下肢应等长;对于大腿假肢,假肢侧常较健侧短 1 cm 左右。③步态评定:肉眼观察步态情况,有条件时可应用步态分析仪进行更客观的分析检查。对异常步态要正确判断,从三个方面分析原因:一是截肢者自身的问题,如心理影响,怕跌倒、对假肢功能有疑问等;髋关节与残肢有异常等。二是假肢的问题,如接受腔适配不良,对线不良,关节、假脚结构及功能不合适。应针对具体原因进行处理。三是大腿假肢常见的异常步态:包括假肢膝关节不稳定、假脚拍地、腰椎过度前凸、外展步态、躯干侧倾、外甩、提踵异常、画弧步态、跺脚步态、步幅不均、摆臂异常等。④行走能力评定:一般以行走的距离、上下台阶、过障碍物等为指标,对行走能力进行评定。截肢部位和水平不同,行走能力也各异。一般来讲,截肢水平越高,行走能力越差。一侧小腿、另一侧大腿截肢者行走能力更差,以双侧大腿截肢的行走能力为最差,双大腿短残肢一般需要手杖辅助行走。

(3)假肢整件的评定:对假肢部件及整体质量进行评定,使患者能获得满意的、质量可靠的、代偿能力良好的假肢。

## 六、康复治疗

### (一)截肢康复处方

根据评定意见,由主管康复医师具体开出康复处方,如为增强肌力、改善关节活动度和增强全身体力等的运动治疗或作业治疗处方;促进残肢肿胀消退、软化瘢痕的物理治疗处方;术后即装假肢、临时假肢或永久假肢的处方;穿戴假肢后的康复训练处方等。

### (二)术前物理治疗

截肢手术前的物理治疗可以改善全身功能低下,提高应用假肢和日常生活活动能力。因此,术前物理治疗是必不可少的,是手术准备的一部分,主要以截肢术后假肢控制功能训练为主,主要包括术前评价、关节活动度、肌力训练。

1.关节活动度训练

术前由于局部疼痛、长期卧床等,容易造成关节活动受限,因此术前应尽早预防关节活动受限。如大腿截肢术后患者容易出现髋关节屈曲外展畸形,小腿截肢术后容易出现膝关节屈曲挛缩。因此术前要围绕上述关节进行关节运动、肌力训练,以主动训练为主。如果已发生关节活动受限,则需要行关节松动术、肌肉牵张等手法治疗。

2.肌力增强训练

为了术后残肢更好地控制假肢,不但要进行可能的患肢局部肌肉训练,同时还要进行增强健肢肌力训练。肌力增强训练以主动运动、抗阻运动为主。

### (三)术后残肢的康复治疗

1.正确的肢体位置

截肢者由于残肢肌肉力量不平衡,很容易发生关节畸形。因此,术后应保持残肢正确的肢体位置。理想的大腿截肢后功能位是仰卧时髋关节保持伸展、中立位,侧卧位采取以患侧在上的卧位,使髋关节内收为宜,还可俯卧位。小腿的正确肢体位置应当保持膝关节伸直位。

2.弹力绷带包扎

截肢术后残肢伤口基本愈合,由于残肢的血液循环低下,出现残肢肿胀。可在残肢缠绕弹力绷带,促进静脉和淋巴回流,减轻疼痛,使残肢尽早定型。弹力绷带包扎时应采用远端紧、近端较松的方法。每4小时更改缠绕1次,夜间可持续包扎。具体方法:用15~20 cm宽的弹性绷带包扎残肢,包扎时先顺沿残肢长轴包绕2~3次,再从远端开始斜行向近端包扎,缠绕时应以斜"8"字形方式进行。不能环状缠绕,压力从远端向近端应逐渐减小。对于大腿残肢,应缠绕至骨盆部,对于小腿残肢应缠绕至大腿部。

3.残肢的皮肤处理

截肢术后残肢的皮肤应保持清洁和干燥,注意防止皮肤擦伤、水疱、汗疹、真菌或细菌的感染。

截肢术后手术创面大,血液循环差,再加上术后需使用弹力绷带缠绕,皮肤通透性差,残肢皮肤易出现水疱、汗疹、皮肤擦伤、细菌或真菌感染。一旦发生,将影响肢体的功能训练及穿戴假肢。因此,要保持残肢皮肤清洁、干燥。

(1)每天睡前清洗残肢,用干毛巾擦干。

(2)残肢套应保持清洁、干燥,每天至少更换1次,如出汗多或其他问题,应增加更换次数。

(3)穿戴残肢套时一定要注意防止出现皱褶。

(4)一旦残肢出现水疱、汗疹等应及时积极地采取措施,局部外用药涂抹,暂时不穿戴假肢。

**4. 残肢末端承重及角化训练**

为了加强术后残肢末端的承重能力,开始用手掌拍打残肢和残肢末端;部分感觉过敏的残肢,开始进行脱敏治疗;用细粗布摩擦残端,待皮肤适应时,进一步采用沙袋与残肢皮肤相触撞、承重,逐步增加承重重量。

**5. 关节活动训练**

(1)髋关节活动训练:大腿截肢术后,部分截肢者安于舒适的姿势,易造成髋关节屈曲外展畸形,应早期进行髋关节运动训练。重点是髋关节的伸展训练、髋关节的内收训练,同时进行髋屈曲、外展训练。

(2)膝关节活动训练:重点是膝关节伸直训练,同时进行屈膝训练。应在手术第2天开始屈伸膝关节,尤其要注重伸直膝关节。在坐位时伸直膝关节,在卧位时主动伸直膝关节,如膝关节有屈曲挛缩,应由治疗师进行膝关节的牵张训练,以改善膝关节活动度。

(3)上肢关节活动训练:上肢截肢术后,特别是上臂截肢由于肌力不平衡,肩胛胸壁关节活动受限,影响假肢的使用,需进行肩关节各方向活动训练及肩胛胸壁关节内收、外展活动训练。

**6. 肌力训练**

安装假肢后控制假肢要有足够的肌力。截肢后残肢的肌肉在短时间内会出现萎缩,为避免肌肉萎缩,应尽快安装假肢,尽早进行肌力训练。截肢术中非截断的肌肉可早期进行主被动强化训练。对于截断的肌肉,术后2周可以开始主动收缩训练,6周开始强化训练。

(1)残肢肌力的训练:①大腿截肢者易出现髋关节屈曲外展挛缩畸形,训练中要特别加强髋关节的伸展、内收肌肉的训练,尽早开始臀大肌和内收肌的等长收缩,术后6天开始主动伸髋练习,术后2周,若残肢愈合好,开始髋关节内收肌和外展肌的抗阻练习。如患者俯卧位,徒手或沙袋放置在残肢远端,让患者将残肢上抬以训练臀大肌肌力;患者仰卧位,徒手或沙袋放置在残肢远端,让患者将残肢外展,训练外展肌力,同时还应对躯干及健侧肢体进行肌力训练。②小腿截肢者易出现膝关节屈曲挛缩,应增强膝关节屈伸肌,尤其是股四头肌的肌力训练,早期进行股四头肌的等长收缩,以后开始屈伸肌的主动运动和抗阻运动训练,同时要注意双上肢及健侧肢体的肌力训练。③髋关节离断患者进行腹背肌和髂腰肌的训练。

(2)躯干肌训练:进行腹背部肌肉肌力训练,并辅以躯干回旋、侧向移动和骨盆提起等动作。

(3)健侧下肢的训练:下肢截肢后,其残肢侧的骨盆大多向下倾斜,致使脊柱侧弯,患者初装假肢时往往感觉假肢侧较长,因此应尽早进行站立训练、连续单腿跳及站立位的膝关节屈伸运动。

## 七、并发症的预防和处理

**(一)残肢肿胀**

**1. 病因**

残肢肿胀的原因很多,损伤、血管病变、手术处理不当、术后处理不当、假肢接受腔不良等均可引起。

**2. 预防及处理**

(1)手术要确定正确的截肢平面,不要盲目追求保持残肢长度而忽视截肢软组织的条件。要充分考虑术后装配假肢的最好代偿功能,争取术后伤口一期愈合,皮肤软组织松紧度合适,血运良好,为日后假肢装配打下良好基础。

(2)术中对血管的处理要完全彻底,大血管要缝扎,小血管也要彻底结扎。防止术后出血、渗血。同时术中要彻底引流,防止皮下血肿形成。

(3)术后硬绷带的应用:目的为加压止血、防止水肿,同时防止术后由于不正确体位造成关节挛缩畸形。

(4)早期康复训练:术后3~5天即可开始在床上进行肌肉收缩训练。通过训练增强肌力,同时促进血液循环,促使残肢尽快形成淋巴及静脉回流侧支循环,减轻水肿。

(5)软绷带技术的应用:术后2周伤口愈合拆除缝线后,残肢用弹力绷带促进静脉及淋巴回流,防止或减轻水肿。同时应告知患者,在穿用假肢后弹力绷带在夜间应坚持使用,防止因肿胀而影响第2天假肢的使用。

(6)物理疗法:物理治疗可以改善血液循环,控制感染,达到减轻和消除肿胀的目的。常用的方法有石蜡疗法、音频电疗、超声波疗法、红外线疗法等。

**(二)瘢痕**

1.病因

瘢痕是人体修复创伤的自然产物。瘢痕组织是一种血液循环不良、细胞结构异常、神经分布错乱的不健全组织。瘢痕组织的另一个特征就是挛缩。

2.预防

(1)严格无菌技术和无创伤操作,争取创口一期愈合。

(2)切口方向与皮肤的自然皱纹一致或与关节平面平行。

(3)在缝合创口时,对合要整齐,并避免张力过大。

(4)创口愈合后,早期拆线及术后局部加压包扎,适当的物理治疗,均能防止瘢痕过度增生。

3.治疗原则

瘢痕是组织创伤后修复的必然产物。治疗的目的在于预防瘢痕过度增生。应该根据不同阶段采取不同的治疗措施。

(1)创伤期的主要目标是消炎、消肿、止血、止痛。根据瘢痕预防的原则,采取相应的处理手段。

(2)创伤后期的目的是加速组织愈合,减少瘢痕增生,尤其要避免瘢痕增生可能对关节功能产生的影响。

(3)恢复期治疗的重点是减轻瘢痕的过度增生,减轻因瘢痕增生造成的关节挛缩,同时进行肌力、耐力、关节活动范围、柔韧性和协调能力的基本训练。

4.治疗措施

(1)压力治疗:是通过持续加压使局部的毛细血管受压萎缩,瘢痕组织缺血、缺氧来抑制瘢痕增生。常用弹力绷带、硅材料等。使用时要早期应用,要有足够的、适当的压力,要持续加压、定期清洗。

(2)物理治疗:音频电疗、蜡疗及超声波疗法,可促进残肢消肿、软化瘢痕、松解粘连等;放射治疗可通过破坏增殖的成纤维细胞和新生血管来抑制瘢痕增生;冷冻治疗可破坏局部细胞和血液循环,使组织坏死脱落,达到去除瘢痕的目的。

(3)药物治疗:曲安奈德局部注射,曲尼司特外用等。

(4)手术治疗:瘢痕、粘连严重,影响到假肢佩戴时,需要进行手术治疗。

**(三)残端骨刺**

截肢后残端发生骨刺的概率较高,占截肢患者的60%~70%。

1.病因

(1)术中残留的骨膜较多,髓腔未用骨膜封闭。

(2)术中截骨后残留骨组织未彻底清洗去除。

(3)肌肉未行固定成形术,止血不彻底,出血引起血肿,血肿机化后引起异位骨化。

(4)儿童截骨后,由于生长特点骨端过度生长。

2.预防和处理

(1)截肢术中截骨后,创面用盐水彻底冲洗,将残留骨组织彻底冲洗干净,骨端以骨锉修整圆钝;残端以骨膜缝合封闭。

(2)残端行肌肉固定及肌肉成形术,使肌肉有新的止点,避免回缩失用,同时封闭髓腔以减少出血。

(3)术中彻底止血,术后彻底引流,术后残肢用石膏加压固定以减少出血。

(4)如出现骨刺,同时影响到假肢的穿用,可考虑手术治疗去除骨刺。

**(四)残肢皮肤感染、坏死、溃疡**

1.病因

皮肤的血液循环和神经营养发生障碍时,残端皮肤张力过大,骨端及假肢的机械摩擦、压迫造成皮肤损伤。皮肤损伤会继发感染和溃疡,甚至造成骨髓炎,形成窦道而经久不愈。

2.预防和处理

(1)准确地选择截肢平面是预防皮肤坏死、感染的先决条件:对于血管疾病、糖尿病、神经系统疾病所造成的需要截肢的患者尤为重要。截肢平面一定要选择在血液循环良好、神经营养正常的部位。术前可以依据肢体红外热像检查,肢体血管彩色超声检查的指标作为重要参考,结合患者的具体体征来确定。不要盲目追求保留肢体的长度,重点考虑术后创面的良好愈合和假肢装配的要求及功能。

(2)对原发疾病的治疗:对于血管疾病、糖尿病等造成肢体坏死需要行截肢时,术前及术后均应对原发疾病进行积极的治疗,使原发病控制在最佳水平,为术后创口的愈合创造有利的条件。

(3)小面积的皮肤坏死,如无骨外露可通过换药治愈,面积较大的创面有时需要通过植皮或皮瓣移植的方法来解决。

(4)窦道形成多属深部炎症、异物或残端骨髓炎,经久不愈者应采用病灶清除术和彻底的冲洗引流。

(5)检查假肢的接受腔是否合适,力线是否正确,假肢的悬吊是否满意。排除假肢接受腔机械性压迫因素。嘱患者在假肢穿用出现问题时要及时调整,避免因假肢机械性的摩擦、压迫,或因接受腔内空隙所产生的负压造成皮肤损伤或疾病。

**(五)皮肤病**

常见的皮肤病有皮肤过敏、皮炎、毛囊炎及溃疡。

1.病因

(1)假肢的接受腔是由一些化工材料制成的,某些过敏体质的人或身体处于高敏状态的人,在残肢密切接触这些材料时,容易导致皮肤过敏,出现皮肤瘙痒、皮疹。

(2)残肢不卫生或接受腔潮湿,导致细菌和真菌繁殖生长。

(3)残端皮肤松弛形成皱褶,长时间穿用假肢后皱褶处由于潮湿、血运障碍,出现类湿疹样改变,甚至破溃形成溃疡。

2.预防和处理

(1)注意残肢皮肤卫生,保持残端干燥。

(2)残肢应穿用吸水力较强的棉制袜套,每天清洗残肢袜套以保持清洁。

(3)假肢接受腔与内套应每天用温水或乙醇擦洗1次。

(4)一旦发生皮肤病,应及时就诊并在医师的指导下用药,防止因延误病情而造成的不良后果。

(5)手术治疗:皮肤软组织松弛,残端皮肤溃疡反复发作或经久不愈者,应当考虑手术治疗。

**(六)残肢痛**

1.病因

造成残肢痛的原因很多,归结起来有两大方面:一个是残肢本身的原因,一个是假肢的原因。就肢体本身而言,常见有以下几个方面。

(1)炎症:最常见的是残肢软组织蜂窝织炎,常伴有发热、疼痛、肿胀等。

(2)粘连:残肢瘢痕粘连、皮下软组织瘢痕粘连、神经粘连等。

(3)骨端过长及骨刺压迫残端皮肤,造成血运不良,引起疼痛。

(4)血液循环障碍:因血管疾病、糖尿病肢体坏死造成血液循环障碍,肢体供血差、缺血引起的疼痛便是残肢痛的原因。

2.预防和处理

(1)假肢接受腔不合适是造成残端软组织炎症的常见原因之一,因此当出现残肢疼痛时,要及时检查假肢,是否穿用到位,及时找有关技术人员协助排查。

(2)现代截肢术中对皮肤切口、血管、神经、骨骼及肌肉的处理,提高了手术质量,减少了残肢痛等并发症。现代假肢新技术的应用与推广,使截肢后残肢更加适应假肢新技术、新工艺的要求。残肢圆柱形的外形,增加了全面接触、全面承重的需求。

(3)术后硬绷带技术的应用,减少了残肢血肿与水肿的发生,于是粘连与瘢痕减少,避免了因粘连、瘢痕造成的神经粘连而产生的残肢痛。

(4)术后早期康复治疗:术后2周伤口拆线后,及早进行残肢的物理治疗,可达到消炎镇痛、软化瘢痕、消除粘连的作用。

(5)对于因血液循环障碍或糖尿病足截肢者,应对原发病进行积极治疗。

**(七)神经瘤**

1.病因

由于手术中神经干被截断后,神经纤维继续向前生长,在生长过程中遇到软组织阻挡,其残端逐渐膨大形成神经瘤。神经瘤较大,在穿用假肢时受到挤压就会出现疼痛。

2.预防和处理

手术时主张采用将较大的神经干在切断前用丝线结扎后再切断的方法;或将神经外膜纵行切开,把神经束剥离,切断神经束,再将神经外膜结扎闭锁,使神经纤维被包埋在闭锁的神经外膜管内,以免切断的神经残端向外生长而形成神经瘤。对神经瘤较大、瘢痕、粘连明显,残端骨突压迫皮肤影响假肢穿用者,保守治疗无效,可考虑手术治疗。

## (八)幻肢痛

截肢患者在术后几乎都有失肢依然存在的幻觉,以远端肢体部分更为清晰,这种现象称为幻肢觉。通常在截肢1年后,幻肢觉消失。部分患者发生非常剧烈的幻肢痛,多数为闪电样痛,少数为烧灼样痛。膝以上截肢后发生幻肢痛较膝以下截肢后发生幻肢痛更为常见,而上肢截肢后发生幻肢痛率较下肢截肢更为显著。6岁以前儿童截肢后不出现幻肢痛。

**1.病因**

构成幻肢痛的病因和病理机制目前仍不清楚。可能与疼痛传导通路有关,包括周围神经、脊髓和脑,其疼痛是典型的神经源性疼痛。其临床表现为痛觉过敏、痛觉超敏及自发痛。由于构成幻肢痛的病因和病理机制仍不十分清楚,给治疗带来了很大困难。尽管现在疼痛的治疗方法很多,但对于病程长、疼痛顽固的患者仍然不能从根本上解决问题,很多问题还需要进一步研究。

**2.预防与处理**

(1)早期临时假肢佩戴:截肢术后尽早佩戴假肢有助于促进幻肢痛的缓解、消失,而且假肢穿用越早,幻肢痛消失越快。

(2)残肢弹力绷带包扎:术后及时进行弹力绷带包扎,避免或消除残肢肿胀,缓解因残肢肿胀造成的血液循环障碍。

(3)物理治疗:可采用石蜡疗法、电频疗法及红外线疗法等,改善血液循环,减轻或消除残肢肿胀,促使淋巴回流,缓解因残肢肿胀所造成的疼痛。

(4)针灸治疗:利用针灸止痛的临床效果是被充分肯定的。

(5)心理治疗:心理治疗在幻肢痛的治疗中占有不可忽视的地位。根据心理评估、疼痛测评的结果制订治疗方案。幻肢痛严重的患者,也常配合暗示疗法、睡眠疗法提高疗效。

(6)药物治疗:抗癫痫药(卡马西平)、抗抑郁剂(阿米替林、帕罗西汀等)、麻醉剂(利多卡因)等。

(李 健)

# 第十五节 人工髋关节置换术

## 一、概述

人工髋关节由股骨假体和髋臼假体构成。股骨假体包括球部和股骨柄部,球部由光滑坚固的合金制成,股骨柄可插入人体股骨上段骨髓腔内,与股骨紧密地结合,头部与股骨柄可组装在一起。髋臼的假体全部或与股骨假体头部接触的部分一般使用磨损率和松动率均较低的高分子聚乙烯衬垫,与金属球头构成光滑耐磨的关节。

人工髋关节置换分单纯人工股骨头置换和全髋关节置换,根据固定方式的不同又分为骨水泥固定型和非骨水泥固定型(生物固定型)。

骨水泥固定型全髋关节包括:聚乙烯髋臼假体、金属球头和金属股骨柄假体。钛金属型假体能将更多的负荷传递至骨,而不锈钢-钴钛合金强度更高和耐磨,能减少骨水泥应力。为了降低骨水泥张力,增加股骨假体强度,假体的选择一般为无钝角,有较宽的内缘和更宽的外缘。假体颈领能压缩近端内侧的骨水泥,在骨水泥凝固过程中稳定假体,也能估计假体置入骨髓腔的深度。

非骨水泥固定型全髋关节包括金属外杯、聚乙烯内衬、金属或陶瓷球头和金属股骨柄假体。此型假体大多具有促进骨长入和骨生长的表面增强措施,包括钛金属粗糙化、钴铬或钛珠制成的多孔涂层、钛丝网、等离子喷涂钛金,以及加入生物活性的非金属材料。非骨水泥固定的假体骨长入率较高,髋部疼痛发生率较低,中期耐久性较好。

## 二、临床治疗

### (一)人工髋关节置换术的适应证

全髋关节置换手术适用于由各种伤病引起的严重髋关节破坏、关节疼痛、活动障碍,并严重影响日常生活及生活质量,经保守治疗无法缓解和改善症状者。

常见疾病有:①骨关节炎或类风湿关节炎,50岁以上,疼痛明显,关节间隙明显变窄,严重影响功能者可考虑行全髋关节置换手术;②股骨颈骨折,骨折明显移位,特别是老年患者的新鲜股骨颈头下骨折,存在骨折不愈合和股骨头坏死的高风险,可行人工髋关节置换;③股骨头缺血性坏死;④强直性脊柱炎所致髋关节破坏,此类患者多为较年轻的患者,因不能忍受疼痛及关节活动受限给工作、学习、生活、婚姻带来不便,也可考虑行全髋关节置换;⑤累及髋关节的某些骨肿瘤;⑥其他原因造成的髋关节强直。

### (二)人工髋关节置换手术简介

人工髋关节置换有不同的手术入路,开展人工髋关节置换术后康复必须对此做到心中有数。根据不同的手术入路,康复方案要有所区别,这样才能把人工髋关节置换术后的康复做好。以下按最常使用的后外侧入路将手术简介如下。

后外侧入路最常用的是Moore入路:手术切口自髂后上棘前10 cm平行臀大肌纤维至股骨大转子后缘,再沿股骨干向远端10~13 cm。切开皮肤及臀大肌筋膜,分离臀大肌,切断上下孖肌、闭孔内肌、梨状肌,切开并部分切除后关节囊,显露髋关节,使股骨头向后脱位,在股骨颈处截断股骨头,扩大骨髓腔备用。显露髋臼,磨去关节软骨,安装人工髋臼;然后在股骨端安装人工股骨头部分,部分缝合关节囊,缝合切断的外旋肌后逐层缝合切口。

## 三、康复治疗

### (一)术前康复教育

向患者解释手术情况,介绍术后康复方案,教会患者进行踝泵收缩、股四头肌、腘绳肌、臀肌等长收缩动作,强化肌力训练。教会并让患者练习早期床上体位转移的方法,以避免患者术后手术侧髋关节过度屈曲和外展。教患者扶拐用3点或4点步态走路。介绍术后应避免的危险动作及体位,并进行心理指导,消除患者对手术的恐惧及对康复的畏难情绪。

### (二)术后2~3个月应避免的动作及体位

(1)内收,术后患髋内收易使人工关节脱位。术后床上体位应保持外展位,早期应在两腿之间放一枕头以防止髋关节外旋。

(2)跷二郎腿、下蹲穿鞋及类似动作。

(3)患髋伸直、内收外旋位,如卧位向健侧翻身。

(4)6~8周屈髋>90°。

**(三) 手术后恢复早期**

1. 术后当天的相对制动

患者仰卧位,双下肢之间放一枕头,保持髋外展位,同时在患肢外侧放一枕头防止髋外旋,并开展深呼吸练习,运用咳嗽技巧。

2. 术后早期的练习

此阶段最重要的是保护髋关节的结构愈合,以预防假体的脱位或半脱位。

(1) 尽早开始深呼吸、咳嗽练习和踝泵往复练习,预防肺炎、深静脉血栓或肺栓塞等并发症。

(2) 尽可能早地开始非手术肢体和上肢的关节活动度练习和抗阻练习。

(3) 手术侧髋关节进行无痛状态下的等长肌肉收缩练习,防止肌肉萎缩。

(4) 为改善术后软组织水肿和术后疼痛,可进行下肢从远端至近端的轻柔按摩。

(5) 为预防关节粘连,住院期间患侧髋关节可在保护范围内进行被动活动练习,并逐渐过渡到动态的、主动的力量练习。

(6) 当允许患者下床时,可开始短期床边或高座位上的坐位(双髋屈曲不超过 45°),术后第 1 个月内坐的时间不宜过长,以免导致髋关节水肿,酌情应用冷敷及抬高患肢。根据适当的承重要求,在步行器等辅助下对手术侧下肢进行部分承重的步态训练。

3. 手术后恢复早期避免的动作及体位

(1) 手术入路为后外侧入路者应避免髋关节过度屈曲、内收和内旋。

(2) 手术入路为前外侧入路者应避免髋关节过度伸展、内收和外旋。

**(四) 手术后恢复中期**

1. 确定手术侧髋关节需要继续保护的时间

一般而言,术后至少保护 6 周,这是骨关节被软组织包裹和骨愈合的大概时间。若采用骨水泥固定假体且没有进行转子截骨者,练习和承重的进展速度可略快;对于非骨水泥固定者,限制承重的时间则相应要长一些(一般术后 1 周后,20% 负重,术后 6 周之后逐渐增加到 100% 负重)。

2. 运动训练

(1) 为预防髋关节挛缩,在术后 4~6 周,开始适度的牵伸髋关节练习,以髋关节屈曲、外展和外旋 3 个方向为主,但应限制其他方向的牵伸练习。

(2) 允许承重后,应促进臀中肌、臀大肌募集(手术侧下肢站立时进行轻阻力抗阻外展健侧下肢,有助于臀中肌募集;通过逐渐增加台阶、椅子的高度进行上下楼、坐位至站位活动,有助于刺激臀大肌活动)。

(3) 为降低假体的异常应力,矫正不良步态。在具有相当肌力和平衡能力后,若无步行限制,充分使用辅具进行有质量的步态训练。

(4) 注意事项:在进行练习时应注意强调体位和运动模式。主动 ROM 练习应为一渐进过程,并在一定的保护范围内进行,早期避免髋关节屈曲超过 90°,内收超过中度范围。在牵伸练习时应避免暴力。肌力训练时借助重复的主动练习和轻抗阻练习重点发展髋关节肌肉的神经肌肉控制,而非单纯发展肌力。

**(五) 手术后恢复后期**

继续在安全有效的原则下强化手术侧髋关节的功能练习。采用轻负荷、高重复的渐进性抗阻练习,重点针对与步态密切相关的髋关节伸肌和外展肌的力量训练。避免过高的负荷,因其将导致假体的微动和松弛。步行练习逐步过渡至持手杖步行和不用步行辅具(疼痛消失和髋关节外展肌力4级以上,Trendlenburg征阴性后方能弃拐)。

1.术后康复第1阶段(术后2周内)

此期为手术后早期,手术部位存在较为明显的炎性反应,10~12天皮肤愈合、拆线,关节囊及肌肉、肌腱尚未愈合。康复治疗重点为减轻局部炎症反应,消肿止痛,促进血液循环,预防感染,防止下肢深静脉血栓形成。

康复目标:减轻手术后疼痛、肿胀,术后2周髋周无明显肿胀。早期进行肌力及活动度训练,以避免关节粘连及肌肉萎缩,以静力训练为主,术后2周髋关节伸直正常,屈曲可达90°。

(1)术后患髋置于外展微屈位,两腿之间放置外展垫,患肢垫枕头以抬高患肢预防肿胀。

(2)麻醉解除后即可开始主动屈伸足趾及踝关节,进行踝泵训练(5分钟/组,1组/小时),以促进血液及淋巴的回流,减轻肿胀,预防深静脉血栓。

(3)肌力训练:术后第1天开始股四头肌、腘绳肌及臀肌的等长收缩训练(每天>300次),在不增加疼痛的前提下尽可能多做。术后第5~6天开始伸膝,患肢外展,抬高臀部训练即桥式运动练习。术后第7天开始坐位直腿抬高练习,注意此时屈髋小于30°。酌情逐步开展股四头肌、腘绳肌的皮筋抗阻肌力练习。肌力训练要在无痛的情况下进行,根据患者的情况酌情增加练习的频率及强度。尽早开始呼吸练习并持续坚持下去。

(4)关节活动度练习:双上肢及健侧下肢诸关节术后第1天开始每天进行3~4次主动关节活动度练习。术后2~3天开始患髋的被动关节活动度练习,CPM训练,每天2次,每次30分钟,活动角度在无痛或微痛情况下逐渐增大,屈曲小于90°,训练后冰敷20~30分钟。术后第5~6天开始主动髋外展练习,避免内收、内旋、半屈动作。

(5)负重及体位转移:术后第2~3天,床上训练卧位到坐位的转移。术后第7天,训练从床上到椅子转移。术后第7天,扶双拐站立,练习扶双拐或步行器行走。骨水泥型可100%负重;非骨水泥型20%负重,6周之后逐渐增加到100%负重。混合型根据患者的疼痛情况酌情负重。

(6)患肢气压循环泵治疗,促进血液循环,减轻肿胀,防止深静脉血栓形成。

2.术后康复第2阶段(术后第2~4周)

此期皮肤已经愈合,关节囊及肌肉、肌腱术后3周已基本愈合。康复治疗重点为增加髋周肌肉力量及关节稳定性,增加关节活动度。

康复目标:术后4周髋周肌力达到4~5级,主动伸髋正常、屈髋达90°,被动屈髋达110°。非骨水泥假体的负重站立正常,步态基本正常。

(1)加强直抬腿肌力训练,伸膝后直腿抬高至患肢与床呈30°角处,保持10秒,10~20次/组,1~2组/天。同时,进行股四头肌、腘绳肌及臀肌的皮筋抗阻肌力练习。

(2)主动关节屈伸训练:缓慢、用力,最大限度地主动屈膝屈髋,保持10秒后缓慢伸直。10~20次/组,1~2组/天,角度逐渐增加。主动伸髋训练,术后4周主动伸髋正常、屈髋达90°,被动屈髋达110°,膝关节屈伸正常。继续使用CPM训练,开始床上自行车训练,负荷逐渐增大并逐渐降低座位的高度,每次10~30分钟,每天2次。

(3)平衡及步态训练:骨水泥型患者进行坐位、站立平衡训练,有条件时使用电脑平衡仪进行训练,训练难度由易到难。步态训练先用步行器训练,稳定后改用双腋拐。非骨水泥型部分负重,由1/4体重→1/3体重→1/2体重→2/3体重→4/5体重→100%体重逐渐过渡。可在健康秤上患腿负重,以明确部分体重负重的感觉。有条件时使用减重训练仪进行减重步态训练。术后第 2～4 周,酌情练习上下阶梯,开始时上楼健侧在先,下楼患侧在先。骨水泥型患者开始进行单腿半蹲练习。

3.术后康复第 3 阶段(术后第 5～12 周)

此期为手术后中晚期,康复治疗重点为进一步加强髋周肌肉力量及关节稳定性,尽量恢复关节功能,日常生活自理,逐步恢复运动。

康复目标:术后 6 周髋周肌力达到 5 级,主动屈伸髋正常。术后 8 周步态正常(骨水泥型),术后 12 周日常生活能力正常,能够进行适宜的运动。

(1)继续进行股四头肌、腘绳肌及臀肌的皮筋抗阻肌力练习,使用髋部等张抗阻肌力训练仪进行髋周抗阻肌力练习,阻力根据患肢情况渐进性增加。开展功率自行车训练,静蹲训练:随着力量增加逐渐增加下蹲的角度,2 分钟/次,间隔 5 秒,每组连续训练 5～10 次,2～3 组/天。

跨步训练,包括前后、侧向跨步训练,20 次/组,组间休息 45 秒。每次连续训练 4～6 组,每天连续训练 2～4 次。肌力较好后进行患侧单腿蹲起训练,要求缓慢、用力、有控制。20～30 次/组,组间间隔 30 秒,2～4 组/天。至术后 6 周髋周肌力达到正常。

(2)继续进行髋关节主动屈伸训练,进行髋关节主动内收、外展、内外旋训练,角度逐渐增加。术后 8 周主动髋关节活动基本正常。

(3)继续进行平衡及步态训练:非骨水泥型患者术后 6 周开始进行站立平衡训练,可以使用电脑平衡仪进行训练,训练难度由易到难。非骨水泥型逐步弃拐进行训练;骨水泥型先用步行器训练,稳定后改用双腋拐,再逐步弃拐进行训练。

(4)术后 12 周日常生活完全自理,关节活动度、髋周肌肉力量基本正常后逐渐恢复体育活动。患者可以根据自身情况进行散步、游泳,或者打高尔夫球等。

(李　健)

## 第十六节　人工膝关节置换术

### 一、概述

人工膝关节置换术目前已成为治疗各种疾病导致膝关节毁损病变的重要手段,在我国开展得越来越多,已从省级大医院向县级中型医院铺开。人工膝关节置换术后的康复治疗已经成为手术不可缺少的一部分,使得最终疗效达到了一个很高的水平。长期随访的主、客观指标及患者自我评价均较高。但是在我国,术后的康复尚未得到广泛开展,这将影响人工膝关节置换术的最终治疗效果。要想成功开展人工膝关节置换的术后康复,除了有扎实的骨科康复基本功外,还要掌握与人工膝关节置换术相关的知识,以及全新的骨科康复工作模式。

人工全膝关节包括股骨假体和胫骨假体,有些还包括髌骨假体。其中,股骨髁、胫骨托由金属制成,而胫骨垫和髌骨假体由超高分子量聚乙烯制成。人工全膝关节置换术是用上述人工假体治疗已被严重损坏而不能行使正常功能的膝关节,达到消除疼痛、矫正畸形、恢复功能的目的。

## 二、临床治疗

### (一)人工膝关节假体类型

从最早的铰链假体,逐步发展到双间室假体、三间室假体、限制性髁假体、可活动衬垫假体及单髁假体,给人工膝关节提供了更高的活动度和稳定性。铰链假体由于为限制性假体,活动度低,松动率高,只适用于肿瘤、某些翻修手术等。目前临床上主要应用非限制性假体进行膝关节置换。

根据固定方式分为骨水泥固定和非骨水泥固定,而较常用骨水泥固定假体。

### (二)人工膝关节置换术的适应证

主要适用于各种原因导致严重的关节疼痛、不稳、畸形,日常生活活动严重障碍,经过保守治疗无效或效果不显著的患者。最常见的原因为骨性关节炎、类风湿关节炎等。

### (三)人工膝关节置换术的禁忌证

主要有急性感染性疾病、活动性结核和血液系统疾病;膝关节周围肌肉瘫痪;膝关节已长时间融合于功能位,但无疼痛和畸形等症状为相对禁忌证。

### (四)手术简述

手术切口以膝正中皮肤切口最为常用,自髌骨上缘 7.5 cm 处至胫骨结节内侧,切开皮肤、皮下组织及深筋膜浅层。自切口上端向下,在股四头肌肌腱中内 1/3 沿纵轴切开股四头肌联合部分,至股内侧肌髌骨止点附近绕向髌骨内缘,向远端沿髌韧带内缘延至胫骨结节内下缘,打开关节腔显露股骨、胫骨及髌骨。然后分别进行股骨关节面、胫骨平台关节面及髌骨关节面切割,膝周软组织平衡使切割后关节间隙在屈膝及伸膝对称。选择合适大小的膝关节假体试模,置入后检查关节活动度、关节稳定性及下肢力线。取出假体试模,按所选大小安装人工膝关节假体,目前多选用骨水泥固定假体。冲洗手术野,彻底止血,留置关节内引流管,逐层缝合关节囊、股四头肌联合部分、深筋膜、皮下组织及皮肤。引流管接负压吸引器。

## 三、康复治疗

### (一)术前康复教育

向患者解释手术情况,介绍术后康复方案,教会患者进行踝泵收缩,以及股四头肌、腘绳肌、臀肌的等长收缩动作,增强下肢及上肢的肌力训练。练习体位转换,教患者扶拐用 3 点或 4 点步态走路。介绍术后应避免的动作及体位。进行心理指导,消除患者对手术的恐惧及对康复的畏难情绪。

### (二)术后康复

观察生命体征的变化、引流管是否通畅,引流液的性质、量及颜色;观察局部有无红、肿、热、痛等急性炎症表现,若切口肿胀明显、静息痛和高热时,应高度怀疑感染和深静脉血栓的形成;观察并评估术后患者的疼痛程度,遵循三级镇痛的原则止痛,即口服、肌内注射止痛药物,严重者应给予腰麻置管内注药。

(1)术后当天,足跟部垫高,抬高患肢休息,避免压疮。

(2)术后第 1 天,踝泵练习以促进血液循环,防止肌肉萎缩。进行股四头肌、腘绳肌的等长收缩练习。休息时抬高患肢。

(3)术后第 2 天,CPM 0°~35°患侧膝关节屈伸训练。继续上述练习。

(4)术后第3天,CPM 0°~45°屈伸,直腿抬高练习,训练卧位到坐位的转移。继续上述练习。

(5)术后第4天,CPM 0°~55°屈伸,抗阻踝泵练习,主动ROM练习,髌骨松动治疗,从床上到椅子转移。继续上述练习。

(6)术后第5天,CPM 0°~65°屈伸,开始平衡、协调性练习,下地站立练习。继续上述练习。

(7)术后第6天,增加主动ROM练习。继续上述练习。

(8)术后第7天,CPM 0°~70°屈伸,关节本体感觉、平衡、协调性练习,练习扶双拐或步行器行走。继续上述练习并增加频率。

(9)术后第2周,CPM屈伸逐步增加至90°,器械抗阻进行股四头肌、腘绳肌的等张收缩肌力练习,功能自行车练习,酌情练习上下楼。继续上述练习,增加频率、力量。

(10)术后第3周,继续上述练习,根据患者情况增加频率。增加下蹲练习。

(三)术后常用康复训练

(1)股四头肌等长练习:仰卧位或坐位,患膝伸直,在不增加疼痛的前提下尽可能最大力量等长收缩股四头肌。

(2)腘绳肌等长练习:仰卧位或坐位,患膝伸直或稍屈曲,在不增加疼痛的前提下尽可能最大力量等长收缩腘绳肌。

(3)伸膝练习:坐位或仰卧位,足跟垫高,空出小腿及膝关节,保持20~30分钟。必要时可于膝上加重物。

(4)直抬腿练习:仰卧位,尽可能伸直膝关节,直腿抬高至距离床面15 cm左右。力量增强后改为坐位,并可在踝关节处加适量负荷以强化练习。

(5)髌骨松动术:以手指指腹或掌根推髌骨边缘,向上、下、左、右4个方向缓慢用力推动髌骨。每个方向10~20次,每天2~3次。

(四)出院前评定及教育

出院前进行双侧下肢肌力、膝关节ROM、行走能力、HSS评分等评定。教会患者家庭训练方案,强调术后应避免的动作及体位,3个月内每周返院康复治疗2次。

(李 健)

# 第六章 疼痛的康复治疗

## 第一节 急 性 疼 痛

国际疼痛协会定义急性疼痛为最近产生并能持续较短的疼痛,常与明确的损伤和疾病有关。临床常见的急性痛包括术后痛、创伤后痛、分娩痛、急性带状疱疹痛、心绞痛、肾绞痛、检查操作损伤、器官组织的急性炎症期、软组织损伤、某些慢性疼痛性疾病急性发作时等,其涵盖面很广。急性疼痛是一种生存保护机制,可使我们避开对人体有害的刺激。因此,在急性疼痛发生时,机体常表现为"对抗或逃避"反应,常伴随自主神经活动的客观征象,如心动过速、高血压、出汗等。

软组织急性损伤、骨折(尤其是关节内骨折)、慢性疼痛性疾病急性发作期,常常发展成为慢性疼痛性疾病的急性疼痛,这是目前康复治疗的主要对象。

### 一、康复原则

**(一)止痛原则**

对急性疼痛患者首先应进行积极的对症处理,即采用可能有效的方法进行止痛治疗。同时进行相关检查以明确诊断。

**(二)明确诊断**

明确诊断是保证急性疼痛治疗成功和安全的关键。但在检查的同时是否强调积极对症治疗,以前曾有争议。有人认为未明确诊断前,疼痛的治疗可能使得某些症状不能显现而误诊、漏诊,但是现在也有研究显示疼痛治疗并未使误诊、漏诊增加,认为等到做出诊断后再止痛常常是不恰当的。

**(三)防止转化**

防止急性疼痛转化为慢性疼痛是急性疼痛治疗中的一项重要原则。积极对症治疗和消除导致急性疼痛的原因是降低急性疼痛转化为慢性疼痛的重要方法。

**(四)对因治疗**

在对症止痛治疗的同时,使用最有效的方法去除或治愈引起急性疼痛的原因是治疗急性疼痛的根本方法。主要是去除病因和防止并发症的出现。

## 二、康复方法

由于急性疼痛的病种繁多、发病机制不尽相同,所以治疗方法也各有不同。如急性软组织损伤、骨折与急性炎症导致的急性疼痛其处理方法是不同的。

急性疼痛治疗方法主要包括对症治疗和对因治疗,包括全身用药、痛点注射、神经阻滞、手术、物理疗法、手法矫治与推拿疗法,以及卧床休息、放松运动、生物反馈疗法等。涉及康复治疗的方法主要有以下几种。

### (一)制动

当患者发生急性扭伤等创伤后,要立即制动,防止受伤部位发生移动,组织间摩擦产生新的创伤,避免炎症肿胀等进一步扩展。制动的方法根据损伤部位进行选择,可以采用卧床、支具固定、减除负重等方法。

### (二)冷疗

冷疗法或冷冻疗法是指使用表面药物,通过去除或吸收热能达到制冷效果的治疗方法。冷感是由热能的相对缺乏或无法从其他能量形式转化为热能,通过传导和对流而产生。冷疗法仅通过体表物质发挥作用。冷冻喷雾剂吸收体表热量加之自身蒸发,从而降低治疗部位的温度,达到冷疗作用。冷疗主要适用于急性疼痛产生的24~48小时的肌肉、韧带等运动器官急性损伤引起的疼痛。

冷疗法对生理有几个方面的影响:减少神经传导速度,减轻痉挛,降低新陈代谢,改变肌肉力量,提高痛阈,促进肌肉收缩等。据认为,冷疗减少传入纺锤丝和高尔基复合体的释放,痉挛从而得到缓解;抑制酶的活性从而使新陈代谢率下降;易化α运动神经元的活性从而短暂促进肌肉收缩;温度变化的程度和持续时间决定感觉运动神经传导的速度。此外,冷疗法初始可降低血液流速,但后期增加。

冷疗法有减轻肿胀、炎症、疼痛和缓解痉挛等作用。短期冷疗可改善局部血液循环,其生理作用类似于超过10分钟的热疗。较长时间冷疗(大于3分钟)往往用于急性损伤时,以达到止痛、收缩血管、消除水肿的作用。长时间冷疗可以缓解痉挛,并减缓神经传导和代谢过程。当温度低至13℃时会感觉不适,但皮肤表面仍可耐受。当温度低于0℃,可引起组织损伤,应注意避免。

冰敷是最常见的冷疗法之一,它是治疗急性肌肉骨骼损伤"RICE"(休息、冰敷、加压、抬高)的一部分。冷疗法可以使用冰袋或冰块。冰袋内含凝胶状混合物,外覆乙烯,保持在0~5℃。凝胶状物顺从性较好,可使冰袋贴合在治疗部位。这些冰袋可利用水和外用乙醇的混合物或使用冷冻蔬菜来保存,放置在家中备用。冰包是将碎冰置于塑料口袋中,用法与冰袋类似。在同一温度冰包较冰袋可提供更强的制冷效果,这是由于冰需要更多的热量来液化。冰按摩用于肌肉骨骼疼痛的局部加强治疗,如肱骨外上髁炎。为了加强治疗效果,对于积极性高、痛阈高的运动员,可使用冰敲击和漩涡法。而蒸汽冷却喷剂在"喷雾和伸展"触发点的治疗中,化学冰袋有助于处理急性损伤。

冷疗法禁忌证:缺血、雷诺综合征、皮肤感觉减退、无法对疼痛做出反应、冷冻球蛋白血症、冷过敏、冷引导的升压反应及严重的高血压。

### (三)加压包扎

加压包扎不仅可以有一定的制动作用,而且可以使局部压力增高,从而减少渗出和水肿,降低炎症反应的程度。对疼痛部位或疼痛部位附近的大动脉进行加压包扎。加压包扎一般在一周内间断使用,使用时应严密观察局部循环情况。

### (四)光疗

急性疼痛产生的 24 小时后,可以根据具体情况采用偏振红外线或激光治疗。

### (五)电疗

急性疼痛产生的 24 小时后,可以根据具体情况采用低频或中频电疗,或无热量的高频电疗。

### (六)热疗

急性疼痛产生的 48 小时后,可以采用热敷、红外线及蜡疗等。

### (七)其他

其他如针灸治疗和某些手法治疗效果也十分肯定。

(李 健)

## 第二节 慢 性 疼 痛

慢性疼痛通常是指损伤消退治愈后,依然存在的持续 1 个月以上的疼痛,或反复 3 个月以上的疼痛,或者预期会继续或进展的组织损伤所伴的疼痛。慢性疼痛的形成机制要比急性疼痛复杂得多。一般认为,慢性疼痛除了损伤(或潜在损害)的继续存在以外,各级中枢和外周神经重塑,心理问题及感受器过敏等因素可能都与其相关,并且产生更多更复杂的继发问题。例如出现痛觉过敏,运动减少、肌力和肌耐力降低、睡眠障碍、体重减轻、焦虑抑郁、便秘、ADL 及工作受限等异常。所以对慢性疼痛的治疗往往也要困难得多。慢性疼痛往往会导致严重的功能障碍和生活质量下降等问题,成为康复治疗的对象。

尽管慢性疼痛的病因非常复杂,但是探讨慢性疼痛的病因与机制是选择最佳治疗方案的基础。例如髌骨软化症与髌骨外移,产生与股骨的长期摩擦形成损伤有关,此时的治疗需要通过各种能够实现恢复髌骨内移的方法来实现,例如胶布固定,股四头肌的内侧肌肉的力量训练和运动再学习的训练就显得更有意义。而一些研究认为躯干的一些小肌肉的肌力降低是腰背等慢性疼痛的原因,寻找薄弱环节并对这些肌肉进行训练可获得疼痛的缓解和功能的改善。

慢性疼痛可能与以下因素有关:①急性损伤未及时正确处理或治疗不彻底:如急性软组织损伤、骨折(尤其是关节内骨折导致的创伤性关节炎)及炎症等未及时治疗或治疗不彻底;损伤导致的骨化性肌炎。亦称为慢性炎症性疼痛。②慢性伤害性疼痛:局部有明显的组织损伤和慢性炎症的病理变化,损伤神经通路长时间传导疼痛信号。③中枢神经系统结构或功能损伤:中枢神经系统结构和(或)功能异常常导致慢性疼痛。临床表现多伴有情绪和心理障碍,具有多样性和差异性,受人格特性、社会和家庭背景、教育程度、心身健康状况和职业等方面的影响。④外周神经系统发生不同程度的结构和(或)功能异常:如坐骨神经痛。⑤神经性疼痛:通常没有明显的组织损伤,而是疼痛传导通路功能障碍引起的异常慢性疼痛信号的长时间传递。⑥骨关节病:如退行性骨关节病、风湿性关节炎。

慢性疼痛不是急性疼痛的延续,其有着更为复杂的机制,其诊断和治疗可能较急性疼痛更困难。

## 一、康复目标

(1)缓解疼痛,减少疼痛并发症,防止或减少疼痛复发。
(2)避免或减少使用不必要的镇痛药。
(3)提高患者及其家庭的心理适应技术。
(4)提高日常生活活动的独立性。
(5)患者重新适应环境,以重返社会、提高生活质量。

## 二、康复方法

慢性疼痛的治疗应以康复评定为前提。慢性疼痛治疗的手段很多,包括药物治疗、神经阻滞治疗、康复理疗、心理治疗、传统中医治疗、针灸推拿治疗、手术治疗等。方法繁多,这也体现了慢性疼痛治疗的难度是何其大。

### (一)药物治疗

**1.非甾体抗炎药**

非甾体抗炎药(NSAIDs)在治疗炎症相关的急慢性疼痛综合征中有重要作用,其主要作用机制是抑制环氧化酶(前列腺素合成酶)活性,从而抑制前列腺素的合成。肾毒性、胃肠道损害是大部分非甾体抗炎药的常见不良反应。

**2.阿片类**

阿片类药物仍然是现有的最有效的镇痛剂。阿片类药物的受体激动效应和亲和力不同,受体与疼痛最相关,没有封顶作用。慢性疼痛患者虽可发生阿片耐受,但极少发生阿片成瘾现象。目前应用阿片类药物的问题是:对需用的剂量或成瘾常持不合理的顾虑(疼痛患者不易成瘾)及耐受问题。正确的态度:大胆谨慎选择适应证;选用长效药物;选用长效剂型;注意观察,进行必要调整。

**3.抗抑郁药**

抗抑郁药包括三环类抗抑郁药(TCA:阿米替林、丙米嗪、马普替林、氯丙嗪、多塞平)、5-羟色胺选择性再摄取抑制剂(SSRIs:氟西汀、帕罗西汀、氟伏沙明、舍曲林、西酞普兰、曲唑酮)、单胺氧化酶抑制剂(MAOIs:苯乙肼、吗氯贝胺),其他如黛力新等。三环类抗抑郁药对于各种不同的疼痛具有广泛的作用。三环类抗抑郁药产生镇痛效果所需的剂量小于治疗抑郁症所需的剂量,在用药1~2周即可产生镇痛作用,远快于产生抗抑郁效果的时间。抗抑郁药在镇痛的同时产生抗抑郁作用,能在一定程度上改善部分患者的情绪。

**4.NMDA受体阻断剂**

NMDA受体阻断剂可阻断兴奋性氨基酸如谷氨酸、天冬氨酸与NMDA(N-甲基D-天冬氨酸)受体结合,可缓解因中枢神经系统的某些部分长期处于敏感化状态而致慢性疼痛。NMDA受体拮抗剂可抑制中枢敏化。常用的NMDA受体拮抗剂有氯胺酮、右美沙芬和金刚烷胺。

**5.$\alpha_2$受体激动剂**

可乐定为常见的$\alpha_2$受体激动剂,它能经皮肤、硬膜外、鞘内、静脉内及口服给药,可调节脊髓后角5-羟色胺和去甲肾上腺素的释放,它能抑制交感症状和阿片类药物的戒断症状。可乐定还可以有效地解除痛性痉挛。

**6. 抗惊厥药物(膜稳定剂)**

抗惊厥药物广泛应用于治疗慢性神经病理性痛,特别是撕裂样痛和烧灼样痛,认为其止痛效果主要与稳定过度兴奋的神经细胞膜、抑制反复的神经放电并减少突触对兴奋冲动的传递有关。作用在$Na^+$通道的卡马西平100~200 mg,每天1~2次;逐渐增加至400 mg,每天3次。不作用在$Na^+$通道的加巴喷丁200~600 mg,每天3次;国外报道最大剂量可用至1 200 mg,每天3次;国内也报道可用至800 mg,每天3次。

**7. 抗组胺药**

抗组胺药通常用于中重度疼痛患者的镇静。在有些不能使用苯二氮䓬类药物的患者中,苯海拉明也用来治疗患者的焦虑或失眠。苯海拉明400~600 mg,分次口服,对治疗中枢性疼痛有益。患者应用抗组胺药不会产生药物依赖。

**8. 糖皮质激素**

糖皮质激素广泛应用于慢性疼痛疾病的治疗。其主要通过免疫抑制作用对各型变态反应、慢性结缔组织病产生良好的治疗效果,包括:①抑制巨噬细胞的吞噬作用。②破坏参与免疫反应的淋巴细胞。③抑制淋巴组织的增殖和蛋白质合成、抑制变态反应。④延缓肥大细胞中组胺的合成,减少组胺的贮量。⑤抑制组胺、慢反应物质(SRS-A)的释放。⑥抑制白介素的合成与释放。

其抗感染止痛效应的机制:①增加血管张力,降低毛细血管的通透性。②稳定溶酶体膜。③抑制炎症过程中的酶系统。④抑制中性粒细胞、单核细胞、巨噬细胞趋向炎症部位的募集现象。⑤抑制磷脂酶A的活性。⑥阻塞细胞膜孔。⑦抑制炎症细胞的DNA合成。⑧抑制细胞因子的产生。

长期大量应用糖皮质激素可引起类肾上腺皮质功能亢进综合征,诱发或加重感染,消化系统并发症(诱发或加剧胃、十二指肠溃疡、消化道出血或穿孔等),心血管系统并发症(高血压、动脉粥样硬化等),蛋白质钙磷代谢紊乱引起的并发症(骨质疏松、肌肉萎缩),眼部并发症(白内障)。同时还可能发生停药反应:医源性肾上腺皮质功能不全(肾上腺危象)、反跳现象、成瘾反应等。

**(二)神经阻滞治疗**

利用神经阻滞为主的方法治疗疼痛,称为神经阻滞治疗。神经阻滞是指将药物注入脑脊髓神经节、丛或脊神经、交感神经节等神经内,或用物理、化学方法,或将针穿刺于神经、阻断神经传导功能。广义上将神经阻滞分为化学性和物理性两大类。化学性有局麻药和神经破坏药两种,物理性有加热、加压、冷却3种。

**(三)微创疗法**

微创疗法包括椎间盘髓核融解术、射频热凝疗法、经皮脊髓电刺激、脊髓电刺激、针刀疗法、臭氧治疗、银质针疗法等。

**(四)患者自控镇痛(APC)疗法**

自控镇痛技术(patient controlled analgesia, PCA)疗法分为硬膜外型(PCEA)、静脉型(PCIA)、皮下型(PCSA)等,以硬膜外型和静脉型为最常用。临床应用于术后痛、分娩痛、癌痛以及慢性疼痛的治疗。

1. 患者自控镇痛原理

PCA控制系统允许患者自行给予一定量的镇痛药物,在预先设定的时间内控制系统对患者第二次给药的要求不会做出反应,因此,可有效防止药物过量。

在镇痛治疗中,产生临床镇痛作用的最小药物浓度被称为最低有效镇痛浓度(MEAC)。根据这一概念,一旦阿片类药物浓度大于 MEAC,就可产生有效的镇痛作用,小于 MEAC 时则相反,患者会感到疼痛。

2.PCA 技术参数包括以下剂量

(1)负荷剂量:给予负荷剂量在于迅速达到无痛状态。

(2)单次给药剂量:即患者每次按压 PCA 泵所给的镇痛药物剂量。单次给药剂量过大或过小均可能导致并发症或镇痛效果不佳。

(3)锁定时间:是指该时间内 PCA 装置对患者再次给药的指令不做反应。锁定时间可防止患者在前一次用药完全起效之前再一次用药,是重要的安全环节。

(4)最大给药剂量:最大给药剂量或限制量是 PCA 泵装置在单位时间内给药剂量限定参数,是 PCA 装置的另一保护措施。有 1 小时和 4 小时限制量,其目的在于对超过平均使用量的情况引起注意并加以限制。

(5)连续背景输注给药:大部分电脑 PCA 泵除了 PCA 镇痛给药功能外,还有其他功能可供选择,包括 PVC 在给药的同时,连续背景输注给药将减少患者 PCA 给药次数,减少镇痛药物的血药浓度,因此,可改善镇痛效果。

3.常用 PCA 的分类及主要特征

不同种类的 PCA 的特征在于其单次给药量、锁定时间和选用的药物有所不同(表 6-1)。

表 6-1　常用 PCA 的分类及其主要特征

| 不同种 PCA | 单次给药(mL) | 锁定时间(min) | 常用药物 |
| --- | --- | --- | --- |
| 静脉 PCA(PCLA) | 5.0 | 5~8 | 阿片类药、非甾体抗炎药等 |
| 硬膜外 PCA(PCEA) | 4.0 | 15 | 局麻药和(或)阿片类镇痛药 |
|  | 0.6 | 20 | 吗啡等 |

**(五)物理治疗**

应用物理因素治疗疾病的方法称为物理治疗。物理治疗是疼痛治疗的常用方法之一,一般是应用各种物理治疗机(仪)进行治疗。主要有电疗、光疗、声疗、磁疗、水疗、温热疗、冷疗等。物理治疗作用机制主要是利用物理因子对机体的刺激作用,直接作用于病变部位,或通过神经和体液的调节作用,促进血液循环、降低神经兴奋性、改善组织代谢、加速致痛物质排泄、缓解肌痉挛,起到去除病因、消炎、止痛、消水肿等作用。

1.电疗

电疗是康复理疗治疗慢性疼痛最常用的方法之一。它包括了低频、中频和高频电疗法。

(1)低频电疗法:是频率在 1 000 Hz 以下电流进行治疗的方法。常用的方法有经皮电刺激神经疗法、经皮脊髓电刺激、脊髓电刺激等。

1)经皮电刺激神经疗法(transcutaneous electrical nerve stimulation,TENS)是应用一定频率、一定波宽的低频脉冲电流作用于体表刺激感觉神经达到镇痛的治疗方法。经皮神经电刺激对慢性炎症痛有治疗作用,但不同频率的治疗作用又有所不同。研究表明无论是镇痛还是消炎,100 Hz TENS 的疗效均明显优于 2 Hz(表 6-2)。

表 6-2 不同类型 TENS 及其适应证

| 类型 | 频率 | 脉宽 | 时间 | 适应证 |
| --- | --- | --- | --- | --- |
| 常规型 | 75～100 Hz | <0.2 毫秒 | 每天 30～60 分钟 | 急慢性疼痛,短期疼痛 |
| 针刺型 | 1～4 Hz | 0.2～0.3 毫秒 | 每天 45 分钟 | 急慢性疼痛,周围循环障碍,长期疼痛 |
| 短暂强刺激型 | 150 Hz | >0.3 毫秒 | 每刺激 15 分钟,休息几分钟;每次 30～60 分钟,每天 1～2 次,每周 3～6 次 | 小手术,致痛性操作过程中加强镇痛效果 |

TENS 尤其对慢性顽固性疼痛效果较好。如用 TENS 治疗一周后仍无明显效果则停用。

禁忌证:植有心脏起搏器,颈动脉窦部位、妊娠妇女下腹部与腰骶部。认知障碍者不得自己使用本仪器。

经皮神经电刺激作为一种电刺激疗法,能通过皮肤把去极化电流传送到皮下的主要感受器产生止痛的效果。高强度电流电刺激出现的一个非治疗目的不良反应是肌肉痉挛。通过感觉刺激的相互更替以减轻痛觉。电极安置于皮肤表面,分别放置于疼痛区域的近端、远端或疼痛的两侧(此法存在争议)。电极也可放置于周围神经、神经根或穴位上。Ⅰ型传入神经被激活,将感觉信号传到脊髓灰质层背侧神经根传入带,可阻止伤害性疼痛信号的传入。

目前还没有单一机制可以解释 TENS 是如何缓解疼痛的。一种看似合理的理论是,有髓鞘传入神经纤维刺激能在脊髓水平阻止小的无髓鞘神经纤维传播的疼痛感觉,但是这个"闸门学说"不能解释止痛的其他特点(如电刺激的延后止痛效应)。电刺激释放内源性阿片肽(神经肽)可能是另一个合理的机制。另一种理论是电刺激治疗后(特别是高强度 TENS)改变了脑实质内的脑啡肽的浓度,但此理论难以与治疗效应联系起来。

TENS 有 3 种选择参数:传统的 60～80 Hz 的高频 TENS 几乎不能察觉到信号强度;频率 4～8 Hz 的低频信号 TENS 常使用高振幅;短阵快速脉冲常使用不同频率交替刺激。对于 TENS 选择哪种波形治疗疼痛最佳,目前实验研究还没有统一的观点。一些研究认为低频(<10 Hz)高振幅刺激与高频(60～100 Hz)低振幅刺激(传统 TENS)相比,前者能释放更多的内啡肽。

为了加速创伤愈合(如难愈合的压迫性溃疡,糖尿病神经性溃疡),一个 TENS 仪,可使用极短(5～100 $\mu s$)的脉冲宽度和 100～120 Hz 的脉冲频率的单相波形,直接将无菌和生物相容性阳极和阴极电极放置于创口。电刺激促进创伤愈合的其中一个治疗机制是通过活化血管活性肽加快微循环;另一个机制是电刺激诱导蛋白的合成,从而促进胶原纤维再生。

TENS 的最佳治疗时间仍未确定,具体刺激时间按个体化进行。高频(60～100 Hz) TENS 可选择从不可察觉的刺激到 2～3 倍于感觉阈水平的刺激,且每天可持续数小时;低频(0.5～10 Hz) TENS 通常引起 3～5 倍感觉阈的更高强度的刺激。患者可以接受每天间断几个 20～30 分钟的刺激而没有不适感觉。常用的方法是在开始使用高频 TENS 刺激无效时可调到低频刺激。

随着对设备和电极放置的最佳化,可连续观察到 TENS 对疼痛的缓解。但是,3 个月后,可能产生对电刺激应答的适应性。多样化刺激的新方法可避免适应性的产生。

2)经皮脊髓电刺激:近年发展的一种新方法,将电极安放在相应脊髓的外部进行刺激,使用高频率,短时间电流刺激,使上行神经传导路径达到饱和,难以感觉疼痛。短时间刺激可以产生较长时间的止痛效应。

3)脊髓电刺激(spinal cord stimulation,SCS):是将电极植入脊柱椎管内硬膜外腔,经造影证实其确切位置后,在神经通路上制造电场以产生感觉异常区域,以脉冲电流刺激脊髓神经治疗疾病的方法。硬膜外弱电流可以兴奋后索粗神经纤维,抑制痛觉传入而达到止痛。脊髓刺激疗法对血管性疼痛尤其有效。慢性难治性疼痛是 SCS 的最大适应证,其次是对于癌痛和灼性神经痛,再次是糖尿病神经病变性疼痛,效果较差的是疱疹后神经痛。血栓性脉管炎和肋间神经痛综合征、幻肢痛和慢性脊髓损伤性疼痛的效果最差。低电压、低频率硬膜外电刺激可有效地减轻疼痛,近期镇痛效果良好;电刺激参数为强度 1～10 V。

疗效影响因素:女性优于男性。上肢和躯干疼痛的疗效好于下肢疼痛。伴有精神性疼痛、未接受心理治疗者的效果差。

并发症:最常见的是电极移位,其次为局部感染。

适应证:其他方法治疗无效、不能或不宜手术治疗的顽固性心绞痛、腰背痛、四肢痛、肢体缺血性疾病、脊髓损伤、脑血管意外等。TENS 常见的适应证包括急慢性骨骼肌肉疼痛、神经血管性疼痛及局部缺血性疼痛(心绞痛)。然而,由于多种因素的影响,TENS 止痛的有效率报道与安慰剂比较也是从 30%～95%不等。这种结果可能与治疗(刺激)时间有关。TENS 是一种低强度电刺激形式。另外,多种毫安和微安电流发生器也已被研究多年。电刺激同样对骨折不愈合患者有益,而且,电刺激对于糖尿病性溃疡也显示出很好的应用前景。可以明确的是 TENS 不可能提供长时间(治疗后)的止痛效果。TENS 不应单独用于治疗疼痛;TENS 只能作为综合处理疼痛方案的一部分来使用。

禁忌证:植入部位皮肤感染者、带有心脏起搏器者。另外,TENS 不能置于靠近颈动脉窦和会厌周围区域及妊娠妇女上述范围之外的特定区域(如腰部、腹部和下肢)。TENS 禁用于接触性皮炎和电极引起的皮肤刺激症状患者。

4)深部脑刺激:通过神经外科手术,将电极植入脑部,电刺激垂体,治疗顽固性疼痛。

(2)中频电疗法:调制中频电疗法电脑中频电疗仪操作简单,而且使脉冲电流组合变化更加多样,患者不易产生适应性反应,这种仪器在国内应用广泛,已经相当普及。

调制中频电疗治疗作用:镇痛,促进血液循环,促进淋巴回流,锻炼骨骼肌,提高平滑肌张力,调节自主神经功能,消散慢性炎症。

最佳治疗强度以患者感觉为主。治疗时电极下有电刺激、麻、颤、肌肉收缩感,可按照患者的感受与耐受度调节电流量。

适应证:神经痛、神经炎、软组织扭挫伤、骨关节退行性病变、腰椎间盘突出症、风湿性或类风湿关节炎等。

禁忌证:急性化脓性感染、出血疾病、恶性肿瘤、带有心脏起搏器者。

其他如间动电、干扰电、感应电、音频电、正弦调制及脉冲调制中频电等,都有较好的止痛效果。研究表明立体动态干扰电流疗法与低频调制中频的方波脉冲电流相比,两者疗效无差异,但是前者可以缩短治疗疗程。

(3)高频电疗法:包括短波、超短波及微波等。

1)短波、超短波电疗法:应用波长 10～1 m 的高频正弦交流电所产生的高频电场作用于人体治疗疾病的电疗法,又称超高频或超短波电场疗法。尽管美国联邦通讯委员会(FCC)已经批准在美国医学上可以应用 3 个频率(40.68 MHz、27.12 MHz 和 13.56 MHz),不过美国和欧洲最常使用的频率是 27.12 MHz,治疗需要的输出功率为数百瓦。短波相对超声波的最大优势在于可以治疗的面积更大一些。急性病用无热量,短时间;慢性期用微热量,15~20 分钟。超短波作用深度可达深部肌肉软组织,可作为深度镇痛用。

人体组织处于短波电流的磁场中感应产生涡电流,通过两种方式产生热量进行治疗。电容场法即利用电容电极间的高频交变电场作用于局部产生生物学效应。水分含量高的组织如肌肉,电导率高,电阻率低,因此涡电流主要在肌肉组织中通过,产生的热量较多。一般情况下,经治疗后 4~5 cm 深处的肌肉的温度可以提高 4~6 ℃。相反,脂肪组织含水量相对较低,产生热量较少。

金属和水是优良的导电体,暴露在短波中时会产生较多热量,有可能会导致烧伤。因此患者治疗时一定要将首饰等物件取下,并且在治疗期间注意擦去汗水。短波使用的禁忌证包括:活动性肺结核、恶性肿瘤(一般剂量时)、严重心肺功能不全、起搏器及心瓣膜置换者、金属内固定、女性经期、妊娠妇女、配戴隐形眼镜、出血倾向等。

2)微波:应用波长 1 m 至 1 mm,频率 300~300 000 MHz 的高频正弦交流电作用于人体治疗疾病的电疗法。微波作用深度较超短波表浅。多采用距离辐射,采用半圆形或矩形、马鞍形、槽形等辐射器,治疗时辐射器距离皮肤 2~3 cm,急性期每次 5~8 分钟,6 次为 1 个疗程;慢性期每次 15 分钟,10 次为 1 个疗程。微波透热的禁忌证与热疗和短波相似。

微波透热疗法是利用电磁波来使组织温度升高,其频率较短波高 30~100 倍。在欧洲,使用 2 450 MHz 产生的热效应来治疗骨关节及肌肉表面疼痛。微波的频率较高,使用也越来越广泛,其波段可以比短波更直接,但它们衰减更迅速,不能达到更深层部位,故可应用于表浅的部位。此外,微波会诱发白内障,故应避免用于眼睛部位。微波疗法过去应用较广泛,不过目前似乎有被超声取代的趋势。

2.热疗

热疗可以提高痛阈,也可使肌梭兴奋性下降,导致肌肉放松,而减少肌肉痉挛;热可产生血管扩张,增加血液循环,降低患部充血,促进炎症吸收;皮肤温度感受器受到刺激,可以抑制疼痛反射。如电热垫、电光浴、热水袋、热水浸泡、热水浴、热敷或蜡浴等。深部透热、超声,可作用于机体深部组织如关节,韧带和骨骼。肌肉、关节和软组织病变所致的疼痛,热疗可以产生很好的治疗反应。退行性关节病变或椎间盘病变所致腰痛、痛性关节炎和肌筋膜炎等骨骼肌肉疾病,热疗都有效;胃肠道和泌尿道平滑肌痉挛,行深部热疗非常有效。

(1)石蜡疗法:石蜡疗法是将矿物油和石蜡以 1∶7 的比例混合放置在一个容器中,保持约 52 ℃(45~50 ℃)。石蜡疗法有 3 种常用操作方法,最常用的是浸蜡法,通过将身体某部位浸入蜡液后提出,使蜡在皮肤表面凝固变硬,重复上述操作 10 次。第一种治疗技术是在治疗部位表面覆盖一层蜡膜并在外面应用隔离套保温约 20 分钟。浸蜡技术通过反复浸浴 20 分钟可提供更有力的温热作用。第三种治疗技术是刷蜡法,用刷子将蜡均匀涂在治疗部位表面进行治疗,适用于治疗部位不易浸入石蜡容器,以及表面不规则的肢体远端等部位。石蜡疗法也可以应用于膝盖、背部及其他身体部位。

石蜡疗法常用于类风湿关节炎患者缓解手部症状,治疗挛缩特别是手挛缩,以及硬皮病患者的治疗。由于石蜡疗法中采用熔蜡,因此蜡液温度必须严格监测,以避免灼伤。

(2)温差水疗法:温差水疗法有两个蓄水池,通常其一为热水(43 ℃),其二为冷水(16 ℃)。治疗部位一般是手或脚,开始治疗的前 10 分钟用热水浸浴,然后热水与冷水交替浸浴。水浴时间不一,通常选用约 4 分钟的热水浴和 1～2 分钟的冷水浴。

温差水疗法常用于血管源性反射和脱敏的治疗,适用于肌肉骨骼疼痛(如类风湿关节炎),或神经性疼痛、原发性疼痛[如复杂性局部疼痛综合征Ⅰ(CRPS Ⅰ)]。水浴温度根据需要而调节,当治疗 CRPS 患者或治疗脚部时初始温度不可过冷或过热。

### 3.光疗

红外线被物体吸收后转变为热能,主要产生热效应,可以改善局部血液循环,促进肿胀消退,降低肌张力,缓解肌痉挛,镇痛等。常用于亚急性及慢性损伤和炎症。常用的方法有偏振红外光照射,普通红外线照射,激光穴位照射等。低强度(或称为冷激光、低水平激光)激光和单色辐照可以用于缓解疼痛、促进伤口愈合,促进肌肉骨骼损伤恢复。这些装置大部分功率小于 100 mW,并且使用红光(0.6 mm)或者红外(0.82～1.06 mm)光波长。

### 4.超声波疗法

超声波是每秒振动频率在 20 kHz 以上的机械振动波。以超声波治疗疾病的方法称为超声波疗法。治疗性超声是一种传入人体,且频率高于人类听觉范围(0.8～3 MHz)的疏波和密波的传输声波。它需要媒介传输,并且可以聚集、反射及折射。使用的频率在 0.3 MHz 和 3 MHz 的频率范围,但达到最佳的组织渗透性及性能的频率可考虑使用 0.8～1.0 MHz。在超声波治疗的同时以超声波将药物透入的疗法称为超声透入疗法。超声波的机械振动作用于人体时可引起微细按摩效应及多种理化效应从而产生治疗作用。神经兴奋性降低,神经传导减慢,有较好的镇痛、解痉作用。改善局部组织血液循环,促进水肿消散,刺激组织再生,骨痂生长。促进结缔组织分散,松解粘连,软化瘢痕。作用于神经节时可以调节其分布区神经血管和内脏器官功能。对于局部组织由于慢性炎症导致的粘连和各种瘢痕可以用超声波、中频电同步叠加治疗,效果良好。

治疗方法:采用接触法,水下法,水囊法治疗各种神经痛、软组织损伤、皮肤皮下粘连、关节纤维性强直、注射后硬结、血肿机化、狭窄性腱鞘炎、瘢痕增生、关节炎、冠状动脉粥样硬化性心脏病等。移动法,1.0～2.0 W/cm²,每次 6～10 分钟,10 次为 1 个疗程。超声药物导入疗法,是指在超声治疗中使用局部药物混合耦合介质,或直接将药物导入,起到治疗作用。此技术的原理是,超声波"驱动"药物的活性成分进入组织内。渗透深度取决于使用的药物。据报道,大量的毒品是通过皮下循环吸收。临床研究,使用局部麻醉剂、类固醇皮质激素、保泰松和糜蛋白酶建议使用超声导入,效果较佳。但超声药物导入治疗是否优于单纯应用超声或者药物注射治疗,还需要更深入的研究。

适应证:挛缩、肌腱炎、肌肉骨骼疼痛、退行性关节炎、腕管综合征和亚急性创伤。没有得到证实的适应证包括促进伤口愈合,带状疱疹和足底疣。

治疗禁忌包括热性疾病、发育中或急性发炎的关节、椎体部位、肿瘤、妊娠子宫、眼睛和心脏。对心脏起搏器和类似装置区也应避免。在恶性肿瘤局部、急性炎症、活动性出血、妊娠妇女下腹部、眼、睾丸、小儿骨骺部禁用。

超声波能产生强烈的热能,需要治疗师持续监测。治疗持续时间相对较短,从 7～15 分钟不等,可使用连续或脉冲的方式。治疗剂量取决于治疗的部位及治疗目的。如果目标是组织愈合,建议强度 0.5～1.5 W/cm²;低强度可以产生非热效应。

其中最重要的超声治疗效果是当伤口愈合处组织密度改变时,产生的热效应,使组织充血和增加可扩展结缔组织的伸展性。热能可以被运送到深层已钙化的肌腱,并且可以放松和缓解痉挛。还有非热效应,如空化效应、媒介的运动和驻波。空化产生气泡,可以通过强迫振荡破坏和爆破组织。小规模的媒介运动,可能会出现在超声波接触。驻波会在一个固定超声场产生一种致密和稀疏的固定波形模式,表现出特定的生理效应。其他非热效应,包括机械变形、液体流变学改变和冲击波。连续运动使用超声探头时需小心,避免使组织表面过热。

治疗性超声可以使皮肤、脂肪、肌肉和骨骼变热。最显著的热效应发生在骨组织界面,是产热最多的区域。对这些区域应用超声波时,需谨慎。如避免椎体区域。

超声波可以穿透深层结构。临床上有益的加热深度依赖于应用的功率,组织的性质,方向和声波频率。例如:50%的超声波束可以穿透7~8 cm脂肪,但对于骨组织则小于1 mm。声波束的方向决定了热传递的深度,例如:平行时,声波束可以穿透7 cm肌纤维,而垂直时,只有2 cm。超声的另外一种物理性质——频率,对其效果也有着重要的影响。其频率从0.3 MHz提高到3.3 MHz,其穿透深度则会减少85%。在临床实践中,频率在0.8~1.0 MHz可以达8 cm深度并增加4~5 ℃。

5.体外冲击波疗法

体外冲击波是利用液电或电磁效应产生的一种能透入人体组织的机械冲击波,在人体特定部位聚焦,通过聚焦的冲击波对人体组织细胞的一系列作用,从而达到治疗目的。

治疗对象:骨关节疼痛性疾病患者经一般物理治疗、药物治疗,治疗时间超过半年,疼痛仍然存在并影响日常生活活动时,就可考虑进行体外冲击波治疗。但要排除以下情况:正在服用影响凝血功能药物的患者,有出血倾向的患者。

体外冲击波治疗骨关节疼痛性疾病是一种安全的治疗方法。一般不会出现严重的不良反应及并发症,治疗后可出现:治疗局部皮肤变红或有瘀斑,通常在几天后消除;局部出现麻木或麻刺感;治疗损伤导致肌腱膜撕裂;疼痛不缓解;治疗后出现疼痛加重现象;直接作用于大血管或重要神经可以引起这些组织的损伤。

6.磁疗

磁场有止痛、镇静、消炎、消肿、软化瘢痕等作用。利用直接贴敷法可以治疗神经科的疼痛,如坐骨神经痛、三叉神经痛、神经性头痛、神经衰弱及外科疾病,如扭挫伤、腱鞘囊肿、肩周炎、颈椎病、肱骨外上髁炎等。常用的磁疗方法有定磁场、动磁场疗法,主要运用于肢体的一般慢性疼痛;现在广泛运用于骨质疏松治疗的低频脉冲电磁场治疗对骨质疏松症引起的慢性疼痛也有很好的疗效。

7.运动疗法

运动疗法对疼痛的治疗主要体现在两个方面,一是对疼痛的直接疗效,对于一些患者,在经过特殊的运动治疗后,患者可获得即时的疼痛缓解;二是对疼痛的继发问题,如无力等的作用。

运动疗法可以改善血液循环,松解粘连,缓解或消除原发痛点;纠正不良姿势,加强关节稳定性,维持正常功能;减轻肌肉痉挛和紧张;减轻神经组织的压力,从而缓解疼痛;增强肌力、耐力和防止失用性改变(防止失用性骨质疏松、肌萎缩、关节挛缩);提高日常生活活动能力和工作能力,提高生存质量。而且有系统评价认为,目前对慢性疼痛的干预,只有运动治疗的临床依据最为充分。所以运动疗法成为慢性疼痛治疗不可缺少的一项方法。

8.牵引

牵引是物理治疗的辅助疗法。牵引适应于颈部或背痛伴或不伴因椎间盘突出症,神经根撞击,急性关节炎或椎旁痉挛导致的放射痛。脊柱牵引的治疗作用包括:关节分离(分离的关节面负荷可能下降);肌肉放松(通过打破疼痛痉挛的疼痛周期);伸展软组织(增加它们的长度),减少椎间盘突出症(通过调整,吸或绷紧的后纵韧带)和关节松动(以增加活动或减少疼痛)。

慢性疼痛的运动方式很多。根据各种运动方法的要求进行评估,寻找运动治疗的针对问题点,只有通过认真仔细地评估,寻找到慢性疼痛中,运动疗法所能发挥疗效的问题点,运动才能发挥出其奇特的作用治疗。

**(六)心理治疗**

疼痛是一种不愉快的感觉和情绪方面的体验,是人们接触到的最强的应激因素之一。疼痛除了与刺激因素及神经冲动相关联外,同时又具有人的主观性和个体性。因此,疼痛不仅是一个生理过程,也是一个复杂的心理表现过程。慢性疼痛患者的心理表现尤其突出,在治疗器质性疾病的同时,进行心理治疗具有十分重要的意义。

过去对于疼痛的心理研究主要强调社会心理与生理因素的关系,目前研究者已开始用生理学、心理生理学、心理学、行为因素融合在一起的模式来定义疼痛、解释症状和观察患者对治疗的反应,我们逐步认识到慢性疼痛不能被很快治愈,而需要持久、整体的治疗,而心理治疗则是慢性疼痛整体治疗中重要的组成部分。

1.影响疼痛的心理社会因素

疼痛不能用特异的指标进行准确的测量,对疼痛程度和性质的评价也多是依靠语言描述、非语言的表达、特别的试验(神经体液和内分泌)和情感的参与,具有明显的主观性。大量的事实表明,对疼痛的知觉、反应强度、行为变化及对疼痛的耐受程度受个体的心理社会因素的影响。分散注意力、放松、恐惧、压抑,以及家庭和社会因素等都可调节疼痛体验,都说明了心理状态对慢性疼痛的影响。痛阈和耐痛阈的概念与测量,逐步明确了影响疼痛的生理、心理和社会因素。

(1)痛阈和耐痛阈。①痛阈:指引起疼痛所需的刺激的最低强度。不同的个体,痛阈可有很大差异,同一个体在不同情况下痛阈也有很大变化。镇痛药、酒精使痛阈提高,炎症、疲劳、邻近组织损伤等使痛阈降低。②耐痛阈:指机体能够耐受的最高疼痛刺激强度。与痛阈相比,它也有很大的变异。一般来说痛阈与生理状态的关系比较密切,而耐痛阈与心理因素的高度相关性更是显而易见。有些儿童在父母面前摔跤,经常述说疼痛并大哭,可同样的情况发生在幼儿园,他们可能不当回事,继续与同伴嬉戏。

(2)影响疼痛的心理因素。①心理素质:主要指个体的心理负荷能力,心理应激的强度或情感上的承受力,这些条件将对疼痛的发生和疼痛的过程产生影响。生活事件的性质和遭遇的频度是对心理素质的挑战和检验。如果一个人的心理素质好,对疼痛的耐受力也会很高,不仅能提高疗效,而且可延长疼痛缓解时间。反之,心理素质差的人,一般在生活事件突发变故时会出现心身改变,在疼痛时常表现为过度的夸张性。②人格特征:慢性疼痛患者人格障碍发生率非常高,可表现出一系列人格方面的问题,而人格改变又可以使疼痛加重和持续。许多研究试图揭示有疼痛倾向的人格特征,有人认为外向性格的人的痛阈要高于内向性格的人,自尊心较强者不愿轻易述说疼痛,常常表现较高的痛阈,那种遇到困难不坚强或不健康的人可能会显示出对疼痛刺激耐受力的下降,更多地抱怨疼痛。但目前还未寻找到一种统一的、公认的疼痛人格。③性别:性别可以影响人们对疼痛的体验。许多研究显示女性痛阈较男性低,更易辨认和评定疼痛,而且对疼痛的耐受性也较差。女性常表现出比男性更为严重、更频繁和更长时间的疼痛,也更易体验反复的疼痛。通常认为,女性疼痛更多源自心理因素,疼痛也易被解释为纯粹心理现象。④年龄:目前关于年龄对疼痛的影响研究主要集中在老年人和儿童。如研究显示尽管老年人中慢性疼痛的发生率高、病程长,但与年轻人相比,老年人因疼痛而形成抑郁及因疼痛而致残的发生率反而较低,这可能与年轻人多冲动型人格,而老年人多安静型人格有关。⑤早期教育:每个个体都是从早期与损伤有关的经历中,学会了应用疼痛这一词汇。以往的经验会对人们日后的疼痛行为产生一定的影响。通常认为,儿童时期疼痛的经验影响到以后对疼痛的感知和耐受性,而儿童对疼痛的体验深受其父母态度的影响。⑥注意力的集中或分散转移:疼痛的感觉与个体的注意力密切相关,临床发现,把注意力集中在自己的疼痛部位时,疼痛会变得更加剧烈,而剧烈的疼痛又可进一步使个体将注意力集中在自己疼痛部位上,形成恶性循环。任何内外环境的刺激,只要能吸引机体的注意,皆可使同时出现的其他刺激包括伤害性刺激暂处于被忽略的地位。如果个体的注意力转移到娱乐等其他活动上,即可分解个体对疼痛的注意力。例如,战士在战斗剧烈时,往往不知道自己受伤。夜间由于各种刺激减少,痛阈下降,患者对疼痛的感受性明显提高。⑦情境:人类对于产生疼痛的情境赋予的意义或认知评价,极大地影响人们对疼痛感受的程度。人在孤独无依时,疼痛会觉得难以忍受,但如果有人给予安慰与鼓励,疼痛的感觉会明显减轻。任何一个正经受疼痛刺激的人,在潜意识中都希望得到他人的理解,在慢性疼痛患者中对此表现尤为突出。对于患者所经受的疼痛,社会能接受或医师能认可,这都将在他的治疗中起到一定的作用。⑧情绪:任何感知都与情绪相关联,情绪能明显影响疼痛的感觉。恐惧、焦虑、失望、不耐烦,可使痛阈降低;愉快、兴奋、有信心,可使痛阈提高。⑨暗示:在临床上利用暗示、放松术、催眠术或安慰剂都可产生一定的镇痛作用,因为人体具有随意地把注意力指向内在情感、思维或意象,从而阻断外部环境传入信息的能力,使人达到一种松弛而舒适的状态,降低紧张和焦虑,减轻对疼痛的感受。

2.慢性疼痛患者常见的心理问题

精神心理因素对疼痛的程度、持续时间、频率、耐受性或治疗都可产生影响,反之,长期的疼痛对人体在精神心理方面也会引起一些反应,主要表现如下。

(1)抑郁:是一种持久的心境低落状态,多伴有焦虑、躯体不适和睡眠障碍,并常伴发各种各样的疼痛,由于疼痛症状突出,可能将抑郁症漏诊。抑郁在慢性疼痛患者中普遍存在,40%~60%的慢性疼痛患者伴随抑郁症状。疼痛可以引起抑郁,抑郁也可以引起和加重疼痛。疼痛医师应该意识到,慢性疼痛和抑郁共存,需要同步治疗。临床研究表明,抗抑郁药能够有效缓解甚至治愈慢性疼痛。

(2)焦虑:是由于受到不能达到目的或不能克服障碍的威胁,使个体的自尊心与自信心受挫,或失败感和内疚感增加,预感到不祥和担心而形成的一种紧张不安及带有恐惧和不愉快的情绪。有研究表明,慢性腰痛及骨骼肌疼痛患者常伴有焦虑情绪,肿瘤患者的精神症状也以焦虑最为突出。焦虑和恐惧都是由于患者对自身的痛苦失去控制感而产生的情绪反应。焦虑症的常见表现为急性焦虑障碍(惊恐发作)和广泛性焦虑。焦虑症的治疗除心理疏导以外,药物治疗也非常重要。

(3)躯体化障碍:主要表现为多种多样、反复出现、时常变化的躯体症状,常为非系统性的、缺乏医学认可或体检的阳性发现。

(4)疑病症:患者常诉说胸痛、腹痛、头痛等各种疼痛,担心自己患有重病,虽经各种检查显示正常和医师的解释保证,其疑虑仍不能消除。疑病症患者常同时有抑郁情绪存在。

3.心理治疗的原则

对于慢性疼痛的诊治,仅仅针对症状治疗是远远不够的。除了依据患者的主诉发现躯体疾病或损伤的线索,也有必要了解影响疼痛乃至引起疼痛的心理社会因素,以便全面理解疼痛,针对原因采取有效措施,并针对患者进行适当的心理社会干预。

(1)摒弃旧的医学模式:以生物-心理-社会模式认识、处理人与疾病的关系。

(2)注意不同疼痛患者心理障碍的特殊性:医师在给慢性疼痛患者进行心理治疗前,首先必须了解患者的心理特征,以及所面临的心理问题,充分了解与心理障碍相关联的情况,全面认识疾病,采用最合适的心理治疗方法。

(3)建立良好的医患关系:医患之间的心理沟通是实施心理治疗的基础,良好的医患关系可以使患者感到安慰,增加安全感,减轻焦虑,改善机体状态。

(4)建立适合治疗的条件和环境:治疗的条件和环境对治疗效果起着重要的作用,应尽量创造良好的治疗环境。

(5)将心理治疗作为慢性疼痛整体治疗的组成部分:慢性疼痛治疗是一种整体性的治疗,要将心理治疗纳入慢性疼痛整体治疗中,使疼痛治疗与心理治疗相互促进。

4.心理治疗的方法

心理治疗的方法主要分为支持疗法、认知疗法、暗示和催眠疗法、行为疗法、生物反馈疗法等,这些方法都可用于慢性疼痛的心理治疗。

(1)支持疗法:主要采取劝导、启发、鼓励、同情、支持、评理、说服、消除疑虑和提供保证等交谈方法,帮助患者认识问题、改善心境、提高信心,从而促进心身康复过程。主要包括倾听、解释、建议、保证、调整关系5个环节。支持疗法是目前我国应用最广泛,容易实施而有效的一种心理治疗方法。此疗法内涵非常丰富,一般是医师合理地采用和善用与患者所建立的良好关系,利用治疗者的权威、专业知识,来关怀、支持患者,使患者发挥其潜在能力,提高应对危机的技巧,提高适应困难的能力,舒缓精神压力,帮助患者走出心理困境,避免精神崩溃的发生。

(2)认知疗法:是根据认知过程影响情感和行为的理论假设,通过认知行为技术来改变患者的不良认知,从而使患者的情感和行为得到相应改变的一类心理治疗方法。所谓不良认知,是指歪曲的、不合理的、消极的信念和思想。人们患疼痛性疾病时常伴有巨大的精神压力,且大多数人又缺乏医学常识,因此也就易于产生焦虑不安和紧张情绪,因此,向患者讲明道理,帮助患者解除疑虑极为重要。凡是患者有疑问之处应热情耐心地加以说明,让患者对自己的疾病产生正确的认识,从而形成自我控制,同时寻找明确的生活目标和价值,建立起坚定乐观的人生态度。

(3)精神分析疗法:又叫心理分析疗法,是由奥地利学者Freud以精神动力学理论为基础所创立的心理治疗方法,是心理治疗中最主要的一种治疗方法。其基本理论核心是:人的精神活动可分为潜意识、前意识和意识。应用此疗法使患者从无拘束的会谈中领悟到心理障碍的症结所在,并逐步改变其行为模式,从而达到治疗的目的。这种疗法重视和强调患者敢于揭示自己内心世界,否则治疗效果不好。慢性疼痛治疗,不宜单纯使用精神分析疗法,最好与其他疗法结合使用。

(4)行为疗法:又称行为治疗,其代表人物是John Wolpe。行为疗法是基于现代行为科学的一种非常通用的新型心理治疗方法,是根据学习心理学的理论和心理学实验方法确立的原则,对个体反复训练,达到矫正适应性不良行为的一类心理治疗。慢性疼痛患者常常表现出许多与疼痛有关的适应性不良行为,如不敢活动、过分静止、经常服止痛药、长期卧床等。行为治疗家认为通过学习或条件反射形成的不良习惯,可按相反的过程进行治疗即消除患者原来形成的条件反射,建立新的条件反射和健康的行为。在行为治疗中,除医师的作用外,更强调患者的自我调节。

(5)暗示疗法:是以某种信息影响别人的心理活动的特殊方式。暗示的方式很多,语言、文字、表情、手势都可以作为暗示手段,通过这些手段使患者受到积极的暗示,以达到治疗目的。

(6)松弛治疗:教育患者首先松弛肢体的一组肌肉,然后做到全身松弛,这种方法主要用于消除紧张和焦虑,打断"焦虑-肌肉紧张-进一步焦虑"所形成的恶性循环。放松疗法可使交感神经活动降低,氧耗减少,心率、呼吸变慢,解除患者的焦虑、恐惧,有助于疼痛的缓解。

(7)生物反馈治疗:由于慢性疼痛患者会有一系列情绪变化,从而出现心率、心电、脉搏、血压、肌电等生物生理信息的改变,如果将这些自己意识不到的信息经过检测放大,以光亮、仪表、数字或图像显示出来,经眼耳反馈给本人,通过具体的训练,让患者学会自我控制,以改变病理过程,达到自己控制情绪,促进功能的恢复,达到康复的目的。

**(七)传统中医治疗**

传统中医治疗是以中医学的理论为依据,以中医治疗方法为手段,如推拿、针刺、拔火罐、中草药,以及各种类型的传统锻炼,来缓解患者的疼痛,提高其生活自理能力,进而改善生存质量。

(栾贻旭)

# 第七章 儿童康复治疗的护理

## 第一节 脑性瘫痪康复治疗的护理

脑性瘫痪是自受孕开始至婴儿期非进行性脑损伤和发育缺陷所导致的一种综合征,主要表现为持续存在的运动和姿势发育障碍。脑性瘫痪临床表现和共患病存在多样性,并发症严重,治疗花费高,给社会和家庭带来沉重的负担,其预防与康复治疗是世界性难题。

### 一、宗旨

脑性瘫痪常伴有感觉、知觉、认知、交流和行为障碍,以及癫痫和继发性肌肉骨骼问题。本文内容旨在为脑性瘫痪儿童提供规范的康复护理,提高儿童康复护士的服务能力和儿童康复护理技术水平,为从事儿童康复及相关学科的护理人员提供临床实践参考与指导意见。

### 三、基础知识

(一)定义

脑性瘫痪是一组持续存在的中枢性运动和姿势发育障碍、活动受限症候群,这种症候群是由于发育中的胎儿或婴幼儿脑部非进行性损伤所致。

(二)病因

引起脑性瘫痪的病因按时间可分为三个阶段:即出生前、围产期与出生后。

1.出生前因素

遗传因素、母亲孕期不良的生活习惯和化学因素、母亲身体条件因素、双胎或多胎引起胎儿的营养摄入不足及生长受限等导致均会脑性瘫痪的发生。

2.围产期因素

体重异常、早产、胎盘功能不全、急产或滞产、社会经济地位等因素与脑性瘫痪的发生存在密切关系。

3.出生后因素

呼吸窘迫综合征、新生儿肺炎、贫血、惊厥、颅内出血、缺氧缺血性脑病、持续性癫痫、休克等致脑缺氧缺血、严重营养不良等疾病均可引起脑性瘫痪的发生。

### (三)分型

由于所有婴儿的自主运动功能都在不断发展和变化,小于2岁的脑性瘫痪患儿运动类型和特点很难准确分类。

1.按运动障碍类型及瘫痪部位分型

痉挛型四肢瘫、痉挛型双瘫、痉挛型偏瘫、不随意运动型、共济失调型、混合型。

2.按粗大运动功能分级系统分级

0~2岁、2~4岁、4~6岁、6~12岁、12~18岁的5个年龄段粗大运动功能分级标准,功能从高至低分为Ⅰ级、Ⅱ级、Ⅲ级、Ⅳ级、Ⅴ级。

### (四)临床表现

1.痉挛型四肢瘫

以锥体系受损为主,包括皮质运动区损伤。牵张反射亢进是本型的特征。

2.痉挛型双瘫

症状同痉挛型四肢瘫,主要表现为双下肢痉挛及功能障碍重于双上肢。

3.痉挛型偏瘫

症状同痉挛型四肢瘫,表现在一侧肢体。

4.不随意运动型

以锥体外系受损为主,主要包括舞蹈性手足徐动和肌张力障碍;该型最明显特征是非对称性姿势,头部和四肢出现不随意运动。

5.共济失调型

以小脑受损为主,以及锥体系、锥体外系损伤。主要特点是由于运动感觉和平衡感觉障碍造成不协调运动。

6.混合型

具有两型以上的特点。

### (五)共患病及伴随症状

常见共患病及伴随症状包括智力发育障碍、视觉障碍、听觉障碍、癫痫、交流障碍、饮食困难及营养障碍、心理行为障碍、髋关节脱位/半脱位、继发性肌肉骨骼问题等。

## 四、康复评定

### (一)一般情况评定

(1)询问病史:详细了解儿童的生长发育过程,包括运动、言语、认知能力等的发育。收集孕产史、家族史、既往史。

(2)评定意识状态、生命体征、生长发育情况、营养状况、胃肠道功能、睡眠行为评定等内容。

(3)安全评定:影响脑性瘫痪儿童安全的因素包括跌倒/坠床、窒息、烫伤、压疮。

### (二)专科评定

(1)智力功能评定:智力发育里程碑,贝利婴幼儿发展量表(BSID)等。

(2)神经肌肉骨骼和运动有关功能的评定:关节活动范围评定;肌力评定等。

(3)运动功能评定:全身运动(GMs)质量评定、Alberta婴儿运动量表(AIMS)、精细运动功能评定等。

(4)言语功能评定:格塞尔发育诊断量表(GDDS);S-S语言发育迟缓评定(S-S)等。

(5)日常生活自理能力评定:儿童功能独立性评定量表等。

## (三)心理及社会评定

脑性瘫痪儿童心理及社会评定针对不同年龄组进行心理、社会认知量表选择。

## 五、康复治疗

脑性瘫痪康复是针对儿童存在的各种功能障碍进行全面的、多样化的康复治疗和护理,帮助儿童获得最大的运动、智力、语言和社会适应能力,以改善生活质量,适应家庭和社会生活。

### (一)物理治疗

运动疗法是脑性瘫痪康复治疗广泛采用的康复治疗技术,如关节活动技术的主动运动、主动助力运动和被动运动;关节松动技术;软组织牵伸技术;肌力训练技术的主动助力运动、主动运动、抗阻力运动;牵引技术、神经发育疗法、Rood 技术、Brunnstrom 技术、运动再学习等。其他技术如强制性诱导疗法、减重步态训练、平衡功能训练,以及借助辅助器具的训练等。

### (二)作业治疗

1. 保持正常姿势

按照儿童发育的规律,通过包括游戏在内的各种作业活动训练,保持正常姿势。

2. 促进上肢功能的发育

通过应用各种玩具,以游戏的形式促进正常的上肢运动模式和视觉协调能力;通过使用木棒、鼓棒、拔起插棒等方法,促进手的抓握能力;矫正拇指内收。

3. 促进感觉、知觉运动功能的发育

进行感觉统合训练,促进表面感觉和深部感觉的发育,正确判断方向、距离、位置关系等都十分重要。

4. 促进日常生活动作能力

作业疗法的最终目的是使脑瘫儿童能够生活自理;训练更衣动作、洗漱动作、排泄动作、洗浴动作、书写动作等。

5. 促进情绪稳定和社会适应性

从婴幼儿起,调整其社会环境,通过游戏、集体活动来促进情绪的稳定和社会性的提高。

### (三)言语治疗

包括日常生活交流能力训练;进食训练;构音障碍训练;语言发育迟缓训练;利用语言交流辅助器具进行交流的能力训练等。

### (四)引导式教育

引导式教育对于不同年龄的脑瘫患儿,尤其是 3 岁以上的患儿和不随意运动型患儿效果最好。

### (五)其他疗法

包括传统医学康复疗法、药物治疗、手术治疗、辅助器具及矫形器、水疗、马术治疗、多感官刺激、游戏及文体治疗、音乐治疗等。

## 六、护理目的及方法

(1)促进脑瘫儿童的心理健康,并树立乐观、顽强的生活信念。脑瘫儿童由于与外界接触交流减少,出现胆小、怯懦、性格孤僻或暴躁等心理问题,护理人员应予以关注,并采取积极措施,促进心理发展,如通过语言交流了解患儿内心想法,通过游戏护理可以缓解患儿心理压力,必要时与心理医师联系,纠正其严重的心理问题。

(2)促使运动发育正常、功能正常。运动功能发育落后是脑瘫患儿的主要护理问题之一,护理人员应根据神经学发育规律,在家庭中指导其采取正确的训练方法,以促进其运动功能发育,如保持正确的坐姿、站姿和行走姿势,指导患儿坚持每天进行正确的力量训练等。

(3)通过有效的护理干预,促使脑瘫儿童掌握生活和劳动技能,以便可以很好地适应社会。康复护理的根本目的是回归家庭,回归社会。脑瘫儿童由于生长发育的特殊性面临上学、就业等社会活动,护理人员应采取积极措施,鼓励患儿掌握生活和劳动技能,如鼓励患儿自己穿衣、如厕、洗漱等日常生活活动,同时,为患儿创造丰富多彩的集体活动,如亲子运动会、户外夏令营活动等,通过参加集体活动,使患儿尽量生活自理,以便融入社会生活。

(4)做好生活护理:确保营养及生长发育需要。

(5)通过护理干预,防止或改善脑瘫并发症的发生。脑瘫患儿受长期疾病的影响而产生关节畸形挛缩、压疮、坠积性肺炎、尿路感染等并发症,护理人员应采取积极措施,预防并发症的发生。一方面,加强患儿营养摄入,确保营养均衡,加强皮肤清洁,翻身拍背等基础护理;另一方面,加强康复训练,防止关节挛缩。

(6)创造和谐、舒适、安全的康复环境,促使脑瘫儿童早日康复。按照ICF理念,环境因素是人们生活中重要的影响因素,脑瘫儿童生活的环境应确保安全、舒适、有利于儿童成长发育,护理人员应根据患儿个体特点指导环境改造,如无障碍设施的建立、家庭坡道改造、自助具的设计等,并教会患儿适应环境和使用环境中的各种设施。

## 七、脑瘫患儿的护理特点

### (一)促进与抑制

从神经生理学的观点出发,脑瘫患儿的脑组织仍处于生长发育阶段,其代偿和可塑性非常大,在护理中要注意促进正常运动模式和抑制异常姿势及运动模式。

### (二)以家庭为中心

脑瘫患儿的护理应提倡以脑瘫儿童及其家庭为中心的身心整体护理。

### (三)与日常生活活动结合

脑瘫患儿的护理应与日常生活的各种动作结合起来,使患儿在掌握穿衣、脱衣、洗漱、如厕、进食、入浴、学习、游戏等日常生活中,增强信心,掌握技能,促进发展。

### (四)个性化护理

脑瘫患儿有其发育的特殊性和脑瘫疾病本身的复杂性,所以在护理上要根据具体情况,采取个性化护理。

## 八、小儿脑瘫的日常生活护理

### (一)治疗性体位的保持

治疗性体位包括睡眠体位、坐位体位、跪位体位、站位体位、行走体位、抱位体位。

1.睡眠体位

正常小儿的睡眠体位应该是随意的、自由的。一般情况下,要选择能使小儿自己翻身且舒服的体位。最佳的睡眠姿势是侧卧位。而脑瘫患儿由于受紧张性颈反射的影响,头很难摆在正中位,常常是倾向一侧,保持侧卧位是比较困难的。长期保持不良的睡眠体位,会使脊柱关节变形,并且影响患儿的正常发育。因此正确的睡眠体位对抑制脑瘫患儿的异常姿势、促进正常姿势的发育至关重要。

痉挛型脑瘫患儿一般不宜在普通床上长期采用仰卧位的睡眠体位。因为仰卧位体位会加重肌肉痉挛和导致患儿运动的不对称,而侧卧位有利于降低肌张力和促进动作的对称,所以痉挛型患儿最佳睡眠体位是侧卧位,这样有利于痉挛肌肉张力得到改善,并利于患儿双手放于其身体前面。在白天的活动中也要设法使患儿逐渐习惯于侧卧位,可用楔形垫、侧卧位板等固定患儿身体。

不随意运动型脑瘫患儿,也应尽量采取侧卧位,可在其后方放软枕,目的是抑制头部的后仰,促通屈曲模式。

屈曲严重的患儿,取俯卧位睡眠。方法是:在其胸前放一软枕或三角垫,使其双臂向前伸出,当患儿头能向前抬起或能转动时,可以抽去枕头或三角垫,让其取俯卧位体位睡眠。

对于身体和四肢以伸展为主的脑瘫患儿,除了上述侧卧位体位外,也可采用仰卧位,但必须将患儿放置在恰当的悬吊床内,悬吊床中间凹陷的特殊形状可以限制头背屈和四肢过度伸展,保持头部在中线位置。为避免患儿的视野狭窄和斜视,可在悬吊床上方悬挂一些带声响或色彩鲜艳的玩具,吸引患儿的注意力。同时,应将患儿双手放在胸前,以利于患儿上肢功能的恢复。

在患儿独立睡眠前要逐一教会其做好睡眠前的一切准备活动,如铺床、盖被、上下床、体位转换等,经过反复学习、训练,使其最终获得睡眠基本技能。

2.坐位体位

(1)伸腿坐位:伸腿坐位时,双侧髋关节屈曲、外展,膝关节伸展。该体位是脑瘫患儿坐位训练时的最佳体位。在此体位下,操作者可以对患儿进行坐位平衡、重心移动、体轴回旋等训练。方法为:首先使患儿呈仰卧位,双腿分开,操作者面向患儿坐于其双腿中间,双腿轻压在双膝关节上,使其伸展,髋关节外展,拉起至坐位,然后对其进行肩部和腰部回旋动作练习。

对于伸肌张力较高的患儿,操作者可坐在该患儿的背后,胸部抵住患儿背部,双手从其腋下穿过,置于其膝关节上,使其膝伸直,并令其双腿分开与操作者的双腿紧贴,然后操作者用自身带动其躯干进行相应的前屈后伸和回旋的动作。

(2)盘腿坐位:盘腿坐体位时,髋关节屈曲外展、膝关节屈曲的状态下臀部负重。操作者可首先令患儿的头偏向一侧后抱起患儿,并使其双膝屈曲、髋部屈曲外旋,盘坐于操作者的前面,背部靠在操作者的身体上,以寻得支持,然后操作者双手握住其肘部向前,手指分开置于床面或地面,用手支持肩部和头部,或向前伸手够物;或者操作者可令其做手支撑的同时,一手叩点其脊柱两侧和颈部的穴位,另一手拿玩具逗引其抬头和左右看;对于上肢痉挛较重的患儿,可用夹板固定其上肢,进行一定的头部转动诱发其躯体的相应动作。

(3)椅子坐位:让患儿坐椅子的目的是使患儿有一个正确的坐位体位,使双下肢承重,提高整个身体的协调能力。此体位要求选择高度适合患儿的靠椅,令其髋、膝和踝关节均屈曲呈90°,全脚掌着地,使双足能支撑于地面上。患儿坐时,将其两腿分开,置于靠椅的两侧,双手扶持靠背,令患儿骑跨在有靠背的椅子上,双手抓住靠背,操作者用手叩点其头和腰部或用言语诱导其做抬头、左右看物和直腰挺胸等动作。对于不能有效抓握的患儿,操作者可坐在患儿的后面,双手控制其肩胛带,促使其完成双上肢上举动作。对于能直接扶持椅子背坐好的患儿,操作者可位于其侧面。或者,操作者与患儿面对面坐好,用双足踏住患儿双足面,双手扶住其肩胛带,做上述动作。对于能力较好的患儿,可改用条形凳使其骑在上面,操作者可以帮助其做肩-骨盆的分离动作等,以促进患儿掌握更好的调整反应、平衡能力和独坐能力。

(4)三角垫坐位:患儿中多数表现为床上坐位不以坐骨结节为支撑点,而是体位负荷于骶骨上,呈现脊柱屈曲、骨盆后倾的状态。这样的患儿不应取伸腿坐位,如果其大腿后侧肌群明显紧张,则可取将臀部置于三角垫高处双下肢伸直的坐位。

3.膝立位体位

膝立位是站立的基础,在临床中,脑瘫患儿由于自身平衡能力差,为了获得更好的稳定性,膝立位时,其双腿间的距离较大,常使双腿分开。对于臀部和膝部屈曲内收、屈肌痉挛严重的脑瘫患儿膝立位时,操作者必须控制好其髋部。

(1)双膝立位:双膝立位是指膝立时,双膝靠拢,大腿与小腿成直角,髋关节充分伸展,躯干与其大腿在同一平面内。操作者双手可扶于患儿髋关节两侧,或一手托住臀部,一手抵住胸部,使髋关节充分伸展,帮助保持正确的膝立位姿势;也可令患儿自己抓住椅子等物以维持躯干稳定,或在患儿面前放置一个与胸部剑突齐平的小桌子,在上面放上可以移动的各种玩具。双手撑住桌子和床架,患儿的胸部既可以得到支撑,又可以在肌力能够抗重力的情况下,将双手解放出来进行各种操作让患儿逐渐学会当身体重心发生变化时取得动态平衡。在患儿保持膝立位时,可以叩击患儿身体的侧方和后方给予促通刺激。

(2)单膝立位:单膝立位是指在直跪的基础上,一条腿髋关节屈曲成90°,并用脚掌着地,另一条腿保持原来姿势。从膝立位到单膝立位,是身体的重心从双膝移至单膝的过程。对于重心转移调节困难的脑瘫患儿,进行单膝立位训练时,必须给予足够的支持,操作者尤其要控制住其髋部达到伸髋、屈膝的目的,使其上身保持直立,不要使头与躯干过度伸展而呈现向后仰的姿势。训练的同时,也可以在患儿头的左右上方悬挂色彩鲜艳、可以发出声响的玩具,诱导其伸手抓取,这既能增加肩关节的活动度,也能提高重心移动的能力。单膝立位时,可以向前下方推患儿的身体,诱发对侧的保护性伸展反应。

4.站位体位

站立是行走的基础,最初的时期常有将上肢向前侧方上举的倾向,逐渐地将上肢下降至身体侧方,或开始取自由的肢位。幼儿时腹部向前方凸出,腰部明显前弯,膝关节过度伸展,但随年龄增长逐渐减轻。正确的静态站立体位是两腿站直脚底踩平,头居中,躯干伸展,双肩与双髋分别处于水平位。动态的站立体位是指站立时头、躯干、四肢各部位可任意进行,适当活动而仍能保持平衡。患儿能保持坐位平衡后,可进行站立训练。

(1)扶站。①肌张力低下的患儿:操作者用自己的身体支持患儿站立,首先固定患儿双足,然后一只手扶住其胸部,另一只手扶住其膝关节,若该患儿腰腹肌无力,脊柱不能充分伸展时,操作者则需要用胸部给予支撑,令其站立。②痉挛型双瘫的患儿:操作者首先鼓励其站立,必要时,从其后面给予髋部一定的支持,引导其体重前后移动,注意不要抬起足跟,使其两下肢轻度外旋;体重左右移动,扶持患儿骨盆使体重在两下肢间移动,移动时足跟、足尖都不要离开地面;进行两脚一前一后的站立练习;使身体保持平衡,并训练其身体前倾时,足随之移动。③具有抓握能力的患儿:令患儿双手抓住栏杆站立,操作者固定其双脚后,双手扶住其膝关节并向后拉伸,同时,用上臂抵住其臀部,然后用语言诱导其双下肢节律性地用力向上抬起,此过程中,扶膝关节的手要一松一紧;或者令患儿站于平行杠之间,双手扶杠,若患儿不能很好地抓紧双杠,操作者可将手掌压在其手背上,固定其双上肢,并给予一定的扶持,强制其习惯于扶杠站。抓物站立期间,可让患儿练习交替松开抓物的两手,为独站做准备。

(2)靠站:脑瘫患儿靠墙站立,操作者可帮助患儿将其双手放置于身体两侧,臀部、躯干靠墙,双足分开,与肩等宽,并固定患儿的双足,使其平放于地面。对于脊柱前凸的患儿,操作者可用手轻轻地推顶其腹部,使其脊柱伸展,让患儿的重心垂直于地面,置于双足中间。对于腰腹肌无力、不能直腰的患儿,操作者用双手握持患儿双肩,达到能够靠墙站的目的之后,再固定其双足,可使用左右移动其骨盆的办法来调节患儿的重心,使患儿的平衡能力得到进一步提高。握住其双膝,使其处于一定角度的前屈位,使患儿膝关节得到很好的控制。对于膝关节呈过度前屈位的患儿,操作者可采用夹板固定或双手被动矫正,达到使其主动用力的目的后,解除夹板;对于膝关节过伸展的患儿,则采用膝关节固定,在其靠墙站时,双手握住双膝关节,使其处于一定角度的前屈位,使患儿膝关节得到很好的控制。

(3)独站:对于所有的脑瘫患儿来讲,学会正确的站立是学会正确行走的基础,逐渐减轻对患儿的扶持,直到能独站为止。正确的站立姿势为:头部保持在正中位,上身挺直,髋、膝伸展,双腿稍分开,脚掌平放在地面上,双足与肩同宽。操作者双手控制患儿肩部和腰部,双足置于其双足外缘并夹紧,将操作者的双足踩在患儿的足面上固定,然后根据情况,操作者的双手从半脱离到全脱离其身体的方法以训练其单独站立的能力,根据患儿在脱离帮助的情况下所表现的各种姿势进行调整及诱导,如让患儿的双手做向前伸或向后伸等动作来诱导患儿的保护性伸展反应。同时,操作者可通过计数患儿站立的时间,用正数或倒数"1、2、3、4、5……"的方法等来激发患儿的积极性,使其配合各种训练,完成站立的动作,在训练过程中,应采用不固定双足的方法进行训练。

患儿能独站后,可进行立位平衡训练。患儿能保持静态站立平衡后,可进行动态站立平衡训练,如让患儿站立时,身体向前、后、左、右倾斜,使身体重心向两侧髋、膝部转移,或让患儿双下肢在一前一后情况下,倾斜身体,令其在一侧下肢承重的情况下,控制另一侧下肢向前做小幅度的跨步动作,双下肢交替进行。当患儿能够支撑这一动作之后强制患儿脱离帮助,独自站起并反复诱导,提高患儿的平衡能力及头、躯干、下肢的协调能力。当患儿抗重力肌的肌力和高度平衡反应的发育完善后,进行单足站立练习。正常儿童3岁左右开始能够睁眼状态下单足站立,到了学龄期开始能够闭眼状态下单足站立10秒以上。

5.行走体位

(1)迈步训练:从站立到行走实际上是身体打破静态平衡获得动态平衡的过程,是支配、平衡、协调能力的综合体现。在患儿能独站和跨步站立的基础上,可在平地上进行迈步训练。开始时可能是完全被动的,先使患儿保持站立的体位,操作者站在患儿身后,两手张开,手指伸展放于患儿的肩、胸部予以支持,使患儿得到确实的姿势控制。如患儿需要进一步的支持,操作者可以用下肢抵在患儿的髋关节和后背上。在迈步前可先帮助患儿左右移动躯干,以获得重心的调整能力。当其能够掌握这一动作后,则向对角线方向推移其未负荷体重的一侧肩部、躯干及同侧下肢,诱发其向前迈步,同时使非负荷体重侧骨盆稍向后方回旋,然后采取同样手法推动其另一侧肢体向前迈步;如此反复进行,逐渐减少对患儿的支持,直至该患儿能够单独迈步行走。也可让患儿手扶双杠站稳,诱导其将身体重心移到一侧下肢,操作者一手放在其膝关节前部,另一只手放于同侧膝关节周围,令另一侧脚尖勾起,再慢慢伸直放平,且足跟先着地。这样反复地引导患儿做向前、向后的练习,激发患儿的自发性运动,使患儿自己慢慢学会迈步。

对于刚会走路的患儿,行走时由于平衡能力、躯干调节能力差,缺乏体干的回旋而引起双下肢的内旋或基底增宽,双手和双下肢的动作不协调。因此,必须对这些患儿进行步态步速的矫正,促进患儿掌握正确的抬腿姿势,控制迈步的步幅、步速和保持左右腿之间合适的距离,令其获得正确的运动模式。

(2)注意要点。①跨越障碍物训练:应先从迈矮板开始训练,并慢慢地将板加高加宽,然后在台阶上扶着扶手进行上下练习等。行走是平衡、协调、支配能力的综合体现。在训练患儿行走的过程中,可以在患儿的前面每隔一段距离放置一些不同的小玩具,诱使其走得更快、更远,以此来增加患儿的速度和行走距离。每次患儿走到一个玩具跟前,要令其自己蹲下、拾起、再站起来,并告知其前面还有更好的玩具,促使他继续行走。这样不仅可以增加患儿行走的兴趣,而且可以培养患儿应对和克服生活中行走所遇到的一些困难。②下肢强直的患儿:训练时,首先训练屈髋屈膝以锻炼腿部的伸屈肌。在训练时,可在地上放置一些小障碍物,鼓励患儿行走,并引导其抬腿迈过障碍物,学会抬腿向前迈。一般下肢强直的患儿走路时两腿外展,所以一定要控制步宽,下肢屈曲向前。同时,应抓住患儿走路不稳,容易后仰摔倒的特点,操作者要给予适当保护,以免其受惊和摔伤,造成心理上的负担。同时,应令患儿掌握摔倒应急方法:摔倒时,身体向前方倒,用双手支撑,不向后仰,激发患儿的自我保护意识。摔倒后站起的要领为:先由原位到四爬位,双脚放平到蹲位,然后由蹲位足跟平放,头下低,臀部翘起,两腿用力,直腰站起,这样反复练习。③膝过伸的患儿:训练时,操作者双手控制其膝关节使其保持一定的屈曲度,配合语言令患儿向前行走。值得注意的是,膝过伸的患儿应加强蹲起、屈髋屈膝训练,以增强下肢的伸屈肌和下肢的肌容量,使其能自己控制膝过伸、步幅和步速。④内收肌痉挛的患儿:可采用令患儿做下肢外展或用脚向外踢球的动作来缓解内收肌痉挛。练习行走时,操作者可双手拉着患儿,用脚或膝插于其两腿之间,向前迈步。训练时可直接纠正患儿的双脚交叉或脚尖向前姿势,也可用膝部分开上抬以及侧行走,都能起到矫正剪刀步和缓解内收肌过紧的作用。⑤不随意运动型的患儿:首先应以静制动,尽量控制患儿不随意运动的频率。由于该患儿走路时步幅不规范,步速快,训练时难以控制,所以操作者应首先固定患儿的双下肢足部,控制速度,指导患儿掌握适当的步幅和步速。一步一步地朝前走,同时应矫正不正常的用力及异常姿势,引发正常的运动模式。

6.抱位体位

无法单独坐或行走的脑瘫患儿,大部分时间由家长抱着,所以正确的抱位体位,不仅能够纠正其异常姿势,还可以增强其对头部、躯干等部位的控制能力,对于不同类型的脑瘫患儿应采取不同的抱位体位。

(1)基本抱姿。①痉挛型脑瘫的抱姿:痉挛型脑瘫患儿在仰卧位上经常处于双臂弯曲、两腿伸直状态,对此类患儿的抱法为:让患儿双臂伸直,屈髋屈膝,抱者一手扶住其头部,一手抱起使其靠近自己的身体,使其双臂围住抱者的颈部或伸向抱者的背部,并把其双腿分开环在抱者的腰部两侧。②不随意运动型脑瘫的抱姿:不随意运动型脑瘫患儿的抱法与痉挛型脑瘫患儿的抱法有很大的不同:抱者首先从其后背将两上肢从患儿腋下伸向前方,两手放于患儿的胸腹部,边用两手压迫患儿的胸腹部边使患儿坐起,这样可促通患儿头颈部前屈及双上肢前伸,这是抱不随意运动型患儿的出发姿势。将患儿臀部抵于抱者的骨盆之上,作为支点。令其髋、膝关节屈曲,背部依在抱者胸前,抱者两手抓住患儿的双手并抱紧患儿双膝,使患儿呈"抱球"姿势。可以将大小适度、易于抓握的玩具放在患儿的手中,然后将其抱起。③肌张力低下脑瘫患儿的抱姿:此类脑瘫患儿身体软弱无力,头颈部无自控能力,所以抱该患儿时除帮助其双腿蜷起和头微微下垂外,最重要的是给其很好的依靠。抱者可以把手从患儿的腋下穿过,用手掌托住其臀部,把其抱在胸前或身体的一侧;也可以采用不随意运动型脑瘫患儿的抱位体位。该抱位体位不仅能够增大患儿双手的活动范围,诱导伸手抓物的意识,促进双手自主活动的目的;同时还可以提高头颈部及躯干的控制能力。④屈曲模式脑瘫患儿的抱姿:对于经常呈屈曲模式的患儿,可以先让患儿偏向一侧,然后用一只手从患儿的腋下伸出,抓住患儿的手臂使双臂伸直,另一只手托住患儿臀部,使患儿的臀部紧贴抱者的上腹部,使患儿有安全感。有些严重痉挛的患儿如果身体向后仰、僵直、肩关节外展、上臂外展,可采取抬起患儿双肩以放松其腿的痉挛,双手从患儿双腋下伸过,托住大腿内侧,分开双腿,让患儿背部紧贴抱者的腹部的抱位体位。抱痉挛患儿时,不要直接从腋下抱起,因为这样易导致其双下肢肌张力增高,使痉挛加重。

(2)特殊姿势模式及年长或体重较大患儿的抱法。①伸展占优势的患儿:先令患儿处于仰卧位,抱者面对该患儿,双手伸于其腋下,使其头前屈、双上肢前伸,坐起后,抱起患儿。该体位有利于患儿的髋关节、膝关节屈曲。②屈曲占优势的患儿:对于痉挛型的屈曲占优势的患儿,令其背靠着抱者的前胸,处于侧卧位,抱者一侧手臂穿过其下侧腋下,用手扶持其上侧的上臂,肘部控制其下侧肩部,前臂压住其胸上部,令其双上肢伸直;抱者的另一手臂分开其双下肢,用手压制其骨盆,令其髋关节外展。③重度角弓反张的患儿:先令患儿侧靠于抱者的前胸,令其头靠于抱者一侧上臂,抱者该侧手控制其下侧肩关节和上臂;另一手臂分开其双下肢,肘部置于其上侧腘窝处,手压制其前胸,使患儿头、肩、髋关节和膝关节屈曲,然后抱起。④全身屈曲模式的患儿:此类患儿随着屈曲模式的持续存在,髋关节难以伸展,对于此类患儿的抱法,令该患儿面朝下,使其四肢及其髋关节处于伸展位,利于其全身的伸展,抱者一侧上肢从患儿的下侧腋下伸出,在对角线方向握住患儿上侧肢体的上臂,另一手从患儿两腿间伸向前方,扶持其骨盆部位,防止双下肢交叉。抱者也可令患儿面朝下,一侧躯干靠于抱者前胸,抱者一手臂托住其前胸,手扶握远离抱者的一侧上臂,使患儿双上肢伸直向前抓物;抱者另一手臂托住患儿双下肢,手扶握远离抱者的一侧膝关节上方/大腿远端,使患儿全身处于伸展模式。⑤年长、体重较大的患儿:采用两人同时抱的方法,一人背向患儿,肩负其前臂、握住患儿双手,令其双上肢前伸;另一人面向患儿,双臂分别夹住患儿双足于腋下或用肘部将其双足固定于两侧躯干,用手托住患儿双侧髋关节,拇指向下推压骨盆,使患儿的髋关节充分伸展,也可促进头部及脊柱的自动伸展。

(二)穿脱衣物的护理

1.穿脱衣物的护理

更衣是脑瘫儿童日常生活活动的重要组成部分,可以使患儿获得温暖舒适的体验,护士(及看护者)应根据患儿的功能情况实施更衣康复护理。正常孩子穿脱衣服的发育顺序是:一岁左右的孩子当家长为其穿衣服时能够较好地配合,如伸出手臂插入衣袖里、抬脚伸进鞋里等。1.5岁左右能坐稳时可以用双手慢慢地脱下他的袜子、帽子、鞋等。1.5~2岁时能熟练地脱掉衣服并开始试着穿衣服。4~5岁的孩子能够独立穿脱衣服。脑瘫患儿往往达不到上述水平,常表现出肢体僵硬、头和身体缺乏控制力、手眼不协调、智力低下等症状,如痉挛型的患儿双腿很难分开,不但不会自己穿脱衣服,他人帮助其穿脱衣服时也会遇到很大困难。不随意运动型的患儿由于不能很好地控制头部和躯干,双腿不停地踢动,所以坐着穿衣服很困难,随着年龄的增长,患儿仰卧时身体变得更加僵硬,常躯干挺直、头部和肩部后仰双腿挺直交叉,穿脱衣服就更加困难。因此,应根据患儿的具体分型和临床表现制订个体化的穿衣护理方案。

常规更衣康复护理可分解为衣物识别、体位选择、更衣动作以及整理用物4个步骤。

(1)衣物识别练习:患儿应明确身体各部位的名称,知道穿脱衣物的含义,能识别衣服的颜色、种类、用途和名称,分清衣服的上、下、左、右和里、外,激发其主动学习穿脱衣服的兴趣,然后再进行穿脱衣物训练。

(2)体位选择:操作者在对患儿进行更衣护理时,应首先为患儿选择一个稳定的体位,以利于更衣动作的完成,并在心理上给患儿安全感,如坐位或站立位均可,必要时给予约束或扶持。

(3)更衣动作。①衣服的脱穿:脱套头衫或背心时,先以健侧或功能较好的手为主拉起衣角,将衣服从头上脱下,然后,健侧或功能较好的一侧先脱下衣袖,患侧或功能较差的一侧后脱;进行穿衣服的训练时,患侧或功能较差侧先穿上袖子,健侧或功能较好侧再穿上另一支,然后以健手为主将衣服套入头部,拉下衣角。或者在俯卧位上、坐位上进行。对于对襟的衣服,可先将其下面的纽扣扣好,根据患儿的情况,留1~2个上面的纽扣不扣,然后按照套头衫的脱穿方法进行训练。②穿袜子的方法:让患儿取坐位,操作者扶持其臀部使之稳定,或者让患儿将臀部靠在墙角,进行穿袜子训练。③裤子的脱穿:以穿裤子为例:取坐位,先将患侧或功能较差的下肢套入裤筒,再穿另一侧,然后躺下,边蹬健足,边向上提拉裤子到腰部并系好。脱法与穿法相反。对于有一定能力的患儿可以取立位,一只手扶持物品,一只手穿裤子。对于下肢障碍较重的患儿,也可取坐位,双腿套上裤子后,若转右侧半卧位,提拉左边的裤筒,转左侧半卧位时,提拉右边裤筒,左右交替进行。脱法与穿法相反。④重症患儿的穿衣护理:重症脑瘫患儿存在非对称姿势,肌张力增高、角弓反张等异常模式,给穿衣动作造成困难,护士可指导家长辅助患儿更衣,对于年龄较小的患儿,可让患儿俯卧于母亲膝上,保持姿势对称穿衣,也可采取侧卧位更衣,先穿一侧肢体,再穿另一侧,脱衣与穿衣体位相同,注意避免诱发ATNR姿势,尽量保持屈曲模式。

(4)整理衣物:鼓励较大龄患儿自己整理衣物,完成更衣的其他动作,如对齐衣襟、系好扣子、拉上拉链等。以促进功能的进步和自信心的培养。

2.注意事项

(1)训练体位的选择:通常坐位更利于患儿进行穿、脱衣服的练习。若患儿坐不稳,可选择侧卧位或操作者腿上,协助其完成训练内容。

(2)衣物的选择:要选择宽松、前开式、纽扣大些的衣物,最好用直式纽扣而不用横式纽扣,也可用尼龙搭扣,半环形搭钩代替纽扣和拉链等。

(3)穿、脱衣服的顺序:通常先掌握脱衣物的能力后,再进行穿衣物的训练。健侧或功能较好的一侧肢体,先脱,后穿;患侧或功能较差的一侧肢体,先穿,后脱。

(4)培养独立更衣能力:激发和培养主动学习穿、脱衣服的兴趣和能力。由全助到半助直到患儿自理为止。

(三)洗漱的护理

人体的清洁是保证健康的重要措施之一,特别是全身皮肤和黏膜的清洁,对于体温的调节和并发症的预防更具有重要的意义。但由于脑瘫患儿运动障碍,异常姿势,给患儿洗漱带来很大的困难。因此,患儿的洗漱是一项重要的训练内容。

对脑瘫患儿来说,洗漱绝非易事,婴幼儿洗漱尚且较易,随着年龄的增长则困难程度增加。特别是重症患儿的洗浴,由于运动功能障碍、平衡功能障碍,还有些患儿伴有智力低下等,患儿在浴盆中不能抓物坐,即使能坐,平衡也不充分,必须始终给予扶持,否则无法进行洗浴。所以,对于脑瘫患儿洗漱绝不是只为了清洁,而要利用洗漱的机会进行必要的训练,同时也是一种娱乐的机会、训练能力的机会,一定要把握好这一机会。

针对脑瘫患儿障碍程度不同,洗漱时所采取的体位也不尽相同。必须选择一个舒适、稳定、安全的体位,患儿才能顺利完成漱沐动作。

辅助患儿洗漱的训练如下。

1.洗脸、洗手

对于年龄较小、不能维持坐位、手功能极度低下的患儿,由他人帮助取合理、舒适的体位洗漱;

对于能取长腿坐或坐位不稳的患儿可将其放在有靠背的椅子上进行洗脸、洗手,鼓励患儿将双手放在一起,保持正中位;如果患儿双膝不能伸直可让患儿坐在凳子或矮椅子上进行洗脸、洗手;对能站立的患儿可让其一手抓握物体做支撑,另一手进行洗脸,毛巾可做成手套,洗起来更加方便。

2.洗浴训练

(1)辅助洗浴:对不同类型的脑瘫患儿,洗浴的方法也不相同。①痉挛型:此型患儿在洗澡时应采取俯卧位,这样可抑制伸肌高度紧张,有效抑制异常反射的出现,对于这类患儿最好选择盆浴,水温要适度,避免淋浴和水温不适给患儿带来的不良刺激。②肌张力低下患儿:此型患儿在洗澡时应采取半坐位,可选择使用"沐浴床"进行训练,这样可给予头部、颈部、躯干足够的支持,有助于沐浴动作的完成。将"沐浴床"安装在配套使用的长圆形浴盆上,让患儿坐在浴盆中,水浸泡到患儿胸部为宜。③不随意运动型:此型患儿在洗澡时应采取坐位,并采取躯干加固定带的方法,这样有利于沐浴动作的顺利完成。

(2)独自洗浴训练:对于平衡能力和手功能尚可的患儿,可让他自己练习洗浴,从安全和提供方便的角度考虑,可在浴盆周围安装扶手及特殊装置。

患儿在浴盆中玩耍可以学习许多功能动作,可在水中放一些可漂浮的玩具,也可以让患儿看自己的手、足,从中学习抓握及认识自己身体的能力。同时,脑性瘫痪患儿大多数皮肤感觉缺失,可通过用毛巾摩擦身体、涂抹肥皂等刺激皮肤,增强皮肤的感觉能力。

(3)为患儿洗浴时应考虑的因素:①浴室温度26～28 ℃,水温37～39 ℃,温水可放松肌肉,尤其对高肌张力的患儿有帮助。②洗浴用品备齐,方便取用。③保证患儿的安全,准备防滑垫和扶手等设施;沐浴应在患儿进食后1小时进行;注意保暖,避免受凉,注意水温,避免烫伤,不可单独将患儿置于浴室,避免受伤;纠正患儿异常姿势,避免患儿进入浴盆时和在浴盆中加重异常姿势,有安全感。④精心设计浴盆,比如浴盆底要倾斜,以便能支撑患儿的背部,或者准备一个可固定于浴盆上的防滑枕,使儿可以躺卧于浴盆中。⑤有残存Moro反射的患儿,应采取抑制这种反射的洗浴方法(图7-1)。图7-1中,A所示抱患儿入浴盆时,此患儿仍可引出Moro反射,为了抑制这一反射的影响,从后侧握持患儿两肩,使肩胛带向前、头前屈,另一人扶持小腿使髋膝关节屈曲并压住自己的双手,呈完全屈曲位。B示该患儿不应在浴盆中呈半坐位,应该用手托住患儿胸腹部,使头、四肢下垂,脊柱屈曲,可减轻Moro反射的反应动作。⑥给重症痉挛型患儿洗浴时,可以将一个大球充半量的气体放于浴盆中,患儿可坐其上或俯卧其上进行洗浴。⑦不随意运动型患儿坐位不稳定,可以用松紧带固定患儿的背部,重症患儿不能取坐位,可以让患儿利用放入浴盆中的木板洗浴。

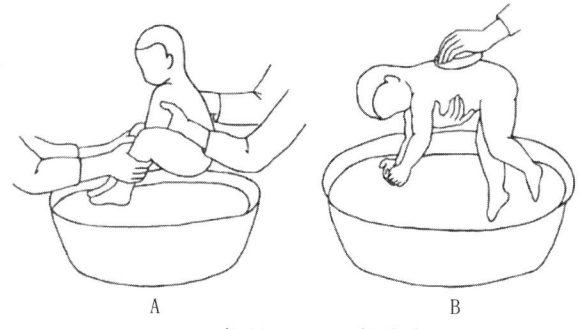

图7-1 抑制Moro反射的洗浴

要让洗浴时间变成患儿最高兴的时间,此时会对言语交流起到促进作用,但要注意与患儿眼睛的对视交流。

### (四)排泄的护理

排泄是指人体新陈代谢的废物,通过排出体外的生理功能。主要是以便、尿、汗等形式将废物带出体外,排泄不仅是维持生命的重要过程,也是反映人体生理功能状况的指标之一。正常孩子一岁后,开始示意大小便;两岁时能在白天控制大小便,四岁时能独立上厕所自己解大小便。脑瘫患儿往往无法控制大小便,无法在便桶或痰盂上坐稳和保持放松状态,也不能有效地使用腹肌协助排便,所以对于此类患儿进行相应的训练。

排便训练是渐进的过程,患儿易受情绪的压力、兴奋及新环境等多种因素的影响。因此,护理人员应注意排便环境准备、便器选择和排便方式的训练。

**1.环境准备与便器选择**

排便环境安静、光线柔和,最佳地点是家庭的卫生间,并安装无障碍设施,以供患儿训练排泄动作。便器一般包括坐便器和蹲便池,便器的选择应高度适中,保持患儿髋、膝、踝屈曲呈直角,全脚掌着地,便器前方有扶手或横梁,后方有靠背支持,以取得稳定坐位,根据患儿功能选择适合的排便方式。

**2.排泄训练的时机**

患儿2岁以上,能自己示意大小便时,才适合排便训练,训练过早见效甚慢或者失败。家长可以记录下患儿24小时内排便的次数和时间,一般选在患儿集中排便前的30分钟进行训练,训练时间长短不一,以白天为宜,也可以根据情况选择其他时间。训练前要耐心地向患儿解释清楚,以取得患儿的合作,定时令患儿在便器或痰盂上坐15分钟,让其养成坐便器上排便的习惯。

**3.排泄动作训练**

对于具有坐位平衡功能的患儿鼓励使用痰盂排泄,应把痰盂放在一个方形或圆形的痰盂盒中,可以增加稳定性,盒子的高度以患儿坐在其上,双脚能踏到地面为宜,这样患儿在解大小便时坐在上面比较有安全感。对较小的患儿可以放在护理者膝上,一方面可以支持患儿背部并稍向前倾,腿部弯曲,两腿分开,放坐在椅子便盆上。对稍大的患儿选择和设计合适的便桶很重要,可将便桶置于纸箱中,前面有横杆以利于支持,也可以将便桶放置在倒置的板凳中,四周有横杆提供更好的支持(特殊便具)。

**4.训练内容**

训练内容包括脱下裤子→坐在便器上→站起→提好裤子的全部过程。如需取手纸,卫生纸必须置于患儿伸手可取的范围内。为了方便患儿完成这些动作,便桶或痰盂应放在患儿附近,便器附近可放一张桌子,或墙上钉一横杆以方便患儿支撑和穿脱裤子。

## 九、重症小儿脑瘫的护理

重症小儿脑瘫可称为重症残疾儿或重症身心障碍儿。由于各国社会福利政策,风俗习惯情况,康复医学开展早晚不同,加之障碍症状、重症度和表现极为复杂,目前尚无统一的概念。从医学角度看,主要是指由于中枢神经系统严重损害所致,表现为身体的、精神的运动障碍和智能障碍,而且皆为重度。它不是疾病名称,是作为诊断名的一种医学用语。

## (一)特点

**1.症状出现早**

患儿在生后数周乃至数月已经出现了明显的肌肉痉挛与强直,所以能被早期诊断。

**2.合并症多**

最多见的是癫痫,常在早期或稍晚些有癫痫发作,癫痫类型多样,可有阵发性肌阵挛、小发作、大发作等多种类型。另外常合并有小头畸形和智力低下,还有部分患儿伴有视觉障碍、弱视、全盲、视觉失认、听力缺欠或听觉障碍等。

**3.早期出现角弓反张**

在仰卧位上,角弓反张作为早期症状而出现,脊柱处于伸展位、肩胛带后退,在下肢可见内收肌痉挛和过度的伸展。

**4.早期形成内收肌挛缩**

患儿在早期就会形成下肢内收肌的挛缩,下肢的屈曲与伸展同样明显。在早期髋关节尚无内旋,其后逐渐出现。踝关节在开始时是背屈位,由于患儿一天之中多处于仰卧位,或者欲使其立位时,即变为跖屈位。

**5.非对称性紧张性颈反射残存**

患儿表现明显的 ATNR 反射阳性,头部常向一侧回旋,颈部向对侧侧屈,患儿对于颜面向对侧的扭转产生抵抗。颈部的侧屈,影响整个脊柱,形成了体干的非对称性和骨盆的倾斜。导致髋关节的发育不全如髋臼发育不全,也会导致髋关节的脱臼与半脱位,有的患儿是一侧髋脱位,若患儿两侧内收肌痉挛会引起两侧髋关节的脱臼。

**6.患儿讨厌俯卧位**

患儿在俯卧位上不能抬起头部,脊柱与髋关节也不能伸展,同样,为了使气道通畅,而将头转向一侧的动作也做不到,所以患儿呼吸困难,导致患儿讨厌俯卧位。患儿家长也不愿让患儿俯卧位,于是患儿就长时间地处于仰卧位上。

**7.不能独坐**

在无扶持的情况下患儿不能取坐位,将他放于坐位上会向一侧倾倒。因为患儿的脊柱极度弯曲而成圆形,髋关节不充分屈曲,两下肢过度的内收都阻碍患儿独坐能力的发育。

**8.摄食、呼吸困难**

患儿从早期开始出现摄食困难,且长时间持续,由于患儿的舌突出,吸吮与咽下困难,患儿就餐时常常出现呛食、噎食现象。一部分患儿出现反向呼吸,特别是夜间,会因喘息及呼吸困难而特别痛苦。

**9.挛缩与变形迅速进展**

患儿从早期开始治疗,将来的发育也会受限,但可以减慢挛缩与变形的速度。患儿的挛缩与变形进展快,常以月为单位的速度迅速发展。通过早期治疗可达一定程度预防的目的,尽量调动患儿的潜在能力,同时要指导患儿家长对患儿进行家庭生活管理,使患儿家长在家庭中进行适当疗育,并增强家长的信心。

## (二)护理

**1.日常姿势的护理**

(1)抱姿:由于重症患儿不能以手臂搂住帮助者的颈部,无法配合完成抱起动作,因此,帮助者需独自完成抱扶动作并保证患儿有安全感,可一边和患儿交流,一边慢慢抱起,用手臂托起患儿的头颈肩部和臀部,对于重度角弓反张的患儿可先协助患儿翻身至侧卧位,使其头部、肩部、髋关节及膝关节呈屈曲体位,然后再抱起患儿。

(2)卧姿:根据重症患儿的实际情况来调整卧位。①仰卧位能使全身的伸展倾向增强,姿势稳定,但持续时间长也会发生新问题,易成非对称姿势,注意不要因此妨碍头部、躯干、四肢的抗重力发育,要防止压疮的发生。②俯卧位容易压迫颜面、胸廓,活动时有困难。俯卧位时可在胸部垫一个小枕辅助肘支撑,肘支撑是为腹爬做准备。此种姿势可促进头部抬举,脊柱伸展,上肢的支撑和手眼协调。③侧卧位为不稳定的姿势,此种姿势可促进手眼协调和上肢保持对称,可使头部轻度屈曲,躯干几乎伸直,下侧下肢伸展,上侧下肢屈曲位姿势,可用枕、毛巾垫使之稳定。

(3)坐姿:重症患儿取坐位比较困难,可以利用坐姿矫正椅取坐位,坐时使臀部充分向后方,头部、躯干对称地伸展坐下。也可以抱患儿上轮椅,上肢和上部躯体可依靠在轮椅上保持姿势。

(4)站姿:重症儿立位更加困难,可利用立位电动保持轮椅、助行器、踝足矫形器站立。

对重症患儿不论取何种姿位都要尽量保持对称姿势,要促进头部、上肢、下肢的抗重力伸展,促进手眼协调动作和使用上肢。

2.摄食护理

摄食动作是保证人生命的基本动作。并对发声、说话有重要影响。进食时在矫正异常姿势的同时,要对张口、吸吮、咀嚼、咽下等运动进行协助。重症患儿常有吞咽、咀嚼障碍,运动异常和上消化道肌肉紧张而致的误咽和胃内容物反流,对可疑者应以碘剂造影X线透视确认。大部分患儿经过专业护理可完成经口进食,少部分重症患儿采取鼻饲饮食或胃肠外营养。

(1)口唇功能不全患儿进食护理:患儿口唇闭合功能不全,口唇协调性差,护理人员应将患儿尽可能取坐位或立位,使用小勺喂食,协助者站在患儿右侧或是后方以拇指和示指夹住口唇,教他自动地闭合口唇。也可从正前方来托颌,以拇指推按口唇。

(2)肌张力增高患儿进食护理:患儿全身性屈肌痉挛强烈,以颈部屈肌群、舌骨上肌群、喉肌群尤甚。在减轻全身屈肌痉挛治疗的同时,可采用下颌、舌、咽的处置方法,以促进颈部伸、舌咽部的蠕动运动。对胸锁乳突肌、舌骨上肌群和舌骨、喉的运动肌肉进行操作训练。

(3)肌张力低下患儿进食护理:患儿常有舌尖运动受限,食物运送困难,应采用腭舌的训练法,使食物停滞在口腔内,挤出食物量减少,缩短进餐时间。训练可促进下颌骨的前后运动性。方法是从下颌骨的下颌角向前方推拉。训练可向上方压迫下颌和舌根部,使下颌和舌分离,达到促通。

(4)摄食护理应注意的问题:①对吞咽困难的患儿,喂养时要耐心,给易于咽下的食物。必要时,护理者可用手指向下清扫食管帮助吞咽。②严格控制一口量,每一勺食物不宜过多,以免产生呕吐。③用勺喂养时,应从正前方中线的位置给食物,如患儿有猛然吐舌,可以用勺压舌,训练合唇,取勺上的食物。④用勺饮水时将杯边放在患儿下唇上,勿放牙间,以防咬杯。⑤若勺子被咬住,不要用力拔出,应等患儿自行放松。⑥对流涎的患儿,避免用力擦嘴,以免降低唇部敏感度,可用毛巾轻拍其咽部,增强吞口水意识。

此外,因异常的紧张,热量的消耗和大量汗液流失,以及口腔内触觉过敏、过度的躯干伸展、侧弯而致上消化道通过障碍。空气咽下、横膈疝等病因造成的呕吐、便秘,应及时处理。要注意营养和水分的摄入,选择营养丰富易于消化的食物,多食瘦肉、肝、蛋、新鲜蔬菜及水果,根据患儿口部功能的发展,由流食、半流食至固体食物逐渐改变质地,做到合理喂养,定时定量,防止营养不良及消化不良。

**3.排泄护理**

大多数重症患儿不能自主排便,尿布一般3～4小时换1次,尿布应选择舒适、合体、吸水性强,特别要应用不渗漏的尿布。应用尿布时一定要注意其大小,以保证髋关节处于正常位置为度。如尿布体积过大会加重异常姿势。对年长患儿可选用便盆或训练如厕动作,如脱裤子、稳坐在便器上等。同时注意保持外阴部卫生。

**4.皮肤护理**

为了保持清洁卫生应经常做全身皮肤清洁擦拭、剪指甲、洗头、勤洗手足和定期入浴,有利于维持健康和保持精神稳定。

**5.更衣护理**

重症患儿多要靠协助穿、脱衣服,故首先应使患儿认识自己身体各部位、体验衣物的感觉,理解穿脱的动作。衣服需宽大易脱,质地要耐穿。对上肢能活动的患儿,训练其在侧卧位自己穿脱。对重症脑瘫患儿衣物的穿、脱,要特别注意不要加重异常姿势与运动模式,动作要轻柔,防止骨折的发生。

**6.呼吸护理**

在日本对重症心身障碍患儿死亡率统计,死亡原因最多的为呼吸衰竭。如不随意运动型患儿由于呈现姿势紧张的动摇,躯干肌肉同时收缩,头颈部缺乏抗重力难以固定,难保持上呼吸道通畅,难以获得协调的胸腹式呼吸。在伸肌持续痉挛的紧张型不随意运动型患儿,强烈的角弓反张可使换气障碍、呼吸停止。异常呼吸模式的患儿易患感冒。有报道,在患儿母亲配合下,对重症患儿运用合理的呼吸运动疗法,每次60分钟,1～2次/周,经10个月治疗改善了胸廓形状和呼吸功能,取得良好效果。但要注意饮用大量饮料后,横膈膜上抬,呼吸情况不佳时,容易引起低氧血症和二氧化碳性脑病。

## (三)功能锻炼

教会家长简单的家庭康复训练方法,从被动运动活动的训练开始,逐步过渡到主动训练,以防止失用性萎缩和并发症的发生。

**1.翻身训练**

患儿仰卧于床面上,帮助者协助其上肢外展,头转向一侧,下肢呈迈步状,练习向左右方向翻身。

**2.爬行训练**

让患儿先保持四点支撑,然后三点支撑,再左手、右腿、右手、左腿交替训练。

**3.步行训练**

从扶物助行到独立行走,上、下楼梯训练。

## 十、常见并发症及伴随症状的预防与处理

### (一)智力发育障碍的护理

推荐语言及社会交往技能训练、感觉统合训练、引导式教育、游戏疗法、心理治疗等,所有方法均需家庭配合,良好的家庭配合能显著提升康复护理效果。

### (二)心理行为异常的护理

婴幼儿时期注重尊重儿童的人格,促进潜能的发展。学龄前期注重帮助儿童认识自身的身体状况,鼓励儿童主动运动和交流,强化肢体交流,树立其信心,摆脱焦虑及恐惧情绪。学龄期和

青春期需帮助其解决学习、独立活动和就业等问题。建议将心理行为异常护理融入康复治疗、康复护理过程中。

### (三)交流障碍的护理

建议采取游戏与特殊教育相结合的方式,使儿童逐步确立语言表达的意识。提高儿童的知觉、注意、记忆及逻辑思维等方面的功能,运用辅助和替代交流的方法来提高交流能力。

### (四)流涎的护理

护理干预前需充分评定影响儿童和青少年流涎的因素,推荐运用吞咽功能训练、口唇及舌冰刺激、行为疗法和运动疗法治疗流涎,并做好皮肤护理。用药时需密切观察药物效果及不良反应。

### (五)髋关节脱位、半脱位的康复护理

脑性瘫痪儿童骨盆平片股骨头外移百分比接近33%需及时手术治疗。小于1岁的脑性瘫痪儿童可在手法复位后佩戴3个月髋关节外展矫形器(蛙式支具)。髋关节脱位/半脱位的儿童日常生活中要做好髋关节姿势管理,包括夜间髋关节外展位睡眠,白天髋关节外展位站立。保证每天佩戴该矫形器站立时间>1小时。髋关节脱位术后通常需要用髋关节人字形石膏固定4~8周,需加强相关并发症的观察,如压疮并发症。

### (六)视觉障碍的康复护理

推荐运用视觉刺激训练法、注意存在训练、图形训练等,可有效训练脑性瘫痪儿童追视能力和视反应速度,促进视觉发育和脑发育,有助于脑性瘫痪儿童的视觉改善。

### (七)癫痫康复护理

脑性瘫痪合并癫痫的儿童,需做好癫痫药物护理及预防意外事件的发生。掌握癫痫发作的预防及急救处理、癫痫并发症(如睡眠剥夺等)的家庭护理、安全和伤害预防。

## 十一、健康教育

### (一)环境指导

指导家长为儿童提供安全、整洁的居室及活动场所,室内严禁存放危险物品。

### (二)家庭支持指导

利用"同伴教育"等形式,促进儿童心理健康。

### (三)家长心理指导

通过心理支持与心理疏导,理解和关心家长的焦虑、恐惧等心理。

### (四)辅助器具指导

正确选择适合应用的各类矫形器、辅助用具,自制简易用具是脑性瘫痪儿童康复护理的重要辅助手段。从适应性、适合程度、应用后的效果等方面进行评定,定期调试、更换。

### (五)安全指导

提高儿童及家庭的安全意识,降低危险发生率。

### (六)感染控制

防止医源性交叉感染,定期开展医院感染监测,保持医护人员手卫生,注重家庭的清洁护理和个人清洁护理。尽量缩短住院时间。脑性瘫痪儿童定期接受计划免疫。

### (七)一般护理指导

对于重症脑性瘫痪儿童,应勤翻身防止压疮,做好皮肤护理和口腔护理。 (谢 慧)

## 第二节 孤独症谱系障碍康复治疗的护理

美国精神医学会颁布的《精神障碍诊断与统计手册》中将孤独症谱系障碍(ASD)定义为以交互性社交交流和社交活动的持续性损害和受限的、重复的行为、兴趣或活动模式为基本特征。这些症状发生于儿童早期,并限制和损害其日常功能。

ASD发病率位居儿童精神类疾病致残的前列,且患病率呈上升趋势,给家庭及社会带来了沉重负担。目前,ASD儿童多强调医院、家庭、社会、学校的有机结合,运用多种方式进行综合护理。

### 一、宗旨

ASD儿童常合并精神心理、神经发育、躯体或遗传等疾病,本文内容旨在进一步规范ASD儿童康复行为,提高康复技术水平及康复管理质量,为ASD康复工作提供参考与指导意见。

在ICF-CY框架下进行儿童全面的康复评估,根据儿童恢复的不同阶段组织实施康复策略,其目标是帮助ASD儿童缓解症状,改善预后,逐步引导儿童重回快乐生活,从而提高生活质量。

### 二、基础知识

#### (一)病因

到目前为止,ASD的病因仍是世界医学的未解难题。学界形成的基本共识是该疾病为多种因素导致,并具有生物学基础的心理发育性障碍,与遗传、母孕期及围产期生物学因素和免疫、脑部结构或功能异常、神经内分泌和神经递质异常等因素具有较高相关性。发病机制当前比较成熟的理论假说是中央统合功能减弱学说。

#### (二)临床主要症状

社会交往障碍、交流障碍、行为方式异常是ASD最主要的三项临床表现,部分儿童存在感知觉异常、智力和认知缺陷。

1.社会交往障碍

社会交往障碍是最典型、最核心的临床表现,表现为生长发育各阶段均存在回避目光接触,对他人的呼唤及逗弄缺少兴趣和反应,没有期待拥抱的姿势或拥抱时身体僵硬,不愿与人贴近,缺少社交性微笑,不观察和模仿他人的简单动作。进入学龄期后随着年龄增长和病情的改善,部分ASD儿童对父母、同胞变得友好而有感情,但仍然不同程度地缺乏与他人主动交往的兴趣和行为或交往方式和技巧依然存在问题。

2.交流障碍

交流障碍表现为言语发育迟缓或不发育,言语理解能力受损,言语形式及内容异常,语调、语速、节律、重音等异常。言语运用能力受损为ASD儿童言语交流障碍的主要方面。同时,ASD儿童还存在点头、摇头及各种手势动作表达想法行为缺失,与人交往时表情缺乏变化等非言语交流障碍。

### 3.行为方式异常

行为方式异常表现为兴趣范围狭窄,感兴趣的事物常与众不同,部分患儿可能专注于文字、数字、日期、时间表的推算、地图、绘画、乐器演奏等,并可表现出独特的能力。

### 4.行为方式刻板重复

常坚持用同一种方式做事,拒绝日常生活规律或环境的变化。对非生命物的非正常依恋,如瓶、盒、绳等都有可能让患儿爱不释手,随时携带。

### 5.感知觉异常

感知觉异常表现为感知觉强度过弱、过强或异常,有的儿童对疼痛刺激反应迟钝,对注射或自残没有反应或反应迟钝。有的对声音、光线特别敏感或迟钝。

### 6.智力和认知缺陷

大部分的ASD儿童智力落后。部分孤独症患儿在普遍智力低下的同时可具有某方面的特殊能力。

### (三)常见共患病

ASD儿童常合并精神心理、神经发育、躯体或遗传等疾病,其发生率约为正常儿童的数倍。其中,注意缺陷多动障碍和智力障碍不仅是ASD儿童的共患病,还是ASD儿童的患病高危因素;睡眠方面,年幼儿更易出现睡眠阻力增大、睡前焦虑、夜间易醒及异态睡眠问题,年长儿则易表现为失眠症状;胃肠道问题、进食/喂养问题在ASD儿童中高发,易造成儿童营养问题;癫痫发作在ASD儿童中较常见,其高峰年龄段为婴幼儿期和青春期。

## 三、诊断与鉴别诊断

由于ASD的发病原因和发病机制不清楚,所以缺乏特异性实验室诊断手段,主要是通过行为症状标准和经验判断来诊断。

### (一)诊断标准

诊断可根据《中国精神障碍分类与诊断标准(第3版)》、美国《精神疾病诊断与统计手册》(DSM-Ⅴ)或《国际疾病分类标准》为标准。最新发布的DSM-Ⅴ诊断标准如下。

DSM-Ⅴ将广泛性发育障碍改称为ASD,将孤独症、阿斯伯格综合征、儿童瓦解症及未分类的广泛性发育障碍统称为ASD,不再做细分。患者必须符合以下标准。

(1)在跨越多场景的社会沟通和社会交往上存在持续性缺陷,现时或历史地表现出下列几项(举例仅为解释性的,并不详尽)。①社会情感互动存在缺陷:如异常的社交方式和不能进行正常一来一往方式的对话,缺乏兴趣、情绪或感情的分享,不能发起或响应社会互动。②用于社会交往的非语言沟通行为存在缺陷:包括拙劣整合的言语和非言语沟通,异常的眼神接触、身体语言或理解手势和使用手势的缺陷,完全缺乏面部表情和非语言沟通。③发展、维持和理解关系存在缺陷:包括难以调整行为去适应不同的社会环境、共享想象性游戏或交友困难、对同伴缺乏兴趣。

(2)受限制、重复性模式的行为、兴趣或活动,现时或历史地表现出以下至少两项(例子仅为解释性的,并不详尽)。①刻板或重复运动的动作,使用物品或讲话(如简单运动刻板、排列玩具或翻转物品、模仿特定的话语)。②坚持千篇一律、僵化固守常规惯例,或仪式化的语言、行为模式(如对微小的变化极端痛苦难忍,过度困难,僵化的思维模式、问候礼仪,坚持走同样的路线或每天吃同样的食物)。③高度限制、依恋的兴趣,且异常强烈或集中(如强烈的依恋或着迷于不寻常之物,过度受限或固执的兴趣)。④对感官输入有过高或过低的反应或对环境中的感官因素有异常的兴趣(如对疼痛、温度的明显感知低下,对特定的声音或质地有异常反应,过度嗅闻或触摸物体,对灯光或运动的视觉迷恋)。

(3)症状必须存在于早期发展时期(但缺陷可能并没有充分表现出来,直到社会沟通的需要超出其受限制的能力时,或可能被后来在生活中习得的策略所掩盖)。

(4)症状导致现时的功能运作在社交、职业或其他重要领域上严重受损。

(5)这些失调都不能用智力残疾(智力发展障碍)或全面性发展迟缓更好地解释。

(二)诊断方法

ASD主要通过询问病史、精神检查、体格检查、心理评估和其他辅助检查,并依据诊断标准作出诊断。

1.诊断注意事项

合理运用筛查和诊断量表,单纯量表不能确诊ASD;全面认真聆听和了解病史;认真仔细地观察行为和情绪表达,争取机会与孩子互动;自然情景观察和行为录像分析很有意义;综合了解相关养育者的表述。

2.病史询问要点

要详细了解患儿的生长发育过程,包括运动、言语、认知能力等的发育,针对发育落后的领域和让家长感到异常的行为进行询问,注意异常行为出现的年龄、持续时间、频率及对日常生活的影响程度。此外,要收集孕产史、家族史、既往疾病史和就诊史等资料。

3.精神检查

精神检查主要采用观察法,有言语能力的患儿应结合交谈。检查要点如下。

(1)患儿对陌生环境、陌生人和父母离开时是什么反应?

(2)患儿的言语理解及表达的发育水平是否与年龄相当?有无刻板重复言语、即时或延迟模仿性言语及自我刺激式言语?是否能围绕一个话题进行交谈及遵从指令情况?

(3)患儿是否回避与人目光对视?是否会利用手势动作、点摇头或其他动作、姿势及面部表情进行交流?

(4)患儿是否有同理心?如父母或检查者假装受伤痛苦时患儿是否有反应?是什么反应?

(5)患儿是否对玩具及周围物品感兴趣?玩具使用的方式及游戏能力如何?

(6)患儿是否有刻板动作、强迫性仪式性行为及自伤行为?

(7)患儿智能发育的水平是否与年龄相当?是否有相对较好或特殊的能力?

4.体格检查

体格检查主要是了解躯体发育情况,如头围、面部特征、身高、体重、有无先天畸形、视听觉有无障碍、神经系统是否有阳性体征等。

5.心理评估

(1)常用筛查量表。①孤独症行为量表:共57个项目,每个项目4级评分,总分≥31分提示存在可疑孤独症样症状,总分≥67分提示存在孤独症样症状,适用于8个月至28岁的人群。②克氏孤独症行为量表:共14个项目,每个项目采用2级或3级评分。2级评分总分≥7分或3级评分总分≥14分,提示存在可疑孤独症问题。该量表是针对2～15岁的人群,适用于儿保门诊、幼儿园、学校等对儿童进行快速筛查。

当上述筛查量表结果异常时,应及时将儿童转诊到专业机构进一步确诊。

(2)常用诊断量表:儿童孤独症评定量表是常用的诊断工具。该量表共15个项目,每个项目

4级评分。总分<30分为非孤独症,总分30～36分为轻至中度孤独症,总分≥36分为重度孤独症。该量表适用于2岁以上的人群。

此外,孤独症诊断观察量表和孤独症诊断访谈量表修订版目前国外广泛使用的诊断量表,但我国尚未正式引进和修订。

在使用筛查量表时,要充分考虑到可能出现的假阳性或假阴性结果。诊断量表的评定结果也仅作为儿童孤独症诊断的参考依据,不能替代临床医师综合病史、精神检查并依据诊断标准作出的诊断。

(3)发育评估及智力测验量表:可用于发育评估的量表有丹佛发育筛查测验、盖泽尔发展诊断量表、波特奇早期发育核查表和心理教育量表。常用的智力测验量表有韦氏儿童智力量表、韦氏学前儿童智力量表、斯坦福-比内智力量表、Peabody图片词汇测验、瑞文渐进模型测验等。

6.辅助检查

可根据临床表现有针对性地选择实验室检查,包括电生理检查(如脑电图、诱发电位)、影像学检查(如头颅CT、磁共振)、遗传学检查(如染色体核型分析、脆性X染色体检查)、代谢性疾病筛查等。

## (三)鉴别诊断

诊断孤独症需要排除脆性X染色体综合征、结节性硬化、Rett综合征等疾病鉴别;阿斯伯格综合征、高功能孤独症需要与多动症、学习障碍、天才儿童、精神分裂等进行鉴别。

1.Rett综合征

Rett综合征几乎仅见于女孩,出生后第1年发育正常,随后出现进行性脑病、孤独症样行为特征,丧失手的目的性和精细操作技能,特征性搓手样动作并发出特殊的响声,共济失调,痉挛性下身瘫痪。相关并发症有获得性小头畸形、惊厥。遗传方式:X染色体 Mecp-2 基因突变,男性患者突变为致死性。女性患病率为1/15 000～1/10 000。

2.脆性X染色体综合征

下巴突出、大睾丸、耳大、孤独症样行为特征。男性患者(完全突变)常常有精神发育迟滞,需要间断或强化训练。部分儿童表现为ASD。

3.结节性硬化

皮肤色泽变浅,痤疮样皮肤肿块(脂肪腺瘤),婴儿痉挛,大脑钙沉积。相关并发症:惊厥、精神发育迟滞而需要间断性或强化训练、心脏肿瘤、牙釉质发育不良、视网膜囊肿、高血压。患病率为1/50 000～1/10 000。

4.儿童瓦解性精神障碍

儿童瓦解性精神障碍又称Heller综合征、婴儿痴呆。患儿2岁以前发育完全正常,起病后已有技能迅速丧失,并出现和儿童孤独症相似的交往、交流障碍及刻板、重复的动作行为。该障碍与正常发育一段时期后才起病的儿童孤独症较难鉴别。主要鉴别点在于Heller综合征患儿起病后所有已有的技能全面倒退和丧失,难以恢复。

5.言语和语言发育障碍

该障碍主要表现为言语理解或表达能力显著低于应有水平。患儿非言语交流无明显障碍,社会交往良好,无兴趣狭窄和刻板重复的行为方式。

6.注意缺陷多动障碍

注意缺陷多动障碍的主要临床特征是活动过度、注意缺陷和冲动行为,但智能正常。孤独症患儿,特别是智力正常的孤独症患儿也常有注意力不集中、活动多等行为表现,容易与注意缺陷多动障碍的患儿混淆。鉴别要点在于注意缺陷多动障碍患儿没有社会交往能力的损害、刻板行为及兴趣狭窄。

## 四、康复评定

ASD 的康复评定应包括一般情况评定、专科评定、心理-社会评定等方面。

### (一)一般情况评定

1.询问病史

(1)详细了解患儿的生长发育过程,包括运动、言语、认知能力等的发育。

(2)有无家族史或家族倾向。

(3)孕产史、母孕期及围产期生物学因素和免疫因素影响等。

(4)发病史及既往治疗史。

2.体格检查

评定儿童意识状态、生命体征、行为观察(包括语言能力、社交沟通行为、刻板行为、感知觉异常、自伤、共患病及其他问题行为等)、营养状况、胃肠道功能、睡眠行为评定等内容。

### (二)专科评定

1.康复相关专科评定

康复相关专科评定是指导实施康复措施的基础性评定,儿童康复工作者应对 ASD 儿童相关专科评定有所掌握。

(1)发育评定:Gesell 发育量表、贝利婴幼儿发展量表、丹佛发育筛查测验(DDST)等。

(2)行为评定:孤独症行为量表、儿童期孤独症评定量表等。

(3)言语功能评定:语言发育迟缓检查法、图片词汇测试等。

(4)智力评定:韦氏幼儿智力量表、韦氏儿童智力量表等。

(5)适应性行为能力评定:婴儿-初中生社会生活能力评定等。

2.ICF-CY 框架下的康复专科评定

(1)《国际功能、残疾和健康分类》:以更广泛的类目编码描述儿童和青少年的功能和健康状况及与其相关的环境因素,康复常用推荐项目 46 个。

(2)身体结构和功能评定包括步行动作和躯体控制能力评定。

(3)活动和参与情况评定包括个人卫生动作、进食动作、更衣动作、排便动作、器具使用评定。

(4)活动和参与情况评定:认知交流、认知理解、游戏能力。

(5)安全评定:①环境安全评定,0~6 岁儿童家庭养育环境量表等。②高风险因素评定。③住院儿童高风险筛选量表等。

### (三)心理-社会评定

针对不同年龄组进行心理、社会认知量表选择。

## 五、康复治疗

孤独症仍无根治的疗法,目前主要是依据学习原理和儿童发育原则,建立教育矫治的策略,在家长积极参与下,教育患儿学习适当的行为及消除不适当的行为。一般而言,药物治疗仅担任辅助性的角色。

## （一）特殊教育和强化训练

特殊教育治疗是目前世界各国公认的孤独症的主要治疗方法之一。教育的目标重点以生活技能训练、语言训练、交往能力训练为主,使患儿掌握基本生活技能、语言技能、学习技能和有用的社交技能,其中注视和注意力的训练是最基本和最重要的,要尽早进行。特殊教育和强化训练由家长、儿科医师、心理医师、特殊教育老师、行为治疗师和言语治疗师共同完成,但应该以家庭为中心开展训练。

## （二）行为治疗

治疗重点应放在促进孤独症儿童的社会化和语言发育上,尽量减少那些干扰儿童功能和与学习不协调的病态行为,如刻板、自伤、侵犯性行为。一般采用在高度结构化的环境中进行特殊行为矫正。动画交流训练的方法,主要通过各种变换的图片与儿童交流。对儿童进行干预训练,包括声音、姿势、模仿等,从利用简单的图标到组成句子,促使儿童建立和改善社交方式。

## （三）感觉统合治疗

感觉统合理论涉及脑功能发展,学习与学习障碍和治疗三部分。感觉统合治疗方法对孤独症儿童的动作协调性、注意力、情绪的稳定及触觉过分防御行为方面有改善。在语言词汇量和表达能力、与人交流方面也有不同程度的改进。

## （四）药物治疗

目前药物治疗尚无法改变孤独症的病程,用药目的在于从某种程度上控制或改善某些行为症状,如减轻冲动、多动、破坏性行为,以便为教育训练提供条件。使用的药物有抗精神病药、中枢神经兴奋剂、抗组织胺类药、抗抑郁药、锂盐和维生素等,但疗效尚无定论。

# 六、常用康复护理技术

目前国际上使用的治疗性干预方案较多,护理人员可融合多种康复治疗技术,与医师、治疗师、教师形成多学科团队协助模式,将各种康复技术融入家庭及社会活动中。

## （一）ADL康复护理技术

ADL康复护理技术是ASD儿童融入社会的第一步,强调目标分解及顺序呈现。适时使用提示及强化,能够使儿童尽快掌握各项生活技能。

根据儿童的智力及现有的生活技能情况,制订具体明确的训练计划,将每一种需要训练的生活技能分解成若干个小单元的动作,由简单到复杂。并将每个训练计划分解成具体的训练步骤,如穿衣分为披衣、穿袖、系纽扣、翻衣领、整理等几个步骤进行。每天训练标准要根据儿童接受和掌握的程度而定。每次实施后要对儿童接受训练的情况进行记录。在训练过程中,要进行强化,即对每一个小小的进步都要及时给予言语、行动、表情及物质上的奖励。鼓励儿童持续不断地完成每一项训练内容,直到儿童掌握并固定下来。

## （二）社会交往康复护理技术

通过人际关系训练,改善儿童的共同注意能力。内容包括训练注意、模仿动作、姿势性手势性语言的学习和表情动作的理解,提高语言交流能力。推荐使用人际关系发展干预,其他方法还有地板时光、图片沟通系统、共同注意训练、社会故事法等。

1.训练注意

使用儿童感兴趣的教材,要求其注意并正视说话人的脸,主动注视其目光,并逐渐延长注视时间,反复多次,并及时给予强化。使儿童在"一对一"的情况下,对对方的存在、言语、目光等有所注意。

2.模仿动作

让儿童进行模仿动作,如广播体操等,使其意识到他人的存在。

3.姿势性语言的学习和表情动作的理解

帮助儿童学习姿势性语言如点头、摇头等,给患儿做示范,要求其模仿,然后反复训练,直到能理解为止。此后可利用实际动作或镜子训练并给予强化,逐渐减少提示,直到能正确辨别和理解为止。

4.提高语言交流能力

可利用情景或在儿童提出要求时进行,反复训练使儿童在想满足某种要求时,能用语言表达自己的愿望。进行传话训练,传话开始宜短,之后逐渐延长。

(三)语言发育促进康复护理技术

部分儿童存在语言发育迟缓、构音障碍、言语-语言障碍等问题,康复应针对此类问题进行促进。如儿童存在构音障碍,可进行松弛训练和发音训练。

(四)认知康复护理技术

ASD儿童在感知觉、思维、注意力、记忆和学习上均有不同程度的异常,认知康复应围绕以上方面进行。

(五)情绪和行为管理康复护理技术

常用的护理干预方法有忽视法、转移注意力法、阳性强化法、阴性强化法、系统脱敏、作业疗法等,步骤由简单到复杂,方法要形象、具体、直观、生动。

1.情绪行为干预

尽快找出原因,可用忽视法或转移注意力法,也可带儿童离开原环境,待儿童自己平息后要立即给予关心和爱抚,对自动终止行为给予正强化。

2.攻击行为、自伤行为、破坏行为干预

应立即给予制止,如抓住儿童的手,或给儿童戴上手套或帽子,也可要求儿童学习"把手放在桌上"等行为,以减少自伤行为。增加儿童刺激输入,减少自伤行为的发生。

3.自我刺激行为、重复刻板行为干预

不要一味迁就,经常在儿童日常生活中有意识地做一些小的变动,培养儿童正常合理的兴趣,积极从事一些建设性的活动。

4.孤独行为矫正

熟悉儿童的喜好和需求,尽量融入他们的生活。让儿童逐步接受大人的帮助,同时配合言语能力和社会交往能力的训练,提供更多社会融合机会。

(六)辅助器具指导技术

ASD儿童康复过程中,促进实现生活自理,建立与人沟通的有效模式,提高游戏和学习的能力,对有特长的儿童给予专业帮助,使用康复辅助器具。

(七)游戏康复护理技术

通过游戏激发儿童兴趣,有利于发展儿童感觉、知觉、观察力、注意力、记忆力及创造思维能力。游戏中,需要遵守规则。

1.0～1岁

探索自己身体部位,用手触、碰、挤、拍、敲、打等动作玩耍,利用敲击等动作弄出声响,模仿成人的简单动作,探索玩具的操作方式。

2.1~2岁

参与简单并与人沟通的游戏;与成人玩简单的轮流作转的游戏;适当地玩简单玩具,并运用玩具配件;利用仿实物玩具模仿简单的生活动作游戏。

3.2~3岁

大多为平行游戏,可与1名伙伴进行简单的合作游戏;简单的象征性游戏,模仿成人做家务游戏;喜欢踢球、跑、涂鸦等游戏活动。

4.3~4岁

进行简单的角色假扮游戏,可扮演生活中常见角色;与3~4名伙伴进行较复杂的合作游戏;在成人口头提示下遵守简单的游戏规则。

5.4~5岁

与其他伙伴进行较复杂的角色扮演游戏,可扮演故事中或虚构的角色,有分工与合作;常将学习、劳动任务当作游戏来完成;可进行竞赛类游戏。

6.5~6岁

在假想游戏中表现解决问题的能力;按游戏规则接受胜负结果;在无监督下玩较复杂的桌上和地下游戏。

### (八)延伸康复护理技术

1.延伸护理

制订出院计划、转诊,在患儿回归家庭或社区后持续随访与指导。利用信息化工具,通过信函、电话、家庭随访等方式进行延伸式、开放式健康教育。

2.医教融合

教育融合理念立足于医教教学状况和学龄期儿童的身心特点,开展教育康复研究,构建教学评定、教育环境、教育安置、课程设置、课程类型等多重融合的校本模式。

3.社会融合

(1)社会融合教育:核心目标是通过家庭融合、社区融合、幼儿园融合、学校融合的教育过程,重点改善ASD儿童的社会功能,提高其社会适应能力。推荐在学校中的随班就读,家庭生活、医疗环境中的融合教育,社区活动中的融合教育。

(2)社会融合教育的康复内容:康复治疗师围绕改善ASD儿童社会功能这个核心目标构建丰富的康复内容,包括生活自理能力康复干预、认知能力康复干预、自我意识教育、语言应用康复干预、社会交往康复干预、行为规范培养等。

## 七、康复护理策略

ASD儿童康复总体原则应包括早期原则、科学原则、个性化原则、系统原则、家庭化原则、综合原则。以儿童的兴趣和活动为目标,进行技能分解,循序渐进,直到儿童学会并固定下来。短期目标一般设定为4~8周,长期目标一般设定为3~6个月或更长时间。

### (一)不同恢复阶段康复护理策略

1.恢复早期康复护理策略

此期儿童社会交往能力、交流能力、行为方式问题较重,康复应从儿童沟通能力、模仿能力及游戏护理等方面介入,以沟通融入性的方法入手,尤其强调家长的参与。常用康复策略包括地板时光、人际关系发展干预、文化游戏介入、Denver模式。通过早期康复干预,建立良好的护士与患儿关系,加强亲子间沟通。

2.恢复中期康复护理策略

此期儿童各项能力有所提升,与护士及家长有了一定的沟通,并且护士与儿童家长建立了良好的关系,此时的康复应指导家长了解应用行为分析法、回合式教学法、图片交流系统、结构化教学法等基本内容为主,并针对儿童评定结果进行常用康复技术的指导。全面进行儿童的生活自理能力训练、语言能力训练、人际交往能力训练、行为矫正训练等,并与儿童生活相结合。

3.恢复末期康复护理策略

此期儿童应以社会融合为主,强调集体性活动的参与。各阶段的康复方法侧重点不同,但没有严格的界限,应联合应用。

(二)不同临床表现下的康复护理策略

1.社会交往障碍

熟悉儿童社会交往的主要形式,如眼神注视、表情互动、动作指示、语言4种主要形式。在各类康复活动中,保证总是和儿童处在快乐、面对面、密集、你来我往的互动中。同时强调社交动机,使用社交能力训练,可进行对视训练、面部表情训练、共享注意训练、模仿训练、用手与人交流训练、拥抱训练、游戏训练、轮流等待等。也可使用地板时光、交互模仿训练、社交故事等方法。

社交活动和社交游戏:在初级阶段采用需求的延迟满足、突然出现的声响、意外的停顿等生理性或功能性社交游戏活动;在中级阶段则要求通过合作性游戏、轮流性游戏、分享性游戏、竞争和对抗性游戏等功利性社交游戏活动;高级阶段则要在中级阶段的游戏和活动的基础上,要求体验社交互动中的快乐和痛苦、胜利和失败、得意和沮丧、羡慕和妒忌等非功利性社交游戏活动。

2.语言沟通障碍

孤独症语言障碍一般经历无口语期、仿说期、不善交流期三个符合语言发育年龄的时期。借助康复教具(录音设备、计算机辅助语言系统、早期语言评定训练系统、沟通训练软件、孤独与多动症训练系统等),根据语言发育的水平,不要超出患儿的能力进行个体化、实用性交流。保持患儿对训练任务的注意力,观察其反应。

(1)无口语期主要干预:语言相关能力的训练、发音训练,通过视觉和听觉让儿童知道发音可得到反馈;进行诱导发音训练,发音训练形式包括主动发音训练和被动发音训练。以任务导向为主,早期指令使用内容简单的短句,避免使用复杂的长句及双关语。

(2)仿说期主要干预:听声音、听理解、恰当的指示,让儿童学会简单语句表达。可以从叠音开始,设定特定的环境使用特定的语言。

(3)不善交流期:强调"有需求-说话表达-满足需求"的行为模式,设置要说话的情景,激发儿童的需求。鼓励儿童参加互动性游戏,在情景中提高语言交流能力。

3.行为方式异常

以行为疗法为基本手段,对儿童的不同行为分别采用正性强化、负性强化、消退、渐隐、惩罚等技术,从而促进良好行为、适应性行为,减少和消除不良行为及非适应行为。应注意的是,处罚策略杜绝体罚。

推荐进行关键反应训练。ASD儿童的关键技能主要包括学习动力、注意力、自我控制能力和语言行为的主动性,在上述技能领域中获得的进步可能泛化或影响其他领域的技能和行为。

#### 4.感知觉异常

利用儿童发育过程中神经系统的可塑性,通过听觉、视觉、基础感觉、平衡、空间知觉等方面的训练,使儿童能够统合这些感觉,并能做出适应性反应。

#### 5.智力和认知缺陷

(1)0~3岁:此年龄段儿童对生活中常见的物品能够进行辨别,护理干预方法包括借助图形、数字、符号及文字等材料,实施唱数法、点数法等,实现认识物品、区分相同或不同的物品、物品归类等。动作模仿控制训练有助于深化对社会认知的加工机制和发展模式的理解,护理人员对于常见的动作进行演示,实现动作模仿。

(2)3~6岁:此年龄段儿童应增强感知觉反应能力,护理干预方法包括培养儿童的感知范围、感知内容的能力,如寻找刺激物、辨别刺激物方向、使用外部感觉分辨事物及属性等;丰富生活常识、丰富自然常识、丰富简单的数学常识等,如认识身体部位、室内用品、植物、时间、动物习性、方位、数概念等;能够在有混淆刺激物存在的情况下,对物品进行配对。

(3)6~12岁:此年龄段儿童应重点提升其社会技能与社会认知水平,护理干预方法包括社交游戏法、父母参与法、社会故事法、虚拟现实法、同伴介入法、录像示范法、认知行为法、助学伙伴策略、应用辅助沟通系统、计算机辅助策略、类人机器人交流等。引导儿童融入周围环境,适应学校环境,正确使用社区设施,培养个人爱好和自我休闲活动等。如能用待客用具招待客人,遵守交通规则,会选择商店、商品,喜欢听音乐,会在假日购物、拜访朋友、玩游戏等。

#### 6.ADL缺陷

ADL缺陷主要集中在进餐、更衣、清洁卫生和如厕四方面。主要训练方法包括整个任务呈现法、顺向链锁法、逆向链锁法及塑形法等。能力较强、年龄较大的儿童,可用整个任务呈现法;能力较弱、年龄较小的儿童,可用顺向链锁法和逆向连锁法,其中逆向连锁法更易学习。

### (三)心理康复护理策略

家长是孤独症儿童康复的第一资源,其常见心理问题包括焦虑、抑郁、自我效能低下、幸福感降低、亲职压力高、心理弹性水平低等。

#### 1.心理康复评定常用量表

(1)焦虑:焦虑自评量表、广泛性焦虑量表、症状自评量表。

(2)抑郁:抑郁自评量表、患者健康问卷抑郁症状群量表、症状自评量表、心理健康调查表(MHI-38)。

(3)自我效能低下:一般自我效能感问卷、特质应对方式问卷。

(4)幸福感降低:Campbell幸福感指数量表、心理健康调查表。

(5)亲职压力高:家长压力量表、亲职压力指标简表。

(6)心理弹性水平低:心理弹性问卷、心理健康调查表。

#### 2.ASD儿童家长的心理康复

(1)一般性心理护理:良好的护患关系是一般性心理护理的基础,包括入院时热情接待,介绍病室环境,创造良好的治疗、护理和康复环境,进行健康教育指导。

(2)支持性心理护理:推荐采用以下形式。①孤独症康复专业知识宣教;②家长座谈会、工休座谈会、家长课堂专题讲座及影片赏析等方式提供交流和支持平台;③组建家长陪伴支持小组;④设立活动辅助疏导室;⑤协调寻求社会支持系统普及孤独症家庭的经济补贴政策,促进增设特殊教育学校,寻求普通学校的教育融合。

(3)技术性心理护理:针对家长的异常心理,运用心理学的原理和手段,如精神分析、改变认知和行为矫正等,调适家长的心理。若心理异常较严重,可与心理医师一起给予其心理干预。

## 八、常见并发症预防与处理

### (一)自伤行为

社会技能、认知活动和交流能力发育迟缓导致ASD儿童使用自伤行为等方式来补偿外界刺激缺乏。因此,增强儿童各项能力,多感觉刺激的输入可减少自伤行为的发生。当自伤行为发生时,应立即将儿童安置在安静的环境中,给予适当的指导,转移儿童注意力,安抚儿童情绪。

### (二)癫痫

避免劳累和刺激、规律用药是预防癫痫发生的首选方法。当癫痫发生时,立即采用安全措施,发作期儿童平卧,头偏向一侧,防止咬伤等伤害发生,癫痫发作间歇期,应针对儿童心理问题进行处理,为家长进行正确的疾病相关知识讲解,使其配合相关护理工作。

## 九、健康教育与随访

### (一)健康教育

1.环境指导

指导家长为儿童提供安全、整洁的居室及活动场所,室内严禁存放危险物品。

2.家长角色指导

家长要承担起教育者的重担,对于儿童来说,家长有医师、护士、老师、父母四大角色。这就要求家长耐心、细致地了解儿童的病症,培养儿童的基本生活能力,安排好儿童的饮食起居,关注儿童每一点细微的进步。在家里尽可能保持有规律的日常生活;保持教育方法的一致性;及时奖励规范行为;留意端倪,努力使不规范行为在发生之前化解;要扬长避短,尽展其长;要培养儿童的兴趣、爱好。

3.家庭支持指导

家庭成员不仅要及时交流有效的教育方法,更重要的是分享感情,如果大家能够宽容相待,分享感情,就能一起克服困难。团结、温馨、和睦的家庭会给ASD儿童带来健康和快乐。

4.家长心理指导

以家庭为中心的早期康复教育是ASD儿童首选方案,父母及家庭在治疗过程中始终起着至关重要的作用,父母的心理状况对儿童的康复有直接影响。

5.安全指导

ASD儿童跌倒/坠床、烫伤、交通伤、外部伤害、刀割伤、锐器伤、碰伤、中毒、误食、骨折、触电、走失和自伤等发生率较高,特别是跌倒/坠床、外部伤害、碰伤、走失和自伤,故应指导家长针对以上方面进行防护。

6.感染控制

患儿因饮食/营养、胃肠道问题导致机体抵抗能力差,指导家长保持儿童居住环境干净、整洁、定时通风。对住院儿童,应加强感染控制防护,防止医院感染的发生;对居家环境下儿童加强季节性传染病预防,高发季节应减少到人员密集场所次数。

7.预后指导

ASD预后与病情、婴幼儿时期语言发育状况、智商高低及干预状况相关性高。大约2/3预后较差,家庭和儿童互相适应是长期而艰巨的任务。

**(二)定期随访**

ASD儿童出院后应定时进行线下家庭随访及线上回访(电话、微信、QQ等)。护理人员要将训练方法、注意事项教给家长,使家长能够独立操作,对儿童进行长期不懈的康复。线下家庭随访应每3个月进行1次,以儿童日常生活活动能力、家庭设施改善、社区环境与社区卫生机构联系等为随访主要内容,线上回访应每周联系1次,每次30分钟。指导进行环境改造。

1.家庭环境

家庭环境改造应包括物理环境和情感环境两方面,家庭物理环境的改造应服从儿童在医疗机构中所学到的生活技巧内容的泛化要求,家长需全程参与家庭延伸护理指导。家庭情感环境应在家庭亲密度、情感表达、知识性、娱乐性等多方面进行改造。

2.社会支持

从宏观和微观上加强社会支持。

(1)宏观角度:各级政府应加强制定与ASD儿童、父母相关的保护性政策、法规建设,并加大经济投入,建立公立的康复中心,助贫助难,使儿童家庭能够减轻部分经济压力,能拥有更多权益,以此来增强家长的社会群体归属感。

(2)微观方面:媒体、社会组织及个人应该主动关注这一特殊群体,了解他们真正所需要的,给予更多的关爱和帮助,更好地实现资源合理应用。

(谢　慧)

# 第八章 病例分析

## 第一节 右肱骨骨折术后

### 一、病例摘要

#### (一) 基本信息
患者曹某某,女,54岁。

#### (二) 主诉
骨折延迟愈合半年余。

#### (三) 现病史
患者于2023年12月16日在路上走路时摔伤右上肢,立即感到疼痛、肿胀、活动受限。遂到某医院就诊,行X线检查显示右肱骨骨折。完善相关检查后于2023年12月18日行手术治疗(具体不详),术后给予药物对症治疗,病情好转出院。现于我院门诊复查,骨折愈合不理想,为求进一步康复治疗来我院康复科就诊,门诊以"骨折延迟愈合"收入院。患者自发病以来,神志清,精神欠佳,饮食、睡眠一般,大小便正常,体重无明显下降。

#### (四) 既往史
平素身体健康。否认肝炎、结核、疟疾病史,否认高血压、心脏病史,否认糖尿病、脑血管疾病、精神疾病史,否认手术、外伤、输血史,否认食物、药物过敏史。预防接种史不详。

#### (五) 个人史
否认疫区、疫情、疫水接触史;否认特殊地区居住史;否认化学性物质、放射性物质。适龄结婚,育有子女,家庭和睦,家人均身体健康。

#### (六) 家族史
否认家族性遗传病史。

#### (七) 体格检查
右前臂可见一约20 cm的手术瘢痕,瘢痕愈合良好,未见明显渗液,局部轻度肿胀,皮温正常,未见明显压痛,右肘及右肩活动受限,右手抓握肌力下降,肢端血运、感觉可。

#### (八) 初步诊断
骨折延迟愈合(右肱骨骨折术后)、神经损伤。

### (九)诊疗经过

完善入院相关检查后给予药物对症治疗,及时处理并发症。给予肢体功能初期评定,根据评定结果制订康复计划,给予肢体功能康复综合训练治疗,扩大关节活动度,增强肌力,提高患者ADL能力,使其能够回归家庭、回归社会。促进骨折愈合。给予患者家属说明病情及入院相关注意事项。康复医学科护理常规。

### (十)出院诊断

骨折延迟愈合(右肱骨骨折术后)、神经损伤、右肩关节活动受限。

## 二、病例分析

骨折愈合过程中的不同阶段有不同的治疗原则,早期以复位和维持复位为主,中期以排除不利于愈合的因素为主。不同时期如未能采取合理、有效的治疗方法,有可能出现骨折延迟愈合及不愈合等。应充分分析骨折病例,探讨导致延迟愈合及不愈合的因素及预防措施。

引起骨折延迟愈合及不愈合的因素较多:①患者年龄。老年患者易发生骨折,且因老年患者器官功能衰退,易合并内科疾病及骨质疏松症,容易导致骨折愈合时间延长,延迟愈合及不愈合者也随之增加。②外固定管理不当。外固定是否正确与可靠是骨折能否正常愈合的关键。夹板捆扎过紧可影响静脉回流,造成固定的肢体远端长期肿胀,虽可避免畸形愈合,但会导致延迟愈合。若石膏固定不当,如肱骨干骨折不包括肩关节的石膏固定、股骨干骨折不包括髋关节的石膏固定,不但达不到固定效果,还会增加折端剪应力,导致骨折不愈合或畸形愈合。③功能锻炼不恰当。功能锻炼过度或不足都有可能对骨折愈合产生不利的影响,如术后过早、过度锻炼易导致内固定物和外固定物变形及折断,造成不良后果。另外,若患者担心活动临近骨折的关节会影响骨折愈合引起骨折再移位而不敢活动,有可能导致关节障碍或关节强直,影响愈合。

延迟愈合及不愈合往往会增加患者的痛苦及经济负担。严重时可造成肢体残疾。因此,应实施相应的预防干预以避免延迟愈合及不愈合,包括加强老年患者管理、加强营养等以提高机体免疫力;选择最佳固定方法,并根据骨折的稳定程度向患者讲解固定中可能会发生的问题,嘱其发现问题及时复诊处理;采取正确的功能锻炼,告知患者及家属功能锻炼动作的幅度、大小、方向、时间及禁忌动作,尤其是门诊及术后回家休养者,使其正确认识和实施恰当的功能锻炼。

(权玉俊)

# 第二节 右肩袖损伤术后

## 一、病例摘要

### (一)基本信息

患者王某某,男,62岁。

### (二)主诉

右肩疼痛术后伴活动障碍2月余。

## （三）现病史

患者约6个月前无明显诱因出现右肩疼痛，以背手动作及前屈肩关节动作疼痛为主，有夜间痛，疼痛可放射至上臂，在当地医院理疗及药物治疗后效果不明显并逐渐出现肩关节活动范围受限、疼痛加重。遂来我院行肩关节 MRI 检查显示右肩袖损伤，于2024年3月15日在我院骨关节科行"右肩关节镜探查、肩峰成形术、肩峰下滑囊切除术、肩袖缝合术"，术后病情好转出院，现患者右肩关节活动受限，为进一步行关节功能康复治疗来我院康复科就诊，门诊以"右肩关节僵硬"收入院。患者自发病以来，神志清，精神可，饮食、睡眠一般，大小便正常，体重无明显下降。

## （四）既往史

患者平素身体健康。否认肝炎、结核、疟疾病史，否认高血压、心脏病史，否认糖尿病、脑血管疾病、精神疾病史，否认外伤、输血史，否认食物、药物过敏史。预防接种史不详。

## （五）个人史

否认疫区、疫情、疫水接触史；否认特殊地区居住史；否认化学性物质、放射性物质。适龄结婚，家庭和睦，家人均身体健康。

## （六）家族史

否认家族性遗传病史。

## （七）体格检查

右肩关节见术后瘢痕，愈合良好，右肩疼痛、轻度肿胀，局部压痛明显，右肩活动明显受限，主动前屈活动度在0～50°；外展活动度在0～40°；后伸活动度在0～15°；右上肢肌力可，未见明显肌肉萎缩，末梢循环及感觉正常。

## （八）辅助检查

2024年05月25日，行右肩袖损伤术后 MRI 检查显示右肩肱二头肌长头腱囊内段损伤，腱鞘积液；右肩关节腔、三角肌下滑囊、肩胛下滑囊积液。

## （九）初步诊断

右肩关节僵硬、右肩袖损伤术后。

## （十）诊疗经过

完善入院相关检查后给予活血化瘀、抗炎止痛等药物对症治疗，及时处理并发症。给予肢体功能初期评定，根据评定结果制订康复计划，给予肢体功能康复综合训练治疗，扩大关节活动度，增强肌力，提高患者 ADL 能力。给予患者家属说明病情及入院相关注意事项。请相关科室会诊，评估关节及韧带恢复情况，指导康复力度。康复医学科护理常规。

## （十一）出院诊断

右肩关节僵硬、右肩袖损伤术后。

## 二、病例分析

肩袖肌群由冈上肌、冈下肌、肩胛下肌及小圆肌组成，其肌腱止于肱骨大、小结节及部分外科颈部，主要功能是上臂外展过程中使肱骨头向关节盂拉近，维持肱骨头与关节盂的正常止点关节。肩袖损伤的主要临床表现为肩痛、肩部活动受限（外展为主）及肌肉萎缩。

肩袖损伤的治疗方式为：压痛点给予封闭后，患者可主动将上臂外展至90°并保持不动，则表明为部分损伤、不完全断裂或未断裂，应采用非手术治疗；若封闭后，仍不能主动外展或不能保持被动外展体位，则表明损伤严重或完全断裂，即应考虑手术治疗。在非手术治疗中，康复治疗是非常必要的,其主要原则为缓解关节疼痛、增加关节活动度。

治疗方案包括以下几方面。①物理因子治疗:超短波、超声波、低能量激光疗法,低频电、中频电疗法等。②以无痛为原则的运动疗法:关节活动度训练、盂肱关节向心性或离心性肌力训练等。运动训练是改善或恢复功能不可缺少的重要环节,应贯穿于治疗的始终。虽然经过治疗后患者的疼痛症状会缓解,但关节活动可能仍然受限,这可能是由于部分患者对疼痛不敏感,若局部有炎症和渗出,复查 MRI 检查非常必要,有助于指导后续治疗。此时,应避免采用低频电和中频电疗法,避免局部肌肉收缩过多加重渗出和水肿,应以减轻炎症和促进修复为治疗原则,加速患者主动活动度的恢复。

(权玉俊)

## 第三节 脑梗死并右侧肢体运动障碍

### 一、病例摘要

#### (一)基本信息
患者王某某,女,66 岁。

#### (二)主诉
右侧肢体活动不灵 1 年余。

#### (三)现病史
患者于 1 年前无明显诱因出现右侧肢体活动不灵,右上肢抬举困难,右下肢步行困难,不能自行站立。无头痛、头晕,无恶心、呕吐,无视物模糊、视物成双,无吞咽困难、饮水呛咳,无肢体抽搐,无大小便失禁。在某医院就诊,完善相关检查后诊断为脑梗死,给予对症治疗,病情好转后出院。现患者遗留右侧肢体运动功能障碍,为寻求进一步治疗来我院康复科就诊,门诊以"脑梗死恢复期"收入院。患者自发病以来,神志清,精神欠佳,饮食、睡眠一般,大小便正常,体重无明显下降。

#### (四)既往史
既往有高血压、高血脂、高血糖病史。否认肝炎、结核、疟疾病史,否认精神疾病史,否认手术、外伤、输血史,否认食物、药物过敏史。预防接种史不详。

#### (五)个人史
否认疫区、疫情、疫水接触史;否认特殊地区居住史;否认化学性物质、放射性物质。适龄结婚,育有子女,家庭和睦,家人均身体健康。

#### (六)家族史
否认家族性遗传病史。

#### (七)体格检查
1.高级脑功能检查
神志清,精神可,言语清晰流利,记忆力、理解力等认知功能基本正常。

2.颅神经检查
双侧瞳孔等大等圆,直径约 3.0 mm,光反射存在,双侧眼球活动不受限,鼻唇沟双侧对称,伸舌居中;无明显饮水呛咳及吞咽困难。

3.运动功能检查

(1)一般情况:四肢肌肉无萎缩,无肌肉震颤,无关节畸形等。

(2)肌张力:四肢肌张力正常。

(3)肌力:左上肢肌力5级,左下肢肌力5级,右上肢肌力3＋级,右下肢肌力4级。

(4)关节活动度:四肢各大关节活动度正常。

(5)Brunnstrom分期:右上肢4期,右手3期,右下肢5期。

4.感觉功能检查

双侧痛温觉查体未见明显异常。

5.反射检查

腹壁反射左侧＋、右侧＋,肱二头肌肌腱与三头肌肌腱反射左侧＋＋、右侧＋＋,膝反射与跟腱反射左侧＋＋、右侧＋＋。Babinski征左侧－、右侧－。

6.平衡与协调功能检查

坐位平衡3级,站立平衡3级。右侧指鼻试验、跟膝胫试验稳准。

7.步行能力检查

Holden步行功能分级:3级。

(八)辅助检查

CT显示脑梗死表现。

(九)初步诊断

脑梗死后遗症、右侧肢体运动障碍、高血压、2型糖尿病。

(十)诊疗经过

完善入院相关检查后给予药物对症治疗,及时处理并发症。给予偏瘫肢体功能初期评定,行肢体功能康复综合训练治疗,治以增加肢体肌力,延缓肌肉萎缩、维持正常关节活动度、防止关节挛缩、抗炎止痛、促进局部血液循环、刺激局部神经恢复、活血化瘀、醒神开窍、提高患者ADL能力,使其能够回归家庭。给予患者家属说明病情及入院相关注意事项。康复医学科护理常规。

(十一)出院诊断

脑梗死后遗症、右侧肢体运动障碍、高血压、2型糖尿病。

## 二、病例分析

脑梗死又称缺血性脑卒中,是指各种原因引起的脑部血液供给障碍,使局部脑组织发生不可逆性损害,导致脑组织缺血缺氧性坏死。急性期治疗主要是溶栓和脑保护治疗。脑保护治疗包括神经保护剂、亚低温治疗。降颅压治疗包括甘露醇、呋塞米、甘油果糖治疗。如患者存在高血压、糖尿病、心房颤动和颈动脉狭窄等,应尽早进行预防性治疗。

脑梗死类型:①动脉粥样硬化血栓形成性脑梗死是脑梗死最常见类型,在脑动脉粥样硬化等原因引起的脑血管病变的基础上,管腔狭窄闭塞或有血栓形成,造成局部组织因血液供给中断而发生缺血缺氧性坏死,引起相应的神经系统症状和体征。②脑栓塞:指血液中的各种栓子随血流进入脑动脉而阻塞血管,当侧支循环不能代偿时,引起该动脉供血区脑组织缺血性坏死,出现局灶性神经功能缺损,占15%～20%。③腔隙性脑梗死:指大脑半球或脑干深部的小穿通动脉,在长期高血压的基础上,血管壁发生病变。

临床表现:多个年龄段均可发病,患者常伴风湿性心脏病、心房颤动及大动脉粥样硬化等病史,一般发病无明显诱因,少有前驱症状,是起病最快的一类脑卒中症状,常在数秒或数分钟之内达到高峰,多数患者有意识障碍,易引起癫痫发作。

辅助检查:①头颅 CT 检查,是脑卒中最常用的影像学检查手段,对于发病早期脑梗死与脑出血的识别很重要,发病在 24 小时后,梗死区出现低密度病灶。②MRI 检查,数小时后即可显示病灶,与 CT 检查相比 MRI 检查可以发现脑干、小脑梗死及小灶梗死,功能性 MRI 检查可以在发病后的数分钟内检测到缺血性改变,为超早期溶栓治疗提供科学依据。③脑血管造影检查,可以显示脑部大动脉的狭窄、闭塞和其他血管病变。④血液化验及心电图检查,有利于发现脑梗死的危险因素。

脑卒中恢复期应尽早进行康复治疗,目标是减轻脑卒中引起的功能缺损,提高患者的生活质量。脑血管疾病的二级预防:积极处理各项可进展干预的脑卒中危险因素,降低脑卒中复发的风险性。

(权玉俊)

# 第四节 双下肢瘫痪

## 一、病例摘要

### (一)基本信息
患者郗某某,男,61 岁。

### (二)主诉
双下肢运动功能障碍 17 年余。

### (三)现病史
患者于 2006 年 6 月 16 日在工地干活时不慎摔伤,经当地医院检查显示 $T_{11}$ 爆裂性骨折、右胸肋关节脱位、右肋骨胸骨头骨折、脑挫裂伤。之后给予手术治疗、康复治疗,现患者仍遗留双下肢运动功能障碍,为继续康复治疗来我院康复科就诊,门诊以"截瘫"收入院。患者自发病以来,神志清,精神欠佳,饮食、睡眠一般,大小便异常,体重无明显下降。

### (四)既往史
患者既往有高血压病史,具体时间不详,规律服用降压药物。否认肝炎、结核、疟疾病史,否认糖尿病、精神疾病史,否认食物、药物过敏史。预防接种史不详。

### (五)个人史
否认疫区、疫情、疫水接触史;否认特殊地区居住史;否认化学性物质、放射性物质。适龄结婚,育有子女,家庭和睦,家人均身体健康。

### (六)家族史
否认家族性遗传病史。

### (七)体格检查
神志清,精神可,言语清晰流利,双上肢肌张力正常,双下肢肌力 1 级,肌张力正常,腱反射消失。双下肢肌肉萎缩明显。胸部剑突平面下感觉消失,脊柱正中可见长约 20 cm 手术瘢痕,无压痛,腹壁反射消失,提睾反射消失,病理反射未引出,双下肢无水肿。

(八)辅助检查

2024 年 06 月 11 日,DR 检查显示腰 1/2 压缩性骨折。

(九)初步诊断

截瘫(双下肢瘫痪)、神经源性直肠、神经源性膀胱、高血压、脂肪肝。

(十)诊疗经过

完善入院相关检查后给予药物对症治疗,及时处理并发症。给予肢体功能初期评定,行肢体功能康复综合训练治疗,治以增加肢体肌力、延缓肌肉萎缩、维持正常关节活动度、防止关节挛缩、抗炎止痛、促进局部血液循环、刺激局部神经恢复、活血化瘀、醒神开窍、提高患者 ADL 能,使其能够回归家庭。给予患者家属说明病情及入院相关注意事项。康复医学科护理常规。

(十一)出院诊断

截瘫(双下肢瘫痪)、神经源性直肠、神经源性膀胱、高血压、脂肪肝。

## 二、病例分析

双下肢功能障碍的原因可能包括外伤性因素、先天性发育异常、遗传性代谢疾病、脊髓病变、脊柱退行性疾病、脊髓血管畸形等。

此患者双下肢功能障碍是由于 $T_{11}$ 爆裂性骨折、右胸肋关节脱位、右肋骨胸骨头骨折、脑挫裂伤引起的,脊髓损伤后可以通过肌力锻炼、关节活动度锻炼、肢体抬高训练等方式进行改善,有利于身体的恢复。①肌力锻炼:如果脊髓损伤的情况比较轻微,可以通过肌力锻炼的方式进行改善,比如下肢肌肉锻炼、上肢肌肉锻炼等,能够促进肌肉的收缩,从而增强肌肉的力量。②关节活动度锻炼:也可以通过关节活动度锻炼的方式进行改善,比如关节屈伸锻炼、关节主动锻炼等,能够促进身体的恢复。③肢体抬高训练:患者可以通过肢体抬高的方式进行改善,从而增加下肢的静脉回流,也可以改善肢体肿胀的情况。

(权玉俊)

# 参考文献

[1] 徐景俊,贾海玲,段为民,等.特殊儿童康复概论[M].重庆:重庆大学出版社,2023.
[2] 任国锋,张海兵,李毅光.康复评定技术[M].上海:上海科学技术出版社,2022.
[3] 顾晓超,王木生,卢健敏.言语康复治疗技术[M].天津:天津科学技术出版社,2021.
[4] 耿姣姣,张绍岚.康复评定技术[M].北京:中国医药科技出版社,2022.
[5] 唐强,严兴科.康复医学导论[M].北京:中国中医药出版社,2023.
[6] 邵明,陶恩祥.帕金森病康复指南[M].北京:人民卫生出版社,2022.
[7] 郭琪,金凤.康复评定临床实用手册[M].上海:上海交通大学出版社,2022.
[8] 杨毅,卢健敏.康复评定技术[M].武汉:华中科技大学出版社,2022.
[9] 刘尊,刘福泉.精神障碍康复[M].北京:中国协和医科大学出版社,2023.
[10] 李冰华.康复治疗医学基础[M].郑州:郑州大学出版社,2022.
[11] 刘刚,杨峥.康复治疗临床基础[M].郑州:郑州大学出版社,2022.
[12] 刘新红,张龙,孟庆菊.神经内科临床与康复[M].上海:上海交通大学出版社,2023.
[13] 张艳婷.临床康复护理实践[M].沈阳:辽宁科学技术出版社,2022.
[14] 董宝强,王树东,林星星.实用康复疗法[M].沈阳:辽宁科学技术出版社,2022.
[15] 赵惠,朱路文,李冀,等.脑卒中诊疗与康复[M].北京:科学出版社,2022.
[16] 刘越.实用康复治疗与操作技巧[M].郑州:河南大学出版社,2020.
[17] 李成君.老年疾病预防与康复治疗[M].哈尔滨:黑龙江科学技术出版社,2020.
[18] 刘玉新,郭庆河,郭中献,等.康复解剖学[M].武汉:华中科技大学出版社,2022.
[19] 喻洪流,孟巧玲,李素姣.康复工程学概论[M].南京:东南大学出版社,2022.
[20] 西真真.精神障碍治疗与康复[M].上海:上海科学普及出版社,2023.
[21] 全莉娟.临床常见疾病康复治疗[M].郑州:河南大学出版社,2022.
[22] 王玉梅,刘建林,丁召磊,等.临床内科诊疗与康复[M].汕头:汕头大学出版社,2022.
[23] 金成彦,李丽,李红岩,等.临床康复医学基础实践[M].北京:科学技术文献出版社,2022.
[24] 崔彦辉,赵翔猛,王卫兵,等.临床疾病治疗与康复[M].哈尔滨:黑龙江科学技术出版社,2022.
[25] 王红新,尹学磊.康复医学概论[M].上海:上海交通大学出版社,2022.
[26] 王雪松.康复治疗理论与实践[M].北京:科学技术文献出版社,2020.

[27] 何兴亮.实用康复治疗学[M].长春:吉林科学技术出版社,2020.
[28] 胡晓丽,戴俭宇.脑卒中家庭康复训练图谱[M].沈阳:辽宁科学技术出版社,2022.
[29] 燕铁斌,陈文华.康复治疗指南[M].北京:人民卫生出版社,2020.
[30] 何永正.康复治疗技术与设备应用[M].郑州:郑州大学出版社,2021.
[31] 燕铁斌.骨科康复评定与治疗技术[M].北京:科学出版社,2020.
[32] 陈梅.现代康复医学诊疗实践[M].郑州:河南大学出版社,2021.
[33] 牛希华,邵明阳,张丹,等.神经系统疾病治疗与康复[M].青岛:中国海洋大学出版社,2022.
[34] 刘华,荣湘江,周华.康复治疗技术[M].北京:北京体育大学出版社,2020.
[35] 刘陵鑫.现代临床康复治疗学[M].哈尔滨:黑龙江科学技术出版社,2020.
[36] 潘明涛.针灸联合推拿对颈椎病康复治疗的影响程度研究[J].中文科技期刊数据库(引文版)医药卫生,2023(10):76-79.
[37] 孙欣,潘红霞,黄礼义,等.电刺激在脊髓损伤康复中的研究进展[J].中国康复医学杂志,2023,38(12):1752-1756.
[38] 田佩佩,邹丽红.常规康复治疗与运动康复对脑卒中康复运动功能改善的影响[J].中文科技期刊数据库(引文版)医药卫生,2023(2):61-64.
[39] 孟海超,曲淑婕,常永霞,等.生物反馈穴位刺激联合Rood技术对脑卒中康复期患者步行功能的影响[J].康复学报,2023,33(4):341-346.
[40] 陈欣欣,游九红,黄程.经颅磁刺激结合脑电图检测在脑卒中康复中的应用进展[J].中国康复医学杂志,2023,38(12):1773-1777.